産科医療補償制度の崩壊

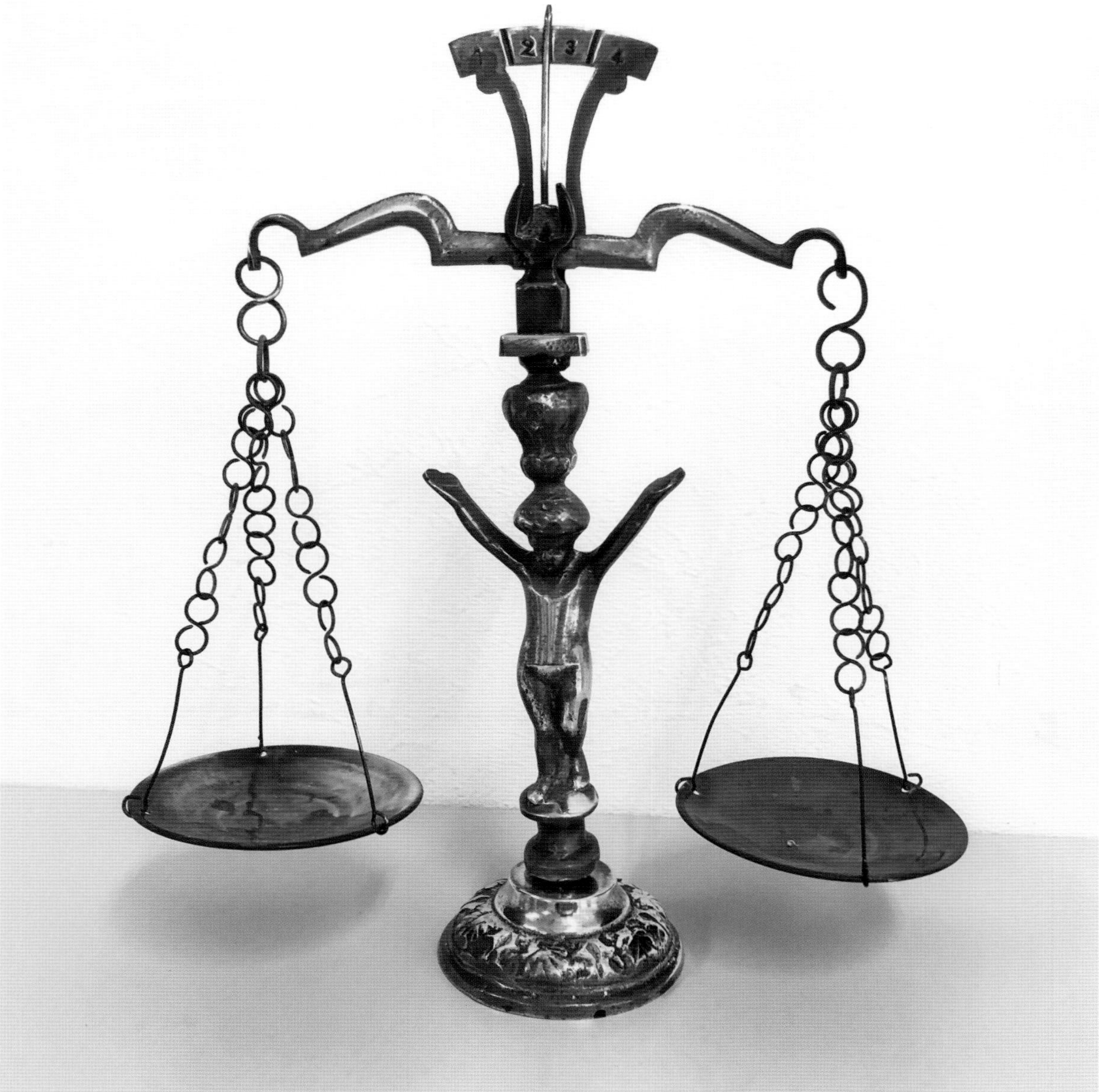

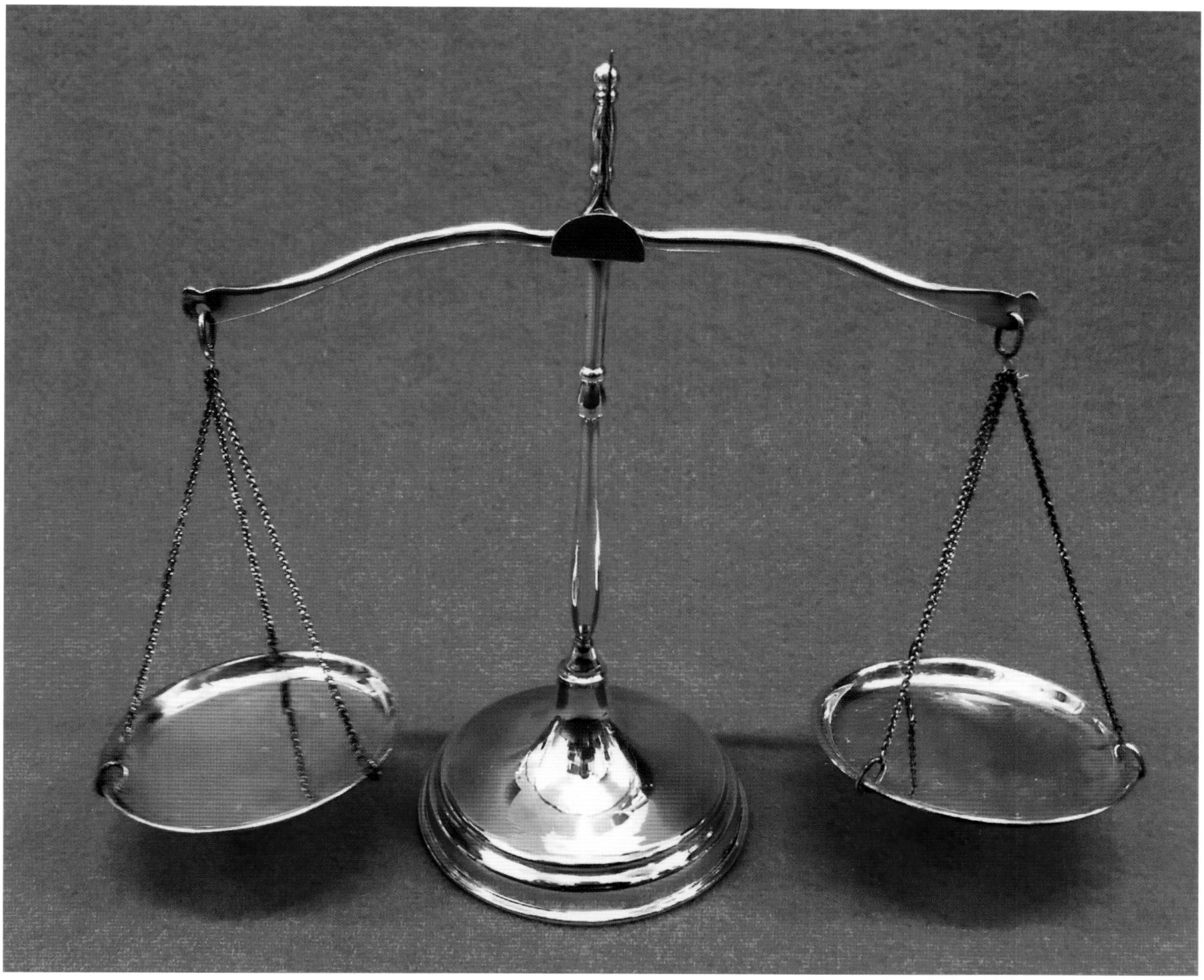

銀の天秤

—公正な裁定を—

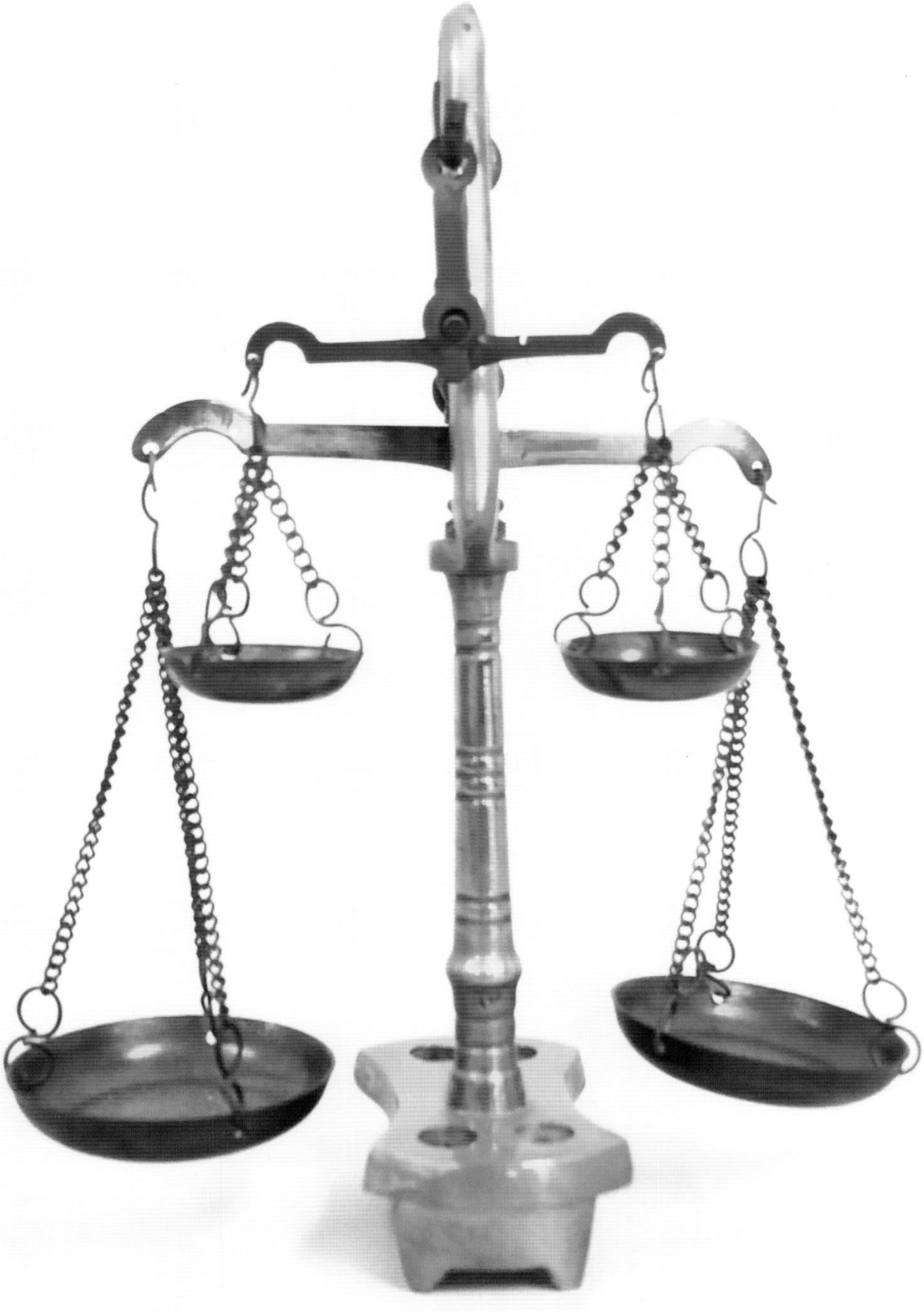

オキシトシン

子宮収縮↑

子宮胎盤血流量の減少↓

1~2mU/min(局方, 添付文書)
2~8mU/min(Caldeyro-Barcia)
0.5~1~2mU/min(U.S.P.)
内因性オキシトシン

20mU/min(局方、添付文書)
15~20mU/min(留意点、ガイドライン)
16～32mU/min(Caldeyro-Barcia)

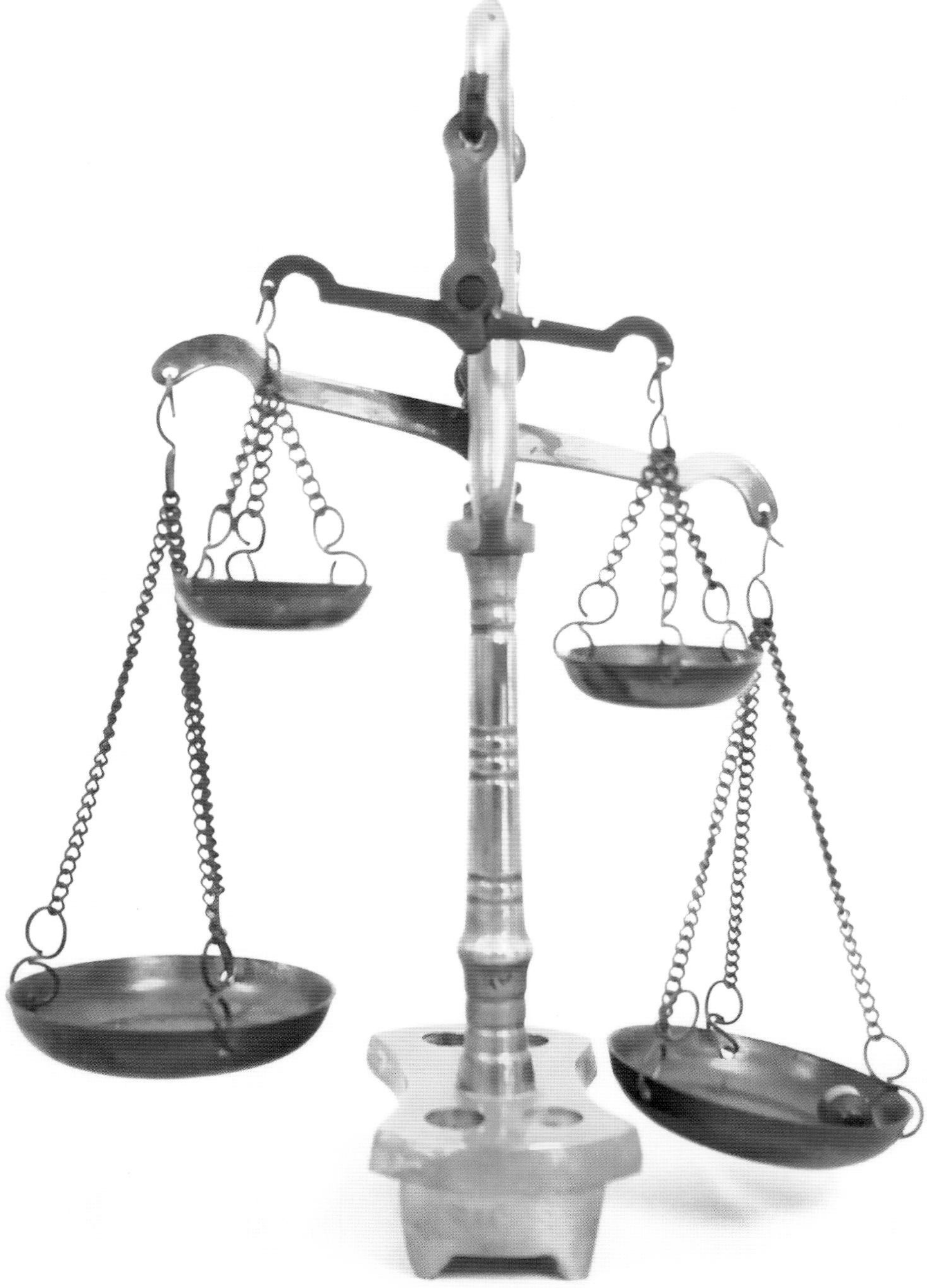

プロスタグランジン 2α

血管平滑筋収縮作用↑

子宮収縮↑、子宮胎盤血流量の減少↓

0.025〜0.05μg/kg/min(Karim)
1.5 ~3.0μg/min(指針 2011)
内因性 PG

0.1μg/kg/分（添付文書）
0.1μg/kg/分、増量 1.5μg
6~15μg/分（維持）、
25μg/分（安全）留意点 2006

はじめに

わが国で産科医療補償制度が出来てから12年になる。もともと、この産科医療補償制度は出産事故で酸素不足に陥るなどして重い脳性麻痺になった場合、過失の有無にかかわらず補償が受けられると、2009年に国が創設したものである。

補償とは、受けた損害をお金などで埋め合わせることである。対象者は2021年の日産婦学会の報告によると、補償対象審査件数4197件で、このうち3151件(75.1%)(2020年10月末現在)が、補償対象となっている。その多くは「分娩中の低酸素、酸血症」によるものとされている。申請は病院が診療記録と必要書類をそろえて機構に提出する仕組みで、これをもとに審査が行われる。審査で対象外となった家族は「認められた例と、どう違うのか分からない。審査の結果は通知文1枚が届いただけで十分な説明もなく、理解しにくい」と訴え、別の保護者からも、一体何のための制度なのかとの訴えもある。

脳性麻痺と並んで、いま一つ見逃せない事象がある。脳内出血である。2015年、厚労省において「陣痛促進剤による出血性脳血管障害」の報告がされた。関連するPGは海外では、承認発売されなかったが、わが国でのみ承認発売され、現在に至っている。2005年、市民団体の会が、「子供100人副作用死」、「母親も27人」との新聞報道を受け、厚労省は産婦人科学会などにガイドラインの作成を依頼した。その結果2006年、子宮収縮薬による陣痛誘発・陣痛促進に際しての留意点を作成した。しかし事象は止まらず、過失の有無にかかわらず補償が受けられる産科医療補償制度が創設された。しかしこの制度は、脳性麻痺の原因分析で親子が障害を受けた場合、例えば子宮破裂、脳内出血、胎盤早期剥離、子癇、羊水栓塞が起こり、胎児は産科医療補償の対象になるが親の補償は如何になるであろうか(過量投与による過失の場合)。補償対象は「分娩に関連して発症した重度脳性麻痺」としており、親子関係の訴訟はどのようになるのであろうか。補償よりも、まず公正な裁判により発症原因の解明に当たり、それ相応の補償が受けられることが妥当と思われるが、過失の有無にかかわらずは、ある意味で無責任とも思われるが、如何であろうか。

諸外国にはみられない、この産科医療補償制度が創設され、今日まで12年経過したが、なぜ、この制度を創設しなければならなかったかを顧みる必要があろう。脳性麻痺の事象は、我が国が諸外国に比して最も多いと思われる。また、出血性脳血管障害もみられる。その原因の解明なくして安全対策は取り得ない。脳性麻痺発症後の補償よりも予防が重要である。諸外国の様に事象が少なくなれば、この制度も不要となる日が来ることを期待したい。

目　次

第Ⅰ編　産科医療補償制度の課題

1．脳性麻痺発症の原因分析

産科医療制度が発足して10周年記念特別号に「脳性麻痺発症の原因分析報告書」がまとめられ、保護者、分娩機関に送付された。脳性麻痺の発症は、主として分娩時の子宮胎盤血流障害によって起こると思われるが、報告書でも胎盤の剥離または胎盤からの出血となっている。子宮破裂も原因の一つに挙げられている。これは分娩中に、何らかの処置により、あるいは自然に過強陣痛が起こり胎児低酸素に、あるいは母体の胎盤剥離、子癇、脳内出血などにより胎児低酸素状態で出産したことによるなど種々の原因で脳性麻痺が発症したものと思われる。

病態	件数	%
脳性麻痺発症の主たる原因として病態が記されている	968	60.3
単一の病態が記されている	773	48.1
胎盤の剥離または胎盤からの出血	272	16.9
臍帯因子	214	13.3
感染	57	3.5
子宮破裂	34	2.1
母児間輸血症候群	31	1.9
その他	165	10.3
複数の病態が記されている	195	12.1
主たる原因が明らかではない、または特定困難	638	39.7
合計	1,606	100.0

上記の原因報告書は原因分析報告書というより病態を示したものであって、病態報告書ではないか、これでは何が原因で子宮破裂や胎盤の剥離や出血が起こったか分からない。その原因を明らかにするのが、産科医療補償制度の趣旨ではなかったか、それが現在、補償のみに追われ原因解明に到っていない。

2．結果報告に対する保護者の評価

「原因分析報告書に対する保護者からのアンケートの結果が 10 周年記念特別号に掲載されている。前の頁の「脳性麻痺の原因について」どう思うかの回答である。

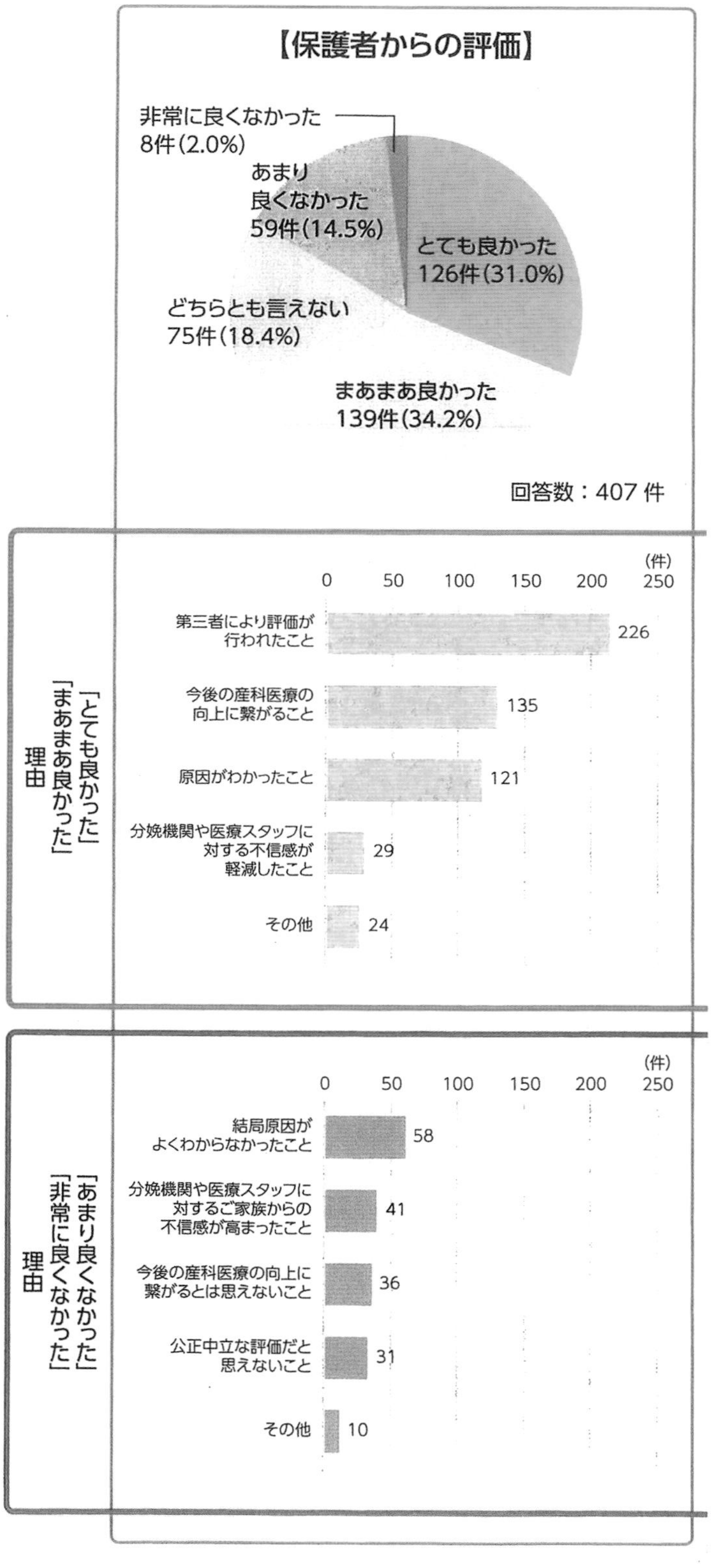

保護者から良かったとする回答が（65.2%)、どちらとも言えない（18.4%）良くなかった（16.5%）とある。保護者は良かったことの第一は、第三者により評価が行われたこと。第二には今後の産科医療の向上に役立つこと、第三は原因が分かったこと、第四は不信感が軽減したこと。一方、良くなかったことの第一は、結局原因がよく分からなかったこと、第二は不信感が高まったこと、第三は産科医療の向上に繋がるとは思えないこと。第四に公正中立な評価だと思えないことなどであった。

この制度をどう思うかの回答である。第三者による査定と補償を得て大部分は納得していると考えられるが、一部の保護者からは、子宮収縮剤の使用に同意し、適正な治療を受けたと信じていたが、胎児ジストレスで分娩し、後日、脳性麻痺と告げられた場合、その原因が、収縮剤の過量投与にあるとされた場合、補償金だけで納得できるでしょうか。

3．産科医療補償の争点

現在、わが国には産科医療保障制度が創設され12年になる。その趣旨は、「出産事故で脳性まひになった場合、過失の有無に関わらず補償が受けられる」、対象事例は専門家が原因を分析し、当事者に報告し、再発防止に生かすというものであった。訴訟リスクを減らすためにあったと思われる。2017年の運営委員会において、「個別審査では約50%が補償対象外となっている」、「同じような病態でも補償対象と対象外に分かれることがあり不公平感が生じている」、「医学的に不合理な点があり、周産期医療の現場の実態に即していない」等の課題が指摘されている。現在、原因究明も安全対策も十分出来ていない。

一方、裁判例では脳性まひの事例において、裁判所では提出された証拠、診療ガイドライン、産科医療保障制度における原因分析報告書などを参考にして採決を下すものと思われる。争点となっているのは投与速度の問題と聞く。投与速度は添付文書で規制されている。しかしわが国では産科診療ガイドラインがあり、学会で推奨する基準があり、二重基準になっている。その用量は添付文書のとガイドラインの間に違いがある。

陣痛促進剤を使用する場合、同意が必要ではあるが、どの薬剤を、どの基準に沿って投与するかは、使用者の判断によると思う。訴訟が起こって、使用者はガイドラインの基準に従ったと述べる。過量ではないかと指摘される。学会に問うと、学会のガイドラインには、解説に、薬剤の使用に関しては原則添付文書どうりに行う。本邦には薬剤による被害者救済制度があり、添付文書記載以外の用法用量方での被害は原則救済されない。**例外は学会等がガイドライン等を通じて、当該使用法を薦めている場合に限られる**、とある。

またガイドラインの責任の帰属について、本書の記述内容に関しては学会が責任を負うものとする。本書の推奨を実際に実践するか否かの最終判断は利用者が行うべきものである。したがって、治療結果に対する責任は利用者に帰属する、とある。本書の32頁にある訴訟の判決はその1例である。この例は留意点に従ってオキシトシン増量した結果である。保護者側には、添付文書かガイドラインかを選択することは出来ない。

４．脳性痲痺の原因と補償問題

（出生１年後に脳性痲痺の原因を問うことの意味）

厚労省の報告では主に生後一年未満児を脳性痲痺の補償対象にしているが、出生時、副作用名を、殆ど脳性痲痺としている。一部、産瘤や頭血腫もみられる。脳性痲痺の中に、胎児機能不全。胎児仮死、胎児ジストレスなど、痲痺の誘因となった原因もみられると思われるが、この様な記載は少ない。　一年後、何故、脳性痲痺の発症になったか疑問に思う。　そもそも脳性痲痺はどうして起こるのか、収縮剤投与の場合。仮死に伴う低酸素性虚血性脳症が考えられるが、PG に記載がみられるのに、オキシトシンにはみられない。一年後の判断に分娩時の診断を参考にしないと、冒頭の胎盤の剥離または出血として裁定するのは、実質を伴わない査定になるのでは。後述の子宮収縮剤 3 割が投与し過ぎとしているのに。子宮収縮剤との関わりに触れていない。

これらのことが、保護者からの不信感につながっているのでは。資料も提供されないで紙一枚の通知では、公正中立な評価と思えないとある。

最近、産科補償制度の見直しが行われたが、補償対象基準の見直しであって、脳性麻痺発症を防止するための対策ではない。再発防止に関する取り組みに、産婦人科診療ガイドラインなどが取り上げられているが、国際的に認められていない子宮収縮薬プロスタグランジンを依然として推奨している産婦人科学会と医会、オキシトシンの高用量を認めている日本薬局方記載、プロスタグランジン投与量に対するガイドラインの改定など緊急にとるべき対策があると思われるが、まだ、解決に至っていない。

前項の委員会による原因分析報告書の脳性麻痺発症の主たる原因について、最も多かったものは「胎盤の剥離または胎盤からの出血　968 件中 272 件 16.9%」とある。これは病態であって、何が原因で誘発されたか分からない。

厚労省の脳性まひの報告 40 の例中早期剥離の診断は、40 例中 E2 の 2 例のみであった。また、平成 25 年の PMDA の評価も陣痛促進剤の使用と常位胎盤早期剥離との因果関係を不明と評価している。

産科医療保障の原因分析報告書のほかに、その他として、子宮収縮薬の使用状況として分析対象事例 534 件のうち、子宮収縮薬が使用された事例は 146 件 あった。このうち、オキシトシンが使用された事例は 123 件、PGF2α が使用された事例は 20 件、PGE2 が使用された事例は 37 件であった、と報告している。子宮収縮剤投与の 3 割に、使用しすぎがあり、それが脳性まひを誘発したとも、委員長は述べている。

以上のように、産科医療補償の委員会は脳性まひの主たる原因 としているが、胎盤の剥離または胎盤からの出血というデータはカルテに記入されているのだろうか。過強陣痛の診断も記録にあるだろうか。

5. 産科医療補償制度と子宮収縮剤

産科医療補償制度は、分娩に関連して発症した重度脳性麻痺とその家族の経済的負担を速やかに補償するとともに、脳性麻痺発症の原因分析を行い、同じような事例の再発防止に資する情報を提供することなどにより、紛争の防止、早期解決などを図ることを目的として2009年に創設されたとある。本制度には、脳性麻痺の原因を分析する原因分析委員会と再発防止委員会があり、日産婦学会員が多数参画している。

前項の厚労省への報告は産科医療補償制度の原因分析報告書と同じと思われるが、なぜ主たる脳性麻痺の原因に3種の子宮収縮剤は挙げられていないのか。病態のみを入れている。産科医療補償制度は子宮収縮剤に端を発しているのではないだろうか。

子宮収縮剤の最近の動向をみると

2005年　子供100人副作用死、母親も27人・陣痛促進剤「不適切投与」毎日

2006年　子宮収縮薬による陣痛誘発・陣痛促進に際しての留意点　学会

2011年　産婦人科診療ガイドライン—産科編2011，2014　学会

2015年　製薬会社が「子宮収縮薬の適正使用に関するお願い」發出し、
医薬品医療機器総合機構がこの文書をホームページに掲載。

2015年　「子宮収縮薬」使用しすぎに注意を　産科医療補償制度再発防止委員会

2015年　陣痛促進剤による出血性脳血管障害、常位胎盤早期剥離及び子癇のリスクに関する調査、医薬品医療機器総合機構[2)]

平成22年のPMDAの評価[2)]

陣痛促進剤（オキシトシン注射剤、ジノプロスト（PGF2α）注射剤、ジノプロストン（PGE2）経口剤）の安全性については、平成22年3月29日に医薬品医療機器総合機構（PMDA）にて開催された専門協議において、症例の詳細や論文、海外の添付文書の記載情報などを基に、陣痛促進剤の添付文書に未記載の重篤な副作用（出血性脳血管障害、常位胎盤早期剥離、子癇）の追記の必要性が検討されたところ、

・いずれの症例も薬剤との因果関係は否定的あるいは情報不足のため判定不能との意見が多数であること

・国内外の文献等を含め、得られている情報からは、陣痛促進剤と出血性脳血管障害、常位胎盤早期剥離、子癇との因果関係は明確ではないこと

から、添付文書に追記する必要性は低いとの結論に達した。

また、PGF2α 製剤については、米国及び英国において、販売されている製剤が確認できない(PGF2α製剤の取り扱いは、「2. 常位胎盤早期剥離について」及び「3. 子癇について」の項も同じ)。

６．陣痛促進剤「不適切投与」にどう答える

このようなショッキングな報道が2005年12月の朝刊に報じられた。ついに起こったかというのが、小生の感想である。1970年当時、妊娠中毒症の実験で、セロトニンに流産作用あることが知られていたが、同じオータコイドであるプロスタグランジンにも子宮内胎児致死作用があることを確認していた。動物実験ではあるけれど、ヒトでも起こり得ることは薬理の実験で予想できた。なぜ子宮内の胎児はセロトニンによって死亡するか、実験を重ねているうちに、胎盤の出血が原因であることが知られた[1)]。セロトニンにより胎盤の血流が ***stasis*** （静止）の状態となり、胎盤乏血は出血となり、胎児は死亡、流産となる。プロスタグランジンは胎盤血管を収縮し、血流は減少し、胎盤は変性,乏血、出血となる、さらに胎盤から昇圧因子が出て脳血管当を収縮、高血圧、脳内出血を引き起こすと考えられる。子供のみならず、母親の27人の死亡は脳血管障害によるものではなかろうか。小生は声を上げずにはいられなかった。学会に異をとなえたが、容れられず、平成25年(2013)厚労省など各界へ上申書を提出した。その効か、同年７月、厚労省にて“陣痛促進剤による出血性脳血管障害、常位胎盤早期剥離および子癇のリスクに関する調査会” が開催された[2)]。議論になったのは小生が提出した妊娠ラットにおける PGF2αによる著明な高血圧と胎盤血流減少に対する実験結果についてであった。ヒトではそのようなことは起こらないというのが、産科医の反論であった。現在、ヒトでも起こることが確認されている。現在セロトニンは妊娠中毒症の一因として認められている。米国のほか海外ではPGF2αは発売されていないことが、平成25年の調査会で初めて明らかにされた。したがって海外では、PGによる事象は見られない。しかし、我が国では、脳性まひの発症にかかわる収縮剤の中にPG製剤が見られる。わが国で多くみられる原因ではないか。

以上、子宮収縮剤の不適切投与が脳性まひ、脳内出血を起こす引き金となっているならば、除去すべきは当然のことと思われるが、当該物質は体内にて合成され、生理的調節に欠かせない物質である。危険な作用を引き起こすとすれば、治療量を超える中毒量が投与されているのではないかと、疑うのは必然のことである。この様な観点から、現在、わが国で使用されている子宮収縮剤について、日本薬局方のオキシトシン、添付文書、プロスタグランジンの添付文書、留意点、ガイドライン全般にわたって、用量の再検討を試みた。

1)寺木良巳、5-HTによる胎児致死作用の機序とその拮抗剤の影響について（動物実験）日産婦誌　1967；20：1639-1645

２）平成25度第３回薬事衛生審議会医薬品等安全対策部会安全対策調査会、陣痛促進剤による出血性脳血管障害、常位胎盤早期剥離および子癇のリスクに関する調査。厚労省：2013.7

7．「陣痛促進剤」ずさん投与とは

2013年の朝日の朝刊に上記のような見出しが載せられていた。56件中43件に診療基準を逸脱とある。その診療基準とは、産婦人科診療ガイドラインの基準である。この基準を超えて投与したため、過量で脳性まひが起こったという考えであると思われる。収縮剤の種類は分からないが、下表のごとく、添付文書と比較した一覧表がある。

子宮収縮薬の投与基準比較表

		オキシトシ.＊	プロスタグランジンF2α	プロスタグランジンE2
日本薬局方 ＊ 添付文書	用法-用量 点滴静注	1~2ミリ単位/分 適宜増減	0.1μg/kg/分 適宜増減	1回0.5mg 1時間毎6回
産婦学会-医会 留意点2008	初回投与量 ならびに増量 維持量ならびに安全限界	1~2mU/分以後 30~40分ごとに 1~2mU//分増量 5~15 mU/分 安全限界20mU/分	0.1μg/kg/分 15~30分ごとに 1.5μg/分増量 6~15μg/ 分 安全限界25μg/分	通常1回1錠 1時間ごとに6回まで投与 1日総量6錠以下とする
産婦学会-医会 ガイドライン 2011	初回投与量 維持量 安全限界	1~2ミリ単位/分 30分以上経てから 1~2ミリ単位/分増量 5~15ミリ単位/分 20ミリ単位/分	1.5~3.0μg/分 30分以上経てから 1.5~3.0μg/分増やす 6~15μg/分 25μg/分	同上 同上
米国薬局方 USP	初回 増量 稀に	0.5~1mU/min 1~2mU/min 9~10mU/min rarely required	発売なし	発売なし

勿論、 ガイドラインはずさんである筈はない。 学会で決めた公的な基準である。しかし、小生の実験結果とは相容れない。特にPGF2αについて、原案はすでに治験段階で承認発売にならなかった米国の治験段階の用量を、わが国で承認時、参考にしたのではないかと考えられる。Spellacy[3)]によるとオキシトシン1mUに対しPGF2αは5μgが相当するとした。わが国のオキシトシンの添付文書1ミリ単位/分に対し、PGF2αの添付文書の用量は6μg/分である。筆者は1973年、同時にオキシトシン1ミリ単位/分は逆に PGF2α0.5μg/分とした。具体例を示すとPGF2α初回6μg/分はオキシトシン12ミリ単位を初回から投与することになる。しかも連続の点滴静注では、半減期が長いPGF2αは累積しやすい。これが中毒となる。

1974年に、わが国ではプロスタルモンFとして承認発売された。しかし、米国では、臨床試験とGCP（医薬品の臨床試験の実施に関する基準）に合格しなかったのではないか。副作用のためと思われるが、詳細は分らない。当時、小生の実験では、治験に用いた用量は過量にあったのではないかと考える。

3.Spellacy WN,Facog SA, Shevach AB: The induction of labor at term. Obstet Gynaecol. 1973. 41;14-21

2015年3月28日　NHKニュース

8．「子宮収縮薬」使用しすぎに注意を

〃

人工的に子宮を収縮させる「子宮収縮薬」は少量でも陣痛が強くなりすぎ、赤ちゃんが低酸素状態になる場合がありますが、出産時に重い脳性まひになった子どものうち、この薬を使ったケースのおよそ3割で薬の使用量が学会の指針よりも多かったことが分かり、医師らで作る委員会が注意を呼びかけています。

これは、出産時に重い脳性まひになった子どもに補償金を支払う「産科医療補償制度」で再発防止策を検討している医師らの委員会が、27日に会見し、明らかにしたものです。

それによりますと、重い脳性まひになった子ども146人について、延べ180回、子宮収縮薬が使われていましたが、このうちのおよそ3割で日本産科婦人科学会の指針に定められた使用量よりも多かったということです。〃

子宮収縮剤は治療量でも中毒に

通常、薬物の投与は治療量内で行われる。最小有効量と最大有効量の間が治療量である。治療量を超えると中毒になる。子宮収縮剤は半減期が短いため、点滴静注で投与されるので血中濃度の上昇が起こる。最大有効量を超えると中毒になる。

収縮剤	投与量	最小血中濃度	中毒血中濃度
オキシトシン			
添付文書	1～2mU/分・・・	2.5～5.0mU	
	20mU/分以内・・・・・・・・・・・・・		・・　50mU
留意点2006	1～2mU/分・・・・	2.5～5.0mU	
維持量	5～15mU/分・・・・	12.5mU～	37.5mU
安全限界	20mU/分・・・・・・・・・・・・・・		・・50mU

プロスタグランジンF2α

添付文書　0.1μ g/kg/分

(6μg/分)・・・・・・・・・・・・・・・・・・・100μg

留意点

初回量　6μg/分・・・・・・・・・・・・・・・・・・・・・・100μg

維持量　6～15μg/分・・・・・・・・・・・・・・・・100～240μg

安全限界　25μg/分・・・・・　・・・・・・・・・・・・・・400μg

以上の様に、オキシトシンの添付文書の用量でも高単位の20ミリ単位/分を点滴で反復投与すると、オキシトシンの半減期3.5分の最小血中濃度は約10分後50ミリ単位に達する。オキシトシンの安全限界濃度は20ミリ単位と思われる。添付文書の20ミリ単位/分は過量にあると思われる。

一方、プロスタグランジンF2αについては添付文書でも6μg/分で、半減期はオキシトシンより長く約18分内外と考えられる。したがって初回投与6.0μg/分の投与では最小血中濃度は約100μgに達すると 思われ、安全限界25μgを超えている。

したがって、わが国における子宮収縮剤の投与量は、添付文書においても、さらに増量の留意点2006でも過量にある、さらに、危惧すべきは諸外国では認められていないプロスタグランジン製剤を子宮収縮薬として用いていることにも問題があると思う。

9. 脳性痲痺の原因は子宮収縮剤との報告（厚労省）

先の日本医療機能評価機構から脳性痲痺の原因報告書では、脳性痲痺の主たる原因として胎盤の剥離あるいは胎盤からの出血が主なものであると報告さているが、厚労省は脳性痲痺は子宮収縮剤が原因であると、同じ機構からの資料を用いて発表している。すなわち、平成26年7月1日より同年11月9日までの4ヶ月の間にオキシトシン、ジノプロストおよびジノプロストン投与された40例の脳性痲痺の事例がどの様な副作用により産科医療補償制度の対象になったかを示している

平成 26 年 7 月 1 日から平成 26 年 11 月 9 日までに当局に報告された症例

No.	発生時期	年齢	一般名	副作用名	転帰	備考
3	不明	1歳未満	オキシトシン	脳性麻痺	後遺症あり	産科医療補償制度の原因分析報告書（事例番号：260072） No.4と親子症例
4	不明	不明	オキシトシン	子宮破裂	不明	産科医療補償制度の原因分析報告書（事例番号：260072） No.3と親子症例
8	2014年後半	30代	オキシトシン	血圧低下 呼吸困難 心電図ＳＴ部分下降	回復 回復 回復	
10	2013年後半	1歳未満	オキシトシン	胎児心拍数異常	不明	
11	2013年後半	30代	オキシトシン	子宮破裂	回復	武藤 愛 他. 当科で経験した非癒痕性子宮破裂の3症例. 日本周産期・新生児医学会雑誌 2014 50(2): 904-.
12	不明	1歳未満	オキシトシン	脳性麻痺	後遺症あり	産科医療補償制度の原因分析報告書（事例番号：260104）
16	不明	1歳未満	オキシトシン	胎児一過性徐脈異常 胎児心拍数基線細変動減少 脳性麻痺	不明 不明 不明	産科医療補償制度の原因分析報告書（事例番号：260123）
17	不明	1歳未満	オキシトシン	脳性麻痺	後遺症あり	産科医療補償制度の原因分析報告書（事例番号：260121）
18	不明	1歳未満	オキシトシン	脳性麻痺	後遺症あり	産科医療補償制度の原因分析報告書（事例番号：260123）
31	不明	1歳未満	オキシトシン	脳性麻痺	後遺症あり	産科医療補償制度の原因分析報告書（事例番号：260126）
32	不明	1歳未満	オキシトシン	脳性麻痺	後遺症あり	産科医療補償制度の原因分析報告書（事例番号：260129）
33	不明	1歳未満	オキシトシン	脳性麻痺	後遺症あり	産科医療補償制度の原因分析報告書（事例番号：260132）
6	不明	1歳未満	オキシトシン	産瘤 新生児硬膜下出血 胎児一過性徐脈異常 頭血腫 脳性麻痺 脳浮腫 産瘤	不明 不明 不明 不明 不明 不明 不明	産科医療補償制度の原因分析報告書（事例番号：[illegible]

1）脳性痲痺の親子症例にみる子宮破裂（Oxytocin）

上記 21 例中**子宮破裂** 2 例がみられる。過子宮収縮の結果と思われる。副作用として脳性麻痺とあり、胎児一過性徐脈などの他は殆ど脳性麻痺である。添付文書で定められた範囲内で投与されたか否かの記載がないので、過量かどうか不明である。脳性麻痺の原因を知るには、トコグラム上の解析が必要と思われるが、見当たらない。

2) 脳性麻痺の親子症例にみる羊水栓塞（PGF2α）

平成 26 年 7 月 1 日から平成 26 年 11 月 9 日までに当局に報告された症例

No.	発生時期	年齢	一般名	副作用名	転帰	備考
1	不明	不明	ジノプロスト	胎児ジストレス症候群 低酸素性虚血性脳症 脳性麻痺	不明 不明 不明	産科医療補償制度の原因分析報告書（事例番号：260084）
2	不明	30 代	ジノプロスト	ショック 播種性血管内凝固 羊水塞栓症	回復 回復 回復	細野　睦, et al. 臨床的羊水塞栓症に対しクリオプレシピテート及び子宮動脈塞栓術が奏功した一例 日本周産期・新生児医学会雑誌 50/2/887/2014
7	不明	1 歳未満	ジノプロスト	胎児心拍数基線細変動障害 脳性麻痺 胎児心拍数基線細変動障害 脳性麻痺	不明 不明 不明 不明	産科医療補償制度の原因分析報告書（事例番号：260071）
9	不明	1 歳未満	ジノプロスト	胎児一過性徐脈異常 胎児頻脈 低酸素性虚血性脳症 脳性麻痺	不明 不明 不明 不明	産科医療補償制度の原因分析報告書（事例番号：260097）
				低酸素性虚血性脳症 脳性麻痺 臍帯圧迫	不明 不明 不明	No. 2 1 と親子症例
25	不明	1 歳未満	ジノプロスト	胎児心拍数減少 低酸素性虚血性脳症 脳性麻痺 臍帯圧迫 臍帯異常	後遺症あり 後遺症あり 後遺症あり 後遺症あり 後遺症あり	産科医療補償制度の原因分析報告書（事例番号：260132）
26	不明	不明	ジノプロスト	外陰血腫 子宮筋過緊張	不明 不明	産科医療補償制度の原因分析報告書（事例番号：260129）
27	不明	1 歳未満	ジノプロスト	胎児ジストレス症候群 低酸素性虚血性脳症 脳性麻痺	後遺症あり 後遺症あり 後遺症あり	産科医療補償制度の原因分析報告書（事例番号：260139） No. 2 8 と親子症例
28	不明	不明	ジノプロスト	子宮筋過緊張	不明	産科医療補償制度の原因分析報告書（事例番号：260139） No. 2 7 と親子症例

プロスタグランジンは諸外国では子宮収縮剤として認められていないが、ジノプロストおよびジノプロストンに重大な**羊水栓塞症と胎盤早期剥離**が見られる。ジノプロストでショック、DIC（播種性血管内凝固症候群）、羊水栓塞症は分娩中に子宮内圧の上昇に伴って羊水が母体血中に移行し、その際同時に組織 thromboplastin も移行するといわれる。血液凝固障害に基づいて起こる大出血ショックである。プロスタグランジンの血小板凝集と血栓形成はオータコイドのセロトニンでもみられる。さらに特徴的なのは子宮筋過緊張２例がみられたが、ハイパートーヌスでトーヌスの上昇作用であり、胎児ジストレス症候群である。

3} 脳性麻痺の親子症例にみる胎盤早期剥離、子癇（PGE2）

平成26年7月1日から平成26年11月9日までに当局に報告された症例

No.	発生時期	年齢	一般名	副作用名	転帰	備考
13	不明	1歳未満	ジノプロストン	死亡 新生児仮死 胎児ジストレス症候群 低酸素性虚血性脳症 脳性麻痺 臍帯脱出	死亡 不明 不明 不明 不明 不明	産科医療補償制度の原因分析報告書（事例番号：260116）
14	不明	1歳未満	ジノプロストン	虚血性大腸炎 死亡 出血性ショック 新生児の播種性血管内凝固 新生児仮死 新生児貧血 胎児アシドーシス 胎児ジストレス症候群 脳性麻痺	不明 死亡 不明 不明 不明 不明 不明 不明 不明	産科医療補償制度の原因分析報告書（事例番号：260112） No.１５と親子症例
15	不明	不明	ジノプロストン	胎盤早期剥離	不明	産科医療補償制度の原因分析報告書（事例番号：260112） No.１４と親子症例
19	不明	不明	ジノプロストン	羊水塞栓症	不明	産科医療補償制度の原因分析報告書（事例番号：260133） No.２０と親子症例
20	不明	1歳未満	ジノプロストン	胎児アシドーシス 胎児ジストレス症候群 低酸素性虚血性脳症 脳性麻痺 臍帯異常	不明 不明 不明 不明 不明	産科医療補償制度の原因分析報告書（事例番号：260133） No.１９と親子症例
21	不明	不明	ジノプロストン	子癇 陣痛異常	不明 不明	産科医療補償制度の原因分析報告書（事例番号：260124） No.２２と親子症例
22	不明	1歳未満	ジノプロストン	胎児アシドーシス 胎児ジストレス症候群	不明 不明	産科医療補償制度の原因分析報告書（事例番号：260124）
23	不明	1歳未満	ジノプロストン	新生児仮死 胎児アシドーシス 胎児ジストレス症候群 低酸素性虚血性脳症 低体温 脳性麻痺 脳軟化 臍帯圧迫	不明 不明 不明 不明 不明 不明 不明 不明	産科医療補償制度の原因分析報告書（事例番号：260126）
24	不明	1歳未満	ジノプロストン	新生児脳出血 胎児アシドーシス 胎児ジストレス症候群 低酸素性虚血性脳症 脳性麻痺	不明 不明 不明 不明 不明	産科医療補償制度の原因分析報告書（事例番号：260132）
29	不明	1歳未満	ジノプロストン	新生児仮死	不明	No.３０と親子症例
30	不明	不明	ジノプロストン	子宮破裂 胎盤早期剥離	不明 不明	No.２９と親子症例

プロスタグランジンは諸外国では子宮収縮剤として認められていないが、ジノプロストおよびジノプロストンに重大な**羊水栓塞症**と**胎盤早期剥離**が見られる。

10. 子宮収縮剤の薬理作用と動物実験の重要性

項目	Oxytocin	PGF2α	PGE2
分子量	1007	356	＊3H-PGE2（ラット、小野）、経口30分後、最高値、
半減期	3~4分	17~19分	6時間後10%に減少
呼吸作用	影響なし	軽度抑制	軽度抑制
血圧作用	軽度下降	高血圧	高血圧
子宮収縮	強い収縮	ハイパートーヌス	ハイパートーヌス
子宮血流	中等度減少	高度減少	高度減少
胎盤血流		高度減少	高度減少
胎盤灌流		高度減少	
微小循環		血管平滑筋収縮	
流産作用	+	流産薬	あり
催奇形作用	なし	あり	あり
胎児毒性	なし	あり	あり
^{3}H-通過性		取り込み著減	

非臨床試験（動物実験）の重要性

PGF$_2$ αの妊娠ラット血圧、子宮・胎盤血流への影響

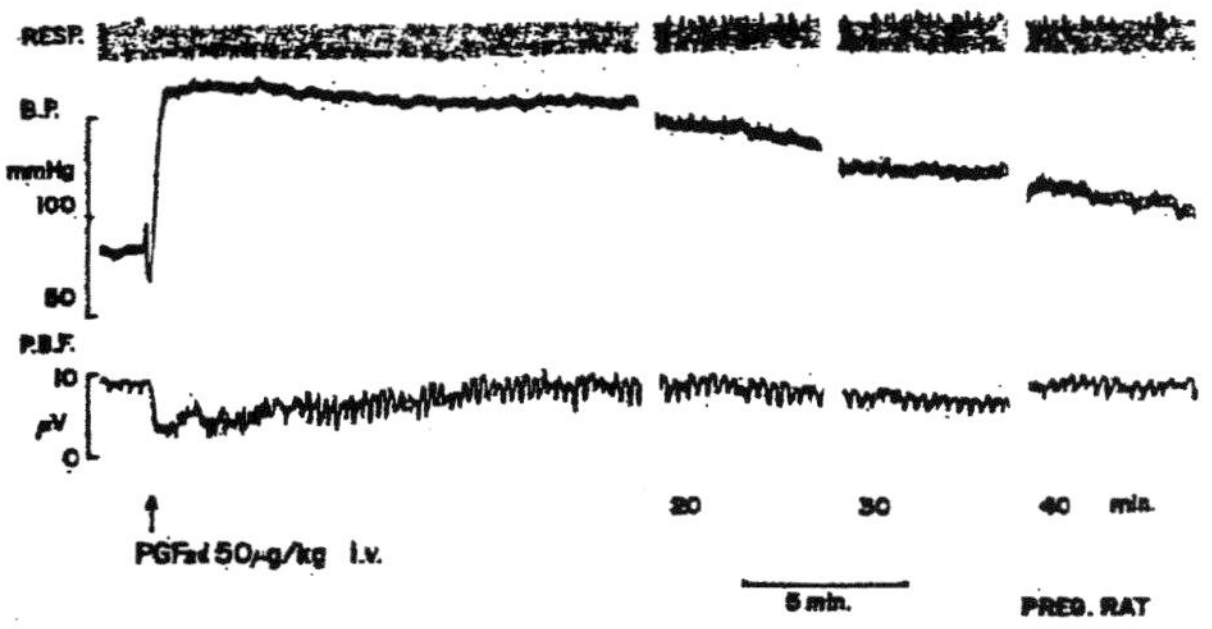

PGF2α 著明な血圧の上昇と胎盤血流の減少がみられる。

PGE$_2$ の妊娠ラット血圧、子宮・胎盤血流への影響

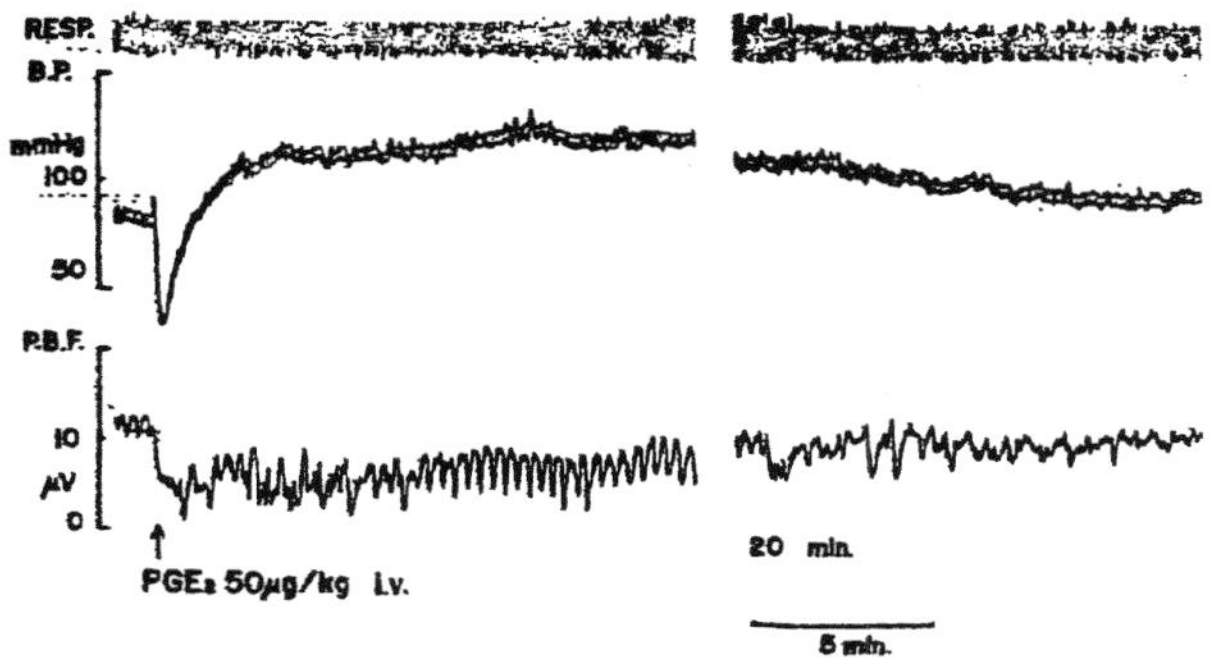

PGE2 著明な血圧の上昇と胎盤血流の減少がみられる。

第Ⅱ編　オキシトシンと脳性痲痺

1．　オキシトシンの用量反応曲線[1)]

オキシトシンの添付文書に用量1～2ミリ単位/分とあり、20ミリ単位/分、以内まで投与してもよいことになっている。なぜ 1～2 ミリ単位/分の投与なのか。どの量まで安全なのか。ひとつの目安をみるため、用量一反応曲線が利用される。

図1は帝王切開時の子宮筋の切片でPGF2 αは $5x10^{-9}$/ml より収縮がみられ、最大収縮は $1 x10^{-6}$g/ml で到達する。一方、Oxytocin の収縮は $2 x10^{-9}$/ml より始まり $5 x10^{-5}$g/ml で最大の収縮がみられる。しかし、Oxytocin による最大収縮でも PGF2α のおよそ 58%にしか到達しないことが分かる。

図1　用量反応曲線

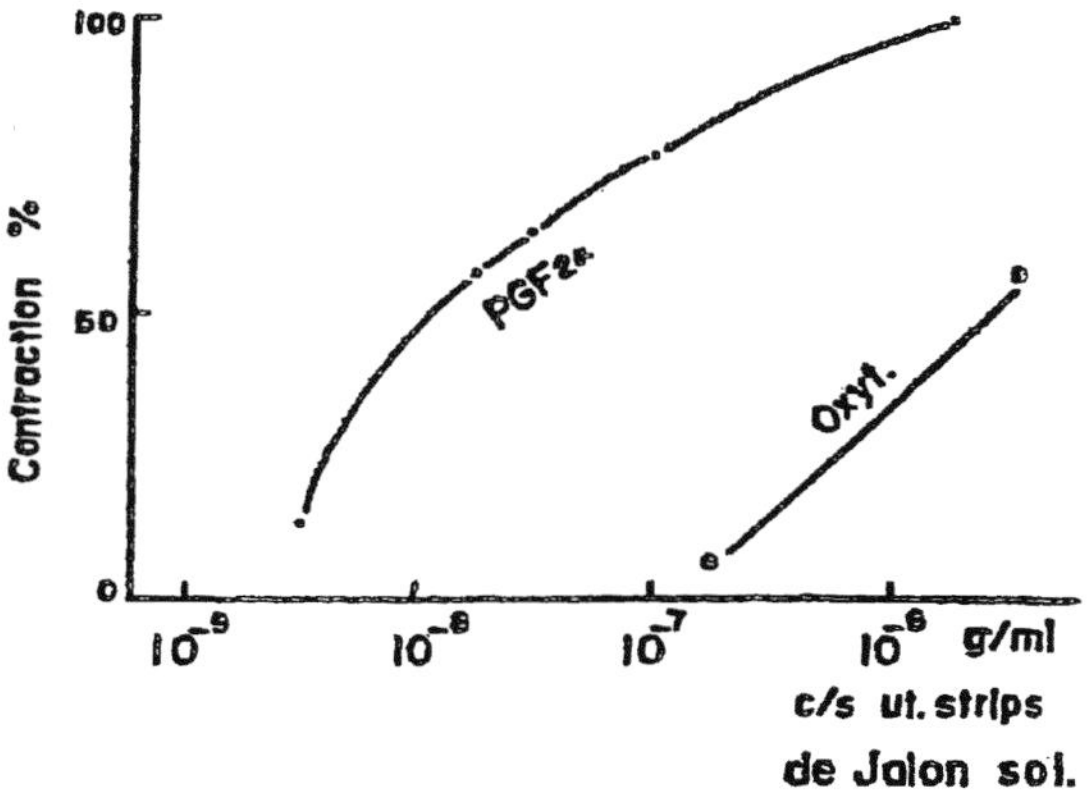

図2　Oxyt による用量反応曲線 1)

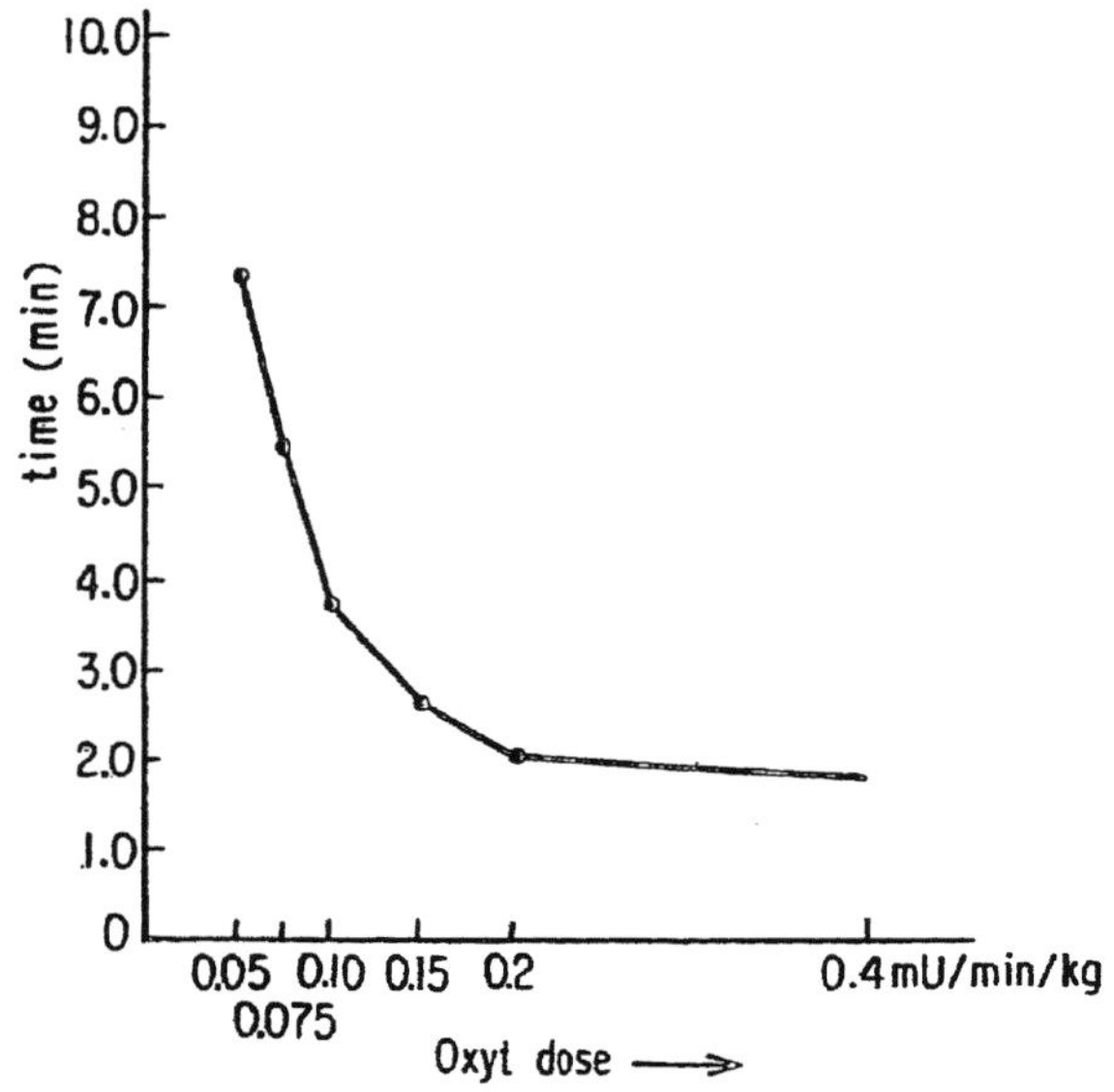

図2は Oxytocin の各用量、すなわち 0.05，0.075、0.10、0.150、0.20、0.4 0 mU/kg/min 静注による初発子宮収縮までの時間を図2に示す。Oxytocin の各用量注入による反応時間の平均をとると、それぞれ 7.3, 5.5, 3.8 , 2.8, 2.1, 1.9 分であった。図より用量 0.05mU より収縮反応がみられるが、7.3 分要した。　漸次用量を増すと子宮の収縮反応は早くなり、0.4mU 投与で 1.2 分であった。また 0.4mU 以上投与しても 1.2 分より速く反応はみられなかった。

1）寺木　日産婦誌　1974：26；1175－1153

2．用量ー反応曲線と血中濃度

前頁、図 2 の用量反応曲線の用量を時間ごとに展開していくと、次の様なグラフの展開になる。用量 0.05mU/kg/min は 3mU/min に、0.1mU/kg/min は 6mU/min に、0.2mU/kg/min は 12mU/min で約 10 分前後の投与で最小血中濃度は、それぞれ 7.5、15.0、30mU となる。安全限界は 20mU といわれている。

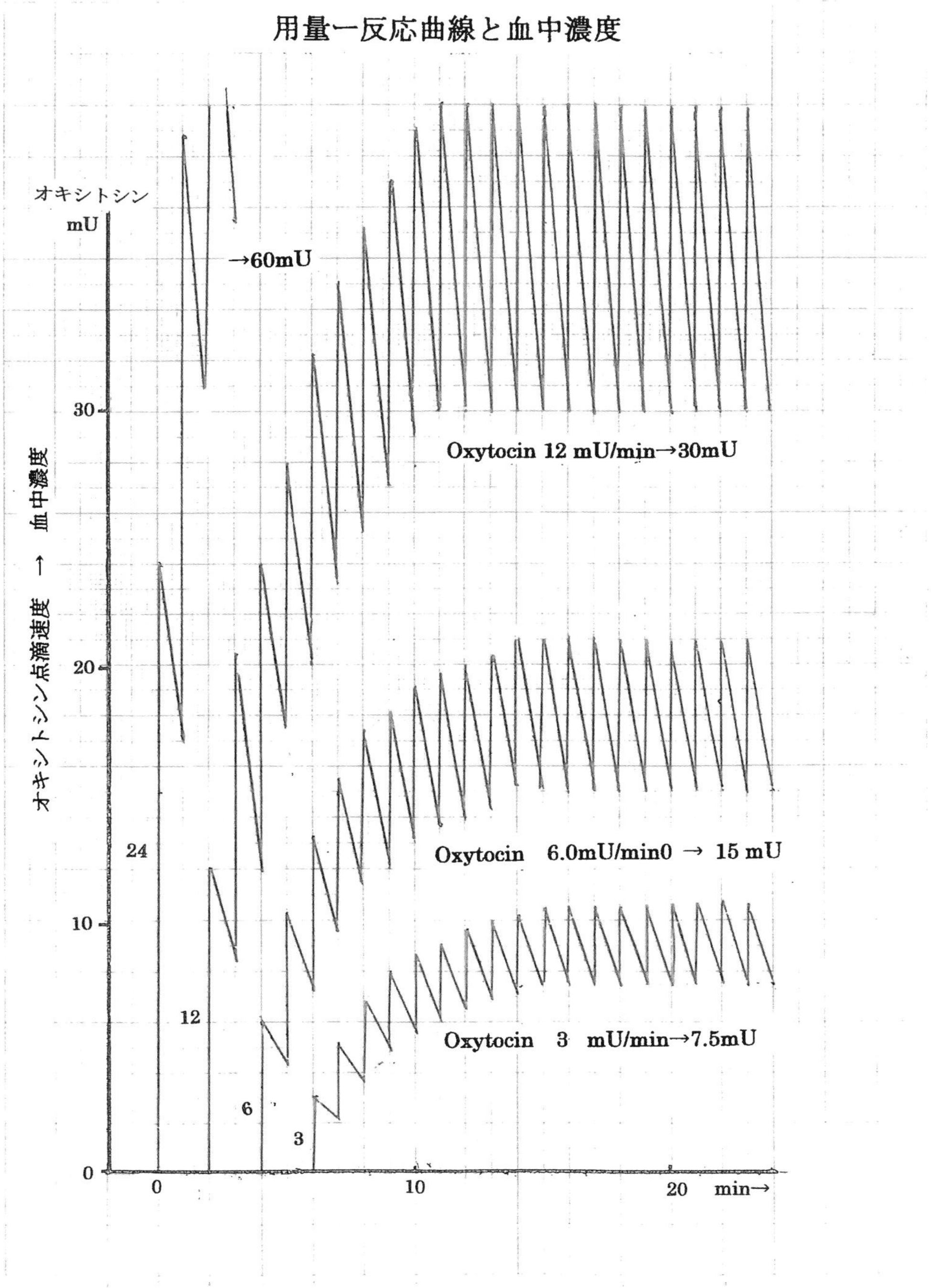

3．日本薬局方・オキシトシン用量の問題

前頁、図2の用量反応曲線でみられた最大収縮量0.4mU/kg/minを体重60kgとして点滴投与した場合、オキシトシン24ミリ単位/分で、10分後の血中濃度は60ミリ単位になる。安全限界20ミリ単位を超えて中毒になる。オキシトシンの点滴静注は小生が米国より帰国した1960年当時行われていなかった。わが国で普及し始めたのは1971年の第Ⅷ日本薬局方収載以後と思われる。当時は筋注と併用で、点滴速度は2~5mU/分、最大用量50mU/分とある。

最大用量50mU/分で、10分間、点滴してゆくと図で示すように、血中濃度は125ミリ単位に到達する。中毒量になる　オキシトシンの製剤は、はじめ牛や豚からの抽出物でvasopressin 等も混在していた。1949年にVigneaudらにより純品に分離され、1956年化学合成品が出来て現在に至っている。しかし、用量の改訂は遅れ、2006年、第十五日本薬局方より最大用量が50ミリ単位/分より20ミリ単位/分に改訂された。これにより、最大用量は20ミリ単位/分を超えないことと規定された。減量されたが、20ミリ単位を毎分点滴してゆくと10分で累積する血中濃度は50ミリ単位になる。初回20ミリ単位の投与でも10分後には50ミリ単位になる。これはオキシトシンの半減期が3~4分にあることによる。したがって、局方で20ミリ単位/分を超えないことと指示しているが、20ミリ単位/分の投与では10分後、50ミリ単位になる。

20ミリ単位を超えない様にするには、少ない量、8ミリ単位/分の投与10分で20ミリ単位になる。添付文書も同じ20ミリ単位/分の投与となっている。

右の図は用量―反応曲線、最大収縮量24ミリ単位分を投与した場合、血中濃度は60ミリ単位にまで上昇、同じく改定後の薬局方20ミリ単位/分の投与でも50ミリ単位と血中濃度は上昇が見られる。オキシトシンの危険な過収縮は16～32ミリ単位/分で起こるとすれば、20ミリ単位/分の投与は避けるべきと思われる。

図下のスクリーンはオキシトシン20ミリ単位以内の生理的子宮収縮を示す。

オキシトシン：日本薬局方
(最大用量の問題)

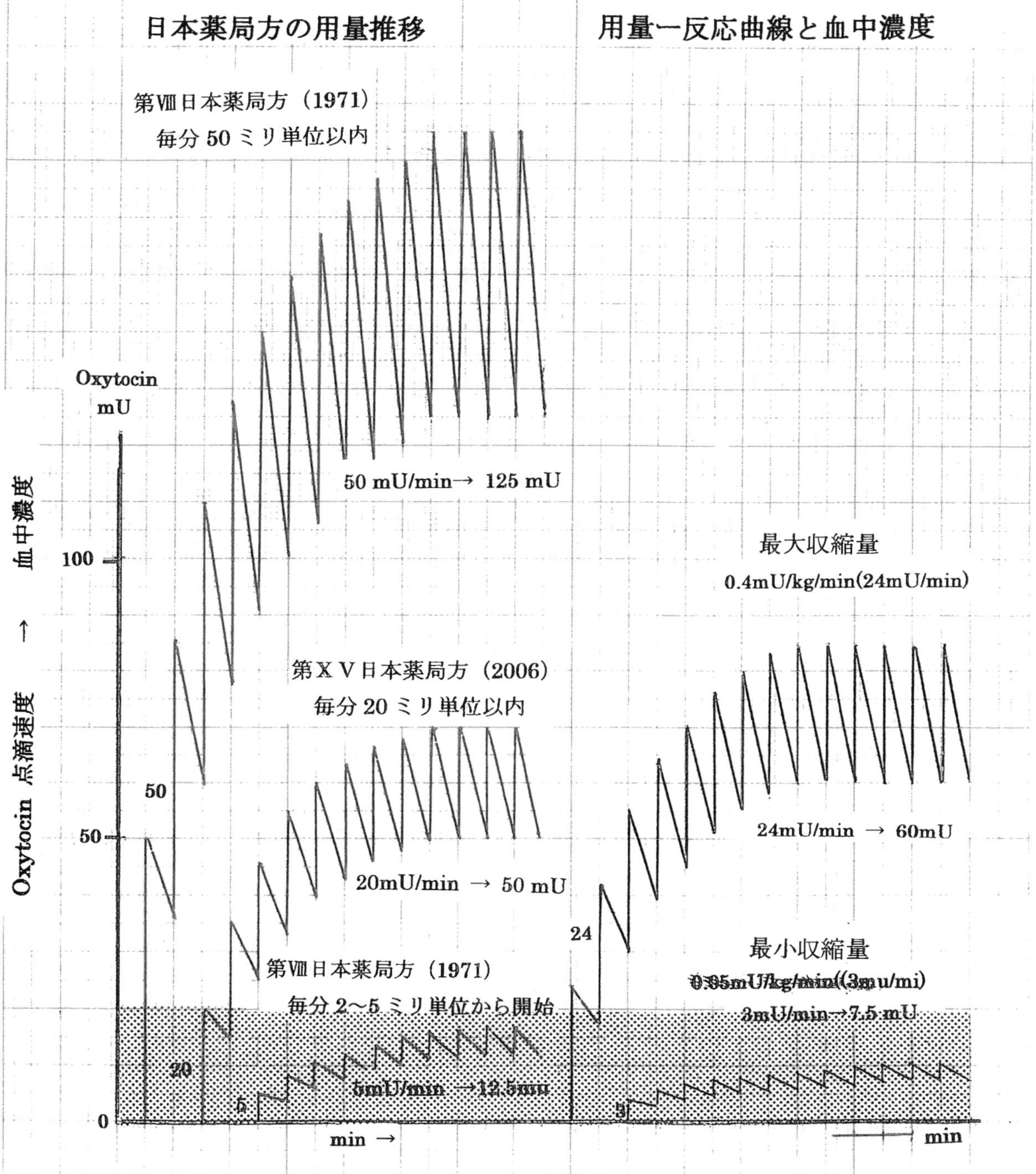

1）寺木　日産婦誌　1974：26；1175－1153

4. オキシトシン添付文書と留意点の用量比較

添付文書 1996：

点滴速度を 1〜2 ミリ単位分から開始し、陣痛発来状況及び胎児心拍等を観察しながら適宜増減する。なお、点滴速度は20ミリ単位/分を超えないようにすること。

次頁。左図（青線グラフ）

下から 1 ミリ単位/分投与 8 分後に血中濃度は 2.5 ミリ単位に、2 ミリ単位分では 8 分後に 5 ミリ単位の定常状態の血中濃度になった。このまま 1〜2 ミリ単位/分で増減すれば生理的収縮内で過強い収縮は起こらない。ただし、局方では20ミリ単位/分を認めているが、前述の通り血中濃度は 50 ミリ単位の中毒量になる。容認しがたい。

留意点 2006 年：

初回投与量：1 〜 2 mU/分以後 30〜40 分ごとに 1〜2mU/分増量

維持量：5〜15mU/分

安全限界：20mU/分

右図（赤線グラフ）

下から 1 ミリ単位+1 ミリ単位で 5 ミリ単位に、さらに増量 2 ミリ単位+2 ミリ単位で 10 ミリ単位と 30 分ごとに増加してゆくと、1 ミリ単位ごとに 2.5 ミリ単位の増加が見られる。維持量の 15 ミリ単位/分では 37.5 ミリ単位に、20 ミリ単位/分では局方と同じく 50 ミリ単位の中毒量になる。しかし、局方では時間ごとの増量を強いてはいない。増減は陣痛次第である。留意点はこの点、時間ごとの増量と陣痛の加減をみることなしに、増量一点張りである。これは過投与になり易い。安全限界20ミリ単位/分投与は安全な量ではない。血中濃度は 50 ミリ単位の中毒量となる。

オキシトシン20ミリ単位/分は過量（局方、添付、留意点）

添付文書の用量
投与速度と血中濃度：

留意点の用量
投与速度と血中濃度

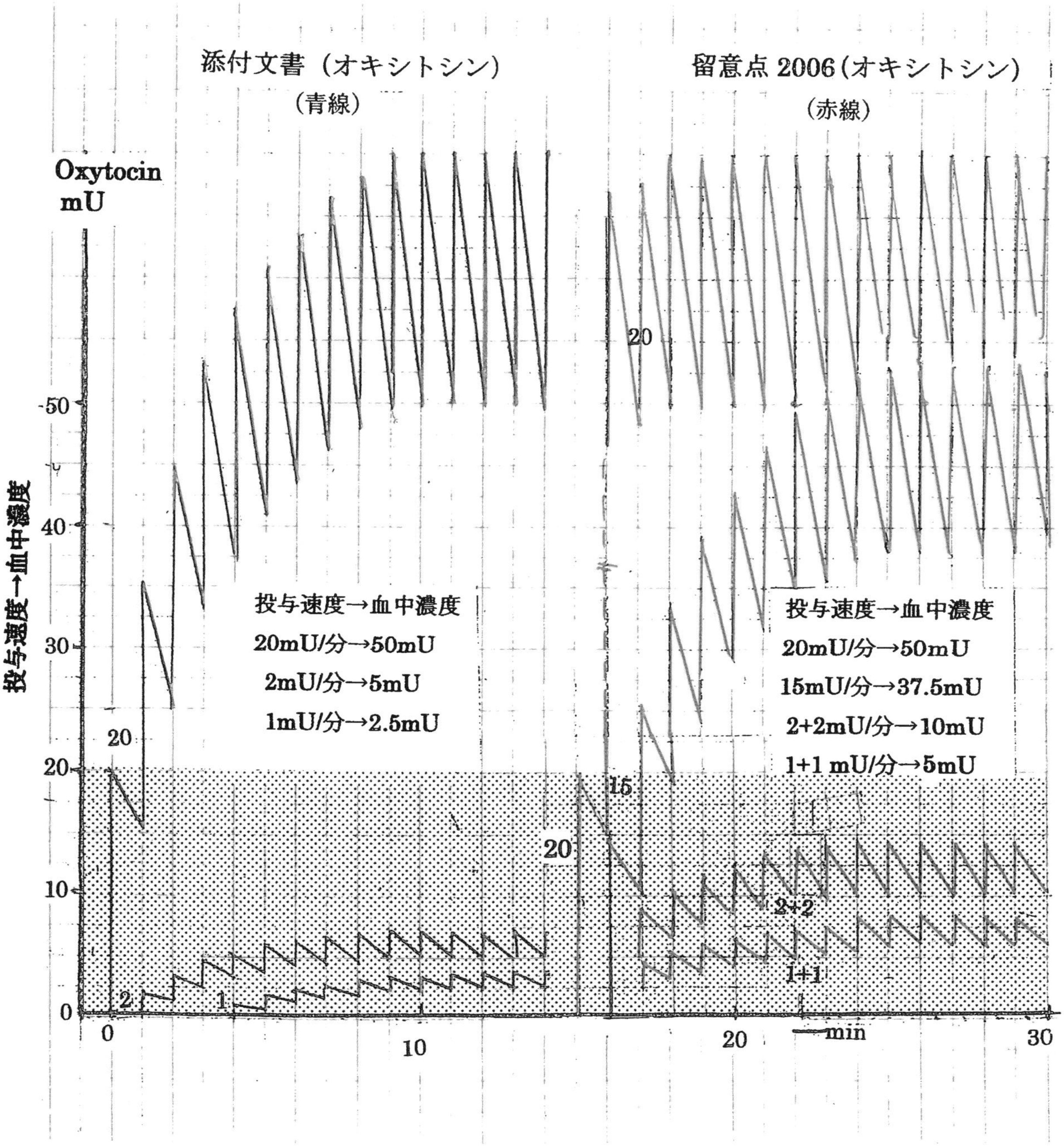

5. 米国の添付文書：オキシトシンの用量

用量：初回0.5~1mU/minより開始し、状況により 1~2mU/min 増量する。低感受性で、稀に9~10mU/minを超えて投与する場合、十分な注意が必要である。10mU/minの最小血中濃度は25mUとなる。わが国の添付文書の様に20mU/min までの規定はない。8mU/min であれば血中濃度は20mUで 用量範囲内にあり、過量投与になることはない。

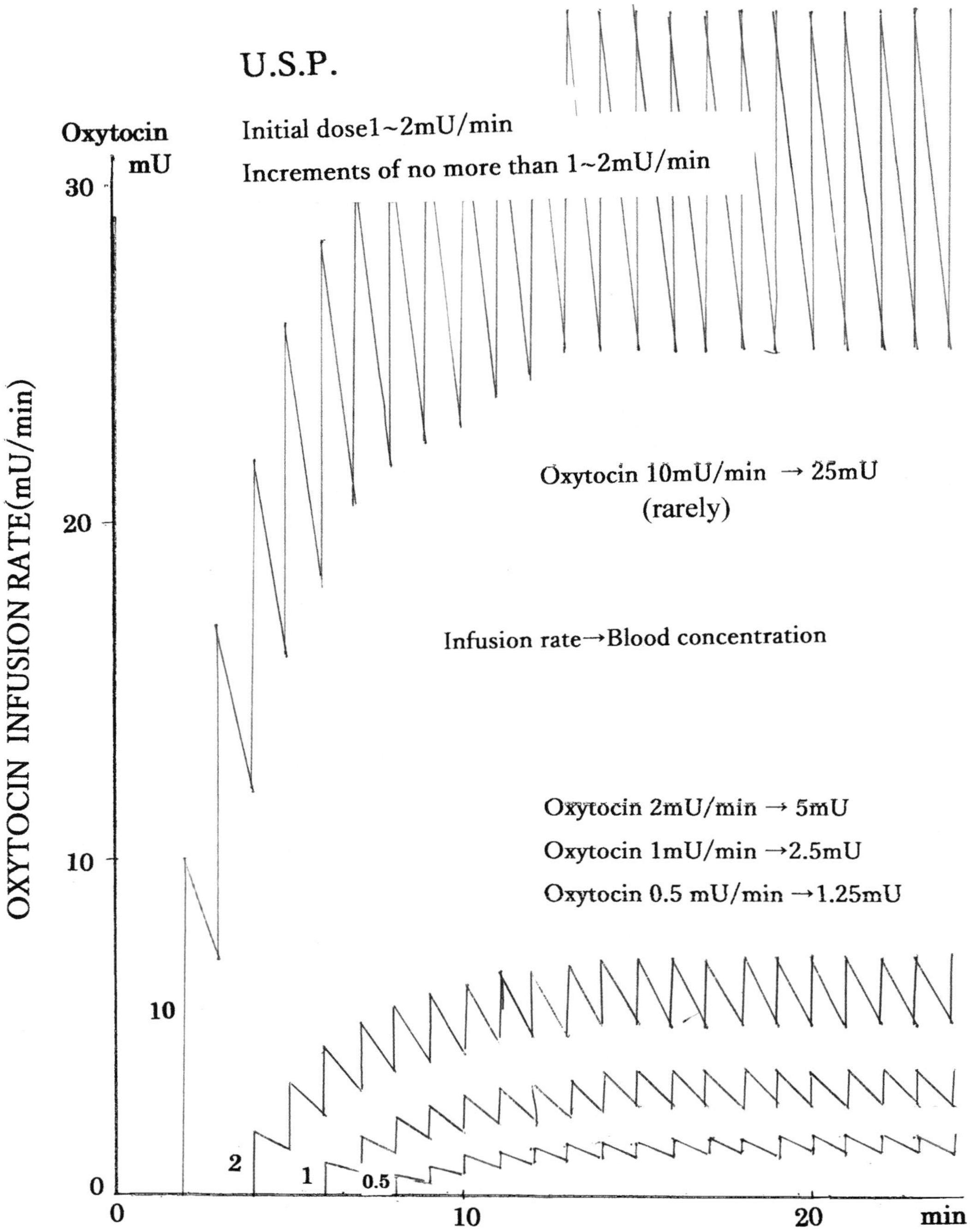

6．オキシトシンの投与速度と血中濃度

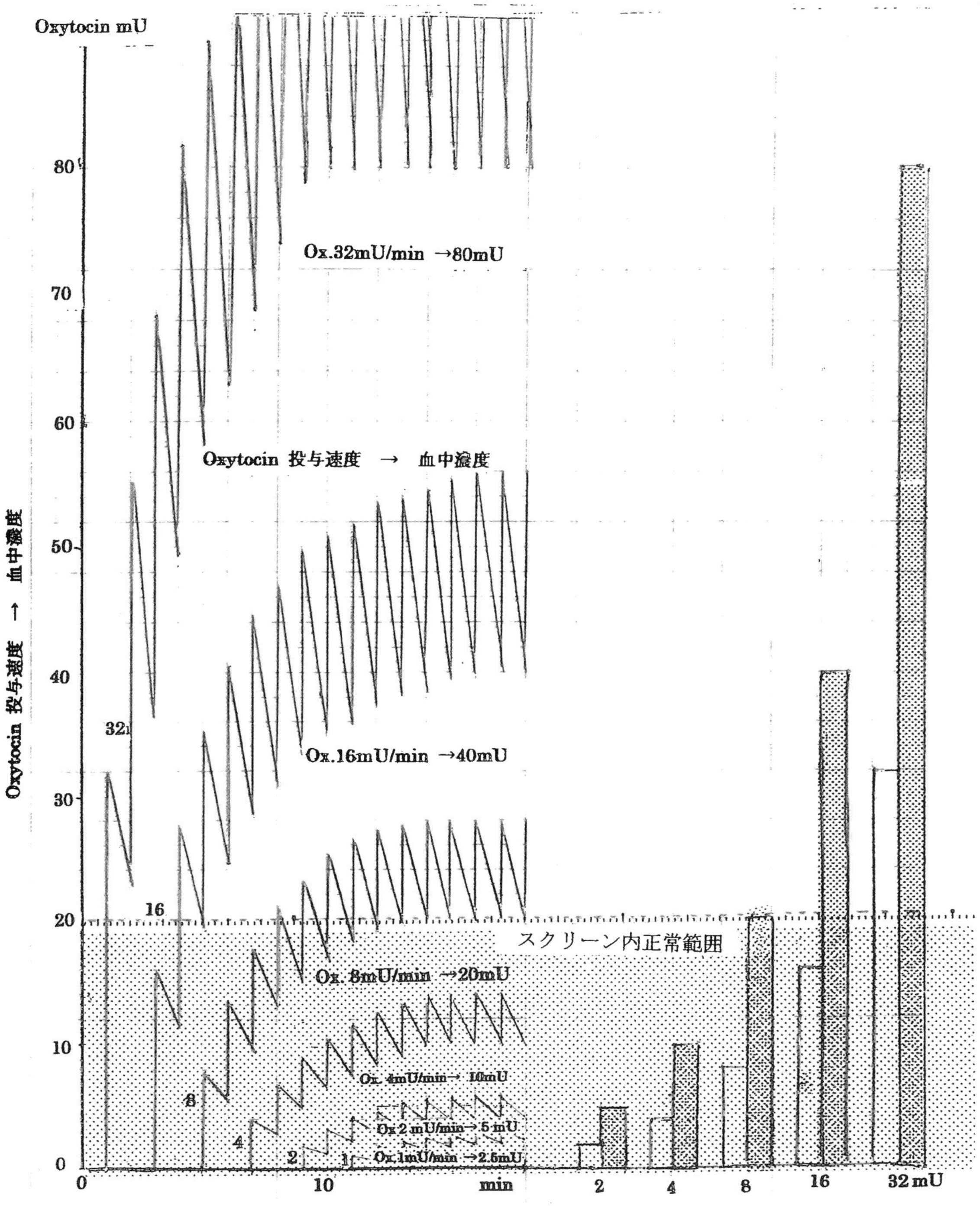

上図はオキシトシンの投与速度によって血中濃度が上昇することを示す。下から順に用量を 1, 2, 4, 8, 16, 32 ミリ単位/分点滴してゆくと、約 10 分で安定常数に達する。すなわち、2.5, 5.0, 10.0, 20, 40, 80 ミリ単位の血中濃度になる。オキシトシンの安全な血中濃度は 20 ミリ単位以内である。これはオキシトシン 8 ミリ単位分を超えて投与しては、いけない（不可）ことを示す。右の棒グラフは、投与速度/分（白枠）と定常状態の濃度（点枠）の前後を示す。

7．生理的収縮と過強収縮(Caldeyro-Barcia)

子宮収縮薬による陣痛誘発・陣痛促進する場合には生理的子宮収縮の範囲内に投与しなければならない。Caldeyro-Barcia[2)] は、オキシトシンの注入量と妊娠末期の子宮収縮とは密接な関係があり、頸管2ｃｍ開大の時、オキシトシン１～２mU/minの点滴注射により、分娩第1期様の子宮収縮を、8ｍＵ／minで分娩第２期様の刺激を与えることが出来、第2期の最も強い収縮は16ｍＵ／ｍｉｎによってもたらされるであろうと述べている。

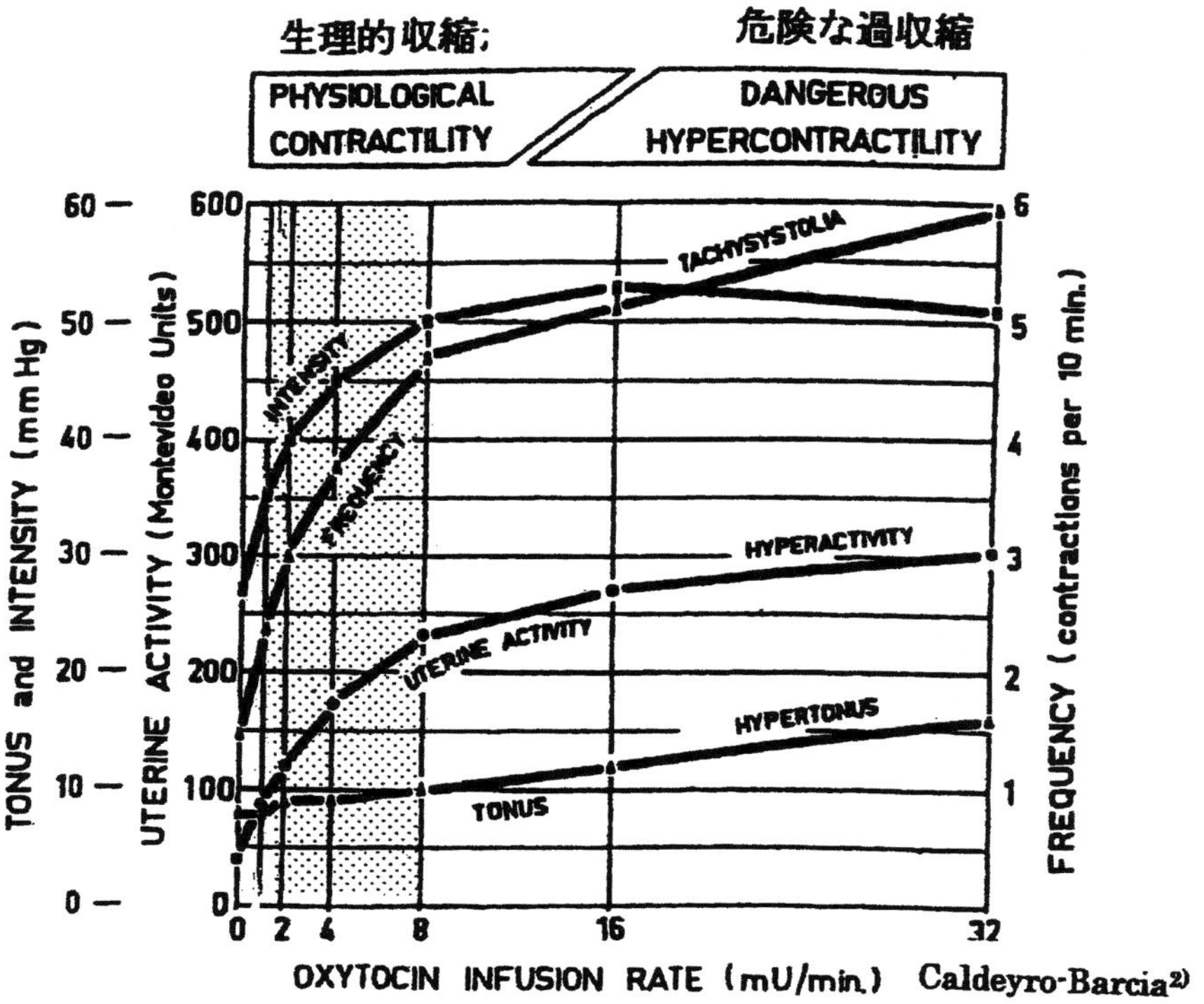

Caldeyro-Barcia[2)]

上図の様に子宮収縮はトーヌス、収縮の強さ、収縮回数と 3 つの要素を合わせて子宮収縮力 uterine activity となり、亢進すれば過収縮となる。トーヌスの亢進はハイパートーヌス、強さの増強は過収縮、回数の増加は tachusystolia 頻収縮となる。

オキシトシンの 2～8 ミリ単位/分では正常な子宮収縮 uterine activity が 212 Monyevideo Units にあたる。危険な過収縮はオキシトシンの 16 ミリ単位から 32 ミリ単位にあり、Montevideo-Units は 270 から 323 の間にある。オキシトシン 8～16 ミリ単位分の間は移行期で注意が必要である。8 ミリ単位/分までとする点滴速度を提唱したのは Caldeyro -Barcia であり、發表されたのは 1957 年であった。現在もなお定説となっている。なぜこの 8 ミリ単位/分での投与は安全なのか、著者[4)]はオキシトシンの血中濃度測定でこれを明らかにすることができた。

2）Caldeyro-Barcia.et.al: A quantitative study of the action of synthetic oxytocin on the pregnant human uterus. J. Pharmacol. Exper. Therap. 1957. 121.18.
3）寺木良巳　子宮収縮薬の本質と過錠投与の背景　2018 年 10 月考古堂
4）寺木良巳　産科合併症・原因分析　2021年５月　考古堂

8 子宮収縮の計測値と血中濃度

子宮の収縮はトコグラムにより収縮と回数、トーヌスなどにより判定する方法と、収縮の全体の面積に占める割合を計る Planimeter 法[3]があるが、オキシトシンの点滴により、点滴速度が一定であれば、一定の濃度の定常状態になる。このことより、必要な子宮収縮を得たい場合は、投与速度を調節すれば必要な収縮が得られることになる。また投与速度を８ミリ単位/分以内に抑えれば血中濃度は安全域にあり、過量投与の危険はない。オキシトシンの投与速度と血中濃度は次の様な関係がある。

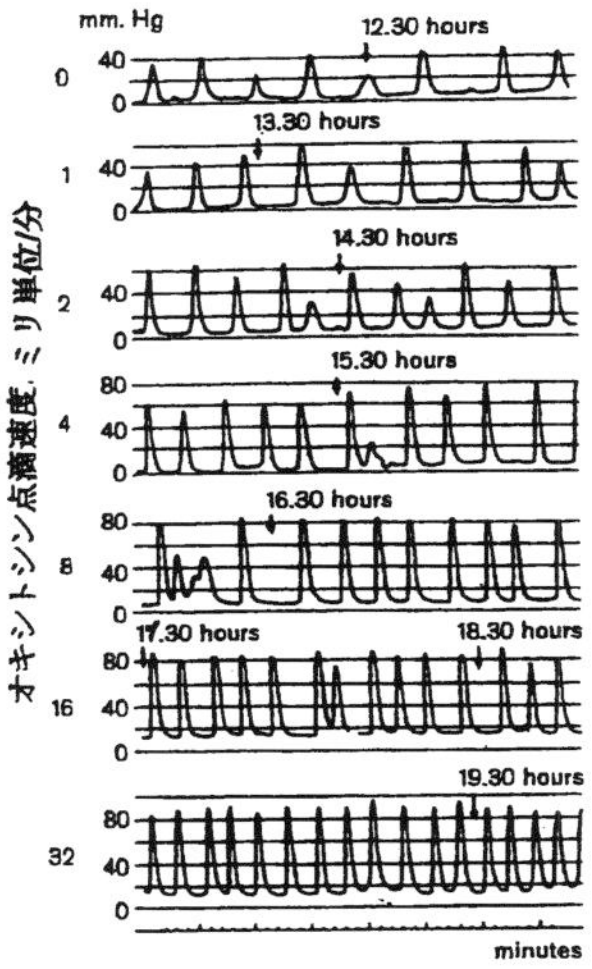

トーヌス	子宮収縮		U子宮収縮度	面積値	血中濃度
mm. Hg	強さ mm. Hg	回数 NCY per 10 min.	モンテビデオ単位	Pl.mmHg	mU
7	32	2.	64	64	0
7	41	2.3	94	96	2.5
8	45	2.7	121	123	5.0
9	58	2.9	169	156	10.0
10	68	3.2	218	212	20
12	75	3.6	270	261	40
14	77	4.2	323	303	80

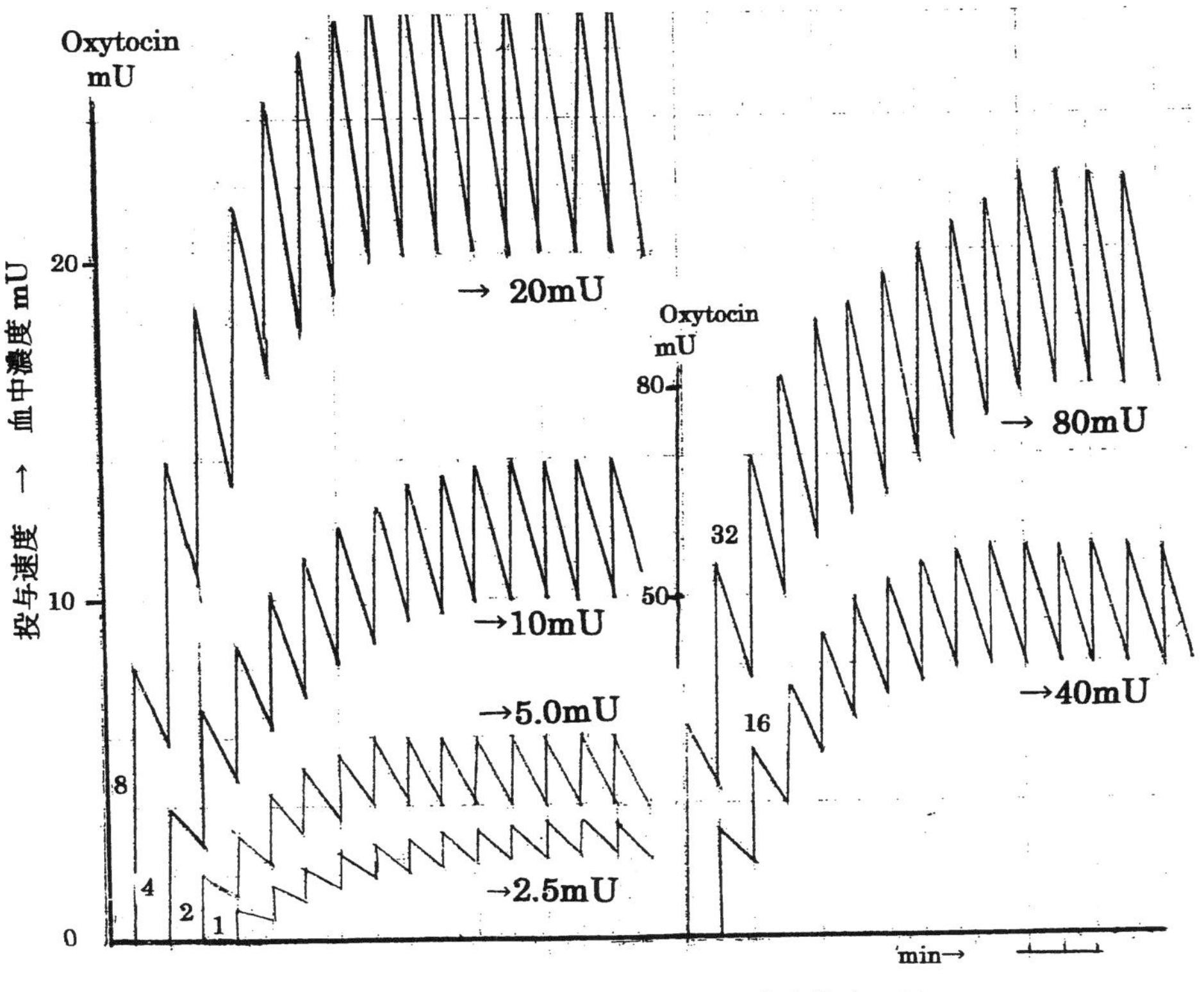

オキシトシン投与速度 mU/min → 血中濃度 mU

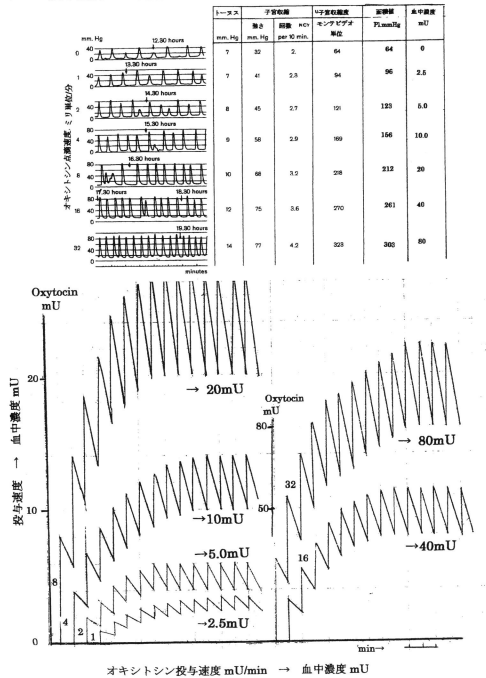

9 安全限界20ミリ単位/分の投与で医療側の敗訴 [2)]

三者（日本薬局方、添付文書、留意点）はいずれもオキシトシンの用量において、20ミリ単位/分までを安全限界としているが、判例において認められなかったものがある。子宮収縮の度合より投与が不適切であったことによる。事例の用量は、我が国の添付文書にもないSpellacy[1)]の治験時の用量2.5, 5.0、10.0、20.0mU/分に準じて行ったものと思われる。投与経過は9時より2.5ミリ単位/分より開始、30分ごとに増量、5ミリ単位/分投与中7分ごとに陣痛発来、10ミリ単位/分投与中陣痛2～3分間隔となる。時間ごとに15ミリ単位/分、20ミリ単位/分と投与で娩出、脳性麻痺の後遺症があり裁判にて過量投与の判決がなされた。理由は10ミリ単位/分で中止すべきであったと指摘されている。

この経過を右図のグラフで展開してみると、初回投与量2.5ミリ単位/分は、通常の1～2ミリ単位/分に比べて十分な陣痛が得られる治療量である。問題は時間ごとの投与量の増量である。添付文書では1～2ミリ単位/分で適宜増減とある。最小有効量は0.5ミリ単位/分からで、5ミリ、10ミリ単位/分と時間ごとに増やさなければならない理由はない。図の下よりA~Eまで投与量と、血中濃度の変化を見ると、Aの2.5ミリ単位/分の投与により血中濃度は9分後6.25ミリ単位になる。5ミリ単位を投与しなくとも、血中濃度は、すでに上回っていることになる。この様にしてBでは5ミリ単位から12.5ミリ単位に、Cでは10ミリ単位から25ミリ単位に、Dでは15ミリ単位から37.5ミリ単位に、Eでは20ミリ単位から50ミリ単位の血中濃度になる。オキシトシンの最大投与量は20ミリ単位までである（最大有効量)。それを超えると過量すなわち、中毒量になる。安全限界20ミリ単位/分の投与の血中濃度は50ミリ単位となる。当然、この量を投与することは、危険な過収縮となり、胎児仮死、予後の脳性麻痺発症は避けられないとおもわれる。

オキシトシンによる脳性麻痺判決例（○○地裁）

オキシトシン（5単位/5％ブドウ糖500ml）の投与

開始時刻	投与量		状況
	（1分間あたり）	（1時間あたり）	
AM 9:10	2.5ミリ単位	15 ml	
9:40	5ミリ単位	30 ml	
9:56 ころ			7分間隔で陣痛が始まる
10:10	10ミリ単位	60 ml	
10:16 ころ			陣痛が2分ないし3分間隔となる
10:40	15ミリ単位	90 ml	
11:10	20ミリ単位	120 ml	

1) .Spellacy WN,Facog SA, Shevach AB: The induction of labor at term. Obstet Gynaecol. 1973. 41;14-21

2）寺浦康子、古川俊治　陣痛促進剤　産科と婦人科　2002年、379-387

オキシトシンによる脳性麻痺と投与速度

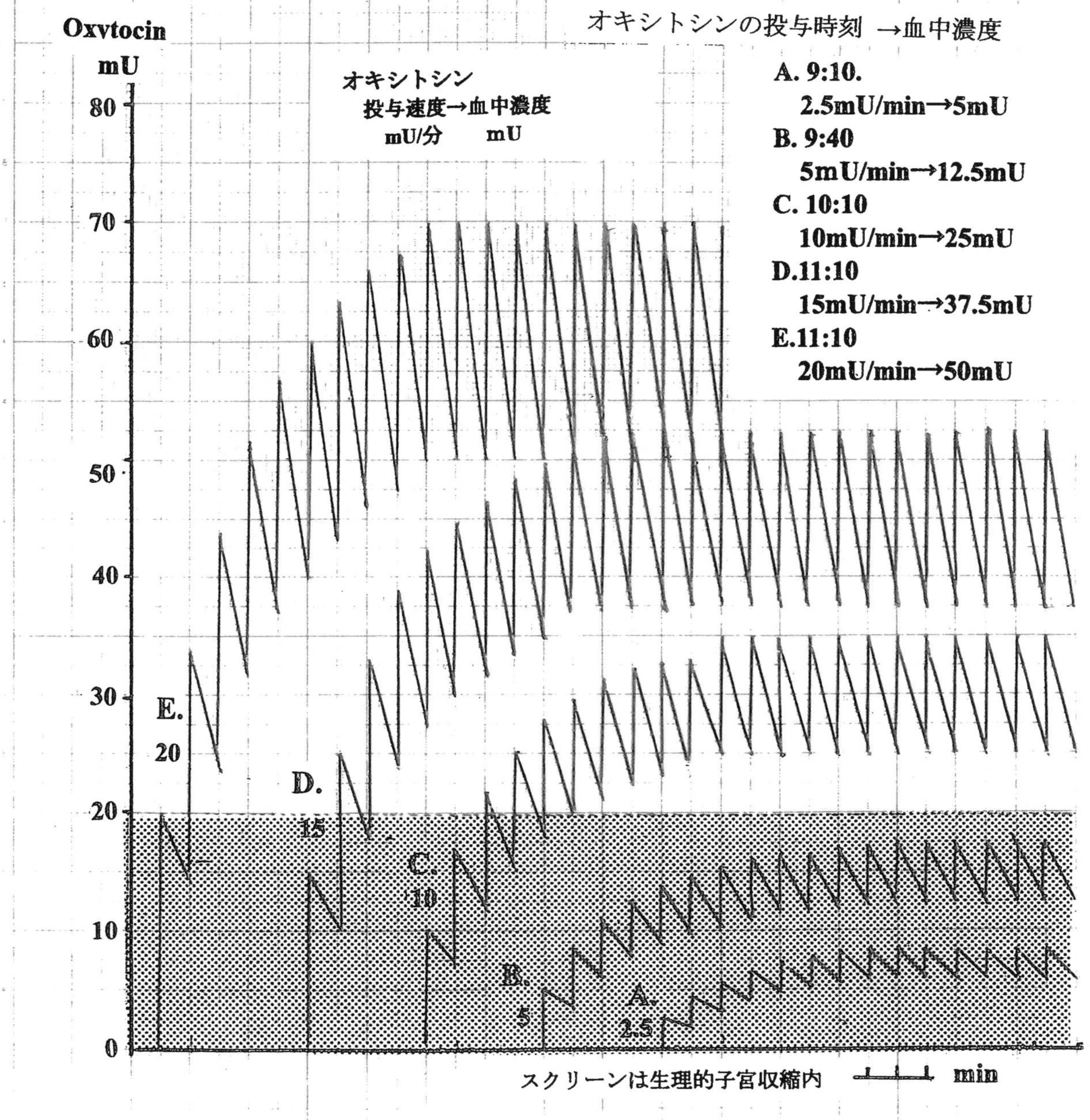

Oxvtocin
mU
オキシトシンの投与時刻 →血中濃度
オキシトシン
投与速度→血中濃度
mU/分 mU
A. 9:10.
2.5mU/min→5mU
B. 9:40
5mU/min→12.5mU
C. 10:10
10mU/min→25mU
D.11:10
15mU/min→37.5mU
E.11:10
20mU/min→50mU
80
70
60
50
40
30
20
10
0
E.
20
D.
15
C.
10
B.
5
A.
2.5
スクリーンは生理的子宮収縮内
min

第Ⅲ編　プロスタグランジンの副作用（脳性麻痺、脳内出血）

子宮収縮剤としてわが国ではオキシトシン、プロスタグランジンF2α、E2の3種が承認、発売されているが、海外ではオキシトシンのみであり、産科の教科書にもPGは子宮収縮剤として収載されていない。何故にわが国でのみ発売されているか、その副作用報告の多いことから、看過することはできない。PGが子宮収縮剤として安全性に問題がないか、今日改めて検討し予防対策に供したいと思う。

1．PG発足から現況までの変遷

1976年PGの発売6年後「PGとOxytocinの優劣」という題で討論会が開かれた。

従来のOxytocinに比しPGの利点とするものは何かが問われたが、PG論者[3(A)]は臨床的に分娩誘発等に使用されはじめてから約6年を経過したが、しかし優劣なかばどちらが優れているかについては必ずしも結論は出ていないと述べている。主な主張は次の通り。

1）量はOxytocinでは個体差が大きく0.5～128mU/minと広範囲であるが、PGF2αは3～25μg/minと範囲が狭い。これは至適量で用いるためには、慣れればPGF2αの方がその点を見つけ易いと思われる。2）収縮パターンはPGはincoordinateからcoordinateへと自然陣痛に近いが、Oxytocinではcoordinateの形をとるものが多い。PGでははじめだらだらした形の曲線のため、不足のためと考えて過剰投与になることがありうる。3）PGは全身的な副作用をあらわすことがあるが、誘発等に用いる量ではほとんど問題にならない。以上主な3点について、筆者は[3(B)]

1）Oxytocinは用量範囲が広く、PGは狭い。用量範囲の狭いことは中毒作用増大の危険があり、薬剤としては。好ましくない。

2）トコグラム上、収縮の把握が困難である。

3）全身的な副作用、顔面紅潮は高血圧の一徴候である。

米国で治験時にみられた親子に対する重大な副作用が承認発売に到らなかった理由と思われる。

爾来、45年経た、学会誌[4)]によると、2011年に分娩誘発、陣痛促進目的でPGF2αの使用状況について調査したものがある。全国大病院114施設から回答があった。図に示す様にオキシトシンの使用が圧倒的に多い71施設（62.3%）、PGF2αの方ほうが多いが3施設（2.7%）であった。米国では1973年の治験段階で中止となり、承認発売に到らなかった。海外でも産科の教科書にオキシトシンのみでPGは子宮収縮薬として認められていない。原因は公表されていないが、副作用のためと思われる。

3(B) 寺木良巳　パネルディスカッションⅣ：陣痛誘発と増強に対するOxytocinとProstaglandinの優劣．第53回日産婦関東地方部会抄録集　1976；13.

3(A)．佐藤和雄、安永洸彦、木下勝之、金子義晴、福岡秀典、坂元正一　パネルディスカッションⅣ：陣痛誘発と増強に対するOxytocinとProstaglandinsの優劣。第53回日産婦関東地方部会抄録集　1976；13。

オキシトシンの使用割合93.9%と多い。

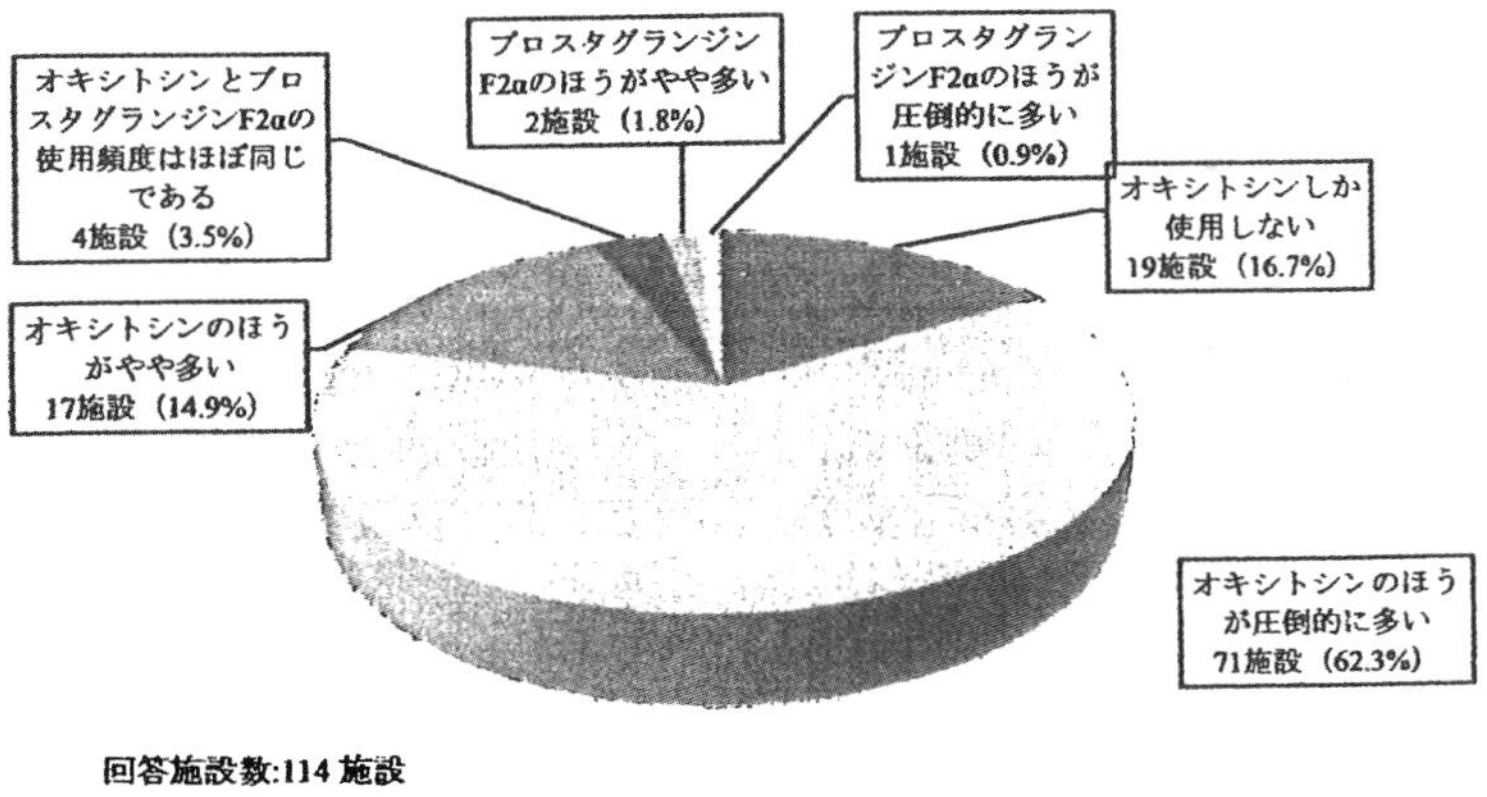

図　オキシトシンとPGF2αの使用割合

子宮収縮薬の使用状況

１．脳性麻痺

産科医療補償制度の分析対象例の脳性麻痺発症の主たる原因として534事例のうち早期剥離120件、臍帯因子91件、子宮破裂17件、感染が16件などであった[7]。子宮収縮薬については、使用した事例は分析対象事例534件のうちオキシトシンが123件、PGF2αが20件、PGE2が使用された事例は37件であったと報告している[7]。

２．脳内出血

日本では、年間110万人のお産があり、そして25万人から30万人の方が子宮収縮剤を使用しています。イギリスでは50%近く、米国では40%の方が使用しています。そのように広く使用されている薬が、実際に、いまのところどこのガイドラインにも、またそれを積極的に脳内出血をひきおこすというデータが得られていないということは、利益の方が不利益を上回っていると考えるのが普通の考え方だと思います（産科参考人）[12]。

３．陣痛促進剤による出血性脳血管障害、常位胎盤早期剥離及び子癇のリスクに関する調査、副作用の因果関係評価　（脳内出血）

平成21年12月から平成25年6月までに報告された事例はオキシトシン、PGF2α、PGE2の 国内症例は、それぞれ4例、5例、2例であった。機構は陣痛促進剤と出血性脳血管障害との因果関係を不明と評価した[12]。

著者コメント

＊註　PG薬は外国では発売されていない。オキシトシンは1～2ミリ単位/分以内で事象の報告はない。

12）平成25年度第3回薬事・衛生審議会医薬品等安全対策部会安全対策調査会
医薬品医療機器総合機構（PMDA）。陣痛促進剤による出血性脳血管障害、常位胎盤早期剥離及び子癇のリスクに関する調査。厚労省：2013.7

7）日本医療機能評価機構。第5回産科医療補償制度再発防止に関する報告書2015。3。

4）村上真紀・海野信也，「子宮収縮剤による陣痛誘発・陣痛促進によるプロスタグランジンF2αの用法・用量に関する使用実態・日産婦誌，2013；6：1388～1392

2．治験段階での副作用、承認発売に至らず（米国）

これまでオキシトシンが唯一分娩誘発剤として用いられてきたが、ＰＧという全く異なる構造の新物質の登場によって、子宮収縮剤として適当かどうか、多くの治験が行われてきた。そして1973年、その結果がSpellacy[5)]らによって纏められた。図の様に母体に対する副作用がオキシトシンに比して多くみられた。そして、米国では、PGは子宮収縮薬として不適切と判断され、承認されなかった。その原因を表 にみることができる。 投与量が異常に高値にあることが知られた。表の中で著明なhypertonusがみられた報告は4、6、10、11、12であり、投与量2.5～40μg/minのうち、20μg/min以上の投与例が多い。では何故、この様な高い用量が用いられたか、治験の用量設定に問題があったと思われる。

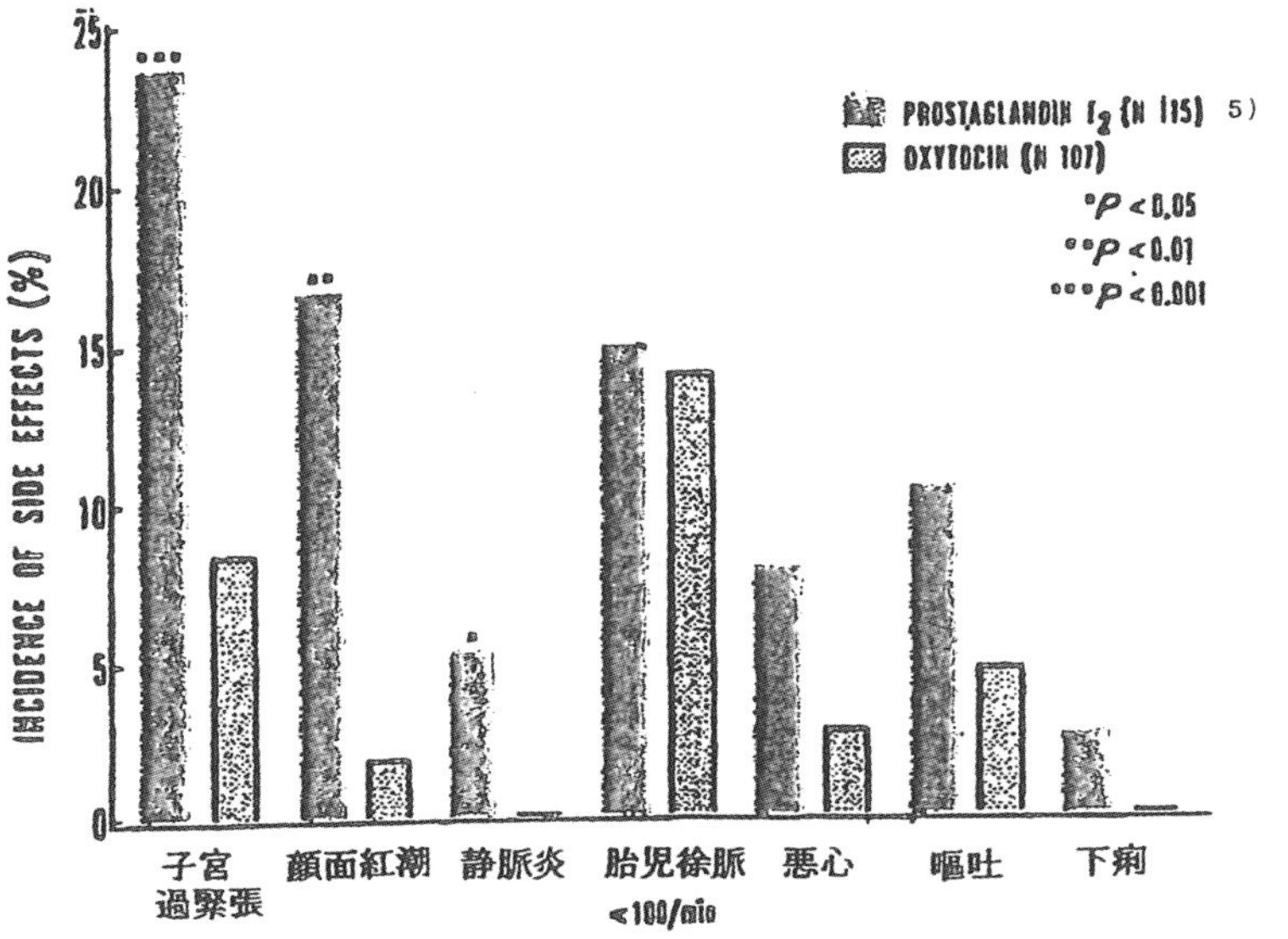

Oxytocinと PGF2α副作用比較 [5)]

Vol. 41, No. 1
January 1973

TABLE 4. SUMMARY OF THE PUBLISHED REPORTS ON THE USE OF INTRAVENOUS PROSTAGLANDIN $F_{2\alpha}$ SOLUTIONS TO INDUCE LABOR AT TERM

	Investigator, year	*No. of subjects*	*Weeks of Pregnancy*	*Dosage PGF₂α*	*Rate of success*	*Control oxytocin results*	*Complications*
4.	Roth-Brandel, & Adams,[25] 1970	8	37–43	3–22.5 μg/min	—	—	Some hypertonicity; increased frequen more than intensity
5.	Kinoshita *et al*,[38] 1971	24	35–42	0.04–0.18 μg/kg/min	100%	—	3 vomited; no hypertonus
6.	Anderson *et al*,[17] 1971	14	36+	1.5–40 μg/min	50% All Bishop 7+ delivered	41%	Hypertonus (2) Phlebitis (1)
10.	Anderson *et al*,[18] 1972	46	term	2.5–40 μg/min	79.6% Bishop 0–2:40% 3–4:56% 5–6:93%	85.2% — 57% 91%	Hypertonus (5) (oxytocin, none) Bradycardia 1
11.	Vakhariga & Sherman,[26] 1972	50	36–43	2.0–40 μg/min	94% Bishop 0–6 88%	96% 92%	1 cesarean section–cord pattern Hypertonus (7) 14% (Oxytocin, none) few rash, nausea, vomiting
12.	Spellacy *et al*, 1972	115	36–43	2.5–40 μg/ml	74.5% Bishop 0–6:67.2% 7–13:87.2%	66.4% 52.9% 89.7%	Increased hypertonus Cesarean sections Hot flashes Phelbitis

5) Spellacy WN, et al. The induction of labor at term-Comparisons between PGF₂ α and oxvtocin infusions. Obs & Gyn. 1973; 41:14-21

3. PGF2αは治験のみで何故承認されなかったか

治験時にSpellacy らが使用したPGの用量はオキシトシンに比して異常に高く、不均衡で、重大な副作用の多発を招く結果になったものと思われる。これをグラフで示すと下図の様な展開になる。

Spellacy は治験に際しOxytocin との用量比を表 I の如くOxytocin 1mU/min に対しPGF2α5μg/min を相当するとして比較試験を行った。グラフでみる通り、オキシトシンの血中濃度は2mU/min 投与で10分後より5mU の定常状態に達しているのに比べ、PGF2αは10μg/min の投与30分で血中濃度は135μg と安全限界25μg を超え中毒域に達しているのが知られる。

表 1. Dosage Schedule for Intravenous Infusion of Prostaglandin $F_{2\alpha}$ or Oxytocin Solutions to Induce Labor at Term [5)]

Time (*hr*)	*Prostaglandin* $F_{2\alpha}$ ($\mu g/min$)	*Oxytocin* (mU/min)
1	Saline control	Saline control
0.5	2.5	0.5
0.5	5	1
1	10	2
4	20	4
4	40	8

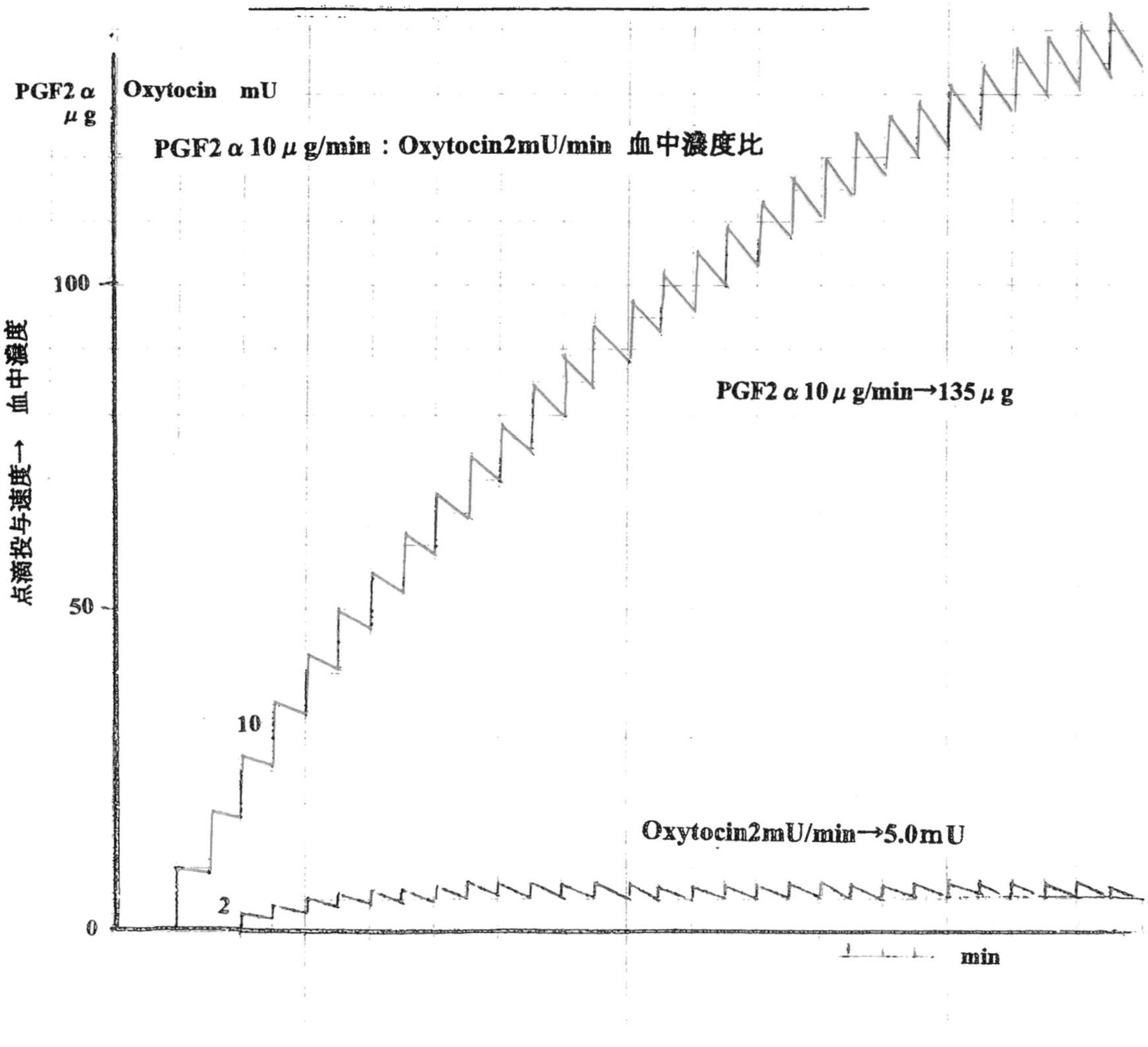

4. 治験に対応する寺木の用量比（1973）[6)]

治験で纏めたSpellacyの用量比と力価より算定した寺木の用量比が1973年に同時に発表されているので比較すると次の様になる。

報告者	Spellacy(1973) [5)]		寺木（1973）[6)]	
	PGF2α (μg/min)	Oxytocin (mU/min)	PGF2α (μg/min)	Oxytocin (mU)
	2.5	0.5	0.25↓	0.5
	5	1	0.5↓	1
	10	2	1↓	2
	20	4	2↓	4
	40	8	4↓	8

表5　OXとPGの用量比について

Oxytocin			$PGF_{2\alpha}$	
* μg	mU/min /body	μg/min/kg	μg/min /kg	μg/min /body
1.0	2.0	0.016		
1.5	3.0	0.025	0.025	1.5
3.0	6.0	0.050	0.050	3.0
4.0	8.0	0.067		
5.0	10.0	0.083		
6.0	12.0	0.100	0.100	6.0
7.0	14.0	0.117		
8.0	16.0	0.133		
9.0	18.0	0.150	0.150	9.0
10.0	20.0	0.166		
11.0	22.0	0.183		
12.0	24.0	0.200	0.200	12.0
13.0	26.0	0.216		
14.0	28.0	0.233		
15.0	30.0	0.250		
16.0	32.0	0.266		
17.0	34.0	0.283		
18.0	36.0	0.300	0.300	18.0

as B.W. 60kg　* 合成 oxyt は200分の1μg.

寺木良巳. 日産婦誌 1973；25：1219.

6）寺木良巳　ヒト摘出、妊娠子宮に対するProstaglandin $F_2\alpha$　ならびにOxytocinの効力比について，日本産婦人科学会雑誌　25：1213-1222、1973.

5. PGF2α6μg/分の投与はOxytocin12mU/分相当

Spellacy[5)]のOxtocin1mU/minはPGF2α 5 μg/min相当との考えはグラフで示す様に妥当ではない。著者は力価計算上、表5の如くOxytocin とPGF2αの用量比を同年、發表した[6)]。これによりOxytocin 1mU/min はPGF2α0.5μg/minに相当する。これにより添付文書のGF2αの用量6μg/minはOxytocin 12 mU/minを初回より投与することになる。投与 30 分で累積する血中濃度は 78μg となり、安全限界 25μg を超える。これに対しOxytocin12mU/minは最小血中濃度30mUに達し、安全限界20mUを超える。

Oxytocin の安全投与量は 8mU/min までであり、明らかに過量投与にあると言わざるを得ない。さらに留意点では、増量、維持量、安全限界を設けて過量を加重させている。Oxytocin,PGF2αの投与で重大な副作用（中毒作用）が引き起こされるのも当然のことである。

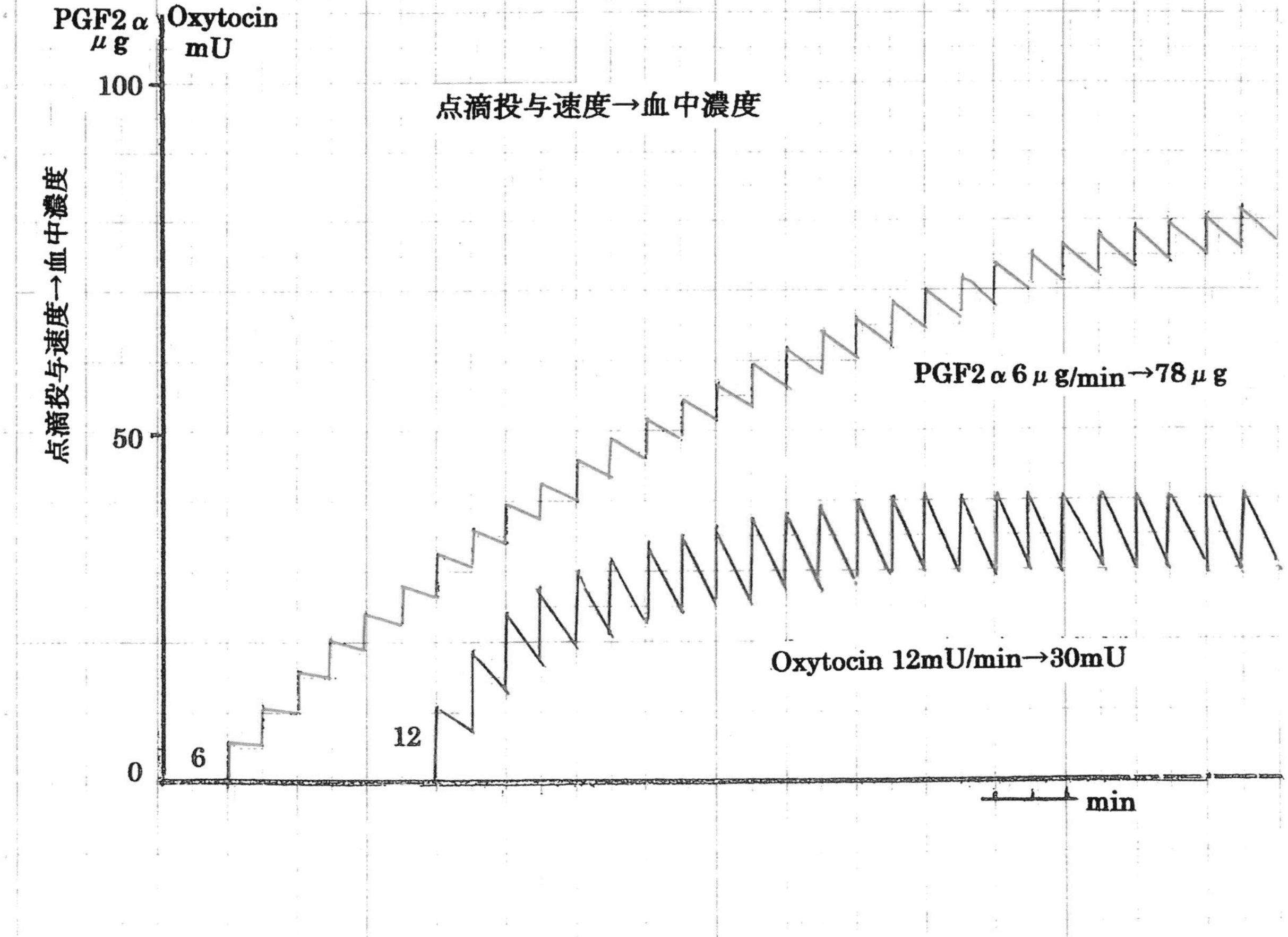

6. PGF2α 1.5μg/分増量と血中濃度（I）

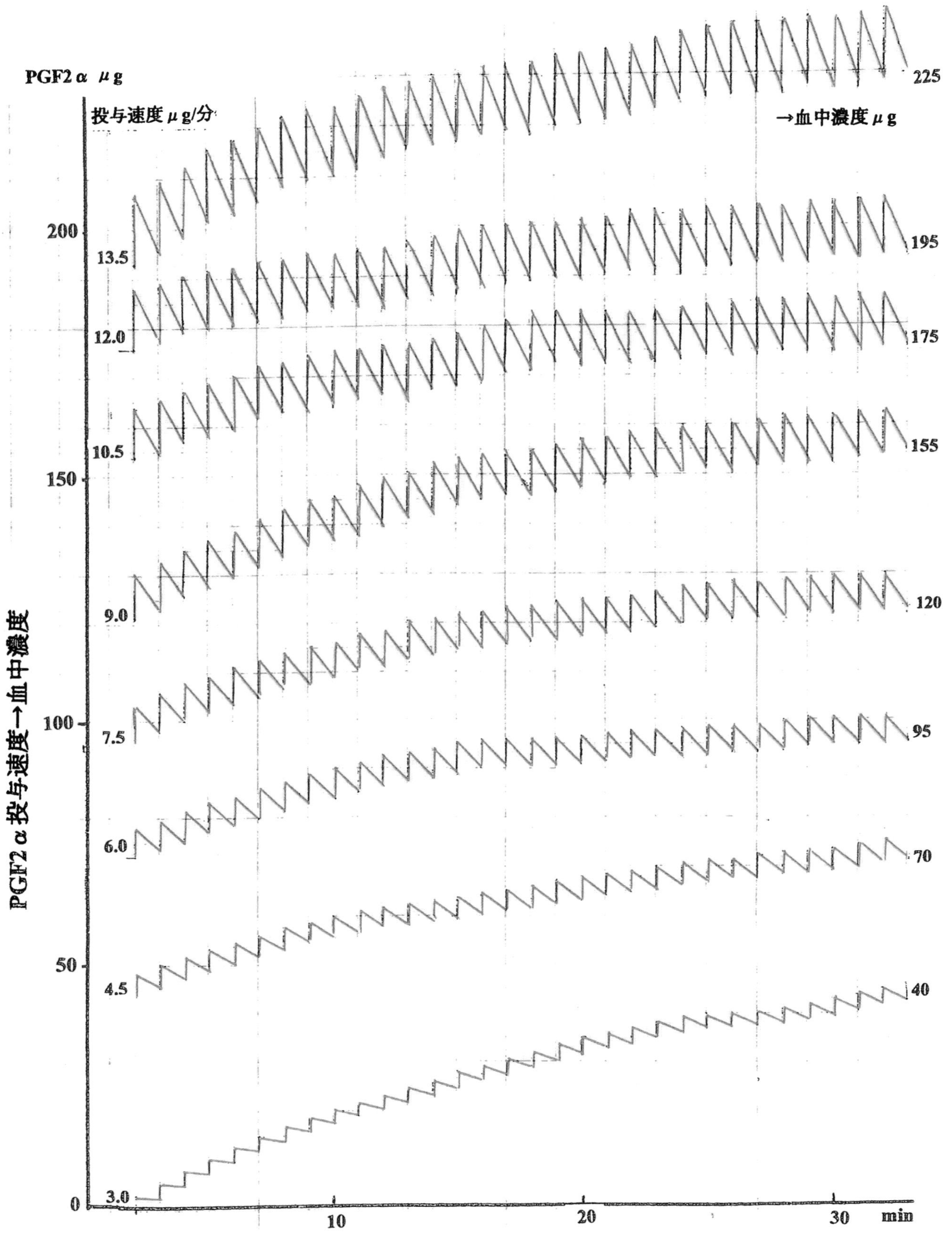

6. PGF2 α 1.5 μ g/分増量と血中濃度（Ⅱ）

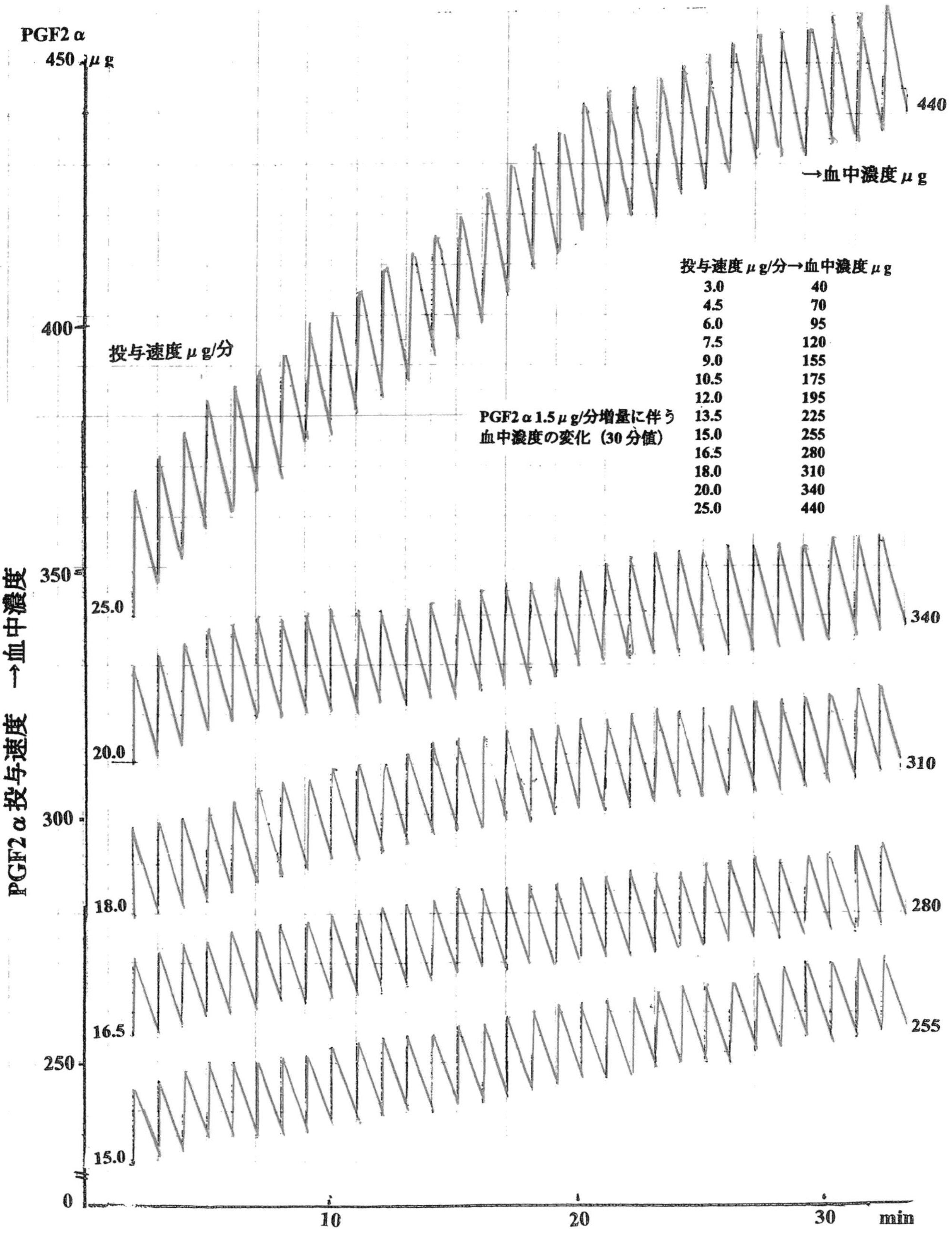
PGF2 α
450 μ g
400
350
300
250
0
PGF2 α 投与速度　→血中濃度
投与速度 μ g/分
25.0
20.0
18.0
16.5
15.0
440
→血中濃度 μ g
340
310
280
255
投与速度 μ g/分→血中濃度 μ g
3.0 40
4.5 70
6.0 95
7.5 120
9.0 155
10.5 175
12.0 195
13.5 225
15.0 255
16.5 280
18.0 310
20.0 340
25.0 440
PGF2 α 1.5 μ g/分増量に伴う
血中濃度の変化（30 分値）
10
20
30
min

7. PGF2αの使用法：学会指針に懸念
増量1.5μ/分のシミュレーション(b.)

2. $PGF_{2\alpha}$：精密持続点滴装置（輸液ポンプ等）を用いる

$PGF_{2\alpha}$	開始時投与量	維持量	安全限界
	1.5～3.0μg/分	6～15μg/分	25μg/分
3,000μg を5%糖液あるいは生理食塩水500mL/に溶解（6μg/mL）	15～30mL/時間	60～150mL/時間	250mL/時間

増量：30分以上経てから時間当たりの輸液量を15～30mL（1.5～3.0μg/分）増やす

注意点：PGE_2錠内服後の $PGF_{2\alpha}$ 点滴静注は最終内服時から1時間以上経た後に開始し，過強陣痛に注意する（CQ412参照）.

ガイドライン2011によると開始時投与速度（1.5～3.0μg/分）、増量の速度（30分以上あけて1.5～3.0μg/分）、最大投与速度（25μg/分）については遵守する、とある。開始時投与量とは何か、最小有効量であり、最大投与量は最大有効量のことをいう。最小有効量と最大有効量の間が治療量である。治療量は添付文書に定められており、0.1μg/kg/分であり、本邦妊婦体重60kgとして、便宜上6μg/分としている。PGF2αの投与は治療量の範囲内で行うべきであって、食み出してはならない。すでに述べた様にPGF2αの有効閾値は1.5μg/分、最小有効量は1.5μg/分である。初回投与量6μg/分も多いのに、さらに治療量1.5μg/分を何故、追加投与する必要があるだろうか。留意点、ガイドラインに設定されたこの増量に懸念する。

この学会指針なるものが、PGF2αの過強収縮、ハイパートーヌス、高血圧を引き起こす過量投与にあることは言うまでもない。これを避けるためにも治療量は厳守されなければならない。これと逆方向へと指針は時間ごとの増量、維持量、安全限界などの設定を行っている。特に1.5μg/分での点滴静注の連続投与は、その半減期の長さからオキシトシンにみられない急速な血中濃度の上昇の危険がある。僅か1.5μg/分の増量が2~3時間後には120～170μgと80~120倍もの血中濃度の上昇となる。中毒症状の出現は避けられない。以下、指針に従ってシミュレーションしてみる。安全限界、最大投与量25μg/分は実に440μgの高濃度に達している。25μgではないことに注意(前図(1)，(2))。

8. PGF2α 初回投与量 1.5~3.0μg/分は安全か

ガイドライン 2011 より初回投与量は従来の 6μg/分より1.5~3.0μg/分に減量された（著者の提言によると思われる)。これにより半減期より求めたグラフを展開してゆくと下図のようになる。図より PGF2α3.0μg/分（0.05μg/kg/min）の投与 30 分後の血中濃度は 43μg となり用量範囲 25μg を超える。これに対し PGF2α1.5μg/分（0.025μg/kg/min）の投与では20μg となり安全域内にある。PGF 2 α1.5μg/分に対応するものは Oxytocin 3mU/min であり、グラフ青線で示す通り、この用量の増減で F2α も増減すべきものと考える

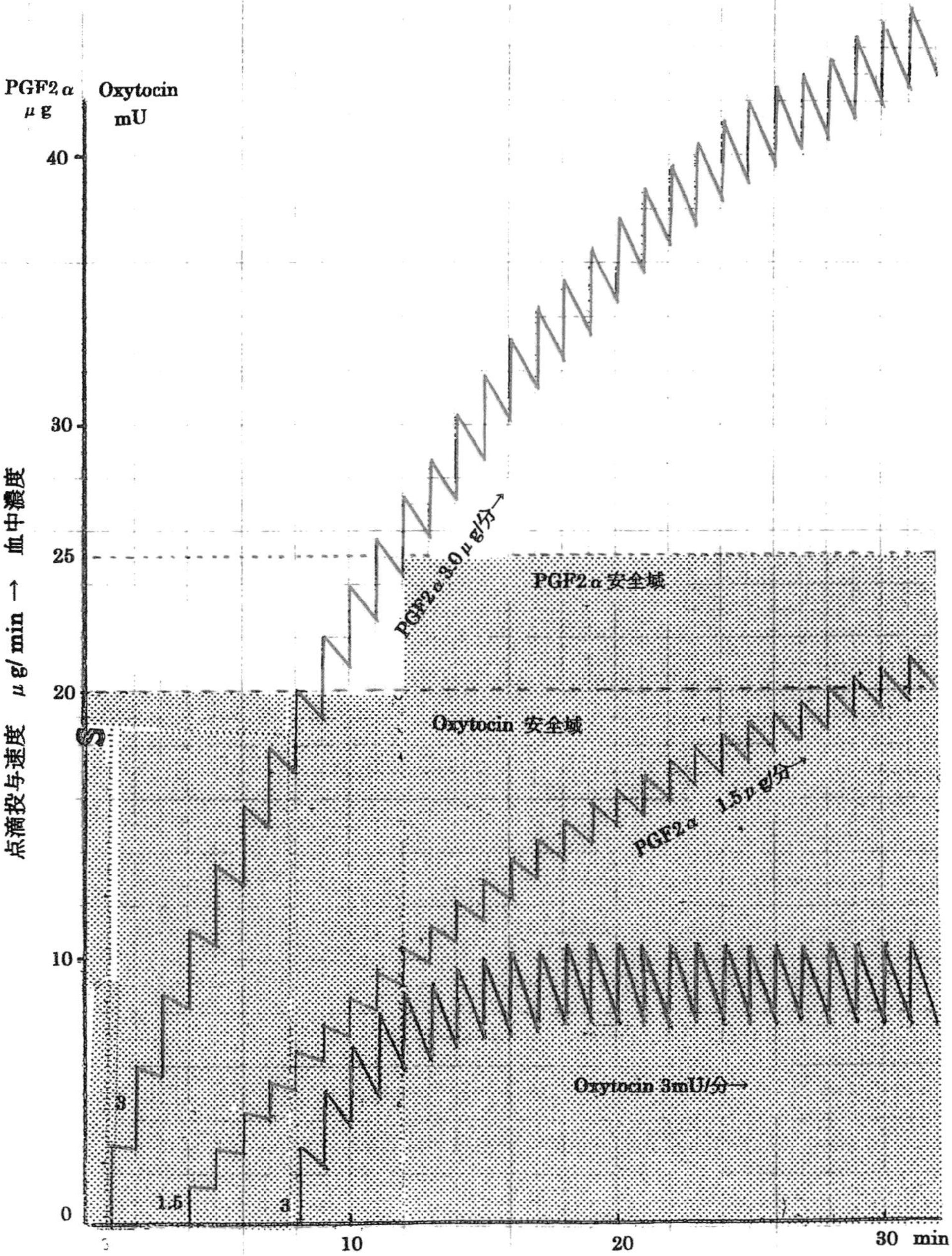

PGF2α及び Oxytocin の投与と血中濃度

9. PGF2αの用量ー反応曲線 [1)]

PGF2αに対する初発子宮収縮は 0.025μg/min/kg で 37.3 分後にみられた。少し用量を増加し、0.05, 0.10 μg/min/kg の投与では 23.4、15.6 分と反応時間が速くなった。さらに 0.20、0.30μg/min/kg の用量では 7.8 分、3.6 分と速くに反応がみられた。しかし 0.4μg/min/kgの高濃度の投与でも、反応時間は 1.9 分より速くはならなかった。すなわち必要以上に投与量を上げても反応は頭うちになることが知られた。これは 1 回投与のデータである。10 分間の点滴での投与量は 0.025μg で 0.25μg となる。消褪する速度（半減期）が遅ければ累積が大きくなり、副作用が現れてくるので反復投与は慎重でなければならない。なお、少量の 0.025μg/min/kg 以下の用量では反応の発現はみられなかった（図 1)。

図 1　$PGF_2\alpha$による川量反応曲線

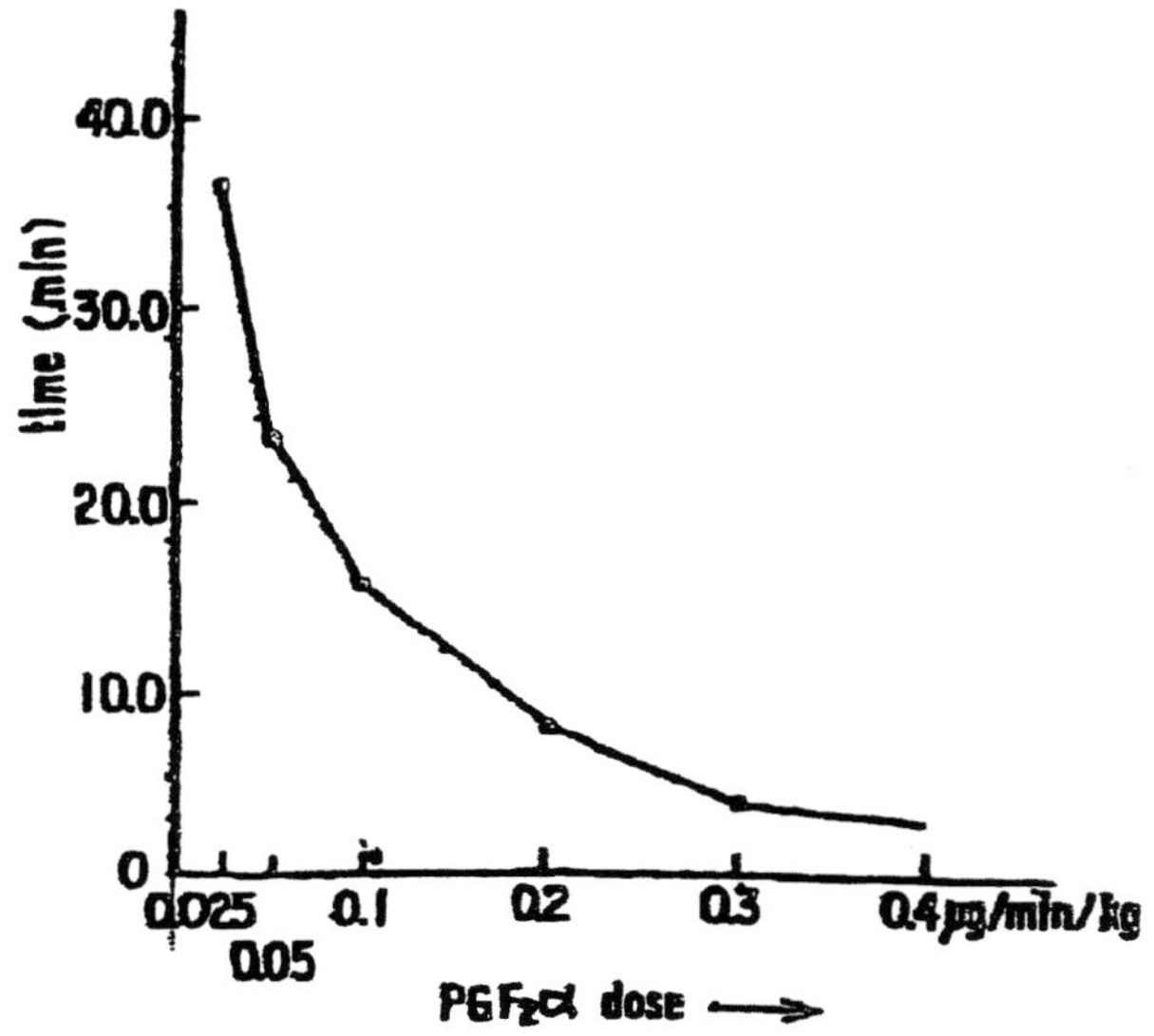

	邦人 60kg/分	欧米人 80gkg/分
0.025μg/min/kg →	1.5μg/分	→ 2.0μg/分
0.05μg/min/kg →	3.0μg/分	→ 4.0μg/分
0.10μg/min/kg →	6.0μg/分	→ 8.0μg/分
0.20μg/min/kg →	12μg/分	→ 16μg/分
0.30μg/min/kg →	18μg/分	→ 24μg/分
0.40μg/min/kg →	24μg/分	→ 32μg/分

PGF2αの副作用は 20~40μg/kg に多くみられる。

1）寺木良巳：人妊娠末期子宮の Prostaglandin F2α、Oxytocin 投与による感受性と半減期の測定ならびに血中濃度について　日産婦誌　26：1175/1183, 1974

10. PGF2α最小有効量と添付文書の用量

米国における治験段階でPGF2αは下表の如く0.025μg/kg/minから100%有効性が認められた。8の0.05μg/kg/min(4μg/min)とあるが欧米妊婦80kgとしての計算である。邦人妊婦3μg/分に相当する。5に0.04-0.18μg/kg/minがあるのみで0.1μg/kg/minの用量は見当たらない。体重あたりの用量は1.5~40μg/minとしているが、表Ⅰの如く治験にあたり、40μg/minをOxytocin 8mU/min相当と算定したことによる。これは0.5μg/kg/minに当たる。これが異常な用量比であることは、すでに述べた通りである。

米国ではPGF2αは子宮収縮剤としての承認、発売は得られず、後年、プロナルゴンとして、わが国で発売されるに至ったと思われるが、プロナルゴン毎分3μg又は5μgから投与を開始し、30~60分毎に3μg又は5μgの割合で増量（現在廃止）とあるが、この用量は治験時の用量にある。1974年にプロスタルモンF2α 0.1μg/kg/分として発売された。小生は邦人妊婦体重60kgとしてオキシトシンとの用量比の表を誌上に発表した。

PGF2α0.1μg/kg/分は6μg/分になった。わが国の申請時の治験の用量をみても、投与速度は0.04～0.06μg/kg/分（ 10例）、0.05～0.1μg/kg/分（平均0.075μg/kg/分）（13例）である。何故に6μg/分の用量で承認発売されたのか、著者には理解できない。著者はPGF2αの用量—反応曲線のデーターと半減期の測定、用量比の算定より、PGF2α用量は1.5μg/分（0.025μg/kg/分）が妥当であることを確信する。

以上の事からPGF2αの添付文書0.1μ/kg/分は見直されるべきものと考える。しかし、子宮収縮剤はその投与により全身に及ぶ、特に血管平滑筋に対するPGの作用は血管の収縮、血圧上昇を招く。この点 PGが海外において子宮収縮剤として認められない一つの要因と考えられる。

1. DOSAGE SCHEDULE FOR INTRAVENOUS INFUSION OF PROSTAGLANDIN $F_{2\alpha}$ OR OXYTOCIN SOLUTIONS TO INDUCE LABOR AT TERM 5）

Time (hr)	*Prostaglandin $F_{2\alpha}$ (μg/min)*	*Oxytocin (mU/min)*
1	Saline control	Saline control
0.5	2.5	0.5
0.5	5	1
1	10	2
4	20	4
4	40	8

Oxytocinと PGF2α副作用比較

SUMMARY OF THE PUBLISHED REPORTS ON THE USE OF INTRAVENOUS PROSTAGLANDIN $F_{2\alpha}$ SOLUTIONS TO INDUCE LABOR AT TERM

Investigator, year	*No. of subjects*	*Weeks of Pregnancy*	*Dosage $PGF_{2\alpha}$*	*Rate of success*	*Control oxytocin results*	*Complications*
1. Karim *et al*,[18] 1968	10	34–44	0.025–0.05 μg/kg/min	100%	—	None
2. Karim *et al*,[22] 1969	35	30–45	0.05 μg/kg/min	82.8%	—	1 fetal distress; some responded with second infusion
3. Embrey,[19] 1969	5	36–42	2–8 μg/min	40%	—	None
8. Karim & Trussell,[23] 1971	100	term	0.05 μgm/kg/min (4 μg/min)*	91%	—	2 cesarean sections—CPD

5） Spellacy WN, et al. The induction of labor at term-Comparisons between PGF_2 α and oxytocin infusions. Obs & Gyn. 1978; 41:14-21

11. PGF2αによる脳内出血の仕組み

プロスタグランジン類は組織や細胞に貯えられていない。しかし生体のほとんどの細胞が膜にアラキドン酸およびそれぞれを代謝する酵素を持ち、信号を受けると瞬時にしてプロスタグランジンが生成され、細胞機能を調節するので、生理的状態や病態においてこれらが産生され、症状を作っていることは明らかである。これに対し、外部から異常に高濃度のPG製剤を投与することは、生理的調節機能を失わせてしまうことにならないだろうか。PGF2αの血中の濃度は6.3ng/ml[8] といわれており、分娩誘発には0.025〜0.05μg/kg/minで[9]で用いられるとしている。PGF2αの開発当時は子宮に対する作用の解明が主で子宮平滑筋に対する強い収縮作用は時にハイパートーヌスの副作用が報告されている。同時に循環器に対する副作用として、顔面紅潮、頻脈、注射部位の静脈炎などが報告されており、血圧に対する記述はみられなかった。著者は、当時、PGF2αに強力な血圧上昇作用のあることを実験によって明らかにしていた[10]。その後、PGF2αは PGF2 α還元酵素によって合成され、 合成酵素発現組織は血管平滑筋、子宮平滑筋であり、受容体は FP、血管収縮と子宮収縮が主な作用であることが知られた。子宮収縮剤はオキシトシンと PGが上げられるが、海外ではオキシトシンのみである。下垂体ホルモンは子宮平滑筋のみに作用し、血管平滑筋には作用しない。しかし、プロスタグランジンは胎盤絨毛の毛細血管に作用する。血管内皮細胞の主要なエイコノサイドは PGI2 である。血管拡張物質、血液凝集疎外物質として作用している。一方、血小板の主要エイコノサイド生成物は TxA2 強力な血管収縮物資でもある。すなわち、PGI2 は TxA2 の生理的アンタゴニストである。この様にして TxA2 と PGI2 レベルが均衡を保つことが、全身血圧及び血栓形成の制御にとって重大である。このバランスが失われると Preeclampsia の発症がみられる[11] というものである。 このことから、胎盤の存在は重要である。先の調査会[12]で子宮収縮剤と脳血管障害の論議で、生化学の一参考人より「PGF2αの受容体は、細胞膜を貫通するタンパク質です。FP 受容体の遺伝子は、特定の状況下で急激に発現上昇することがあるということです。例えばマウスで卵巣を摘出すると、発現量が 100 倍位上昇します。血圧上昇に関して個人差が出る一つの原因は、個体によって血管内皮に発現する FP 受容体の量が、おそらく状況によっても、分娩の前後でも大きく変わることが原因と思います。動物実験の話がありましたが、他の動物で非妊娠時に行われた薬理学的な実験は、おそらく参考にならないと私は考えます。ただし、FP 受容体が非常にたくさん血管平滑筋に発現している患者さんがおられたときに、陣痛促進剤として使う用量の PGF2αを投与したときに、血管の破綻をきたすほどの血圧上昇が起こるかどうかということはコメントできかねるところがあります」と述べられた。

プロスタルモンの承認申請時に提出された血圧の資料では、イヌ 10 匹に PGF2α5〜20μg/kg を投与した場合は、一過性の血圧下降の後、5〜30mmHg の上昇が 8 例にみられ、約20分間持続した[10]。調査会に提出された著者の論文について議論が行われた。薬理の参考人より次の様な説明がなされた。

「これは，妊娠ラットでPGF2αをボーラスI.V.したときの、一番上が呼吸、次の段が血圧、一番下が胎盤血流です。これを見ると、明らかに血圧のベースが80mmHgぐらいで、おそらく150mmHgか160mmHgぐらいまで上がっている。少なくとも20分、あるいはそれ以上高血圧が持続しているというデータが出ております。これが第1点です。

それから、教科書の所でグルマン・ギルマンを引用して、PGF2αは、実験動物では血圧を上げるけれども、ヒューマンでは血圧にほとんど影響しないという記述があります。実験の結果、例外なくF2αはヒトの血管、脳血管であれ、腸間膜の血管であれF2αで収縮が発生するのです。最新の知見でも大量投与によって高血圧が起こることが記載されております」と述べられた。

10)

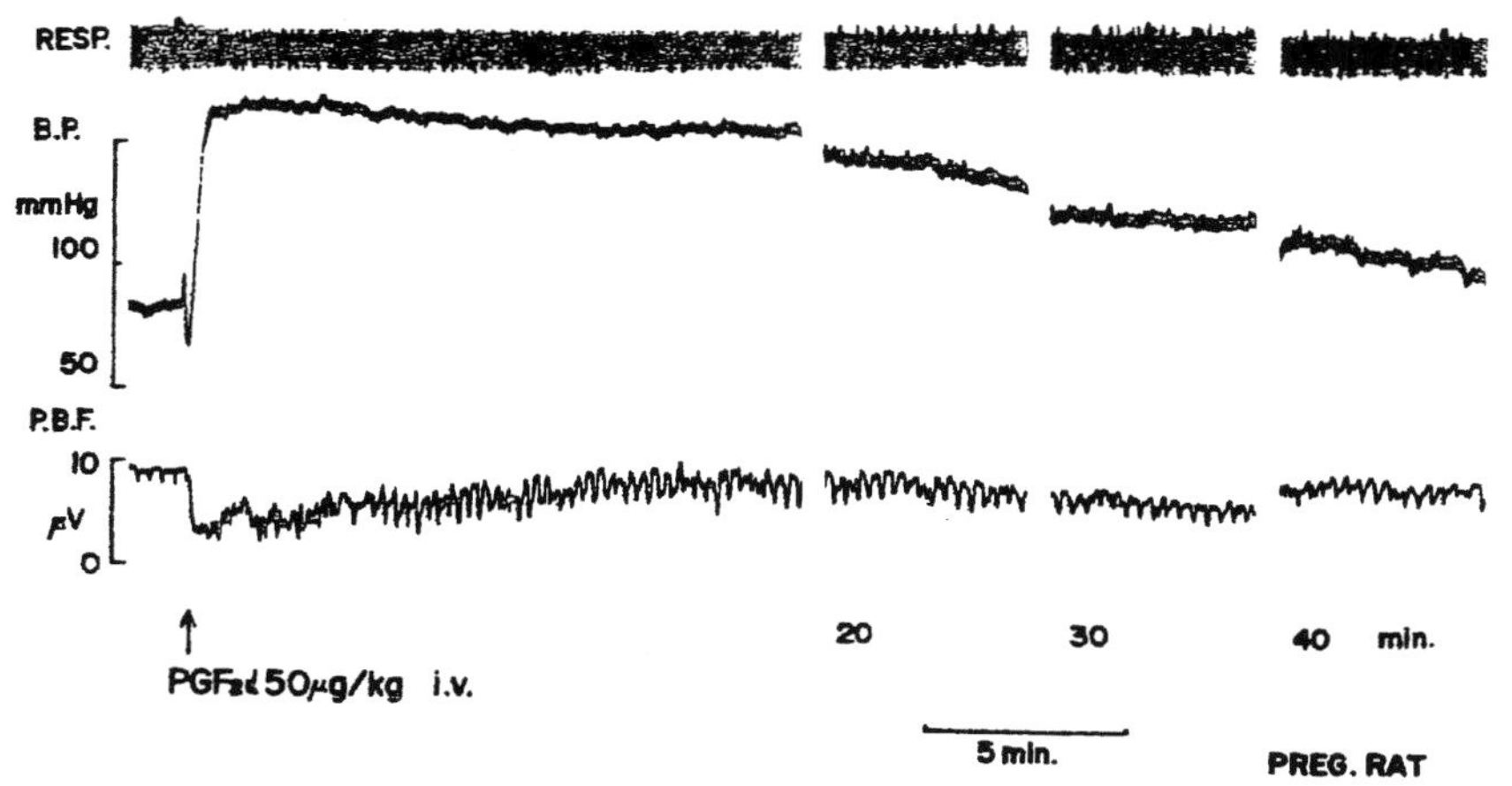

Respiration, blood pressure, and placental blood flow in a pregnant rat

PGF2αによる血圧上昇の実験

上記の実験データに関し一参考人より、実験に用いた量はわれわれが使っている濃度よりも10倍から100倍位高いと思う。それに基づく見解は如何なものか、そのような濃度をわれわれが使う事はないですと。答えは定性的に言えばF2αというのは血管を収縮させるというのはレセプターの面からみてもそうです。そういう性質があるのです。補足すると添付文書のF2αの用量は6μg/分である。ラットの体重は500gで1回の静注のみである。ヒトでの投与量は0.1μg/Kg/分(6μg/分)である。

ヒトに10分で60μg、30分では180μg の使用となる。体重のみで比較できない性質がある。

8）Karim,S.M.M.(1968):Brit. Med.J.4,618

9）Karim SM,Trussell RR, Patel RC,Hillier K: Respons of pregnant human uterus to prostaglandin F2α induction of labor. Brit.Med J 4: 621-623,1968

10) Teraki Y. et al.: Experimental approaches to the placental dysfunction caused by serotonin and prostaglandins. The 6 th Asian Congress of Obstetrics and Gynecology ,Abstract: 1974:271-279 ,Kuala Lumpur, Malaysia.

12. PGF2α投与中の脳内出血[13)]

本症例は初産婦、28歳、妊娠41週2日、予定日超過のため入院、陣痛促進のためPGF2α3μg/分より点滴注入を開始し、15分ごとに1.5μg/分ずつ増量投与、4時間後点滴速度18μg/分投与中、脳卒中発作、帝切分娩にて生児を得たが、母体は高血圧、意識障害、脳外科手術、予後、現在、遷延性意識障害で治療を受けている。

下図はその分娩経過を示すもので、入院前の血圧は平均して110/70mmHg,浮腫等なく正常であった。13時、PGF2α開始時の子宮口は3m開大、血圧は130/90mmHg,子宮収縮の強さを表すPl値は120mHg/minで投与直後より増強、1時間後300, 2時間後700, 3時間後900mmHg/minと上昇した。一方、血圧の測定はなく、14時25分、産婦は頭ガンガン、頭痛を訴える。血圧は138/95mmHg,15時、頭痛持続、血圧138/88mmHg, 15時30分、意識朦朧、頭痛の叫び、16時45分、ベットより崩れ落ち、目の焦点合わず、嘔吐、呂律回らず、引き付け等あり、17時、脳出血の診断、点滴18μg/分を中止した。以後の血圧、170/116 mmHg前後で推移し、救急搬送された。

以上のことより、PGF2α投与中は頭痛等、脳症状の訴えの把握と血圧の測定が重要であることを示唆している。

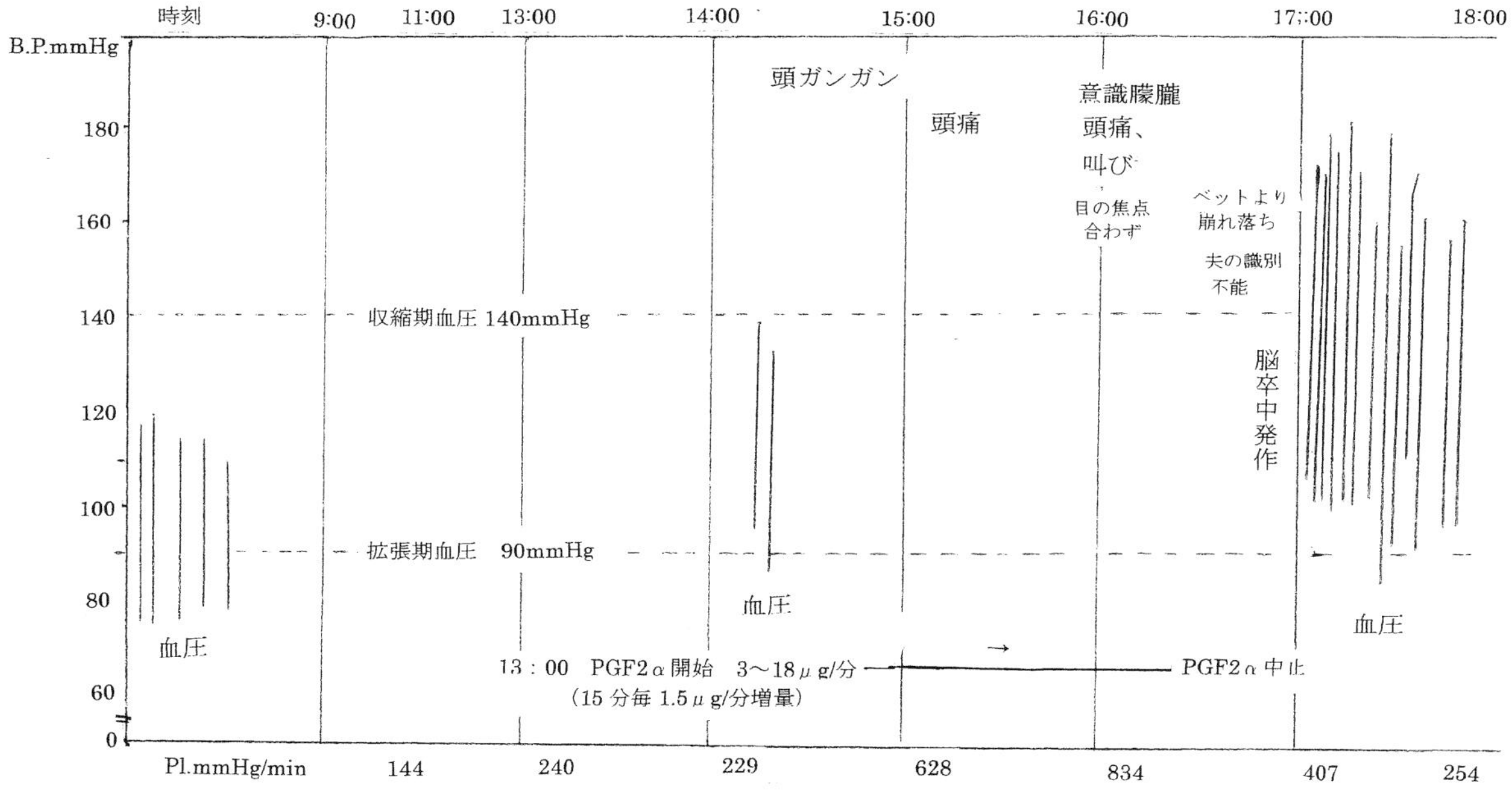

PGF2α投与による分娩経過

11) Walsh SW: Preeclampsia an imbalances in placental prostacycline and thromboxane production. Am J Obstet Gynecol 152: 335,1985

12)平成25年度第3回 薬事・衛生審議会医薬品等安全対策部会安全対策調査会。医薬品医療機器総合医療（PMDA)陣痛促進剤による出血性脳血管障害、常位胎盤早期剥離及び子癇のリスクに関する調査。厚労省：2013。7

13) 寺木良巳：子宮収縮剤の本質と過剰投与の背景 2018、135頁、考古堂

13. PGF2α投与後の脳卒中発作

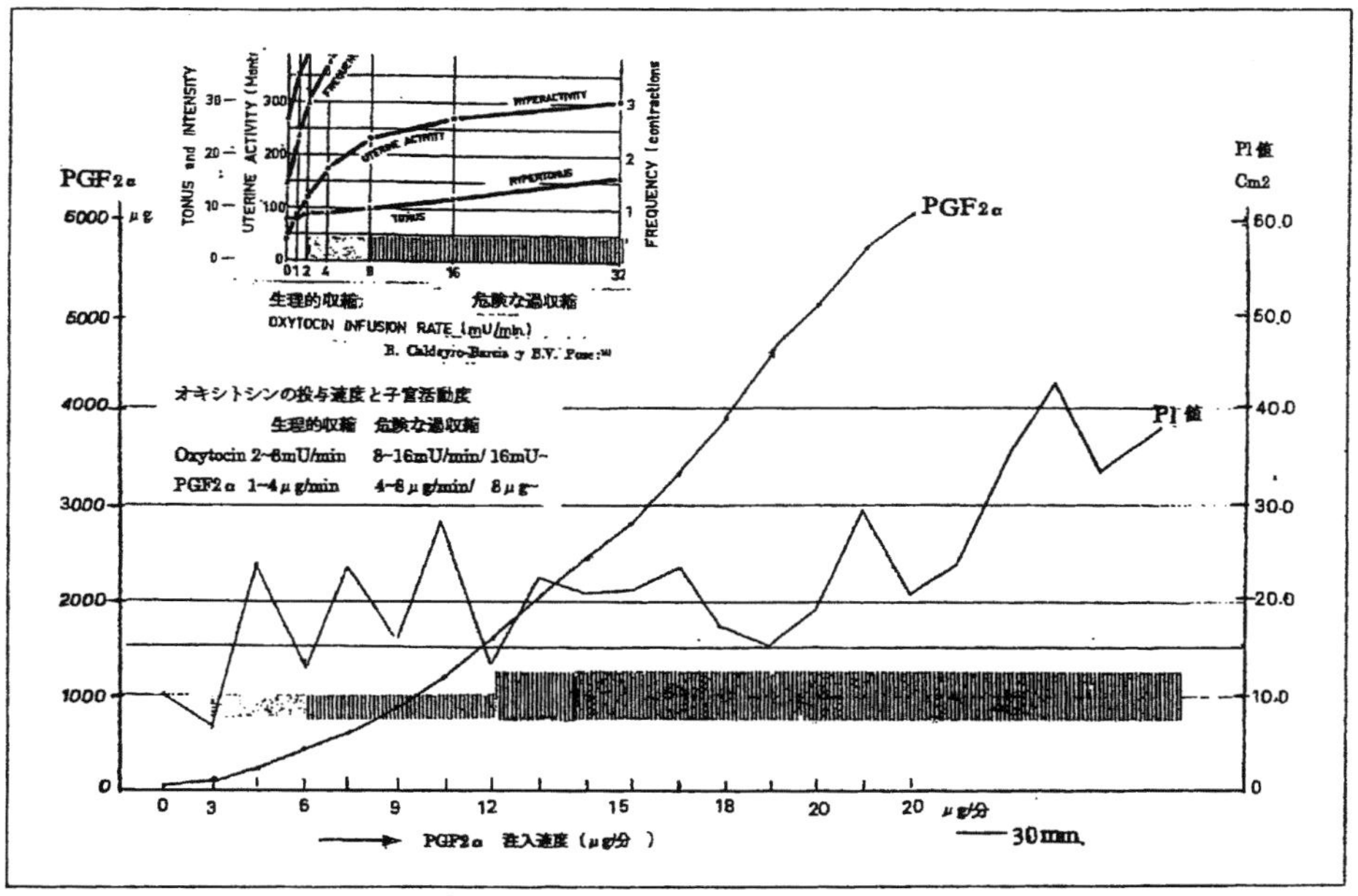

図3　PGF$_{2\alpha}$の投与量とPI値

Ⅰ　分娩誘発の症例

【症例】 39歳，初産婦

41週1日で分娩誘発のため入院，ビショップスコア0点，プロスタグランジン（PG）F$_{2\alpha}$ 3000μgをマルトス®-10 500mLに入れ，9時より3.0μg/分で点滴開始，以後30分毎に増量，すなわち初回の3.0μg/分から6.0，7.5，9.0，10.5，12.0，12.0，13.5，15.0，16.5μg/分と投与し，14時40分に終了した。それまでの投与総量3000μgであった。しかし，期待していたほどの陣痛曲線や陣痛発現の徴候はみられなかった。カルテに血圧 118/61mmHgとある。

15時，2本目のPGF$_{2\alpha}$ 3000μgを1本目と同じくマルトス-10 500mLに溶解し，点滴（持続注入）を開始した。点滴速度は引き続き18μg/分とし，30分後19.5μg/分とし，16時から17時13分まで20μg/分の速度で注入し，全量注入し終了した。この時点で注入されたPGF$_{2\alpha}$の総投与量は6000μgであった。産婦は点滴中，息もつけないほどの腹痛が続いていたと思われる。この頃，嘔気を訴える。

17時の所見ではビショップスコア2点（子宮口開大1～2 cm，先進部の下降度－2），破水（高位破水）がみられた。

19時頃，急に頭痛を訴える。助産師が血圧測定したが，最初200mmHgを超えたので6，7回測定した（計測不能）。カルテの記録には血圧 156/77mmHg，なおも嘔気，頭痛，眼症状（銀色の物が見える）の訴えあり，Dr.の記録に軽度高血圧とある。ヒドララジン20mg 2錠処方。Dr.の所見に，本日PGで分娩誘発している，そのための血圧上昇か，toxemia（PIH）による血圧上昇か，鑑別を要するとある。

20：00　頭痛，右手・右足の痙攣発作
　血圧 182/84mmHg，子癇前症と判断
20：30　手術（帝王切開）準備
21：00　内診　頸管5～6 cm　開大，
　手術へ　血圧 189/105mmHg
21：50　手術開始　血圧 190/125mmHg
21：54　児娩出　AP.s.6点　開腹時，腹水を認め，腹膜なども浮腫状
23：29　痙攣出現，術後顔面と両上肢に痙攣様の不随意運動がみられた。CTで後頭葉出血とくも膜下出血
0：12　CTで脳内出血を認めた。

以後脳外科で開頭手術を受け，ICUで35日間治療の後，死亡した。

寺木良巳. Prostaglandinによる高血圧と脳内出血，その成因と安全対策の盲点. 新薬と臨牀 2013；62：2118-2132.

第Ⅳ編　子宮収縮剤、投与基準の問題

1．オキシトシンの投与基準と血中濃度

従来よりオキシトシンは日本薬局方により、製品の管理と同時に用量についても規制されてきた。従来の下垂体よりの抽出物より全合成品ができ 2006 年の第 14 日本薬局方より従来の静注用量 50 ミリ単位/分より 20 ミリ単位/分に減量された。用量 1～2 ミリ単位/分は変わりはない。しかし、オキシトシンの半減期 3～4 分としても20ミリ単位/ 分の点滴では定常状態の最低血中濃度は 50 ミリ単位に達する（図 A）.この血中濃度は Caldeyro - Barcia ）らが指摘している如く、16 ミリ単位/分の投与で 40 ミリ単位、32 ミリ単位/分で 80 ミリ単位に達する。このような血中濃度の上昇は危険な過収縮にある（図 B）.

学会留意点 2006 は、初回投与量 1～2 ミリ単位/分から開始し、30 分ごとに 1～2 ミリ単位/分増量とある。5 ミリ単位/ 分迄増量してゆくと、血中濃度は 12.5 ミリ単位になる。なおも増量を続けて 15 ミリ単位/分では 37.5 ミリ単位になる。この 5～15 ミリ単位/分を維持量と称している（図 C)。ジギ剤を除いてこのような薬理の用語はない。

さらに増量し20ミリ単位/分の投与は安全限界と称しているが、血中濃度は 50 ミリ単位に達し、添付文書と同じ血中濃度になる。最大有効量は20ミリ単位とすれば、20ミリ単位/分の投与ではない。図の最下面に 1 ミリ単位/分で 2.5 ミリ単位に、2 ミリ単位/分で 5 ミリ単位に、3 ミリ単位分で 7.5 ミリ単位に、4 ミリ単位分で 10 ミリ単位に、5 ミリ単位分で 12.5 ミリ単位の血中濃度が得られる。そして 8 ミリ単位/分を続けてゆくと定常状態の血中濃度は安全な用量20ミリ単位に達する。

結局、安全なオキシトシンの用量は 1～8 ミリ単位/ 分以内にあることが分かる。

オキシトシン投与基準比較表

日本薬局方 添付文書 A.	用法-用量 点滴静注	1～2 ミリ単位/分 適宜増減 20 ミリ単位/分を超えないようにすること
産婦学会・医会 留意点 2006 C.	初回投与量 ならびに増量 維持量ならびに安全限界	1～2mU/分以後 30～40 分ごとに 1～2mU//分増量 5~15 mU/分 安全限界 20mU/分
産婦学会・医会 ガイドライン 2011 D.	初回投与量 維持量 安全限界	1～2 ミリ単位/分 30 分以上経てから 1 ~2 ミリ単位/分 増量 5～15 ミリ単位/分 20 ミリ単位/分
米国薬局方 USP	初回 増量 稀に	0.5~1mU/min 1~2mU/min 9～10mU/min rarely required

性状	
Oxytocin	PGF2 α
0.025mU/kg/min (1.5 mU/min)	0.025 μg/kg/min (1.5 μg/min)
半減期 3～4 分	半減期 17～19 分

オキシトシン投与速度と血中濃度

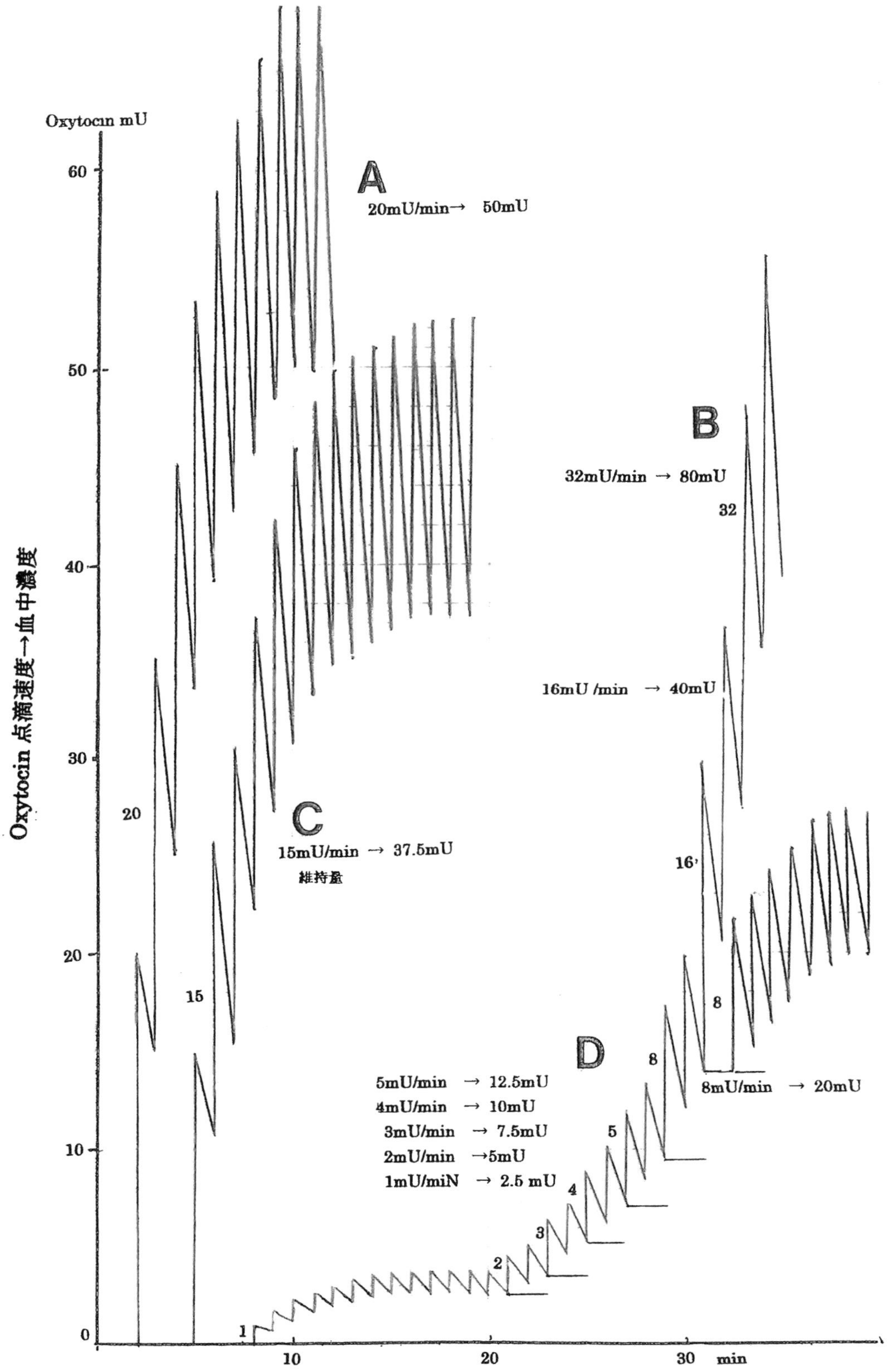

A. 日本薬局方、添付文書：投与速度 20 ミリ単位/分を超えないこと。

B. Caldeyro-Barcia の危険な用量：Oxytocin 16~32 mU/min

C. 留意点 2006：維持量　5.~15mU/分

D. ガイドライン 2011 と 1~2 ミリ単位/分：増量に伴う血中濃度の変化。

2．PGF2α投与基準と血中濃度

1974 年 PGF2α が発売され点滴静注の用量は 0.1μ/kg/分、適宜増減とさだめられた（表 D）.この点滴速度により、点滴を行うと右図の D の如く 10 分後の血中濃度は 10 分後 45μg、19 分後 64μg になる（図 D)。

一方、2006 年に産婦人科学会・医会では子宮収縮薬による陣痛誘発・陣痛促促進に際しての留意点を作成した（表 A)。0.1μg/kg/分投与 10 分後 45μg,後 1.5μg/分増量し 7.5μg/分で 5 分後 64μg となる（図　A)

2011 年、学会,医会ではガイドライン 2011 を發表し初回投与量を 3μg/分、増量も 3μg/分との用量を推奨した（表 B).これにより 10 分後の血中濃度は 26μg に、増量 10 分後の血中濃度は 59μg に増加した（図 B)。

同じく 2011 の初回投与量を 1.5μg/分に減量し、後、時間ごとに 1.5μg/分増量する用量は表 C に示すが、これを図 C に展開すると、初回の１０分投与では 11μg に、増量 10 分後 28μg に,更に増量 10 分後 48μg に、更に増量 7 分後は 64μg に達する（図C)。

結局、B と C の指針は初回投与量を減量したものの、増量 1.5～3.0μg/分の時間ごと増量により、表 A の投与量と変わりなく血中濃度は 10 分程度の時間で 60μg 以上の濃度に到達する。

これは添付文書の 6μg/分の投与量 D と大差はみられない。しかし、留意点、ガイドラインでは増量のほかに、維持量 5～15μg/分、安全限界 25μg/分 を指針としてあげている。従って血中濃度は 100, 200, 300, 400μg にまで理論上、到達する。

添付文書に最大投与量は載せられていない。しかし、留意点、ガイドラインには安全限界、最大投与量 25μg/分と記載されている。

PGF2α 25μg は寺木の用量比（表 5）ではオキシトシンの 50 ミリ単位に相当する。これにより PGF2α の初回投与量 6μg/分はオキシトシンの 12 ミリ単位から投与していることになる。これら投与基準の見直しなしに、今後、PGF2α の子宮収縮剤として使用することは国際的に見ても如何であろうか。

PGF2α投与基準表

		プロスタグランジン F2α			プロスタグランジン F2α
A	産婦学会-医会 留意点 2006	0.1μg/kg/分 15～30 分ごとに 1.5μg/分増量 6～15μg/ 分 安全限界 25μg/分	D.	添付文書	0.1μg /kg/分 適宜増減
			E.	基準外 治験時　Karim	0.05μg/ kg/ min 3 μg/min
B. C.	産婦学会-医会 ガイドライン 2011	1.5～3.0μg/分 30 分以上経てから 1.5~3.0μg/分増やす 6～15μg/分 25μg/分	F.	基準外 治験時　Karim	0.025μg/min 1.5 μg/min
				（米国、治験のみ、承認発売なし)	

表 5　OX と P G の用量比について[4]

Oxytocin			$PGF_{2\alpha}$	
* μg	mU/min /body	μg/min/kg	μg/min /kg	μg/min /body
1.0	2.0	0.016		
1.5	3.0	0.025	0.025	1.5
3.0	6.0	0.050	0.050	3.0
4.0	8.0	0.067		
5.0	10.0	0.083		
6.0	12.0	0.100	0.100	6.0
7.0	14.0	0.117		
8.0	16.0	0.133		
9.0	18.0	0.150	0.150	9.0
10.0	20.0	0.166		
11.0	22.0	0.183		
12.0	24.0	0.200	0.200	12.0
13.0	26.0	0.216		
14.0	28.0	0.233		
15.0	30.0	0.250		
16.0	32.0	0.266		
17.0	34.0	0.283		
18.0	36.0	0.300	0.300	18.0

as B.W. 60kg　* 合成 oxyt は200分の 1μg.

寺木（日産婦誌　1973；25：1219)

PGF2α投与基準と血中濃度

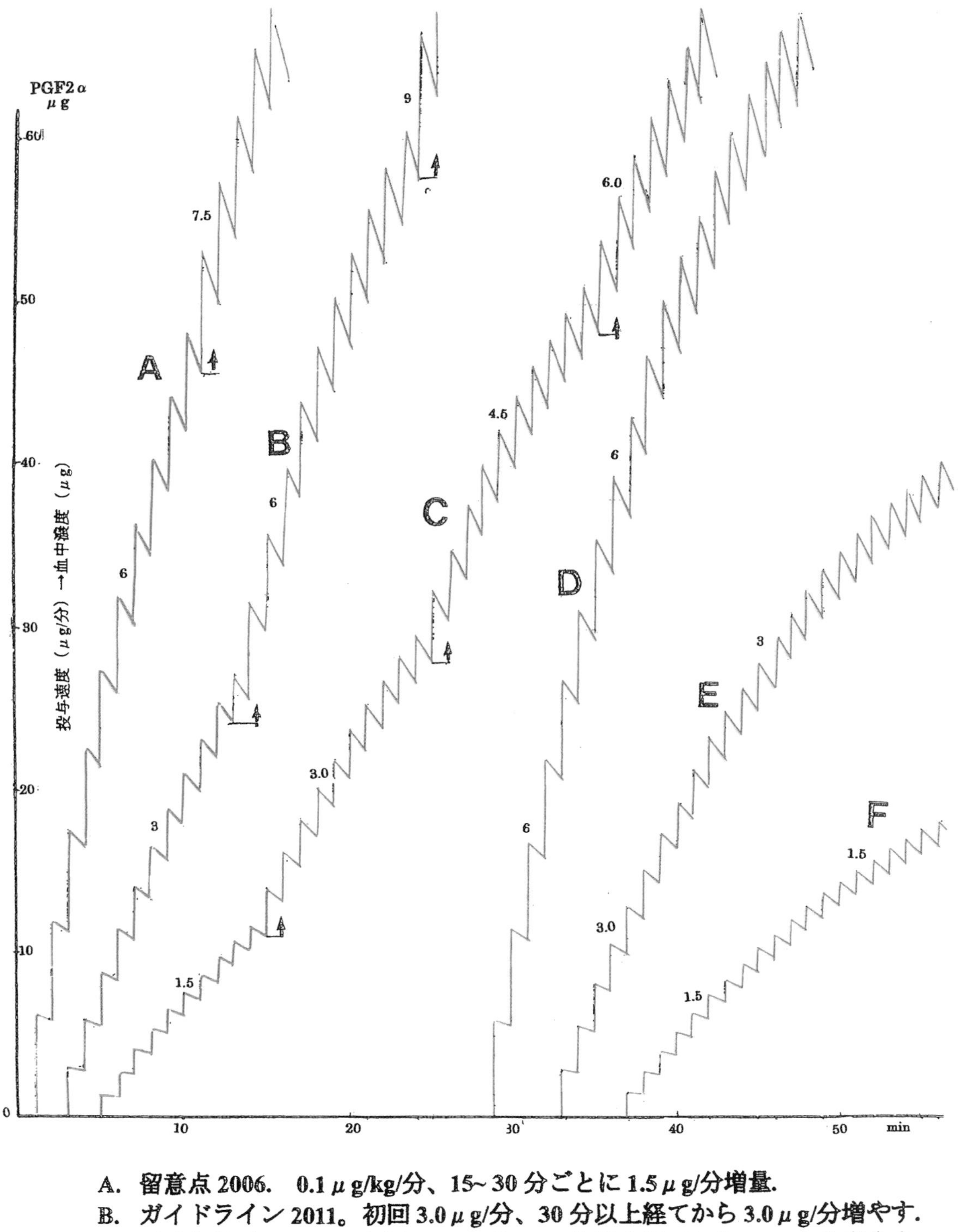

A. 留意点 2006. 0.1μg/kg/分、15~30 分ごとに 1.5μg/分増量.
B. ガイドライン 2011。初回 3.0μg/分、30 分以上経てから 3.0μg/分増やす.
C. ガイドライン 2011. 初回 1.5μg/分、30 分以上経てから 1.5μg/分増やす.
D. 添付文書。0.1μg/kg/分、適宜増減.
E. 非投与基準。0.05μg/kg/min(Karim).
F. 非投与基準。0.025μg/kg/min(Karim)

3．オキシトシン、PGF2αの投与量の基礎的検討

わが国にはオキシトシンとプロスタグランジンの 2 種類の子宮収縮剤があり、それぞれ用量については添付文書によって規定されている。しかし、産婦人科学会、医会は別にガイドラインを設けて、別に推奨量を設けている。所謂、　二重基準にある。何れかを用いるかは使用者の責任にあるという。とすれば、使用者は両者の違いについて十分な知識を持たなければならない。

Oxytocin と PGF $_2$ α の用量比較

A. 添付文書

オキシトシン 1〜2 ミリ単位/分
プロスタルモンF　0.1 μ g/kg/分
Oxytocin 1~2mU/min
(0.5-1 μ g/min/(60kg))
(0.0166~0.333 μ g/kg/min
PGF $_2$ α　0.1 μ g/kg/min
6.0 μ g/min/(60kg)

B. ガイドライン

陣痛促進薬の投与方法

	オキシトシン	プロスタグランディン $F_{2α}$	プロスタグランディン E_2
初回投与量ならびに増量	1〜2mIU/分 以後 30〜40 分ごとに 1〜2mIU/分増量	0.1 μ g /kg/分 15〜30 分ごとに 1.5 μ g /分増量	通常 1 回 1 錠を 1 時間ごとに 6 回まで投与
維持量ならびに安全限界	5〜15mIU/分 安全限界 20mIU/分	6〜15 μ g/分 安全限界 25 μ g/分	陣痛誘発効果・分娩進行効果が認められたときはそれ以降の投与は行わない。1 日総量 6 錠以下とする

以上、二つの用法・用量をみて日本の添付文書の用量は科学的ではないのではないかという危惧される。何故、用量がこの様に異なるのでしょうか。その科学的根拠は何かが問われる。オキシトシンの最小有効量は 0.05mU/kg/min、PGF2 α は 0.025 μ g/kg/min である（図 1）。

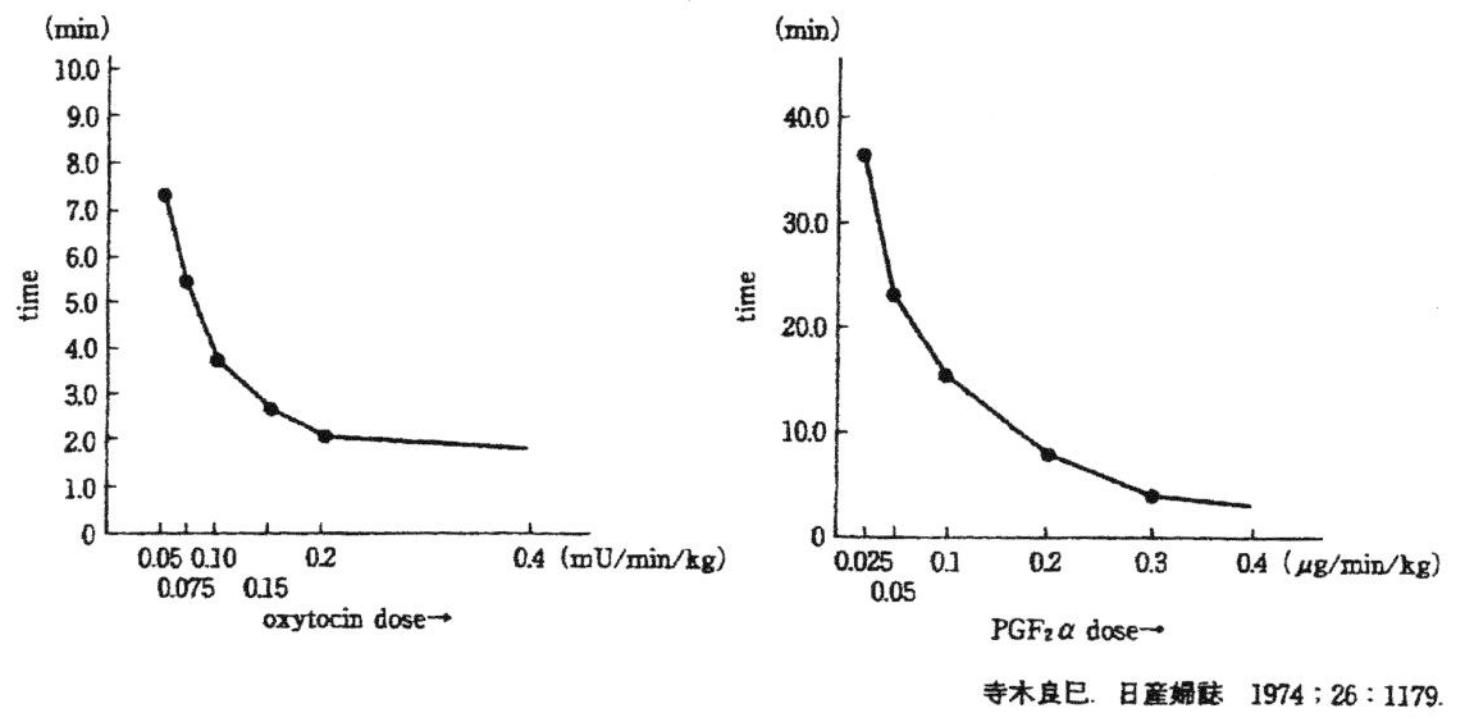

図 1　Oxytocin と PGF $_2$ α の用量反応曲線　2)

2006 年に「子宮収縮薬による陣痛誘発、陣痛促進に際しての留意点が発行された。PGF2 α の初回投与量0.1 μ g/kg/minは 1974 年、発売当時の用量と同じである。この用量も図 1 の 0.1 μ g/kg/min にあり有効量である。臨床上、この量に定められた過程について、筆者は次の様に推察する。この量が 果たして妥当なものであるかどうか、何故なら添付文書、留意点、ガイドラインすべてにこの量と関わりがみられるからである。

2　寺木良巳　人妊娠末期子宮の Prostaglandin F $_2$ α、Oxytocin 投与による感受性と半減期の測定ならびに血中濃度について　日産婦誌　26:1175-1183、1974

4．PGF2α3～25μg/分の由来を探る

".PGF2αは3~25μg/分と範囲が狭い"これが今日、過量投与の原点にある。下記の討論の抄録より見出すことが出来る。用量範囲が狭いことは中毒になり易く安全範囲が狭い。ジギ剤同様に危険な薬物である。

パネルディスカッションⅣ
Oxytocin と PG の優劣.
於・群馬大学　1976年（日産婦部会）

聖マリアンナ医大・第一解剖[3)]
寺　木　良　巳

用量については Oxytocin の 6mU (0.05μg) が PG の 3μg に相当するものと思われる。 Oxytocin での誘発は陣痛計上、生理的子宮収縮に近い波形が得られ、子宮収縮の経過や程度を観察し得て調節も容易であるが、PG では効果の現れと持続ならびに波形への反応の複雑さなど問題点を残す。また routine 使用に際しては安全域が狭く用量の制約も考慮すべきものと思われる。

東京大学産婦人科教室[4)]　佐藤和雄、安永洸彦、木下勝之、
金子義晴、福岡秀典、坂元正一

量は Oxytocin では個体差が大きく 0.5~128 mU/min と広範囲であるが、PGF₂αは 3~25μg/min と範囲が狭い。これは至適量で用いるためには、慣れれば PGF₂αの方がその点を見つけ易いと思われる。収縮パターンは、我々の data では PG は incoordinate から coordinate へと自然陣痛に近いが、Oxytocin では coordinate の形をとるものが多い。それ故陣痛曲線より投与量をきめるとき、PG でははじめだらだらした形の曲線のため、不足のためと考えて過剰投与になることがありうる。

さらに PGF2αの用量の元を探すと、Spellacy[5)]の治験時の Oxytocin と PGF2αの用量比に見ることが出来る。即ち Oxytocin 1mU/min は PGF2α5μg/min 相当としている。著しく不均衡にあることが知られる。

TABLE 1. DOSAGE SCHEDULE FOR INTRAVENOUS INFUSION OF PROSTAGLANDIN $F_{2\alpha}$ OR OXYTOCIN SOLUTIONS TO INDUCE LABOR AT TERM

Time (hr)	*Prostaglandin $F_{2\alpha}$ (μg/min)*	*Oxytocin (mU/min)*
1	Saline control	Saline control
0.5	2.5	0.5
0.5	5	1
1	10	2
4	20	4
4	40	8

3．寺木良巳　パネルディスカッションⅣ:陣痛誘発と増強に対する Oxytocin と Prostaglandin の優劣．第 53 回日産婦関東地方部会抄録集　1976；13.

4．佐藤和雄、安永洸彦、木下勝之、金子義晴、福岡秀典、坂元正一　パネルディスカッションⅣ: 陣痛誘発と増強に対する Oxytocin と Prostaglandins の優劣。第 53 回日産婦関東地方部会抄録集　1976；13。

5 Spellacy WN, et al. The induction of labor at term-Comparisons between PGF₂α and oxytocin infusions. Obs & Gyn. 1973; 41:14-21

第Ⅴ編　安全対策

子宮収縮剤、投与基準の不適切と考えられる理由

1．オキシトシン：薬局方、添付文書の20ミリ単位/分は安全か

従来よりオキシトシンは日本薬局方により、用量が規定されているが、従来の下垂体よりの抽出物より全合成品ができ2006年の第14日本薬局方より静注用量50ミリ単位/分より 20ミリ単位/分を超えないように減量された。点滴速度を 1〜2 ミリ単位/分から開始に変わりはない。投与量 16〜32ミリ単位/分では危険な過強収縮になる。点滴速度を20ミリ単位/分では最小血中濃度は50ミリ単位に達する（図A)。したがって、この用量では最大有効量20ミリ単位/分を超え過収縮となり、指針は不適切である。

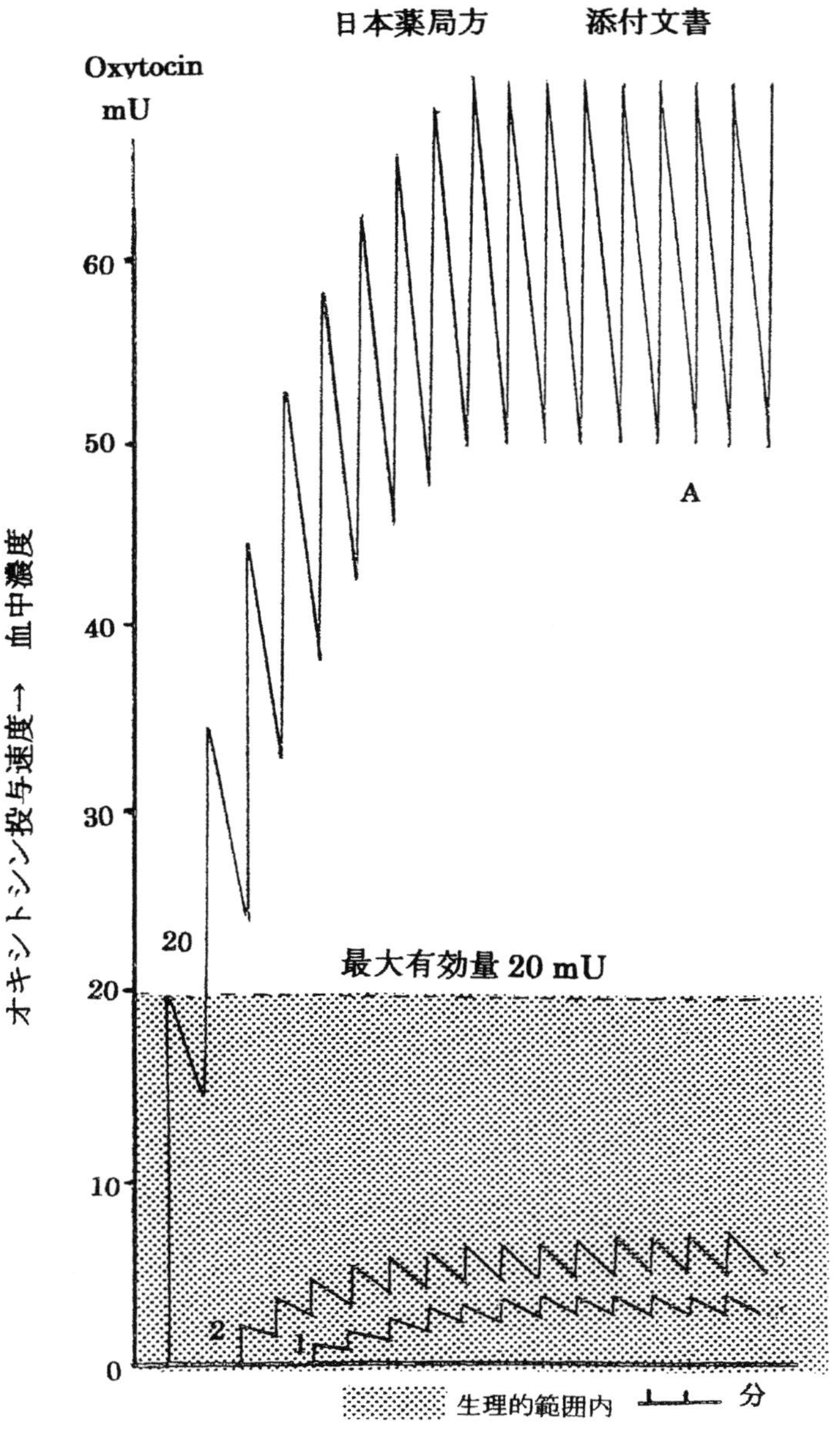

2．オキシトシンの留意点2006　増量、維持量、安全限界

初回投与量ならびに増量 1〜2mU/分、以後 30~40 分ごとに 1〜2mU/分増量とある。添付文書では症状に応じて増減するとある。留意点では時間ごとの1〜2mU/分の増量である。1〜2 ミリ単位は治療量である。なぜさらなる増量を症状に関係なく時間ごとに投与しなければならないのか。毎分 1〜2 ミリ単位点滴することにより、累積し血中濃度は 10 分までに 2.5~5 ミリ単位にまで増加している（図 D,E)。増量の必要はない。2 ミリ単位/ 分の投与により 5 ミリ単位を投与していることになる.留意点では維持量を設け 5 〜15 ミリ単位/分の投与を推奨しているが、陣痛は短時間の勝負であり、飽和量などジギ剤のような必要はない。5〜15 ミリ単位/分の投与の血中濃度は 12.5〜37.5 ミリ単位の血中濃度になる（図 C,B.）．図 B の血中濃度は 37.5 ミリ単位で最大有効量20ミリ単位を超えている。安全限界20ミリ単位/分の血中濃度は 50 ミリ単位で同じく最大有効量20ミリ単位を超えている（図 A）．

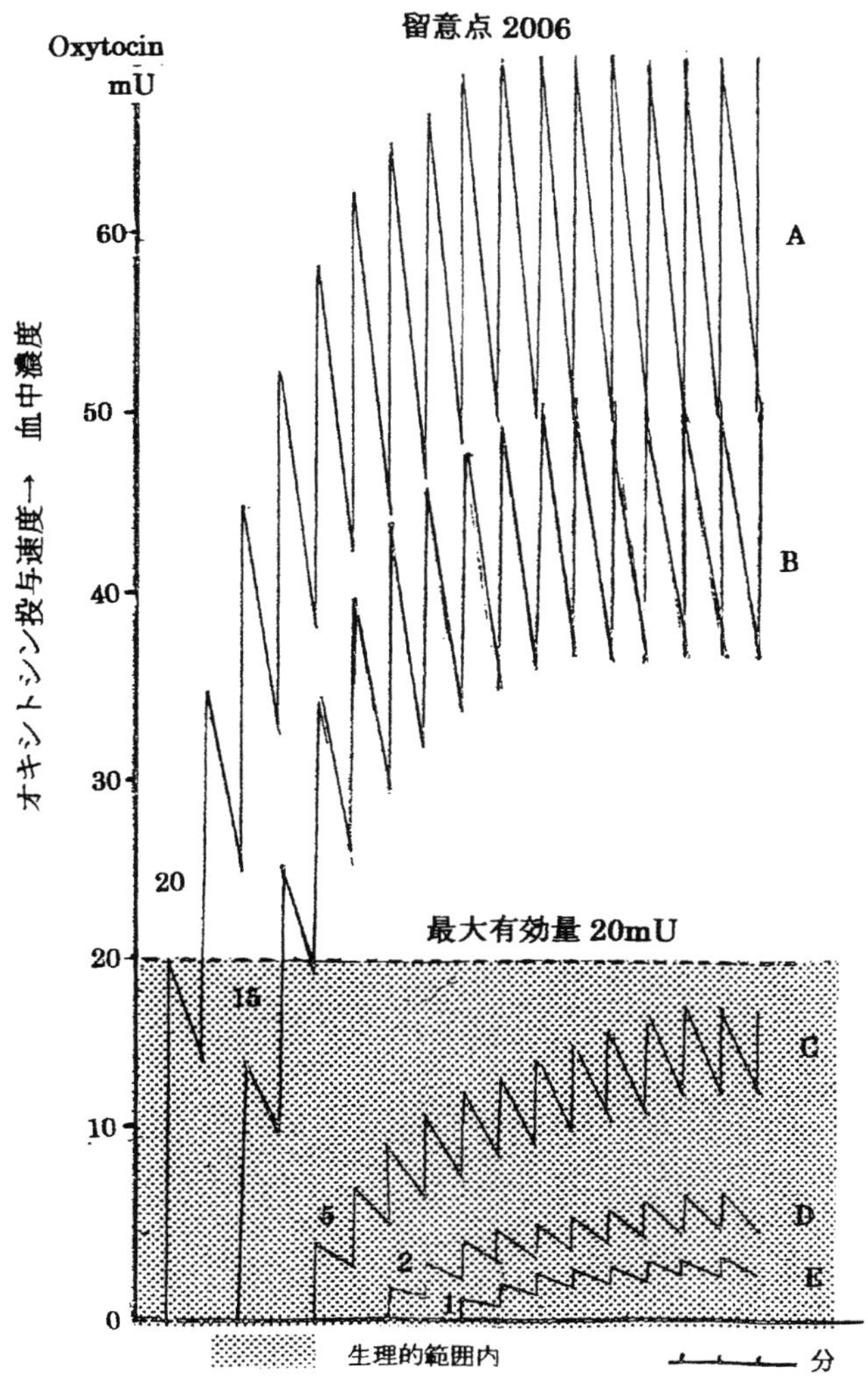

3．PGF2α添付文書0.1μg/分の根拠

プロスタルモンＦの添付文書には、通常ジノプロストとして0.1μg/kg/分の割合で点滴静注する。症状により適宜増減する。この 0.1μg/kg/min の由来は明らかでないが、治験段階の用量 Oxytocin 1mU/min に比し PGF2α 5 μg/ min 相当として算出されたと思われる。海外では発売されていないので用量が適切かどうか知り得ない。著者の意見はすでに述べた通りである。PGF2αの半減期より算定すると、図示する如く 15 分で 70μg,30 分後 100μg,さらに 50 分後、最小血中濃度と考えられる 120μg に達する。用量—反応曲線より 0.05～0.4μg/kg/min（3～25μg/　分）は最小、最大収縮量と推測される。体重 60kg として算定。中の 0.1μ/kg/min の用量でも、反復点滴静注により、投与 50 分で血中濃度は 120μg になり、添付文書の用量は不適切と考える。

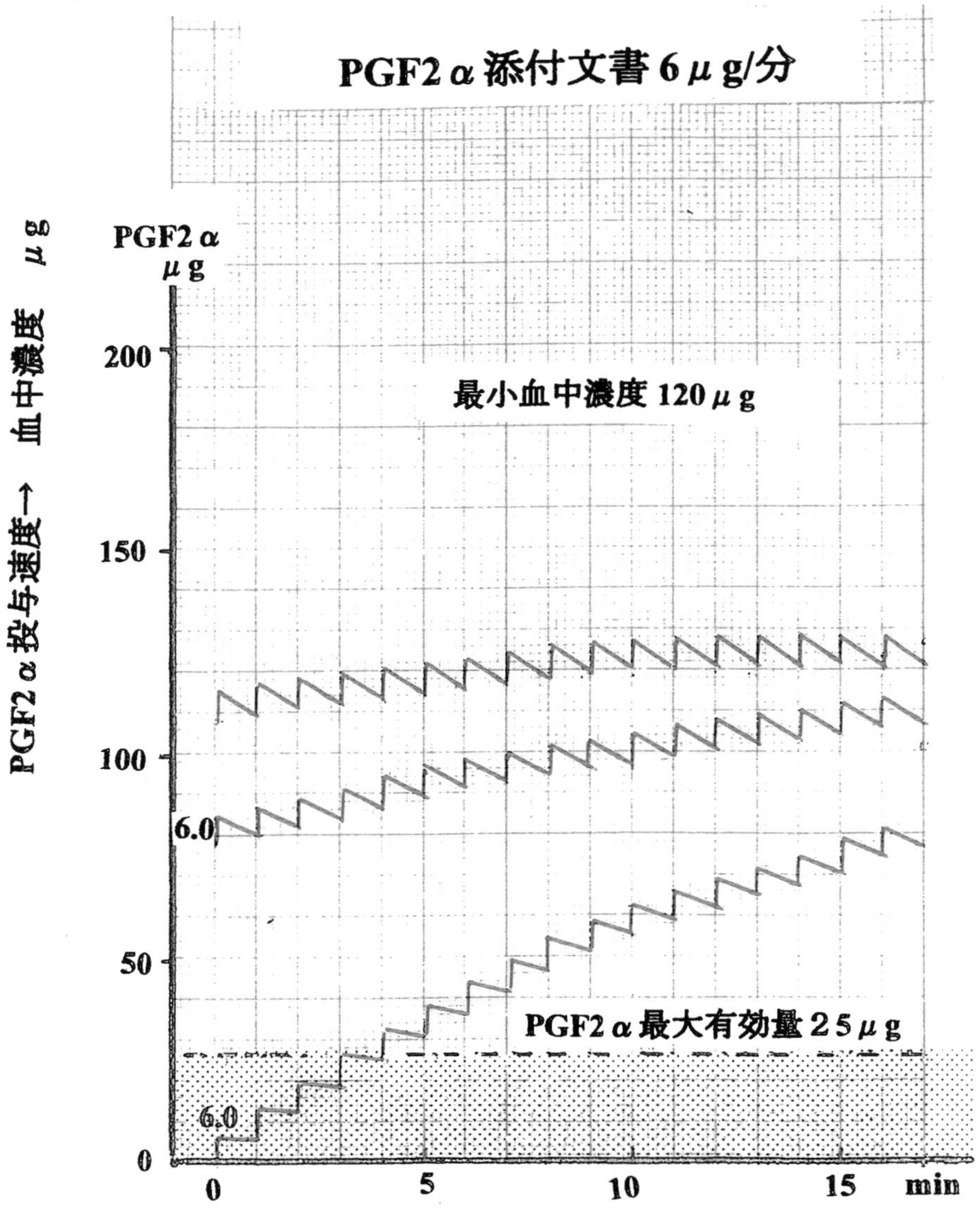

4．PGF2α 1.5μg/ 分増量

留意点 2006 では初回投与量 0.1μg/ kg/分、15～30 分ごとに 1.5μg/増量とある。6μg/分 30 分で血中濃度は 100μg に達している。なぜ 1.5μg/分増量投与の必要があるのか理解に苦しむ。15 分ごとに増量は 7.5，9.0、10.5、12.0、13.5、15.0、16.5、18.0、20.0、21.5、23.0、25.0μg/分と投与になる。図示する如く PGF2α の血中濃度は投与量の増加に伴って増加し、最終投与の 25μg/分では 400μg にまで到達する。この様な点滴の反復投与は重大な不適切投与と言わざるを得ない。

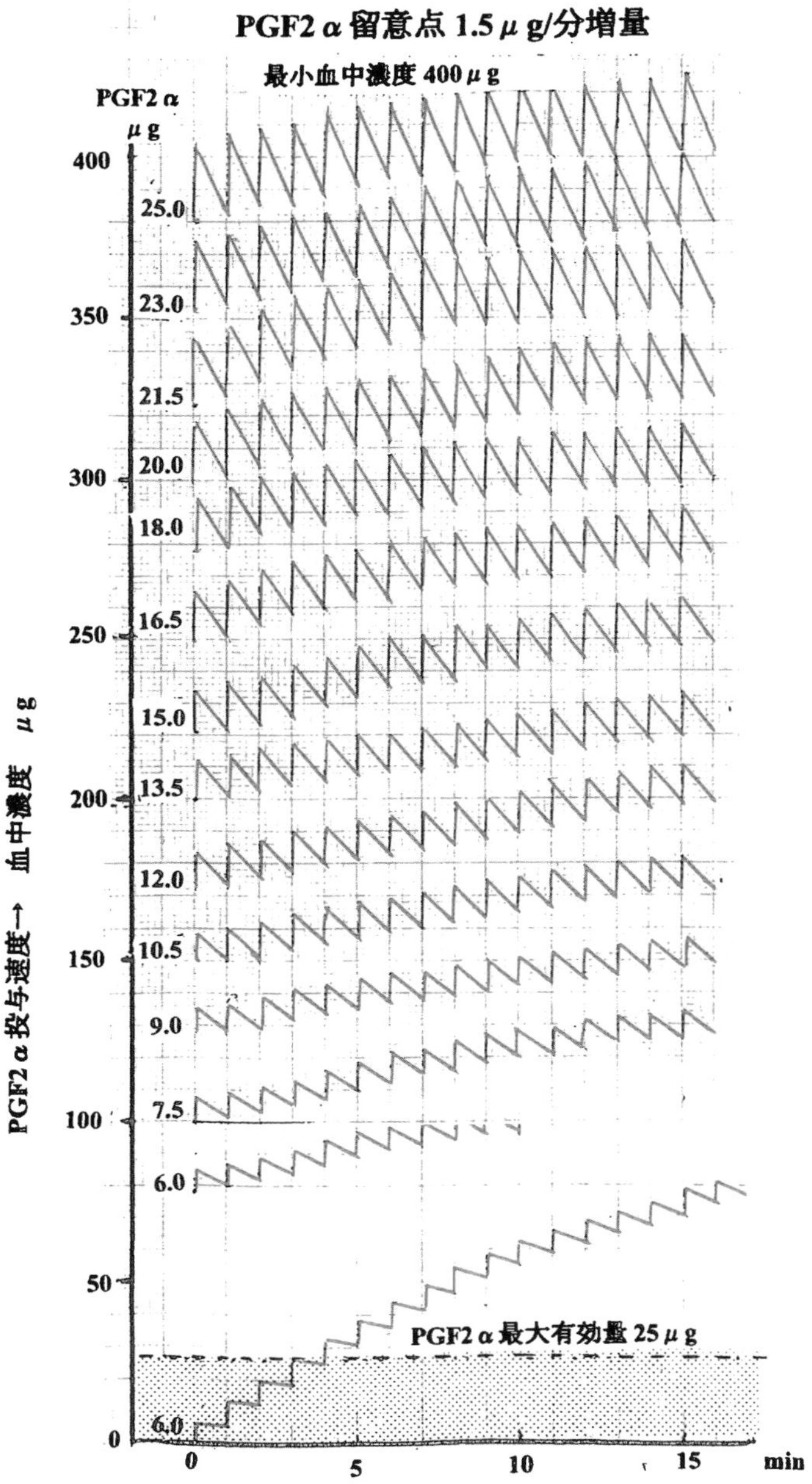

5．PGF2α25μg/分の科学的根拠

留意点 2006、2011 で安全限界 25μg/ 分と添付文書にみられない用量がオキシトシン同様にみられる。安全限界とは何か、最大有効量が治療量の上限であり、それ以上は中毒量、致死量となる。安全限界の用語はない。血中 PGF2αの濃度は通常 6μg/ml 程度であり、F2αは必要に応じて生合成され、体内に蓄積されているものではない。そこに大量の F2α合成物が注入されれば、標的である子宮は勿論、胎盤その他の血管平滑筋すべてに収縮作用をもたらす。子宮の過収縮と血管の収縮による高血圧と乏血である。この副作用がオキシトシンと 異なり重大な 副作用を母児ともにもたらすことになる。

PGF2α25μg/分を学会の推奨通りに展開してゆくと図の様になる。PGF2α25μg/分の投与 25 分後の血中濃度は 320μg に、50 分後には 400μg に達する。最大有効量 25μg と 25μg/分投与とは全く異なる。したがって留意点、ガイドライン 2011、2014 などの投与指針は不適切と思われる。

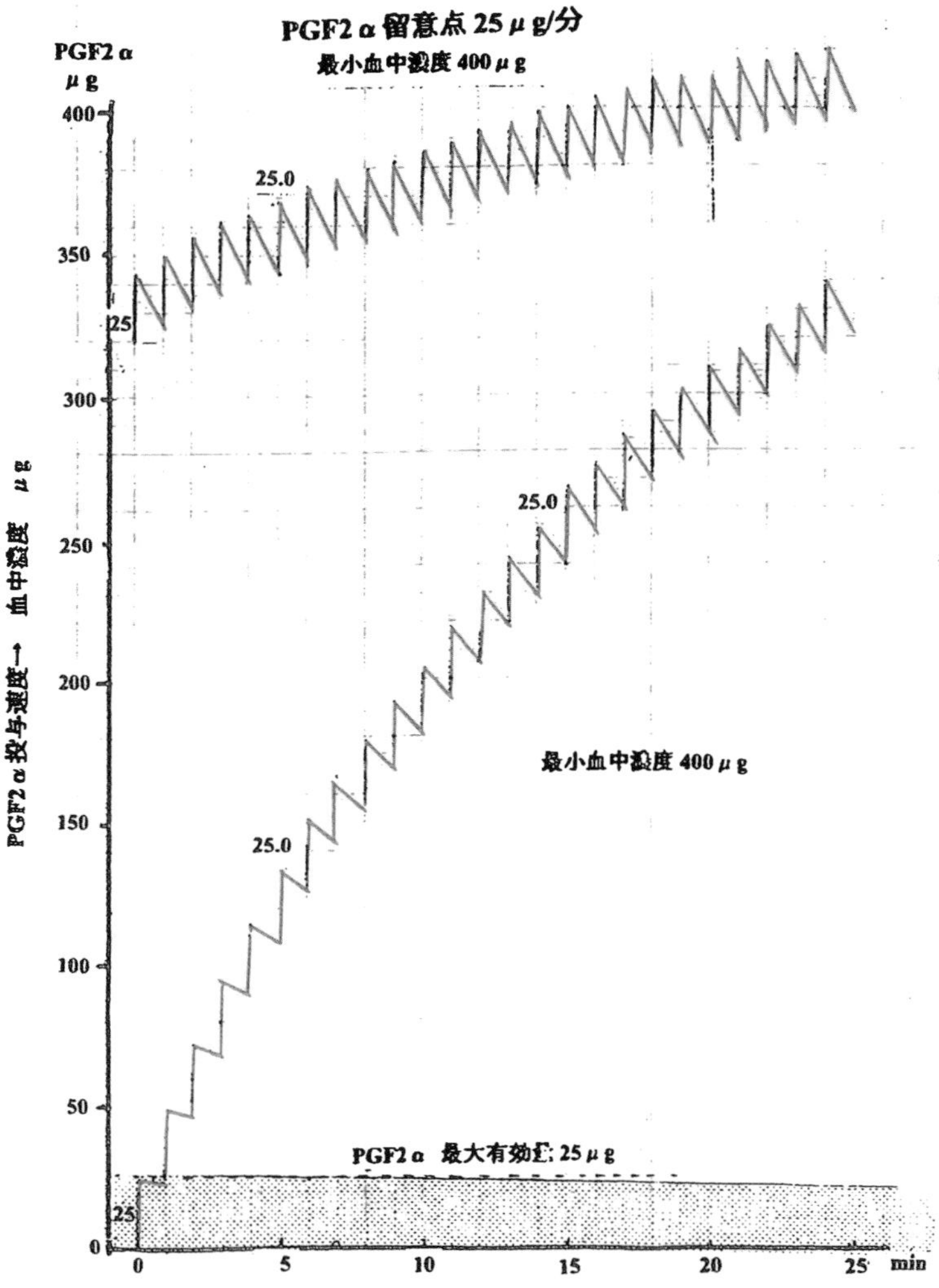

6．二重基準の解消を

前項の通り、わが国の子宮収縮剤の用量は二重基準により大きく歪められてきた。何故、二重基準が設けられたか、経緯を説明したい。これは産科医療補償制度の始まりにも関係する。2009年1月より産科医療補償制度が開始された。本制度の趣旨は、分娩時低酸素状態により脳性麻痺となった可能性のある児の成育を財政的に支援するとともに、将来の脳性麻痺予防につなげることにある。そのため、本制度下に原因分析委員会が設けられ、脳性麻痺原因を詳しく分析するとしてここ12年になるが、未だに結論が出ていない。最も可能性のある原因としては、子宮収縮剤の過量投与にあると思われる。

この制度に至る発端は2005年の子宮収縮剤の不適切投与、子供100人副作用死、母親も27人と、被害者の会が訴えた報道にある。これを受け厚労省は使用上の問題が指摘されて来たので、関係学会などにガイドラインの作成を依頼したことによる。

翌2006年、学会による「子宮収縮薬による陣痛誘発・陣痛促進に際しての留意点が発刊された。二重基準の始まりである。その経緯が日産婦誌65巻6号1388に記載されているので抜粋して紹介する。

「留意点2006編集当時、PGF2α製剤は、プロナルゴンF（ファイザー）とプロスタルモンF注射液（小野薬品）があり、留意点2006では、以下の理由からプロナルゴンFの承認用法･用量を基本とした内容で投与方法を記載することとされた」とある。

1973年米国アプジョン社で開発されたプロスタグランジンは治験段階で未承認となり、発売されていない。1974年 、わが国でのみ小野薬品より発売されており、これが添付文書の用量となっている。プロナルゴンFは米国のファイザー社でなく、住友ーファイザーであり、同じく住友-日本アップジョンで、日本の法人と思われる。米国など海外ではPGF2αの発売はない。そもそも子宮収縮薬として各国で認められていない。

二重基準の発足

2006年よりオキシトシン、プロスタグランジン共に二重基準が適用されたが、ここではプロスタグランジンについて述べる。

添付文書	留意点2006
通常ジノプラストとして0.1μg/kg/分の割合で点錠静注する。症状により適宜増減する。	0.1μg/kg/分　15～30分ごとに1.5μg/分増量、維持量6～15μg/分、安全限界25μg/分

比較すると留意点の用量は添付文書の用量に比べ明らかに増加している。

この留意点の趣旨について学会では誌上で次の様に説明している。

①プロナルゴンFの用法・用量は、開始量、増量間隔、増量幅及び最大投与量が具体的に記載されており、低用量から投与を開始し、一定間隔で投与量の増減が検討出来る内容である。なお、より慎重に低用量ずつ増量すべきとの考えから、留意点2006では15～30分ごとに1.5μg/分増量と設定した。

② プロスタルモンＦの用量は幅記載で「症状により適宜増減する」と記載されているのみであり、具体性に欠け裁量範囲が大きすぎることによる安全性の懸念がある。一方で、最大投与速度が非常に低く設定されているため、十分な分娩誘発が行われず微弱陣痛や遷延分娩による帝王切開リスクの増大等、母児に対する不利益が危惧される

①の裁量範囲が広いことは重要である。時間ごとに 1.5g/分増量とあるのは、すでに述べてきた様に危険である。添付文書で折角、症状に応じて適宜増減とするは当然である。瞬時に変わる陣痛は瞬時に対応しなければならない。過収縮を防ぐためには常時、観察していなければならない。オキシトシンでは半減期が短く瞬時に対応出来る。しかし、プロスタグランジンは半減期が比較的長く、陣痛曲線もだらだらとハイパートーヌスになっても直ぐには対応出来ない。なお 1.5μg は最小有効量である。時間ごとの増量に用いるべきではない。

②の最大投与速度が非常に低く設定されているため十分な誘発効果が現れないとの記述があるが、最大投与速度とは最小有効量に対し、最大有効量のことであり、これ以上は中毒量になる。治療量の上限であろう。これを最大投与速度が低く設定されているというのはどういうことか。根拠を示していただきたい。投与量を増やせば効果も増加するものではない。頭うちになる。

この留意点改正について、2010 年 12 月、被害者の会より留意点 2006 年の用法・用量は添付文書に沿った内容にして下さいと学会へ要望している。添付文書より軽減すべきところ、逆に加重されたからである。

これに対し、学会は次の様に回答している。「今回の改訂版の記述が、すでに市販されなくなったジノプロストトロメタミン（プロナルゴン）の添付文書に即した使用法を示していることを問題にされていますが、ジノプロストに関しても今回示した方法（投与法ならびに分娩監視法）に即して使用されれば、安全は確保され、また妊婦側の子宮収縮薬から得られる利益（有効な子宮収縮による分娩時間短縮）も確保されるというのが、私どものコンセンサスです。貴会では余り重視されていないと思われますが、「子宮収縮薬の使用により得られる妊婦側の利益（分娩時間短縮による利益）」を守る事も私どもにとっては大変重要なことであり、分娩進行に有効な子宮収縮を得るためにはそれなりの薬剤量（勿論ケースによって大きな差があります）の投与が必要になります。」と回答している。

この回答から、投与量を上げれば、子宮収縮は強くなり、分娩時間は短縮されると受け止められる。分娩時間短縮の利益とは何か、産婦は安全な分娩を望んでいる。性急な分娩を望んでいるのは医療側にあるのではなかろうか。責任ある回答とは思われない。用量範囲を超えて投与すれば過量投与になり、子宮の過収縮、ハイパートーヌスとなり、仮死児、帝切の増加となる。分娩時間の短縮にはならない、問題なのは、不適切な基準により、すでに過量にある上さらに上乗せすることは避けなければならない。何のための留意点なのか再検討の必要よりも、二重基準の解消が先決と思う。結果として産科医療補償制度の解消にもなると思われる。

おわりに

産科医療補償制度の崩壊を防ぐには

2009年に産科医療補償制度が導入されてから13年経たが、脳性麻痺の原因解明は、分娩中の胎児低酸素、酸血症及び胎盤機能不全の事例が大部分を占めていることが知られている。そして子宮収縮剤との因果関係が否定できない事例と、その薬理学的根拠が分析によって明らかにされている。諸外国では承認発売されていないプロスタグランジンが、なぜ現在でも発売されているのか、前項までの分析結果をみれば、一目明瞭然であろう。添付文書、留意点、ガイドラインの用量設定は、発売当時から最大投与量を超えている。治験時の用量に問題があったと考えられる。筆者はオキシトシンとプロスタグランジンF2αの用量比は1mU：0.5μgと考える。したがって、PGF2αの初回投与量6μg/分はOxytocin12mU/分に相当する。オキシトシンの半減期3〜4分に比し、プロスタグランジンF2αの半減期は17〜19分と考えられる。これにより収縮剤の反復静注により、オキシトシン３ミリ単位分の投与10分で7.5ミリ単位の定常状態の血中濃度になるのに比べ、PGF2αでは10分後16μg、20分後35μg、30分後43μgに達する。「子宮収縮薬」使用しすぎに注意をと、産科用補償制度防止委員会が呼びかけている。この制度は過失の有無に関わらず、これにより生じた脳性麻痺の救済、補償に充てるとある。過失とは不注意により生じるものあるが、脳性麻痺は医療側の不注意によるものであろうか。国で定めた基準に沿って投与を行っており、違法でも過失でもない。しかし事象は起こる。この点、基準そのものに問題がないかを問うべきである。米国での発売はなく、6μg/分の用量の適否は分からない。しかし、PGF2αには血管平滑筋収縮作用があり、子宮収縮作用よりも高血圧作用の重大な副作用がある。脳内出血、子癇、胎盤早期剥離である。発売当時はこの高血圧作用は著者の論文以外に指摘なく、後年認識された。従って子宮収縮剤としては不適当とみなされ、産科の教科書にも収載されていない。わが国でのみの発売、脳性麻痺補償は今後も持続し得るだろうか。また、オキシトシンにしても、国際的に1〜2ミリ単位/分の用量を20ミリ単位/分まで可としている。この20ミリ単位/分の投与は10分後50ミリ単位の血中濃度になる。危険な過収縮になる。

以上、わが国の子宮収縮剤の種類、用法、用量が国際的にみても異常であり、これを続けるならば、産科医療補償制度の崩壊も避けられないであろう(2021.7)。

〔本書は、著者の原論文をダイレクト製版により制作しました。〕

はじめに

本書の作成意図—より充実した個別支援（計画作成）のために

多数派の方でも、発達の凸凹はそれなりにあるのが普通です。一方発達に特有の凸凹がある発達障がいといわれる少数派の方々では、集団生活（集団保育や学校生活）に上手くのれていない方が多いです。そこで個別支援計画を支援者側が作成し支援する構図になっています（表1）。しかしながら、支援計画の中身を現時点の医療にいる筆者から見させていただくと、考え方や内容において不十分との印象を持つケースを多く経験します。

表1　個別支援計画－生涯にわたっての支援のために－とは

個別の教育支援計画：個別支援計画を教育機関が具体化した内容。長期的な観点に立ち、関係機関との連携を図り、必要な支援を継続するための計画で、年齢は乳幼児期から学校卒業までを見通しての支援。合理的配慮を明記する。学校が中心になり、関係機関と連携する。

個別の指導計画：短い期間を決め、効果的な指導、適切な支援を行うための決め細やかな計画。個別の教育支援計画に明記した合理的配慮を踏まえ、短期間の具体的な指導を行うことが目的。学校で作成し、指導内容・方法を明確にする。半年、1年後や単元ごとに計画する。

医療に属する筆者は、本書に述べた視点で目の前の方々を診て、より適切かつ合理的な支援をしたいと考えています。本書は当クリニックを訪れる保護者やゲストの方々にその骨子を説明している内容です。保育士・幼稚園教諭・教師・父母・祖父母・医師を含めた支援者の皆様に是非知っていただきたく、要点をかいつまみつつ、必要な説明を加えた本書を今回作成しました。幼稚園・保育園・こども園・小学校・中学校・高校・大学・専門学校・職場、支援級や支援学校の中で使っていただければ幸いです。

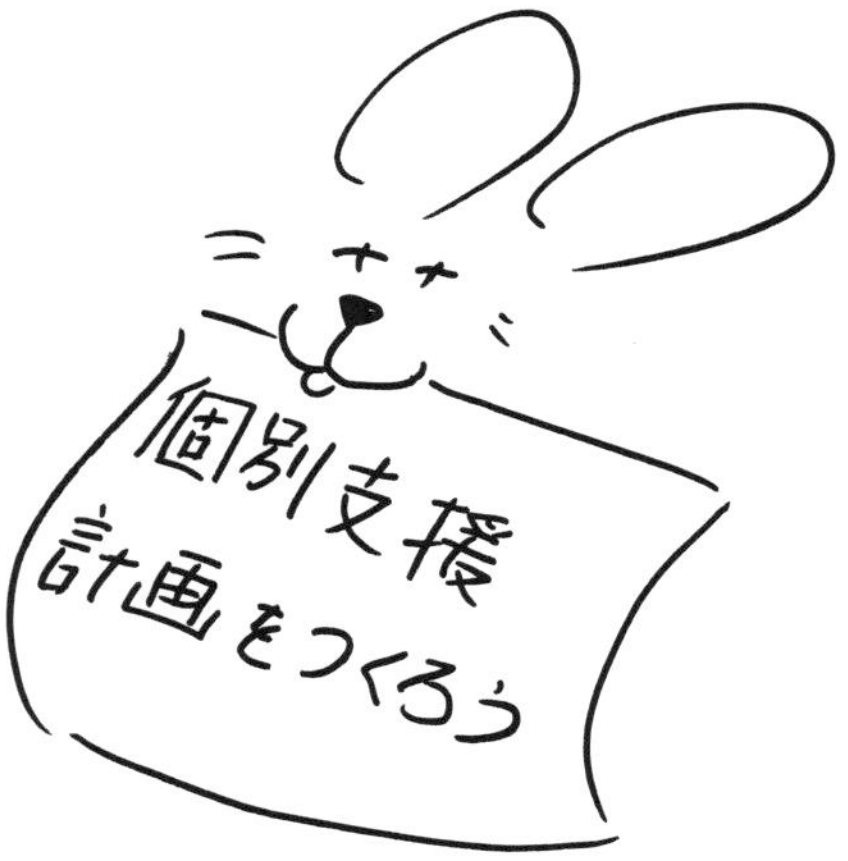

そして発達凸凹の方の個別支援計画を立てる上で、有用・有益と認識され、利用されることを期待し、また支援者間の共通の視点、共通言語、共通理解の内容になることを望んでいます。

皆さんからのご批判は、是非筆者へお届けいただければ幸いです。ご批判をいただきながら、より良い支援につながる様に見方や支援内容を修正できればと思っています。ともあれ、本書が、当該の方々の利益につながれば幸いです。

連絡先　950-0134 新潟市江南区曙町3丁目4番9号　発達クリニックぱすてる　　東條　恵
FAX　025-288-7201

脳システム論の成立経過

基本骨格は、筆者が前職場である新潟県はまぐみ小児療育センターに在職中に、それまでの経験と学習を基にまとめました。それを洗練し利用しやすい形としての、シートA-1、2、3（33～37p）にまとめたのは、同センターに附置している新潟県発達障がい者支援センター（通称ライズ）の相談支援スタッフ（当時）の山本勝也氏です。作成後に、地域での個別支援会議などで使った中で、有用とのお話を関係スタッフから多数いただきました。その後多くの皆さんに使ってもらおうと考えるに至り、4年間にわたり脳システム論と事例検討の勉強会を3カ月毎に地域で行い、これらの経験をベースに今回書籍としてまとめました。

全てのケースで脳システム論的に考える事をしていますが、シートA-1、2、3に記入しての検討は、支援上で困難を感じているケース、事例検討の場合としています。外来診療では、脳システム論のシートC（38p）や図1、2（8p）を使ってお子さんの状態と今後の支援についての説明をしています。若干の「難

しい」という方から、多くの「分かりやすい」と言ってくれる方々まで様々です。視覚的であり印象的に頭に話が入りやすいので（視覚支援や構造化を利用して説明をしているつもりです）、父母を含む支援者側の理解が深まるのではと思っています。

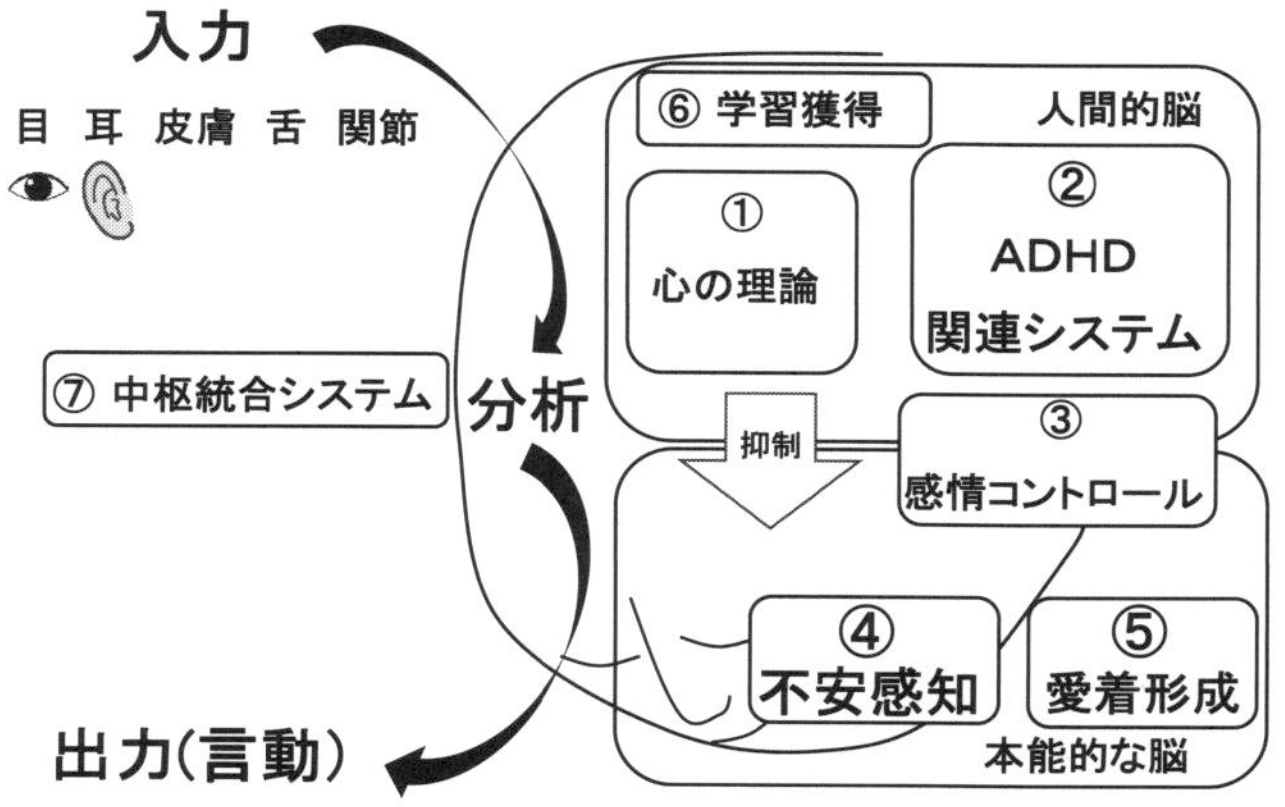

図 1　情報処理のアプリ

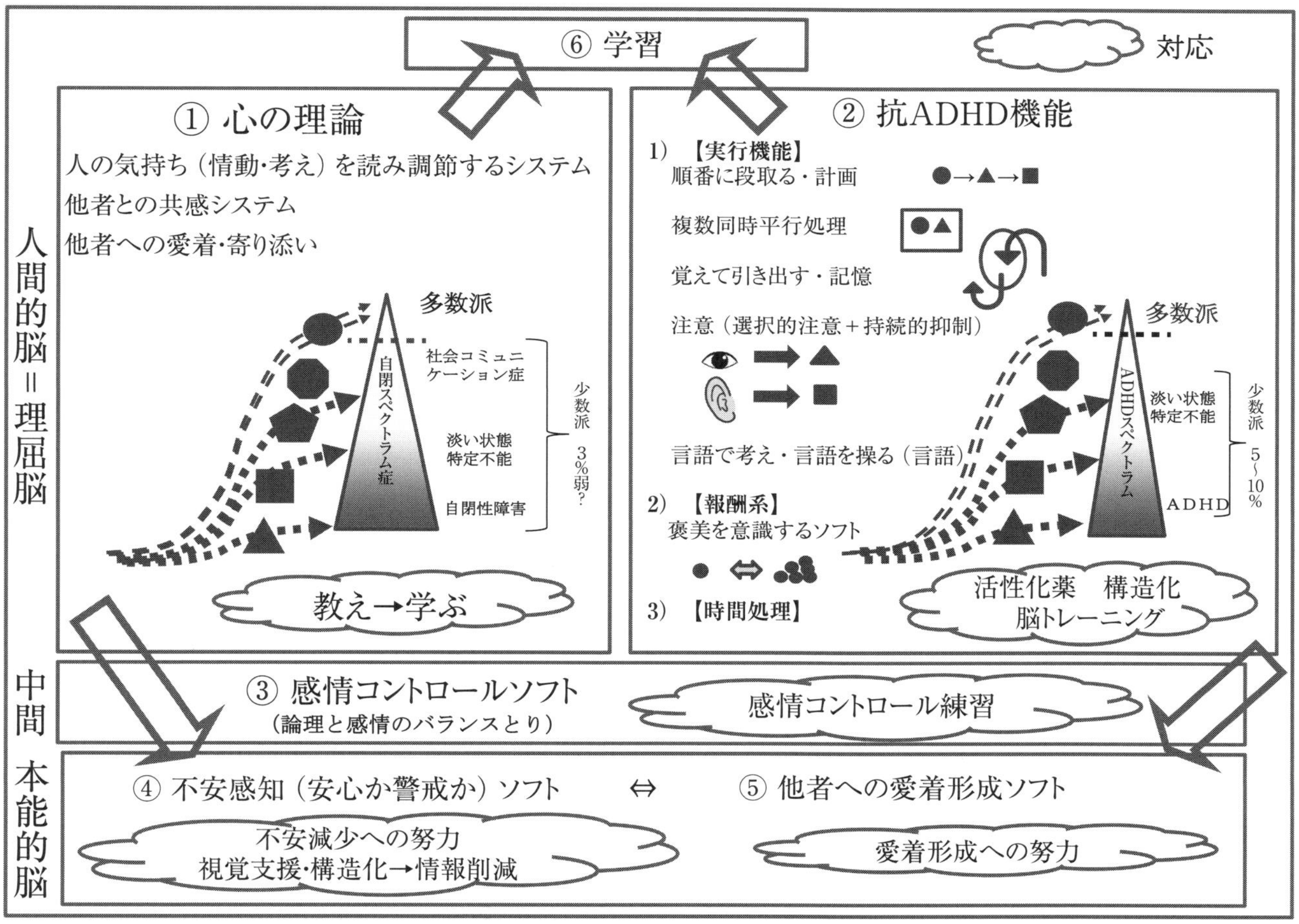

図 2　情報を入力・分析・出力＝脳・情報処理コンピューター各ソフト

「脳システム論」は支援者の共通言語になれる！

医学界は診断名に基づいての治療・支援を考える傾向が強いです。医師はそのように教育されてきたからです。教育・保育界では、診断名にかかわらずに、お子さんの「問題・迷惑」行動をどのように修正・改善するかを中心に支援をしていると思われます。この二つの流れでは、発達凸凹・発達障がいを支援する上で共通言語・共通理念が多くはないと思われます。この状況は互いにとり、良い状況とは思えません。**診断名以外に、何とか支援者間の橋渡しをする「共通言語」が必要**だと、この間考えてきました。その**共通言語としての「脳システム論」**です。

共通言語を作る上では、**「人はどのように生きているか」の大雑把な共通理解が必要**です。何故人は□○と振る舞うのか、何故この人には○△という支援内容が必要かを、支援者（医療者、教育者、保育者、保護者）同士で共有できる考え方が必要です。修正が求められる「問題」行動でも、そのお子さんなりの理由があり、それはその子の「脳の動き」に依っているという視点を共有すべきです。その視点が支援者間で納得できれば、妥当な支援ができると思うのです。その共通言語としての「脳システム論」です。

常識的な言葉を使って、互いが理解しうる範囲の理屈・視点を共有する試みが、「脳システム論」です。脳システム論を理解していただくには、申し訳ありませんが、本書での言葉遣いへの慣れが若干必要です。苦労を若干していただくわけですが、脳システム論の視点を獲得すると、共通言語を使って互いに支援しやすくなり、職種を越えて互いの支援内容を理解・リスペクトすることが可能になるでしょう。文章で書きますと本書の如くに長くなりますが、口述講義形式ですと、1時間以内で脳システム論全体の大枠の説明が可能です。

脳＝生体コンピューターには、様々なプログラムソフトが組み込まれていますが、成人と比較すれば、年齢が低いほどプログラムソフトの立ち上がり状況・稼働状況は不十分です。そしてプログラムソフトの動き方は、個人個人で稼働状況に偏りがあり、その偏りが強い状況が発達凸凹・発達障がい（自閉スペクトラム症、注意欠如多動症、学習障がいなど）と考えています。特に自閉スペクトラム症では、多数派とは若干違った、似て非なる心の理論のプログラムソフトが組み込まれていると想定されています。なるほどそういう人もおられると推測します。しかし多くの自閉スペクトラム症では、例えば不調な心の理論の動きは加齢でかなり改善し、一見その不調が分からなくなる位に改善する人も多くおられます。立ち上がりが遅かったプログラムソフトがかなりの所まで追いついたか、はたまた多数派に似て非なるプログラムソフトが学習によりバージョンアップしたのか等の詳細は不明です。本当のストーリーは明確になっていませんが、コンピューターのプログラムソフトの動きを想定すると、人の言動・振る舞いの理由を理解しやすくなると思います。

今回提案している「脳システム論」、そして「脳システム論による支援の組立」で、不十分な点は多々ありましょう。それでも余りある有用さを感じていただけると思います。是非使っていただければ幸いです。脳システム論の視点を獲得し、より良い支援を展開していただければと思います。発達障がい・発達凸凹への個別支援計画の内容が実効的となり、支援内容の豊富化が実現することを期待しています。

鳥の目作戦

例えば「問題行動の消去」を考える時に、その人の全体像をとらえ理解する事が必要と思います。そのためには、その「人はどう生き、どう外の情報を処理しているか」の大筋を考える事が有用です。このストーリーつくりの作業は、仮説であれ大局を考えるわけで、具体的な支援内容が脳システムのどこにアプローチしているかを共通認識できます。この作業が、脳システム論の使用で可能となるわけで、これら全体の過程を「鳥の目作戦」と呼んでいます。

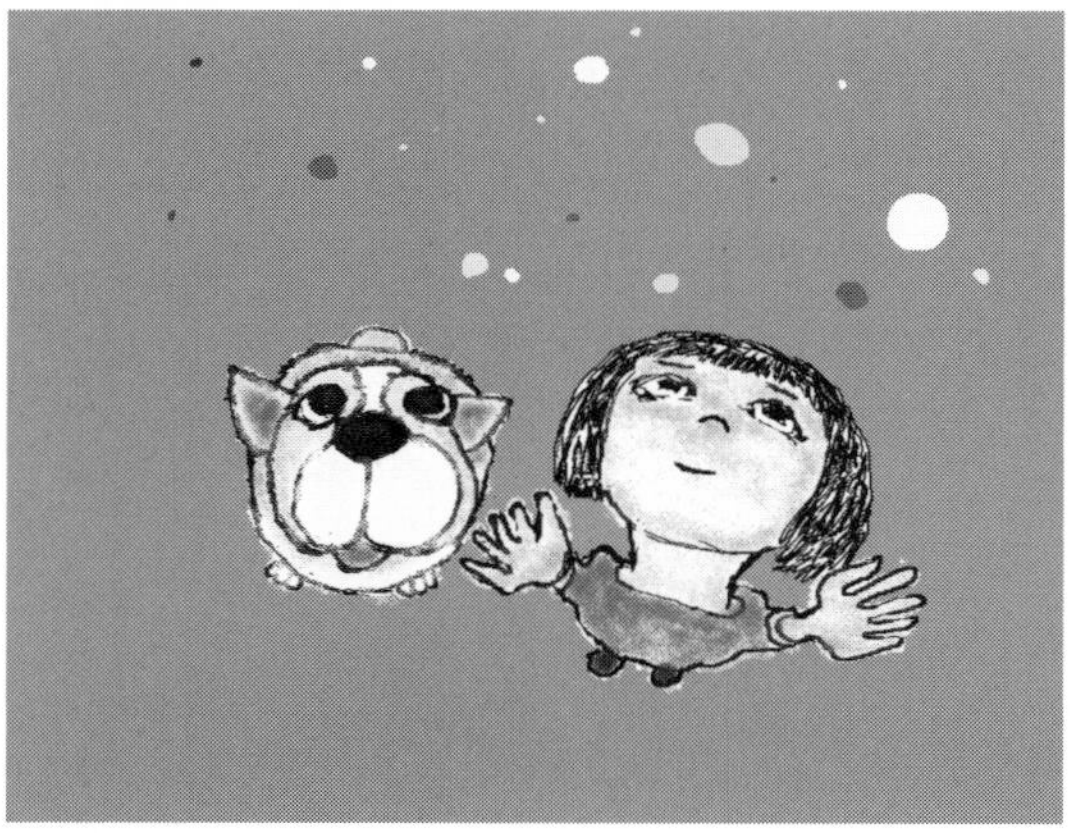

一部　脳システム論の総論－人の脳はシステムとして動いている

1　脳システム論の大枠

脳は、「バイオ（生体）コンピューター」で、その動きを構成している要素を7点（①～⑦）でまとめました。これは「支援のために必要な視点としての7点」です。これら7点を使って人間の振る舞いを読み解こうとする事、支援を考えるために脳システムの動きのストーリーを考える事を、「脳システム論」と呼称しています（図1・2、8p、表2、10p、表3、18p）。脳システムは、脳神経科学的に言えば、脳の神経ネットワークと言われるものに相当しますが、本書で正確な脳のシステムの説明をしたという意味でなく、支援のためのモデルです。

脳システム論の大枠を表2（10p）にまとめます。

表2

●本能的脳④⑤を抑え込んでいる人間的脳＝理屈脳①②（③）

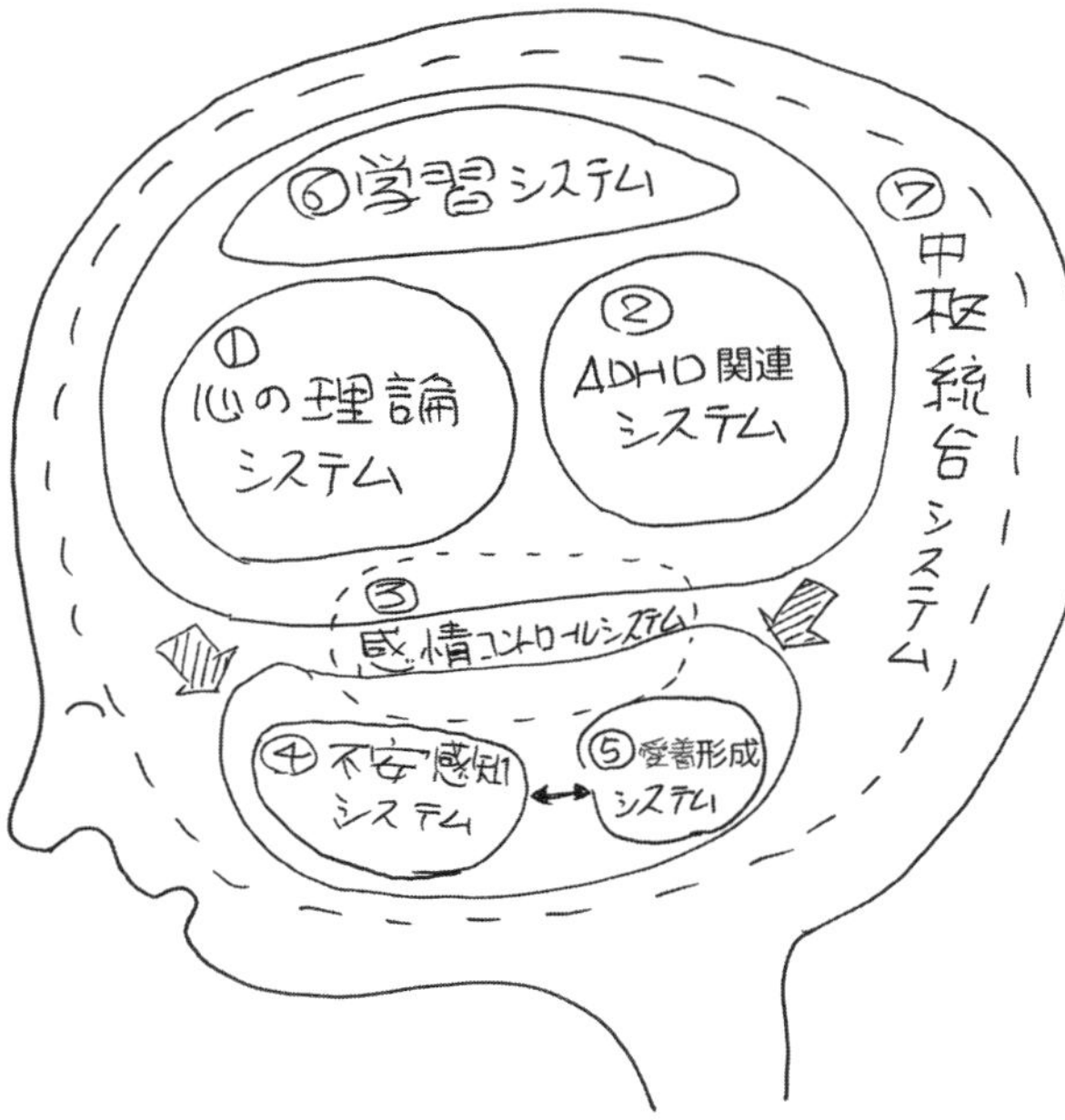

① **心の理論システム**：心の理論システムを使って人の気持ちを読みながら、人との関係をうまく調整して、社会生活をスムーズに行おうとする

② **ADHD関連システム**：ADHDを出現させないシステム（抗ADHD機能）を使ってまとまった言動をする

●本能的脳④⑤、人間的脳①②の中間に位置する③感情コントロールシステム

③ **感情コントロールシステム**：人間的脳活動（①＋②）は本能的脳活動（④⑤）の主に④不安感知システムを抑制し（↓）、感情でなく理屈で生きようとする、つまり論理と感覚・情動のバランスをとろうとします。多くの人はカチンと来ても、「ここで怒るのは人目があるから止めよう」という理屈を優先する、目の前に美味しい食べ物があっても、「家族みんなが集まるまで待とう」という声掛けに従うなど、感情より理屈を優先して生きています。

●本能的脳④⑤

④ **不安感知システム**：本能的脳は常に動いており、生命の存続を危うくするような非日常的な刺激（暗闇での不審な物音とか、地震など）があると、「不安を感じるシステム」は著明に動きます。多数派では、日常的には不安を感じない人が多いと思われます。一方、「少数派の自閉スペクトラム症では、日常生活でも、ちょっとした刺激に敏感に反応して動きやすく、不安を感じやすい」と経験的に思っています。

⑤ **愛着形成システム**：心の理論の芽生え・動きのもとで愛着形成システムが日々動く事で、不安を解消しつつ安定

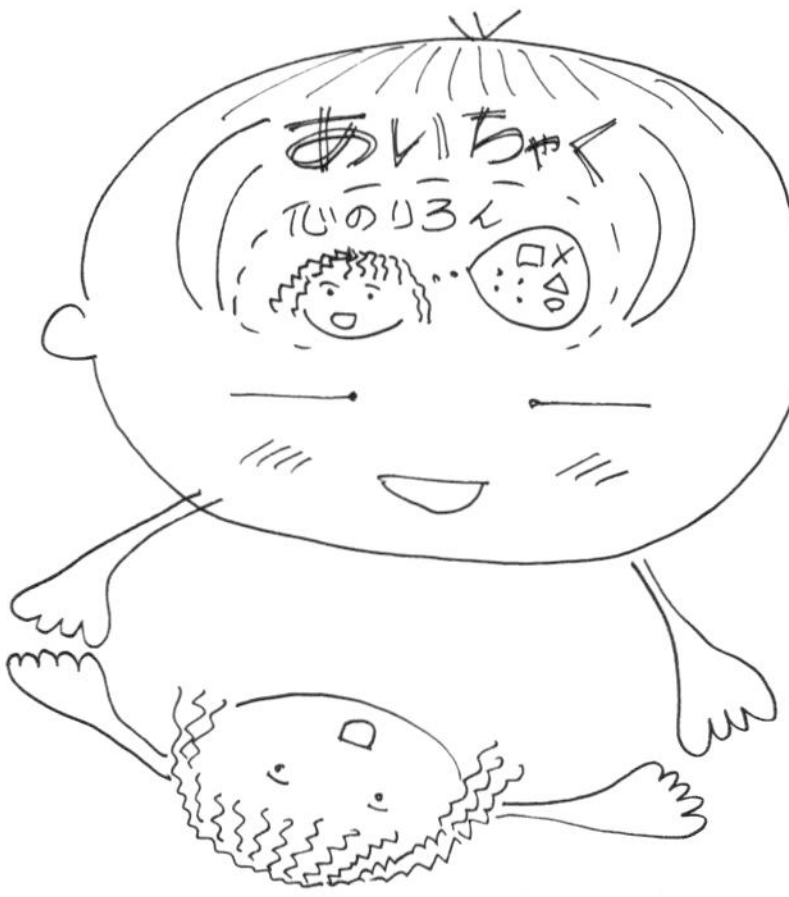

して情報処理をしようとします。抱きあげてくれ、母乳などを与えてくれ、不安を払拭してくれる特定の母的存在（例えば母親）との愛着を形成する乳幼児期（主に1歳半まで）があります。そこでは愛着の基礎が作られ、その後幼児期にかけて、他者への信頼の芽が作られます。自閉症では、愛着形成は不良になりやすく、養育環境の良否に影響を受けやすい事が経験的にわかります。

●人間的脳①②を使っての学習システム

⑥　**学習システム**：主に①②を使って、様々な学習をします（41p）。SST ソーシャルスキルトレーニング（他者との関係の取り方を学ぶ）や LST ライフスキルトレーニング（自分で生きる力をつけるべく学ぶ）、教科学習、常識・知識の蓄積などです。自閉症では、偏った学習が目立ちます（図3）。

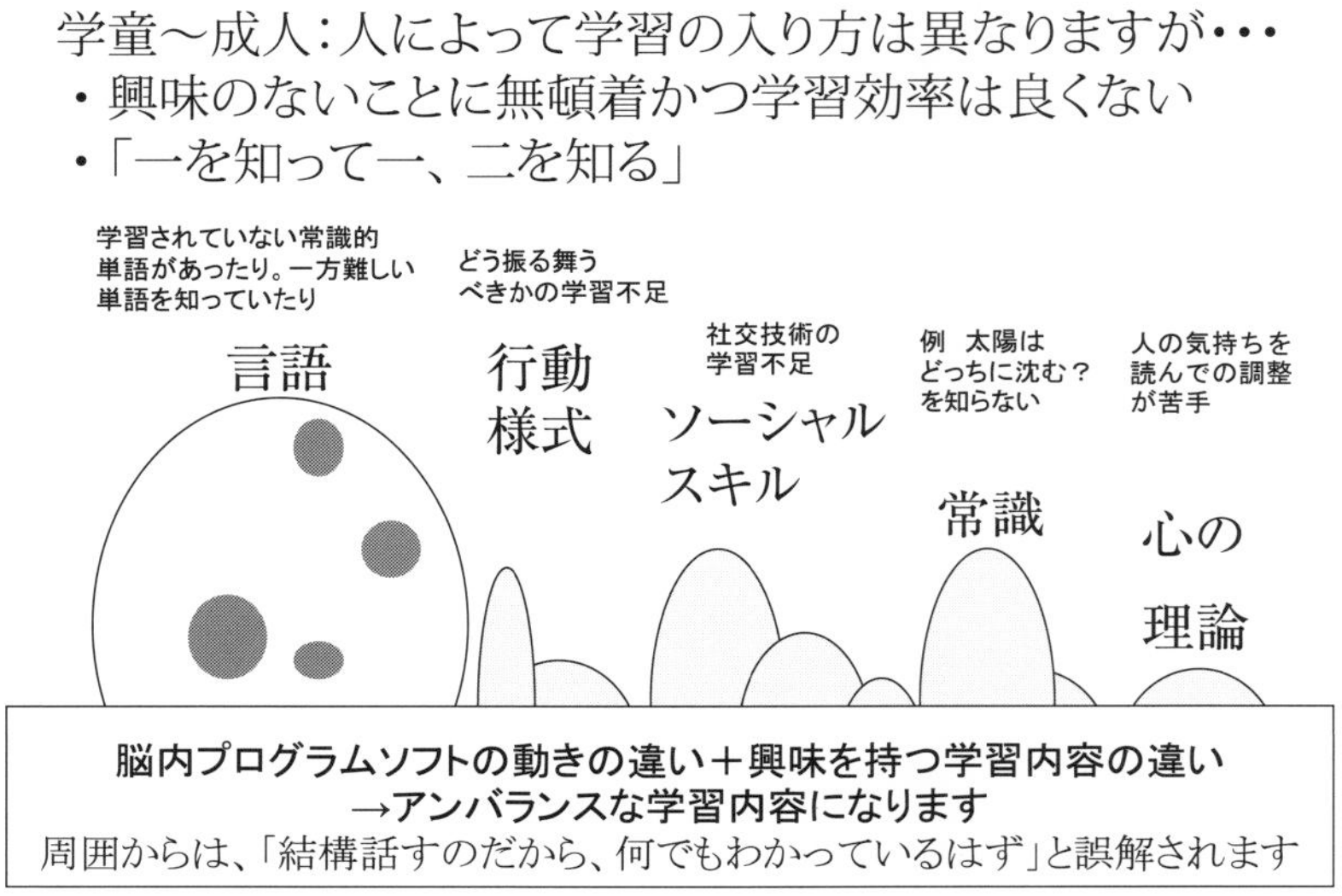

図3　高機能自閉スペクトラム症での学習状況

●脳システム①〜⑥をバランスよく動かす

⑦　**中枢統合システム**：①〜⑥の全体のバランスをとったり、どこに比重を置いて脳を動かすか、どこを優先的に動かすかを決めたり、システムを全体的にバランスよく管理するプログラムソフトです。どこか1か所が暴走したりフリーズしたりして、コンピューターとしての動きが不調になるのを防ごうとするシステム、あまりにコンピューターに負荷がかかり過ぎたら、動きが不調になるのを何とか防ごうとするシステムです。

　バランスが崩れ、例えば不安が強く動きすぎると、システム不調があるラインを越えてしまうと、精神的不調、例えば不安障がいや気分障がい系へ発展しやすくなり、脳内システム状態はアンバランスへ傾くと考えられます。自閉スペクトラム症では、多数派に比し、この傾向が著明と推測されます。

表2で述べた①〜⑦が、本書で問題にしている人の脳の動きの中身です。

図2（8p）は、図1（8p）の各システムの中身の①②を、より詳細に示してあります。①心の理論に関しては、プログラムソフトの動きが不調△から多数派的な良好状態○まで、様々な程度があることを示します。自閉症状の濃淡の核心部分は、心の理論の動きの良し悪しとほぼパラレルと著者は想像しています。②ADHD関連システム（抗ADHD機能）に関しては、いくつかのプログラムソフトの集合体と理解できます。集合体としての動きにも良し悪しがあり、ADHD症状の濃淡とほぼパラレルと考えています。

ちょっと一言一休み 1　スペクトラム概念について（図 2、8p）

　スペクトラムとは、連続体のことです。自閉スペクトラム症とひとくくりしても、程度は様々です。典型的な人から、専門家が判断しない限りほぼ分からない人までです。成長に伴い、自閉症状が徐々に軽減する人が多い中で、自閉症圏から外れた如くに改善する人も多くおられます。「ちょっと変わった人かな」のレベルになるわけです。しかし自閉症圏としてまとめることが可能で、その共通項は、程度は違っても心の理論の不調があることと考えます。心の理論の動きの良し悪しもスペクトラムです。

　スペクトラム概念は有用で、自閉スペクトラム症だけでなく、ADHD も愛着障がいもスペクトラムと考えると理解しやすくなります。有るか無しかではないのです。

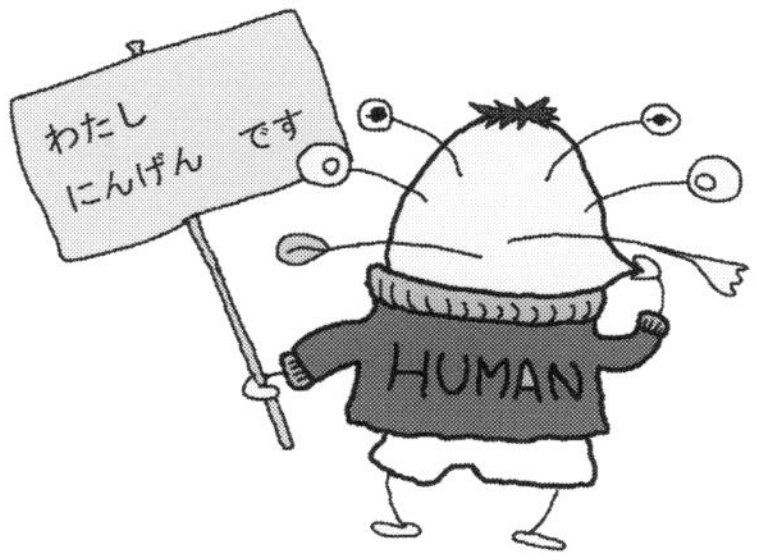

ちょっと一言一休み 2　自閉の本質はなにか？

　自閉症の本質が何かは、現在明確になっていません。筆者は自閉症理解と支援の為に、心の理論を最大級の問題として取り扱っていることは、本書で展開している通りです。社会コミュニケーション症といわれる、一見自閉圏から脱出している如くの方でも、詳細にみれば心の理論の不調を垣間見ることはできるでしょう。

　自閉スペクトラム症の重度（レベル 3）、中等度（レベル 2）、軽度（レベル 1）といった症状の重症度の差は、心の理論の稼働の良し悪しによると推測しています（DSM-V ではレベル 3、2、1 とされます）。しかし、心の理論で自閉症を語ることは、一般的になっていないと理解しています。その理由として、「全ての症状は心の理論の不調で説明できない」とされているからと理解しています。例えば、自閉症でよく見られるタイムスリップ現象（昔の事を今の様に感じて表現する）や特化した記憶力の良さ（例えばカレンダー記憶）、ギフティッド（天才）と言われるような芸術的な才能（絵画や音楽）等は、心の理論の不調では直接に説明できない・しにくい現象でしょう。しかしながら、支援上では心の理論の充実に向けて学習してもらうことを考えるべきですし、「心の理論の不調」の論点なくしては自閉症の理解と支援は成立しないと考えるのが筆者の姿勢です。心の理論の不調がある中で、他の脳システムが暴走してしまうといった表現をしている方もおられます（文献 5−j）。なるほどなんらかの抑制機構が崩れたために、そのような流れが起こるという説明もありうるかとは想像しています。

2　各脳システムを構成するプログラムソフトの詳細

脳システムを構成する①〜⑦（10〜11p）のプログラムソフトの動きについて、詳細に述べます。

①　心の理論（theory of mind ＝ TOM）システム（図 1、2、8p）

人の気持ちを読むとは

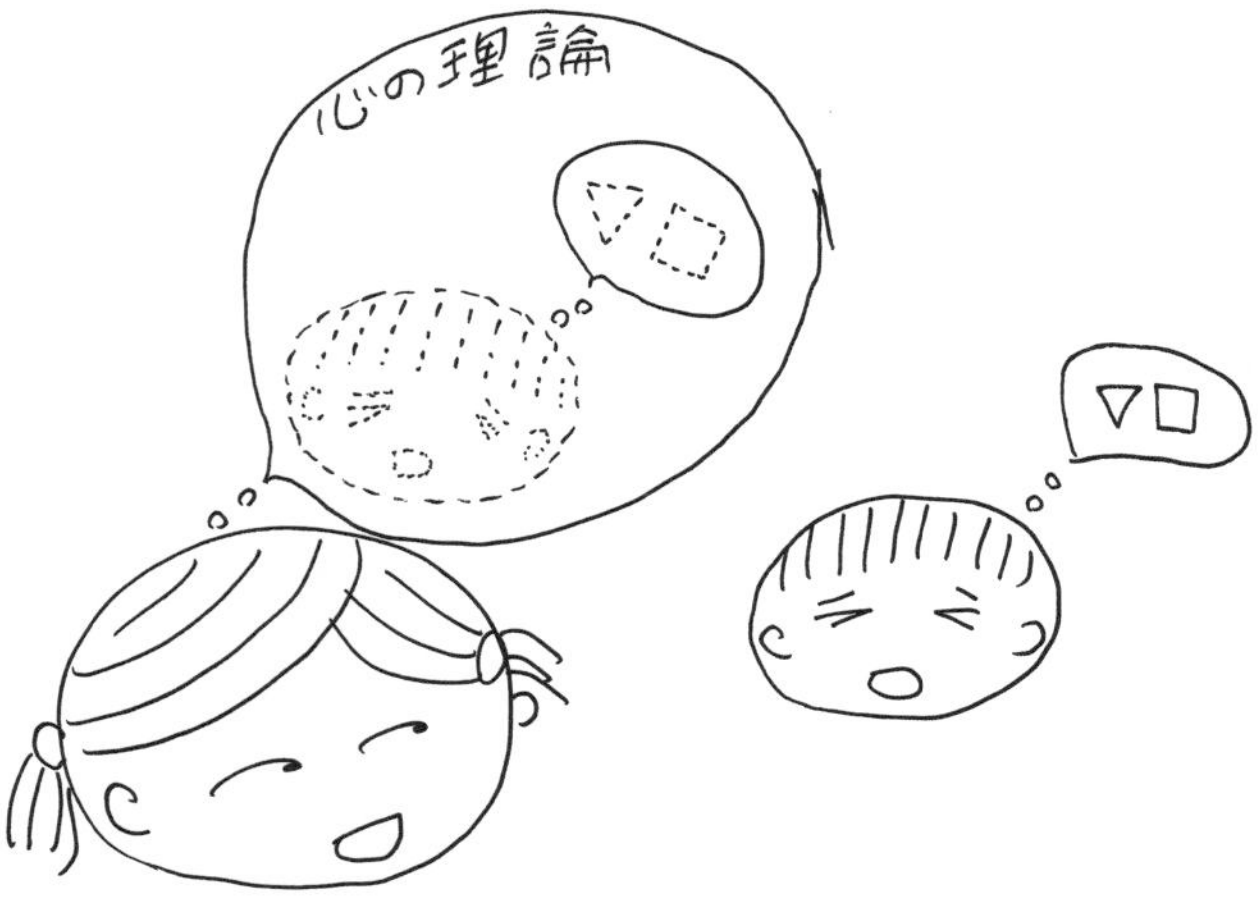

・他人の感情や考えを読んで、調節しつつ社会生活をするための脳システムです。

・人は心の理論を使って社会生活をします。心の理論の不調があれば、その分社会生活は不調・不利になり、人間関係を調整できなくなり、人付き合いが困難になります。また人への信頼感が育ちにくくなります。

・多数派では、誤信念課題（「現実に起こっている事と違う事を、目の前にいる人は頭の中で考えている、誤った信念を持っているに違いない」と考える事ができるかどうかを検討する課題）を通しての検討では、4〜5 歳で目の前の人の気持ちを読むようになり、9〜10 歳で目の前にいない人の気持ちを推測できるようになります。その後年齢が上がるにつれ、人の気持ちを読むレベルは、より複雑な状態も理解するレベルに成長して行くとされています。

自閉スペクトラム症や ADHD の TOM は（図 4、13p、図 5、14p）

・自閉スペクトラム症の幼児期では特に顕著な心の理論の遅れがあり、その後改善しつつも一生涯何らかのレベルでの不調が続くと想定されます。

・ADHD 児者では、心の理論不調を示す人が幼児期に多いのですが、小学校 4（〜6）年生までに何とか追いつく人が多い印象です。希に、小学校 6 年生辺りまで不調な人がいます。

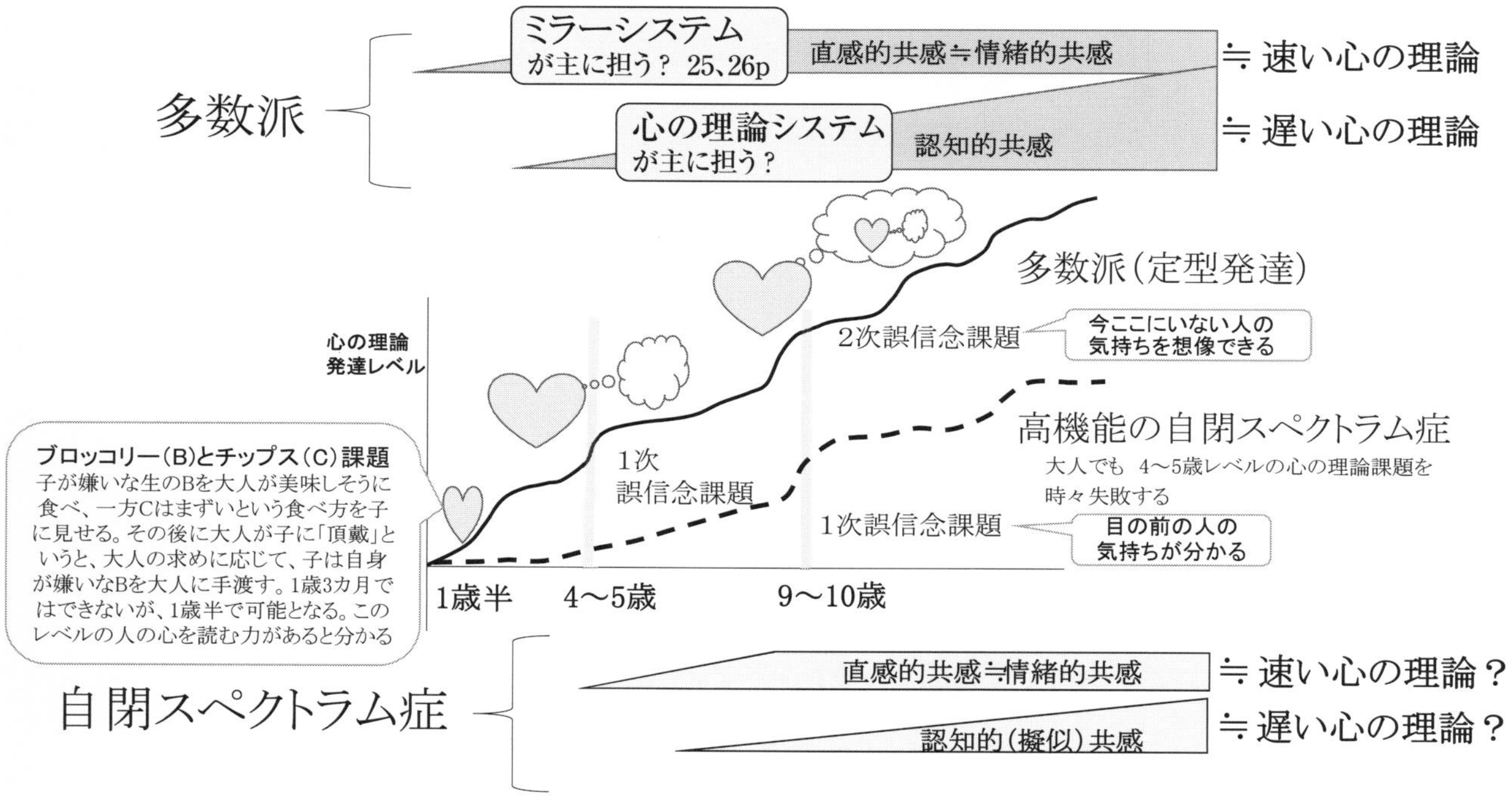

図 4　心の理論の発達カーブと二つの共感システム

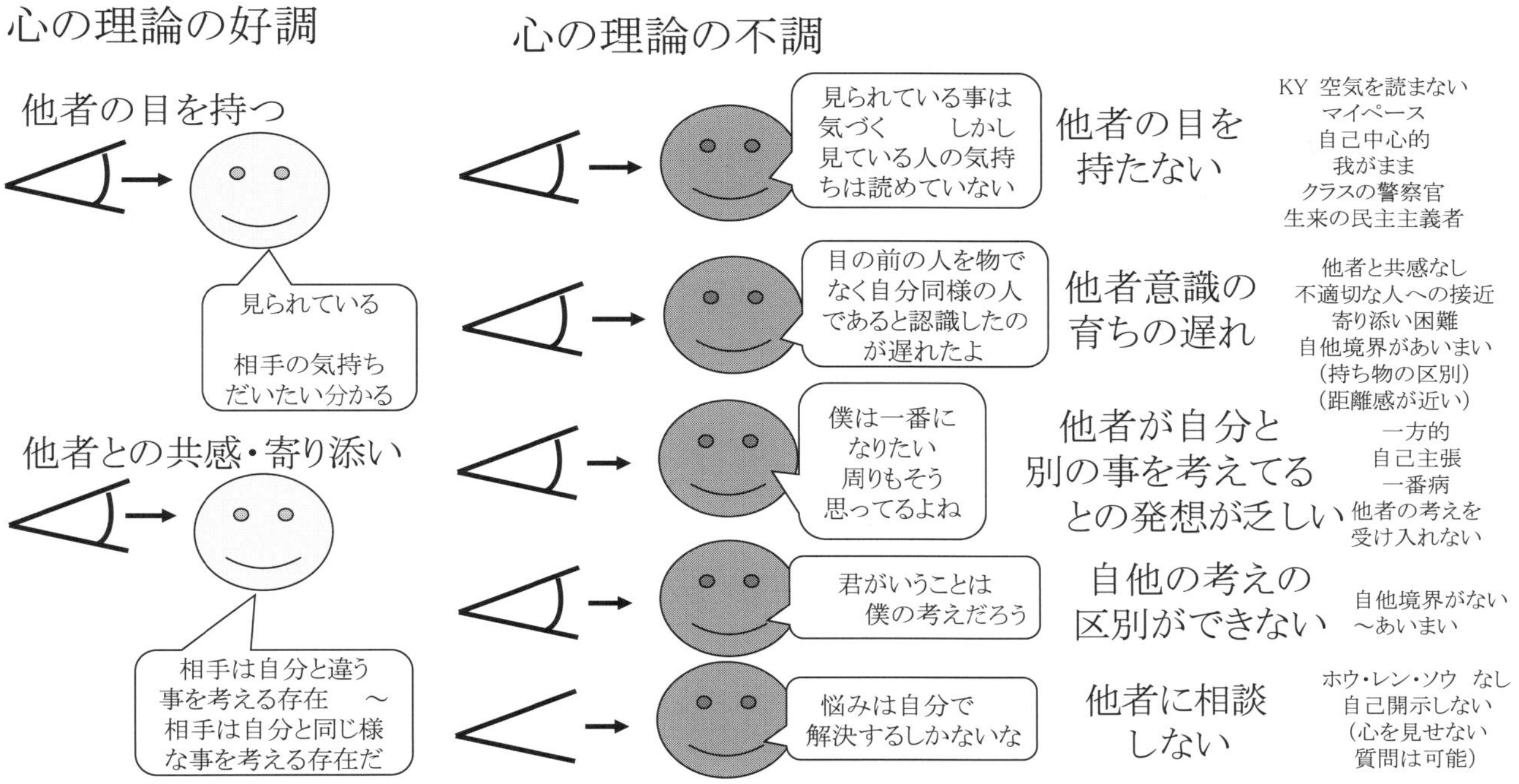

図 5　心の理論＝他者の考え・情動を読む

・一方、知的障がいのない自閉スペクトラム症（高機能自閉スペクトラム症）では、9～10 歳で多数派の 4～5 歳レベル近くになることが知られています。しかし多数派の 4～5 歳と同じようなイメージではなく、時に相手の心を読み解くことが上手く行かないことが混じってくるといった状態のイメージです。型通りの形式論理は分かっても、相手の気持ちの本当の所が分からないとかです。その後も心の理論レベルの発達は、遅れつつ進むことになります。「他者の目」が自分に向けられているのは分かっても、その「他者が何を考えているかに想いをはせる」ことは困難であることが、しばしばから時々見られるでしょう。知能テストでは同じくらいの知能指数で一見お話は上手でも、心の理論の動きの内容には、多数派と比べ、かなりの隔たりがあることを理解しておくべきです。この違いによって、社会生活での対人関係が上手く行くかどうかが決まってくるわけですが、気づかれてないことが多いのです。

TOM 不調のレベルと診断

・心の理論に関しては、プログラムソフトの動きは重度不調△、中等度不調□、軽度不調⬠、軽微⬭、多数派的な良好状態○まで、様々でしょう。自閉症状の濃淡の核心部分は、心の理論の動きの良し悪しとほぼパラレルと推測しています。重度不調は典型的「自閉性障がい＝自閉症」、中等度～軽度不調は自閉症と特定しにくい＝「特定不能の広汎性発達障がい＝自閉スペクトラム症」、軽微な不調は米国精神医学会の DSM-V 的に言えば「社会コミュニケーション症」にあたるでしょう。

②　ADHD 関連システム（図 1、2、8p）

多数派の抗 ADHD 機能

・注意欠如多動症 ADHD を出させない脳システムで、「抗 ADHD 機能」と言えます。
・ADHD 関連の各システムが順調に立ち上がり動くことで、不注意や多動・衝動性は減り、まとまった言動になります。
・多数派では、遅くとも小学校入学までには、ADHD 関連システムは順調な動きとなり、集団生活が可能となります。

ADHD 児の抗 ADHD 機能

・ADHD 関連（抗 ADHD 機能）システムにおいて、知られているプログラムソフトを以下に列記します。

1、実行機能：目標に向かい課題設定し、それらを整理し順序立てて計画立案し実行する、複数同時処理をする、注意（持続的注意、持続的抑制）機能、言語機能などで構成されている。

2、報酬系：待つことで報酬を得ることができる場合に、待とうとする。報酬があることに無頓着でなく、敏感に反応できる。

3、時間管理

ADHD 児の場合、これらの 1、2、3 の機能は 3〜4 年遅れが多いのです。追いついたように一見見える 10 歳以降も、パソコンを使った CPT（持続注意課題）を継時的に検討してみると、脳内の ADHD 関連情報処理プログラムの動きは多数派的になっておらず、数年遅れと思われる例がそれなりに多くみられます。

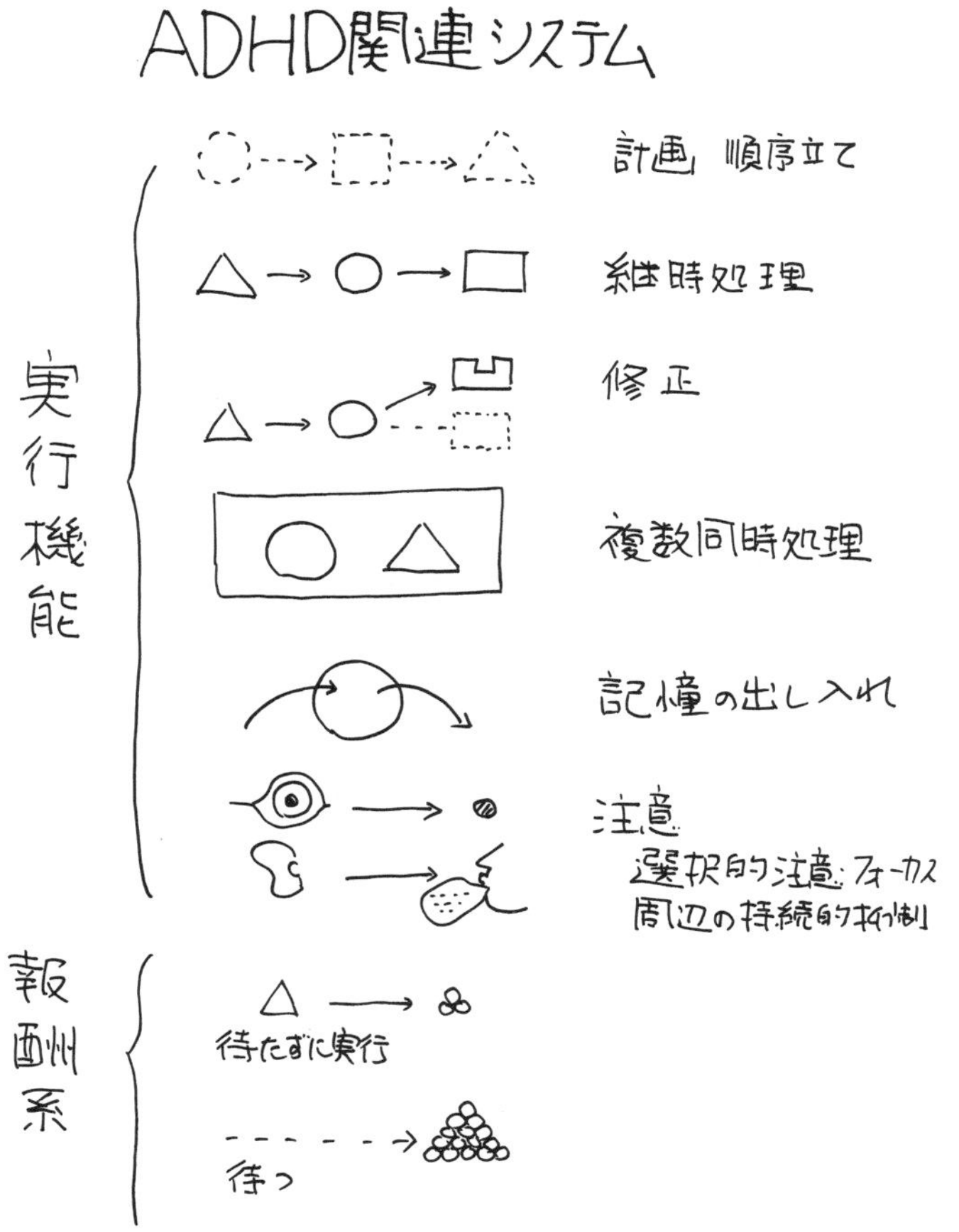

抗 ADHD 機能不調のグレード

・ADHD関連（抗ADHD機能）システムは、各種プログラムソフトの集合体でしょう。集合体としての動きには様々なレベル（重度不調△、中等度不調□、軽度不調⬠、多数派的な良好状態○）があり、それらは ADHD 症状の濃淡に反映されていると推測しています。軽度、中等度、重度の ADHD と分類することが DSM-V では推奨されています。

③　感情コントロールシステム（図 1、2、8p）

・感情を優先させるか、理屈を優先させるかを決めるシステムです。理屈とは、心の理論や抗 ADHD 機能を使い、例えば、「これを行うと人はどう思うか」、「この場面では、今はこうだが、もう少しするとこのように変わるはず」ということです。

・①②を使って、④不安感知システムを抑制し、全システムを安定化させようとします。この感情コントロールが上手くいかないと、上位脳機能としての①②をぽんと取り外してしまい、上位脳機能による抑制が効かず、下位脳機能である不安や感情にまかせた言動となり、キレたり怒る事になります。

これら①②③が、人間的脳＝理屈脳を構成しているシステムの中身です。

人間的脳（①②）を含む大脳の下位に本能的脳④⑤があり、上位の人間的脳①②（＋③）が下位の本能的脳④⑤の主に④を抑え込む構図の中で、心の理論を使って互いに尊敬しあい譲り合うなどの互恵の社会生活が可能になるわけです。自己中心的に考えることや感情的になっての喧嘩は減っていきます。幼児期より学齢へと年齢が上昇する中で、人間的脳①②＋③が本能的脳④⑤を抑え込めるようになっていきます。その中で社会性が身につき、他人との間を調節しての集団保育・学校・社会生活ができるように成長していきます。

以下、本能的脳④⑤について

④ 不安感知システム（図 1、2、8p）

不安感知システムを持つ意義

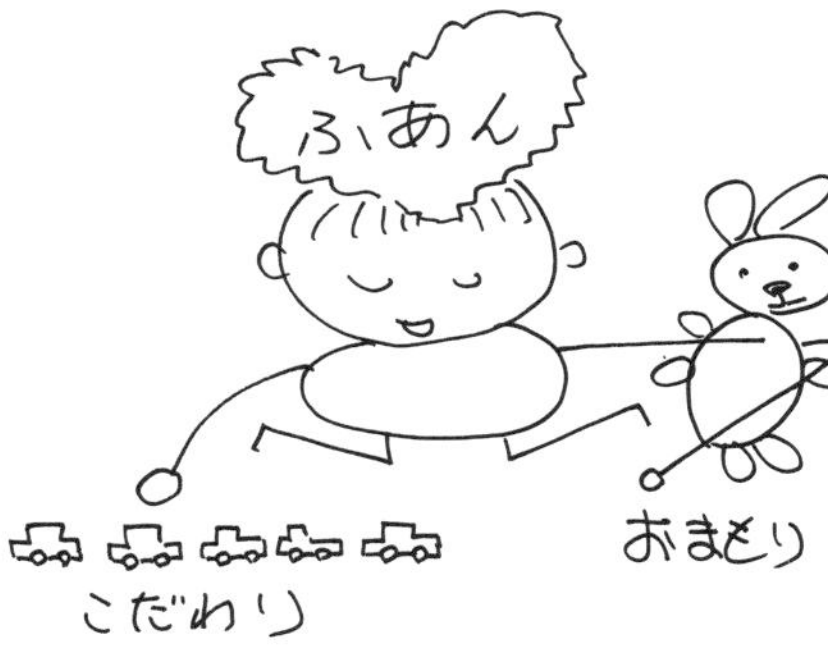

・人間は生き残っていく（サバイバルする）ために、不安を感知するシステムを持っています。これがないと、敵前で武装解除をしてしまい自分を守れません。

・自分を守るために、アンテナを多数立てて周囲の情報を得て、不安材料を検知しようとします。この作業を通して、「逃げるか、戦うか、立ち止まり我慢をするか」を判断します。

不安感知システムが動きすぎると

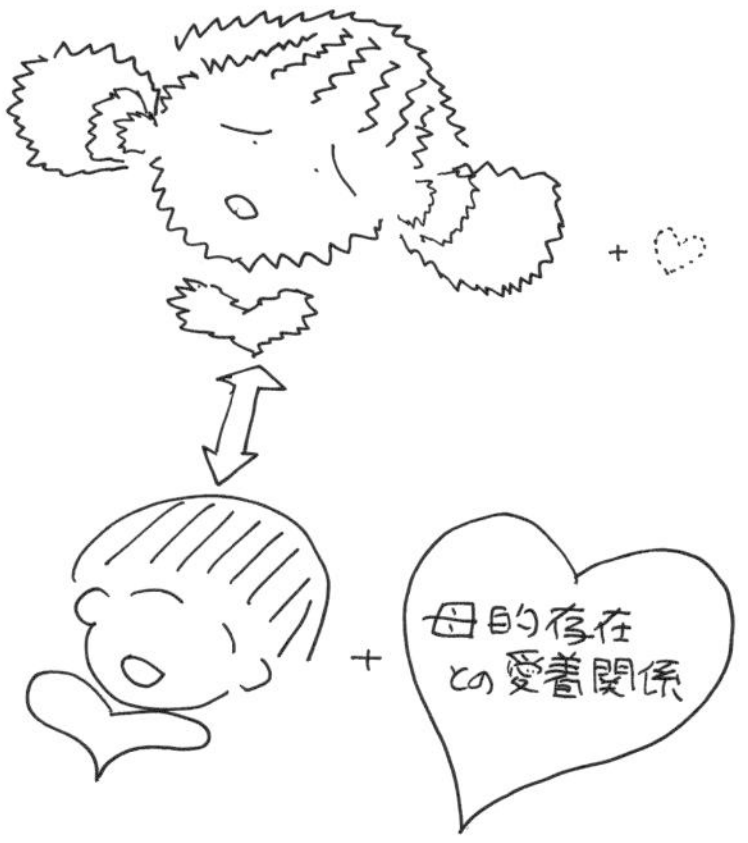

・自閉スペクトラム症や不安の強い方では本システムが強く動き、アンテナをたくさん立て情報を取りすぎてしまい、結果として「感覚過敏」が出ると解釈できます。そして、安心を求め不安解消をするために、こだわり行動（いつも同じことをして安心する行動＝お守り行動）が出ると解釈しています。自閉スペクトラム症では特に強くみられます。一方で、趣味趣好としてのこだわりが、加齢の中で出てきます。

・不安を感じすぎて耐えられなくなると、自ら外部の情報をシャットダウンし、システムを安定させようとします。結果として、周囲の情報を気にしない状態＝「感覚鈍麻」も出ると解釈しています。この状態がより明確に出ると、「フリーズする、固まる」と表現されることになります。フリーズとは、システム全体がほぼ止まった状態で、感情的爆発が伴うと、パニック・泣き叫びとなります。

⑤ 愛着形成システム（図 1、2、8p）

愛着の成立

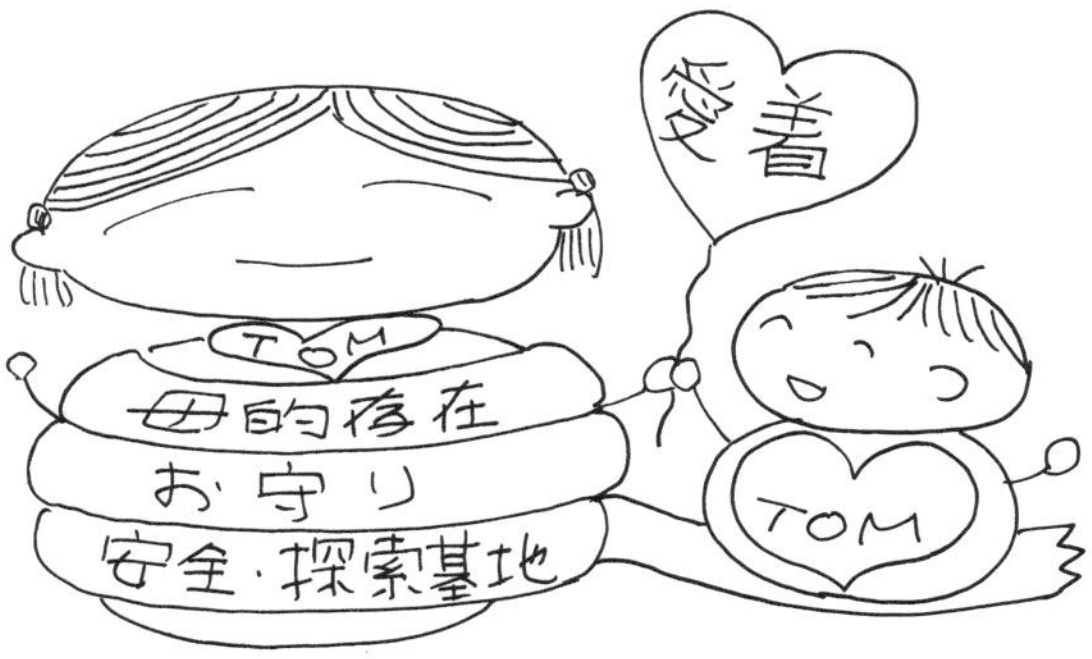

・多数派の児者は、心の理論を背景に特定の人（母的存在）と良い関係を作る中で、その人を含む周囲を不安対象ではなく安心できるものとして受け入れ、他者とのやり取りの中で自分を形成します。

・特定の人＝愛着対象は、不安解消のお守り・安全基地として存在し、そこから出かけて探検し、また戻るといった探索基地としても存在し続けることになるでしょう。

・初期は「生身の母」ないし「母的存在」の人が対象ですが、その後いわゆる母子分離がなされた後には、心の中にいる「母」ないしは「代理母」（集団保育の場での保育者）への想い・愛着が育つことで大丈夫になります。サバイバルしていくために必要な不安システムと表裏一体のシステム、対極にあるシステムが「愛着」だと思います。不安があるからこそ、安心を求め、安全の傘の下に入ろうとし、特定の人との関係を作る中で、しっかりとした安心感を自分の中に作り上げるわけです。

・特定の人への思いを募らせ、心の理論を使って特定の人から愛されている事を確認することが、不安解消に必要となります。つまり「心の理論あってこその愛着の形成」と考えます。

愛着の不調ー自閉スペクトラム症の場合

・心の理論が不調な自閉スペクトラム症では、愛着形成が不調に陥りやすい事、そのためもあって不安感知システムが不安定になりやすく、不安を感じやすくなる、そして不安に対し強く反応するようになる

事は理解できます。

・変わりやすい不安定な人の心を感知し、人の心と共鳴・共感しあう事が苦手な自閉スペクトラム症では、乳幼児期においては、人ではなく変わりにくい安定している物との関係性の中で、安心・安定しようとするようです。

・人より特定の玩具などに執着し、お気に入りのグッズ（サバイバルグッズ）をお守りとして持ち続け、場所にこだわり、順番・儀式などを守る事で安心する自閉スペクトラム症児が多くいます。

・こだわりは、場所・順番・儀式的行動に多くみられます。そうしておけば安心というわけです。部屋に帰った時に、物の位置が変わっていたら侵入者が居ることになり、その場所は危険な場所で生存条件が不安定になった事を意味し、避けるべき場所となります。

・人には心があり、その心が自分に向けられていることを理解することが苦手な自閉症児者、心の理論が不調な状況を根幹に持つのが自閉スペクトラム症だといえます。その中で自閉スペクトラム症者は、他者を認識し他者に寄り添ったり頼ったりすることが苦手となることはうなずけます。成人になっても他者に悩みを相談できる人、自己開示できる人は極めて少数です。心の理論が不調なために、人に気持ちを打ち明け共感してもらい、悩みを解決した経験がほぼ持てない状況が、幼少期より継続しやすいのです。この流れを変える、つまり人に興味を持ってもらうために、幼少期に「他者意識を育てる」「愛着を育てる」ことを目的として、小集団での親子プレイなど療育の機会を保障することが重要となります。一方、知識を求める上で人に聞くことは、年齢が上がれば、可能のようです。駅員や警察官への質問が可能な人はそれなりにおられます。しかし、社会生活上での悩みの自己開示ができないのです。

⑥　学習システム（図 1、2、8p）

言葉で学習

・①②を基礎とし、言語機能などを使いつつ、様々な事を学習します。

・言語機能は、様々な機能を使っています。順番にストーリーを話すこと一つとってみても、記憶機能、複数同時並行処理機能、注意機能、ワーキングメモリなど実行機能、時間処理機能などを使っていることは理解できます。これらの機能が上手く動いていない注意欠如多動症や多くの自閉スペクトラム症では、幼児期では順序立てての話が苦手だったり、学習の積み重ねに困難を来すことは想像できます。

効率の良い学習者・多数派とそうでない少数派

・多数派の人は、「効率の良い学習者」です。嫌々でも、そこそこ学習が入ります。少数派の、特に自閉スペクトラム症では、このような学習スタイルでないことを、しばしば経験します。興味を持つかどうかで、学習の入り方が決まります。数学や物理は得意なのですが、国語、英語、社会は全く学習が入らないとかです。興味がないことは学ばないので、常識が入らないこともあります。「太陽はどちらに沈みますか？」で「下」「左」「北」「東」は、これまで経験した答えです。象徴的なエピソードです。ソーシャルスキル、コミュニケーションスキル、アカデミックスキル、モータースキル、ライフスキル、余暇スキルの学習で、多数派のように平均的でなく、極端な凸凹が出てきたりします（図 3、11p）。

言語機能の遅れが目立たない場合に誤解される

・年齢が上がり、言語能力が上がってくると、各種分野が多数派的に満遍なく学習されている人だと誤解されやすくなります。しかし自閉スペクトラム症の方は気になった分野の学習しか入っていない方が多く、人と人との間の約束事や礼儀の学習といった内容を含む SST ソーシャルスキルトレーニング、自分で衣食住を含め生きていくための学習＝ LST ライフスキルトレーニングが学べてないことが多い中で、あらためて学習する機会を社会として保障する必要性があることに気づきます。

知的障がいについて

単純化するために、知恵というものをコンピューターのハードディスク HD の容量の大きさと CPU（中央演算装置）の性能、そしてそれらを基に蓄積した学習内容の合算に例えます。多数派の人では、幅は有れども HD 容量や CPU 性能の差は個人間で小さく、同じ様な状況です。一方知的障がいでは、HD

の容量は大きくなく、CPUの性能も良くないと推測されます。

表 3　各プログラム不調による症状

• HD容量の大小/CPU（中央演算装置）性能	知的障がい
• 心の理論機能（TOM）	自閉スペクトラム症
• 実行機能・ワーキングメモリ • 注意機能 • 報酬系 • 時間の流れ管理機能 • 記憶機能	ADHD 認知症
• 言語機能	

⑦　各システムの経年変化－多数派と少数派の比較

脳の各システムの発達は、図 6 の如くと考えることができます。

多数派での各システムの経年変化

多数派では、不安は徐々に減少し、愛着は育ち、感情コントロール・心の理論・これがあれば ADHD が出ないという抗 ADHD 機能・様々な学習の積み重ね、つまりは 6 つの脳システムの経年変化は、それぞれ順調に発達します。

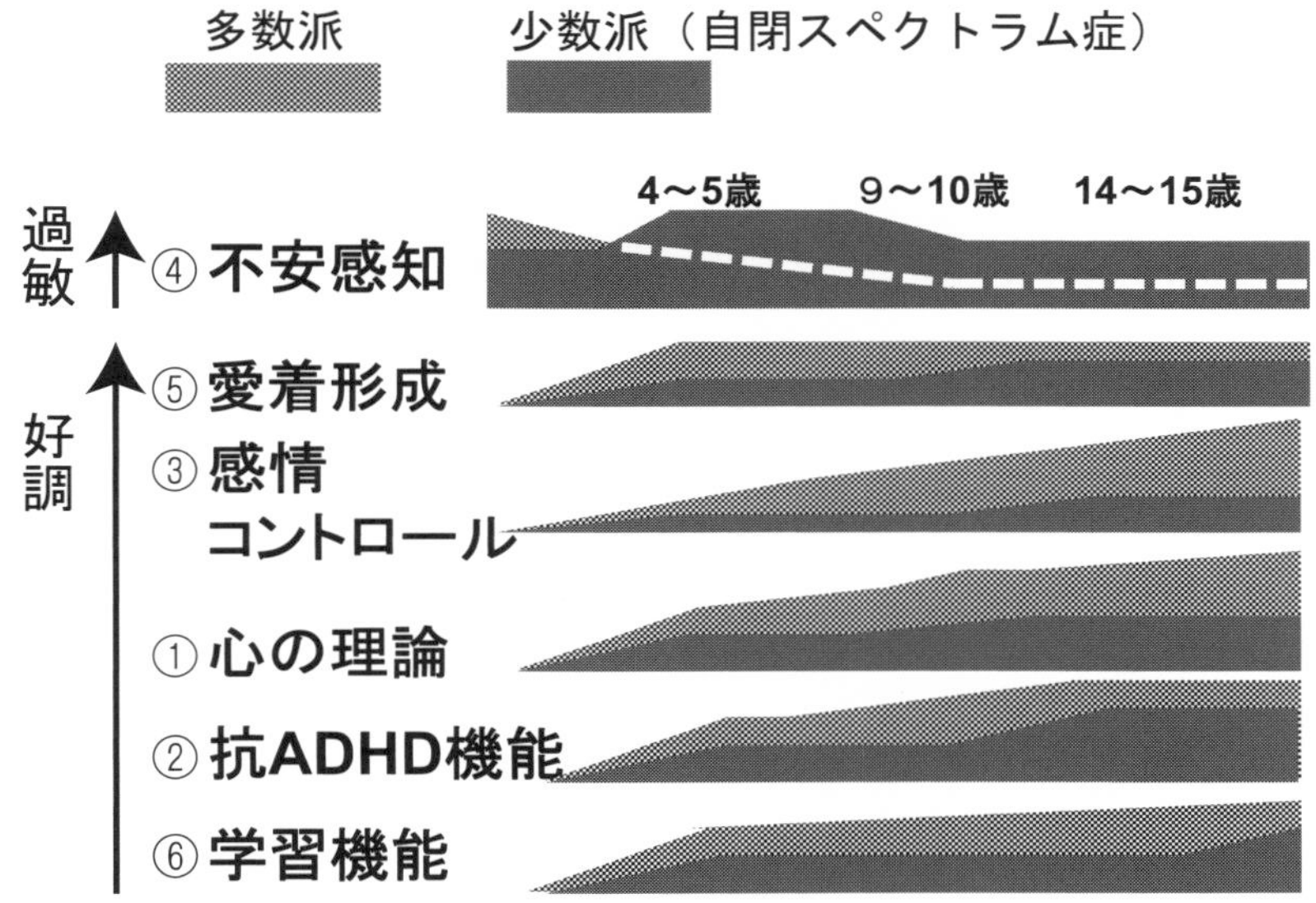

図 6　多数派と少数派での各脳システムの発達

加齢変化として、乳幼児期からの不安は徐々に取れていきます。母的存在に対しての強固な絆＝愛着が、1 歳半そして 3 歳までに確立すると言われます。そして心の中に母的存在を持つ中で、母子分離しての集団適応が可能になります。この流れに並行して、感情コントロール・心の理論の発達・抗 ADHD 機能が改善し、これらを背景にして各種の学習（ソーシャルスキル社交技術、ライフスキル生活技術、コミュニケーションスキル語学力など）が進みます。

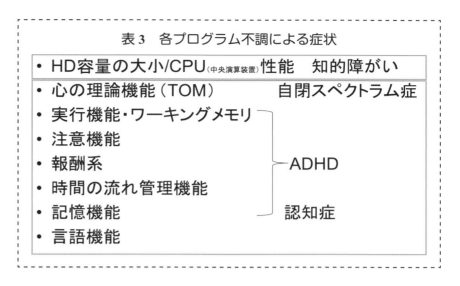

少数派（自閉スペクトラム症）での各システムの経年変化

少数派の自閉スペクトラム症では、周囲を認識することが少ない初期では不安は強くはないようですが、周囲に気づいてくる幼児期以降に周囲に対する不安が強まり、その後も強い状況が持続するモデルが考えられます。そして、愛着・感情コントロール・心の理論・抗 ADHD 機能・学習機能は、多数派に比し順調に発達していないことが多いと推測されます。穏やかな家庭環境で育つと、愛着障がいが加味されない中では二次時障がいとしての症状の悪化は起こしにくいと考えています。

「不安感知システム」ですが、人生の初期の乳幼児期から幼少期に、外界に対して不安を感じていない様に振る舞う自閉スペクトラム症の子がいます。まだ外の世界の「怖さを知らない」段階と思われます。その後心の理論が少しずつ動き始めると、自分の周囲にある物・人が不安対象となり、不安を強めます。しかし、極めてゆっくりと「慣れる」中で、大丈夫だったという安心経験を積み、徐々に不安は減少します。その様

は「石橋をたたいて渡る」ごとくであり、薄皮をはり重ねた玉ねぎ構造のごとくに徐々に精神世界を広げる印象です。外の情報に慣れる事に成功しないと、いつまでも、特定の物・情報が不安・パニックなどの対象になる事があります。または精神世界をなかなか広げないようにみえるでしょう。年齢が上がっても特定の音に敏感だったり、外の世界と交渉しないことが続く、人との関係を回避するという具合です。

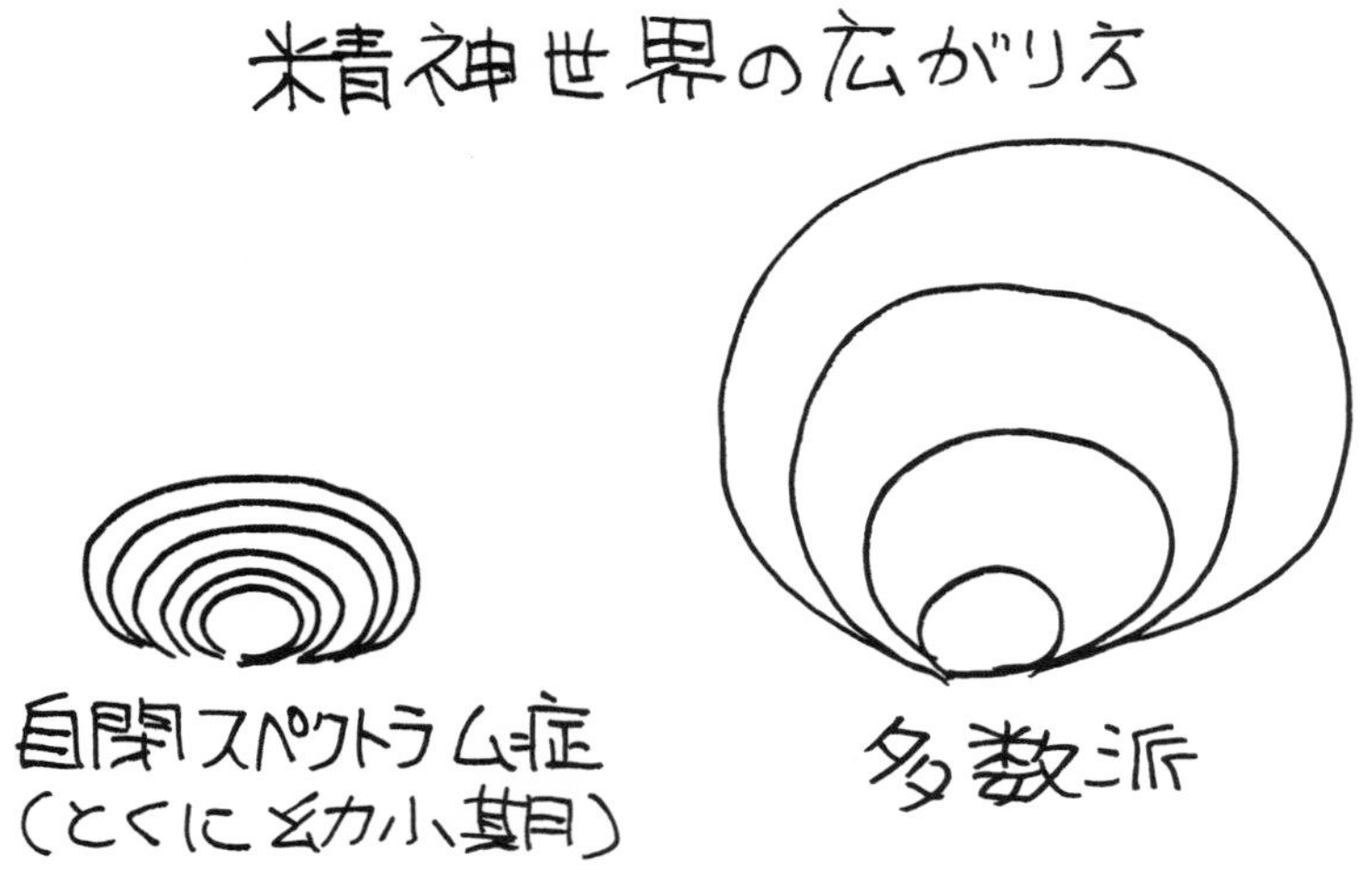

「愛着」は幼少期から不十分ながら極めてゆっくりと育ち、多くは安定方向に向かいます。しかし心の理論が不調な中では、強固な親子の愛着・絆になりにくいでしょう。愛着は心の理論のもとで育まれるわけですから、心の理論不調の自閉スペクトラム症では育まれにくいことになります。この中では、周囲への「不安解消、そして人への愛着形成をより強化する」事が、まず療育目標となります。

「感情コントロール」は、心の理論や抗 ADHD 機能が育ち、上位脳から本能的脳（不安感知や愛着形成）への抑制が可能になる中で、改善します。

心の理論システムは徐々に改善しますが、自閉スペクトラム症では多数派の心の理論システムとは質的な差を持ちつつ、人生が進行します。自閉スペクトラム症でも、心の理論システムは加齢で徐々に改善しますが、多数派の心の理論レベルまでに到達しないのが、自閉スペクトラム症者と理解しています。

「抗 ADHD 機能」に関しては、インターネット上のフリーソフトである ADHIT という持続注意課題（CPT）のプログラムソフトを使った経験から述べますと、ADHD 者や ADHD 症状がある自閉スペクトラム症者では数年の発達の遅れが認められます。この CPT ではパソコン画面上に○や×のターゲットが 500 個出現します。○が出たらなるべく速くマウスをクリックする決まりです。見逃し、お手つき、平均反応時間、反応時間のばらつきなどをみます。

一見、ADHD 症状が改善した時点でも、CPT の改善（見逃しやお手つきが減り、平均反応時間が速くなり、反応時間のばらつきが小さくなるなどの、健常範囲への追いつき）が遅れる例を多々経験します。多数派の場合はおよそ 10 歳強までに、健常範囲になり成人並みになっていきます。一方 ADHD 者では、14〜15 歳で CPT 指標が改善することを多々経験します。

「学習機能」について述べます。抗 ADHD 機能の不調がある場合、その状態を背景として種々の学習をするのが、ADHD 者・ADHD 症状を持つ自閉スペクトラム症者です。加えて、脳システム①②③④（13〜16p）の脳システムが不調な中では、各種学習が上手くなされないでしょう。生活に必要なソーシャルスキル・コミュニケーションスキル・ライフスキル・アカデミックスキル・常識などの学習が遅れやすくなります。また興味のある無しで、知識の入り方に大きな差が出てくることが多いです（図 3、11p）。

ちょっと一言一休み 3　デフォルトモードネットワークと内省・自己確立

最近の認知科学を学んでみて、以下のように理解し、イラストを描いてみました。脳システム論の、①心の理論、② ADHD 関連システム、⑥学習機能の 3 つの内、特に①②に関する追加の話となります。

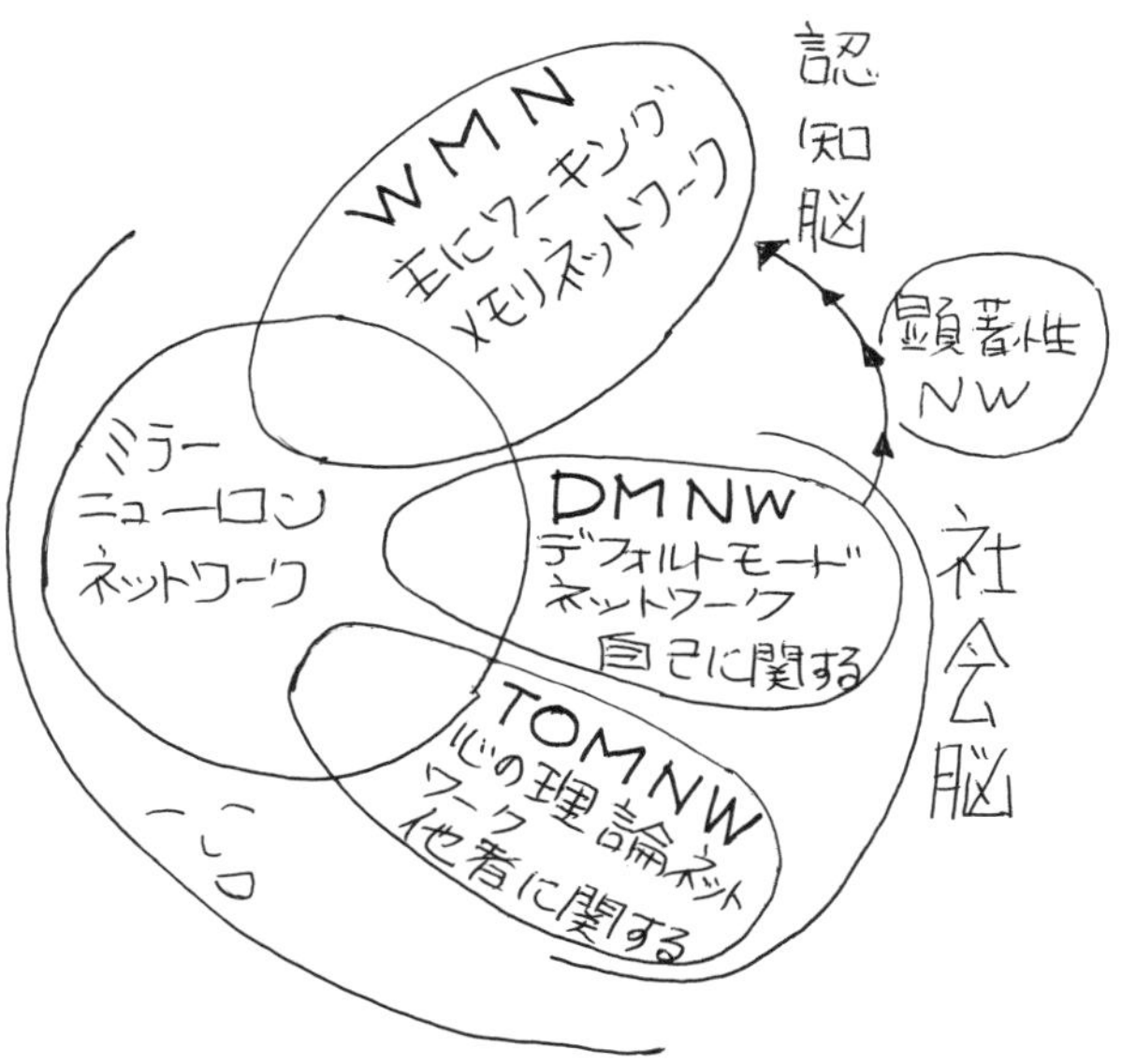

車のアイドリング状態の如くに、一見動いていない＝仕事をしていない時や何も考えていないとされる時でも、脳のある部分は動いており、この脳システムをデフォルトモードネットワーク（DMNW）といい、自分自身の事を考える（内省する）システムと考えられているようです。一方、他者の気持ちを読み社会生活の中で人間関係を調節するために、心の理論ネットワーク（TOMNW）も動いているわけです。この 2 つを合わせて「社会脳」と呼ばれています。一方、仕事＝タスクを行う時の脳を「認知脳」と呼び、主にワーキングメモリネットワーク（WMNW）からなっていると言われます（参考文献 6－a、b）。

これらの基礎にはミラーニューロンネットワーク（25p）があると考えられ、加齢の中で言葉による認知が絡んでくると考えられています。直感的共感はミラーニューロンと関連し、認知的共感は心の理論 TOM に関連しているとされます（図 4、13p）。

ADHD や自閉スペクトラム症では、これらのある部分に不調がある事は想像できます。例えば、自身のファンタジーの世界に入っている時点から、何らかの仕事をするモードに切り替えるためには、脳内の顕著性ネットワーク（脳に入ってくる刺激／情報を、自分にとって意味あるものとして認識するシステム）が動くとされます。これが上手く動かなければ、切り替えの困難さや取りかかりが遅くなることが想像され、ADHD の臨床像に重なります。また年齢が低かったり、ミラーニューロンや心の理論の動きが不調だと、内省する事が困難になることは理解できます。

反省＝内省をするとは、各種システムがバランス良く機能する事が必要であり、順調な脳システムの発達に裏打ちされている活動と思われます。脳内各システムが順調な動きで安定している多数派では、適切な脳活動としての内省ができる人が多いと思います。心の理論不調がある少数派では、自己理解などへ向けての支援が有効になりにくく、困難で内省が進みにくいと感じる例が多くみられると、臨床で感じます。「内省」ができるように支援することは、社会的存在として生きる人にとって大切であり、いかに支援すべきかが、問われています。

そして、DMNW と TOMNW が順調に動き、他者と自分の対比の中で、内省を通して自己確立をするのが、脳システムの動きが順調に動いている多数派の人なのでしょう。一方、少数派で自己確立（アイデンティティーの確立）が困難になりやすい事情は理解できる様に思います。

ちょっと一言一休み 4　人はどのように生きるか？！

脳システム論をマズローの欲求段階説に照らし合わせます（図7）。脳の下位システム（④不安感知や⑤愛着システム）の安定は、マズローの第一階層＝「生理的欲求」、第2階層＝「安全欲求」を満たそうとする方向でしょう。脳内の上位システム（①②）の安定化、特に①心の理論はマズローの第3階層＝「社会的欲求」への基礎になるでしょう。自閉スペクトラム症であっても、①心の理論そして⑤愛着システムは不十分ながら動いています。自閉スペクトラム症でも、社会的存在として生きる人の本能的動き（人から見守られていたい、孤立したくない）は弱いですが動いていると推測できます。

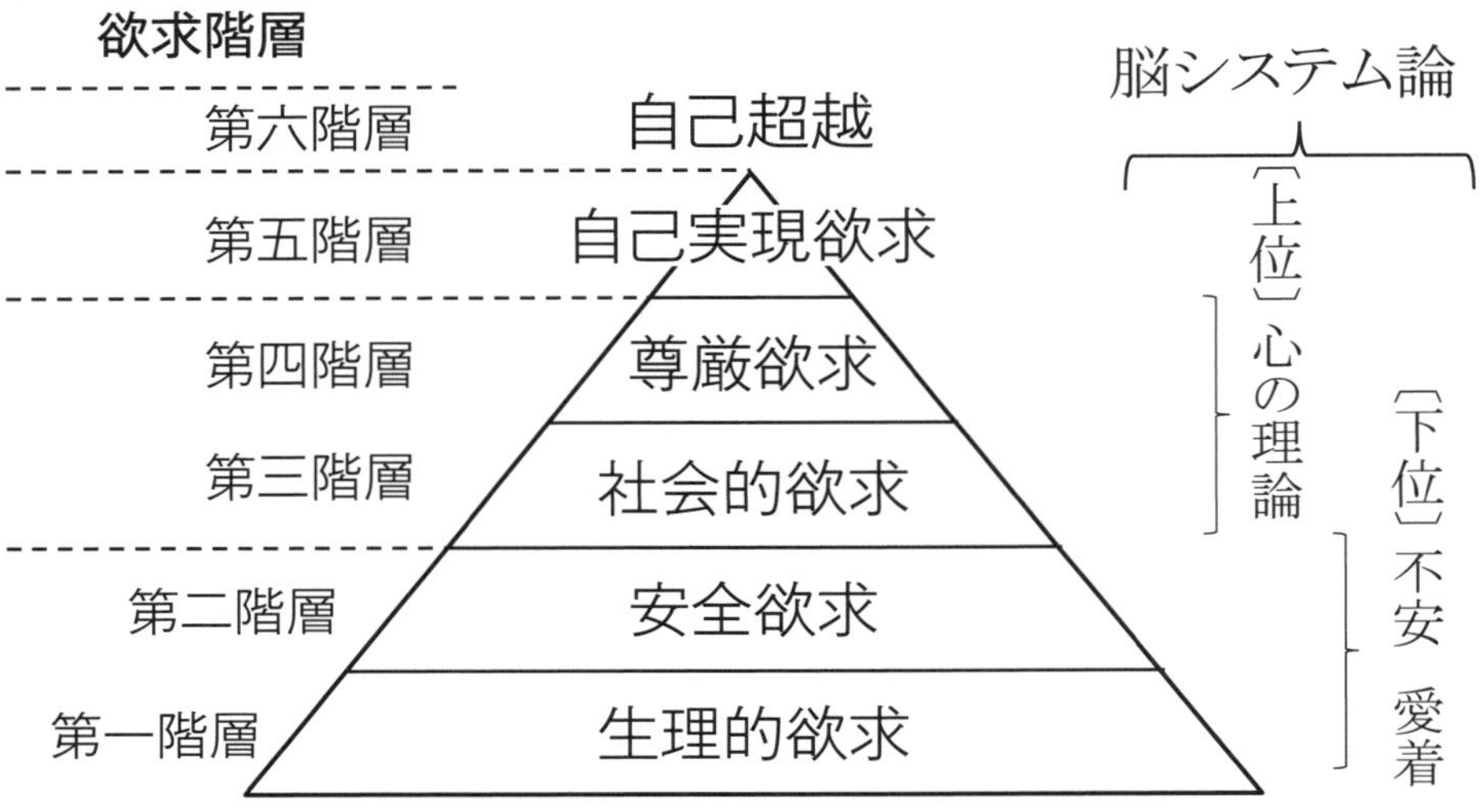

マズローの欲求段階の自己実現理論は主に多数派のストーリーと思われます。心の理論不調がより強い自閉スペクトラム症では、イメージが異なるように思われます。

図7　マズローの欲求段階、自己実現理論

年齢が上がり、社会の中での自分の位置を少しずつ学ぶ経過の中で、そして活動範囲が広がる中で、「集団の中で社会的承認を求めるようになる」のは、心の理論が動いている多数派にとっては自然でしょう。社会的に承認される中で「自己評価を良好に保つことが、生きやすさをもたらす上での基礎」でしょう。これは、マズローの第4階層＝「尊厳欲求（承認欲求＝他者から認められたい・尊敬されたい）」に当たるでしょう。自閉スペクトラム症では、承認欲求に無頓着な人、人から認められたいとは思っていないかのようにみえる人が、それなりに多くおられると感じます。

その後に自分の能力を使い創造的活動がしたいとの段階＝マズローの第5階層「自己実現欲求」となります。その上には、目的の遂行・達成だけを純粋に求める領域があるとされます。見返りも求めずエゴもなく、自我を忘れてただ目的のみに没頭し、何かの課題や使命、社会的に重要な仕事に貢献している状態を、第6階層「自己超越」と呼んでいます。人の生き方をこの様に階層的段階的にみることは、理解できます。また、大まかには妥当に感じます。

多数派の人の多くは、おそらくこの流れに沿い人生を歩むのでしょう。しかし、心の理論が不調な自閉スペクトラム症では、また多数派の中の個性的な人々の中には、マズローの欲求段階、自己実現の道の説明に合致しない人が出てきます。新潟県の偉人として知られる、江戸末期の禅宗僧である「良寛さん」は、「自己超越」の人生を歩んだ人でしょう（文献7）。

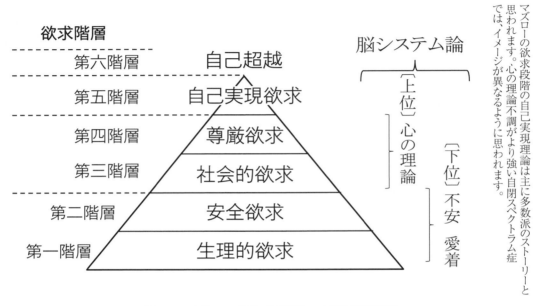

3　各情報処理プログラムソフトの不調症状

1）はじめに－バランスの崩れ

脳というコンピューター上で様々なプログラムソフトがバランス良く動く中で、自分と自分外の世界との情報交換を通して周囲を知り、周囲環境へ適応しようとするのが人間でしょう。一方、情報処理プログラムソフトのどれかに、またはいくつかに不調があれば、情報処理は不調になります。結果として様々なアンバランスや偏り状況が起こります。

例えば、自閉症では年齢によりプログラムソフトの動きは異なり、それを基にした脳システムの成長度合いや学習状況などによって、孤立型・受動型・積極奇異型といった偏りがでると推測できます。そして注意欠如多動症では不注意優勢型、多動衝動性優勢型、混合型といった偏りが出るのでしょう。また愛着パターンで言えば、不安型や回避型といった不安定な愛着パターンが出て来ることは推測できます。情報の入力・分析処理の反復を通しての、脳というコンピューターの成長度合に応じて、出力（言動）が様々になるのです。

2）情報処理プログラムの不調による二次障がい－反抗挑発症、愛着障がいスペクトラム

発達凸凹がある、発達障がいと言われるタイプの方たち、自閉スペクトラム症・ADHD 注意欠如多動症・LD 特異的学習障がい（読み障がい、書き障がい、算数障がい－最近は限局性学習症（障がい）といいます）を抱える方は、養育者より叱責などを受ける機会が多いでしょう。目の前の子の姿が、養育者の期待する平均的な子の姿と異なるからでしょう。虐待手法の子育ての中で、子側に「二次障がい」が起こります（図 8）。

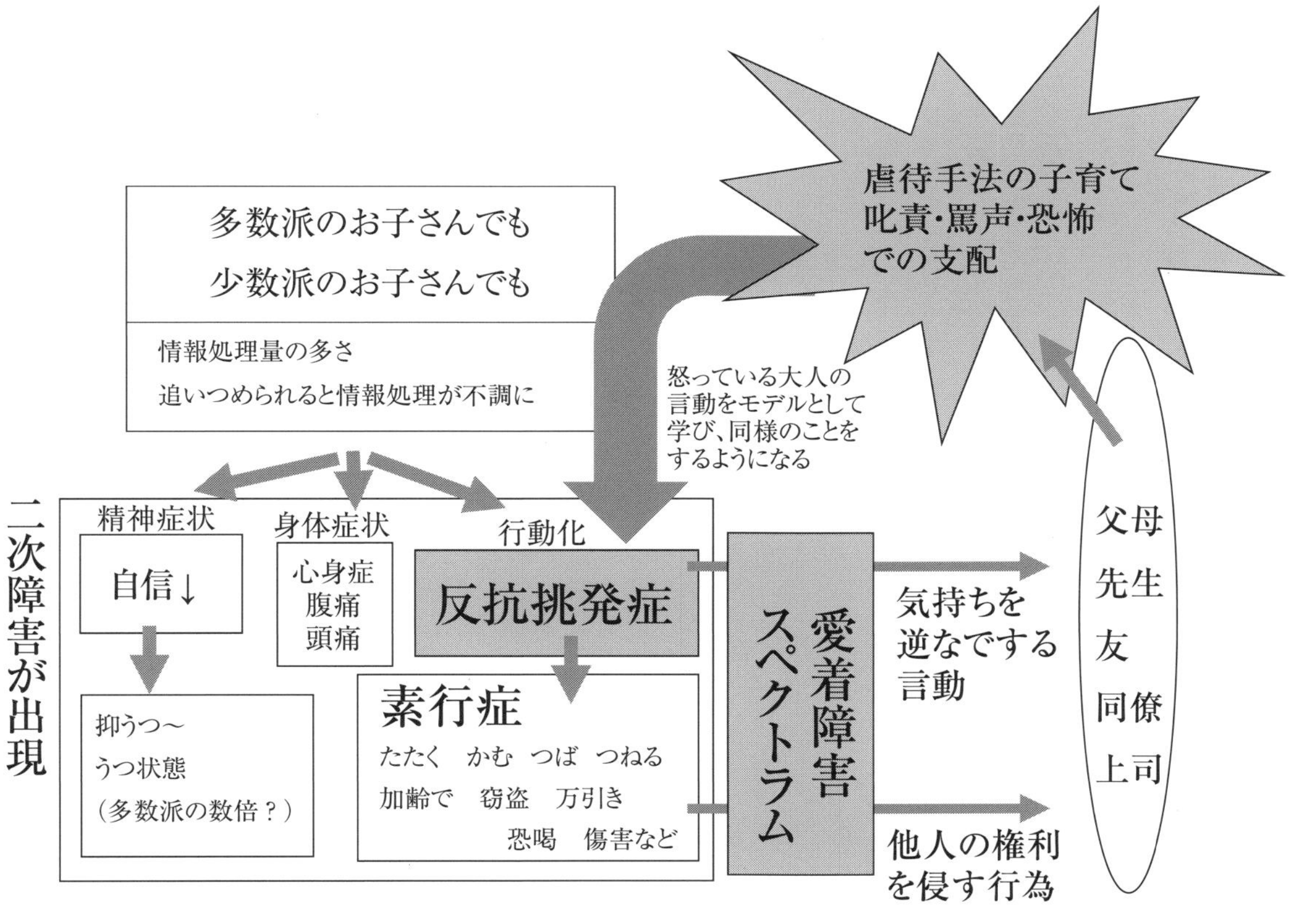

エネルギッシュなタイプのADHD児は、大人の虐待手法の子育てでの振る舞いを模倣し、反抗挑発症＋素行症が起こりやすいので注意。反抗的挑戦的になれば、虐待手法の子育てを止める決意を親はすべし。

図 8　二次障がいの出現

人は追い詰められると、大体3つの方面で歪みが出ます。①行動面では反抗挑発症（反抗的、挑戦的言動）や素行症（周囲の人の権利を侵す行動）、②身体面では腹痛・頭痛など身体症状（心身症、身体表現性障がいなど）、③精神面では、気分障がい系（抑うつ→うつ病）、不安障がい系（不安神経症、パニック、強迫症状）の症状が出ます。これらは基本的・大筋としては生来の問題ではなく、環境性に作られた後天的なものです。①は外向き症状、②③は内向き症状と言われます。

二次障がいの反抗挑発症は、虐待手法による子育て環境に反応し、愛着障がいを起こした姿です。そして「反応性愛着障がい」は、虐待環境に反応して子側に起こる心の変化・愛着障がいを背景にした、極めて不適切な言動状態を言います（図9）。

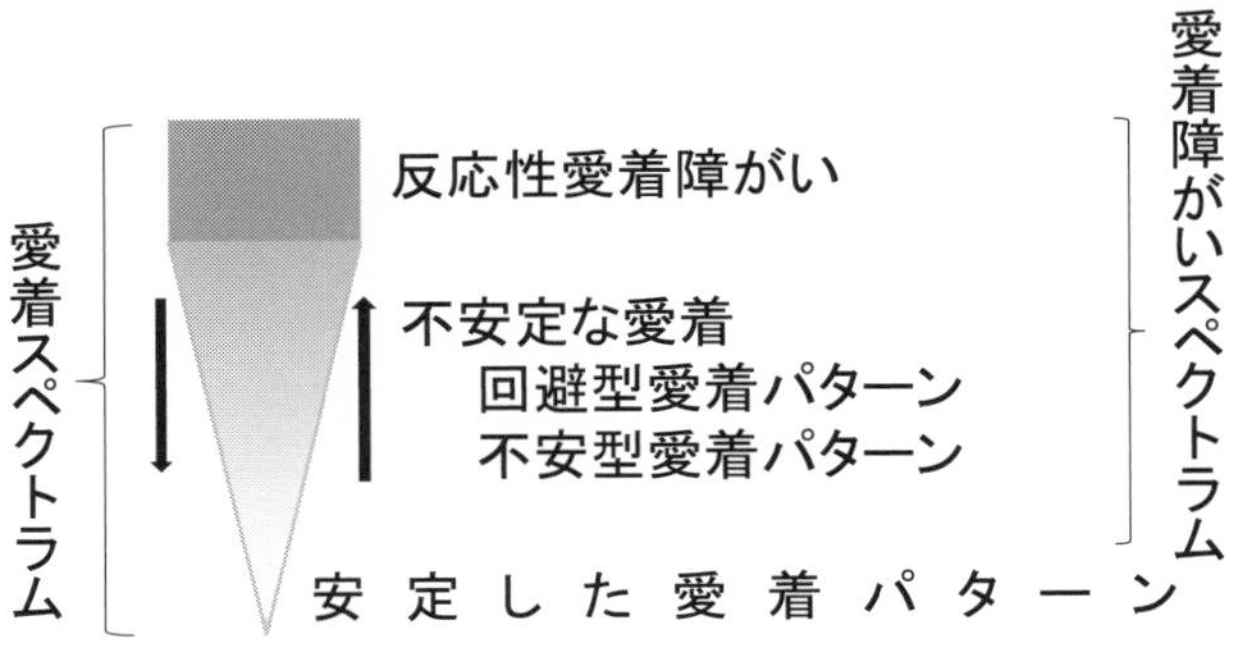

図9　愛着（障がい）スペクトラム

虐待手法の子育てがなされたとしても、多くの一般家庭では、著明な「反応性愛着障がい」までには至らなく、軽度の「愛着障がいスペクトラム（文献1－e）」状態が多いです。親に頻繁に反発をするなど、不安定な愛着パターン中の「不安型愛着パターン」がみられることでしょう。こうなったら、直ちに虐待環境・虐待手法の子育ての中止が必要です。その意味で、反抗挑発症という診断名・判断名は重要です。不安定な愛着のもう一つは、人との関係を避けようとする「回避型愛着パターン」の出現です。再度ですが、二次障がいの反抗挑発症とは、愛着障がいが起こっている事を意味します。

幼少期に安定した愛着関係が成立していても、テレビ・DVD・ゲーム・スマホの長時間視聴といった不適切な育児や一般家庭で多くみられる虐待手法による子育てにより、途中から親子の愛着関係が崩れます。子は不安定な愛着パターン（不安型、回避型）になり、親側も不安定な愛着スタイルに悪化する事が起こります。家庭環境により、良くも悪くもなるのが、「愛着」です（29～32p）。

3）各プログラムソフトの不調

それでは、各プログラムソフトの不調について述べます。

①　心の理論システムの不調（図4、5、13～14p）

心の理論の不調での症状を述べます。

ア）心の理論不調での諸症状の大枠：心の理論の不調では、他者の気持ち（感情や考え）を読むことが苦手な中で、表4の内容が起こります。つまり、他者が自分をどう見ているのか、どのような感情・考えを自分に対し向けているのかを、適切に読むことが困難になります。「他者の目を持たない」「他者意識を持たない」と表現します。自分の外部から自分を客観的にモニターすることが苦手となります。

表4　心の理論が不調な場合には（図10、24p）

・他者の目を持つことが困難（他人の立場に立つことが困難）
・自己中心的・マイペースな言動になる（自分の心－感情と考え－に依拠するしかない故）
・他者と共感することが困難（気持ちを読み、気持ちの共有が困難故）
・他者意識（他者は、自分とは別個に存在し、許容し安心できる存在と認識）が育たない
・他者への愛着を持つことが困難（気持ちの確認・共有・共感が困難故）
・自己と他者の区別が困難（自他の感情・考えが異なっていることの意識化が希薄故）
　＝自他境界のなさ

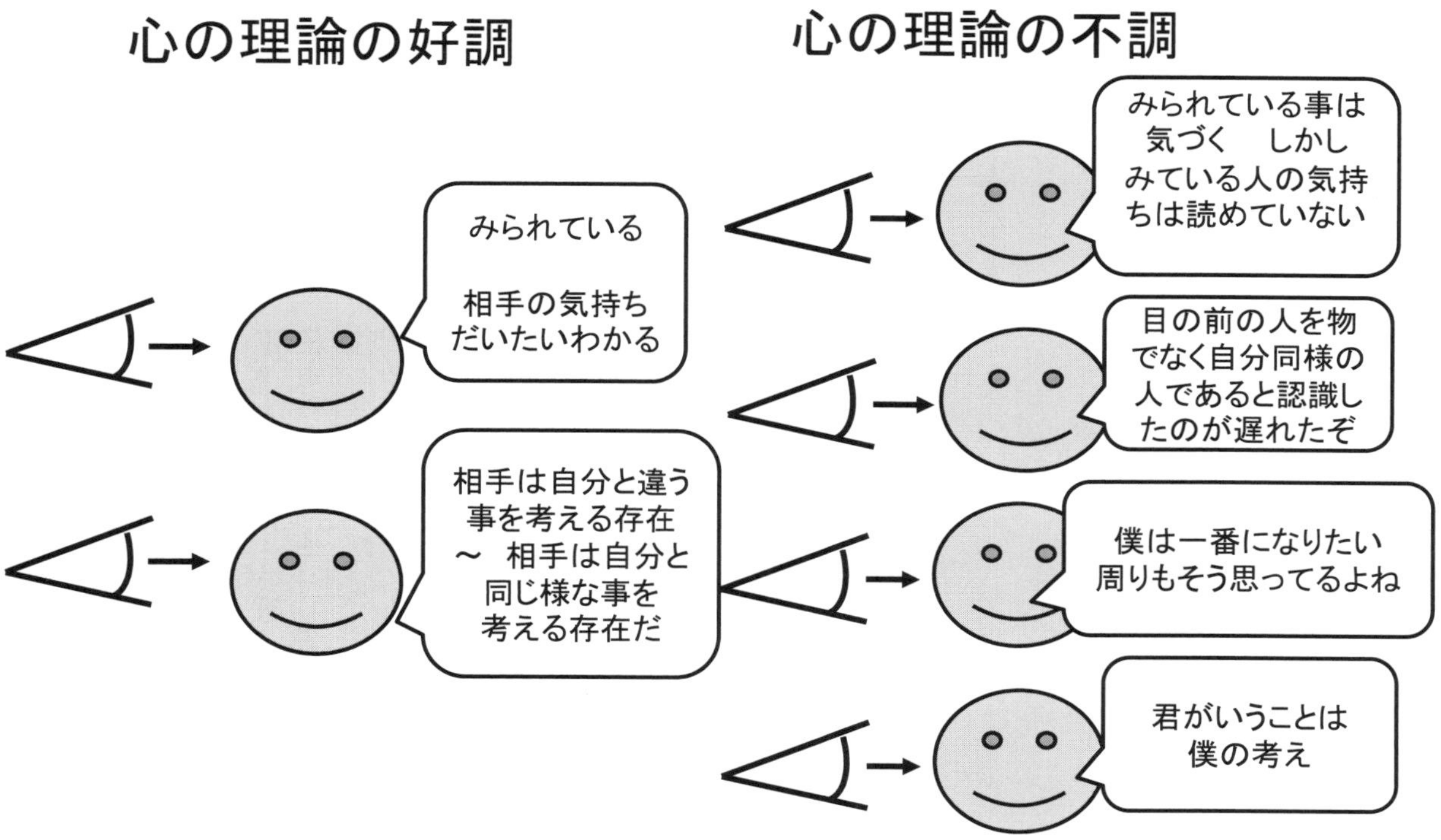

図 10　心の理論の好調と不調

イ）**悪気なく他者へ迷惑をかけ、集団の中で浮く**：人の気持ちを読まない場合、自分の心（考え・感情）しか分からないので、自己中心的に動くしかなく、マイペースとなります。態度が強ければ、わがままにみえるでしょう。人と交流し他者への寄り添いが苦手・困難・下手な中で、一人孤高を保つかもしれません。

　そして他者への気遣いある言動ができない、ないしはできにくい状況となります。この中で、社会的に妥当な振る舞いにならず、他者との関係性を調整する感覚が乏しくなりやすいでしょう。他者が傷つくような内容を無頓着に発言することが起こりえます。そのことで、集団の中で浮くでしょう。

ウ）**気持ちの共感ができにくい**：他者の感情を読まないとは、他人と気持ちの共感ができなくなることを意味します。クラス対抗リレーで勝っても、みんなと喜び合うイメージがないかもしれません。また、他者への愛着・寄り添いも弱くなるでしょう。「あの人はいい人だなあ」との感覚・感情のわき方は少なくなるでしょう。

エ）**自分と他人との区別が苦手**：「この世の中には自分しかいない、自分の考えしかない」、「自分がこう考えるということは他者も同じように考えているに違いない」と誤解したり、逆に「他者がそう言うのだから、自分の考えもそうなのだろう」との思い込みが起こりえます。前者は、一番病、つまり「一番でなければだめだ」「自分が常に勝たないとだめだ」と、友達の前で泣き叫ぶことにつながるでしょう。後者は「自閉症裁判」（文献 5－i）で問題になったことが起こりえます。他人が作成した供述調書に、例えば自分は無実であっても「そうかもしれない」とサインをする可能性がある自閉スペクトラム症者という構図です。「自己と他者の区別が困難」とは、このような内容です。

　「自他境界の乏しさ」も起こり得ます。人と顔を近づけすぎて話をしたり、他人の消しゴムを自分の物として持ってきてしまったりします。

オ）**移ろい変化する人の心が分かりにくく興味を向けることが困難**：写真課題を通して、自閉スペクトラム症者はカメラの中に何が写っているかを想像することはでき、カメラ（物）の中身の表象・イメージ化は可能であることが知られています（文献 5－j）。一方、相手が人間となると、その人の脳の中にある、変化しやすい心（感情・考え）の中を想像することが困難である事が知られています。見る

ことができない心、不定形で変わりうる心を持つ「人」や「人の心」への興味が特にわきにくく、分かりにくいようです（文献 5－f、j）。

ちょっと一言一休み 5　人より物に興味がある自閉スペクトラム症の幼児期

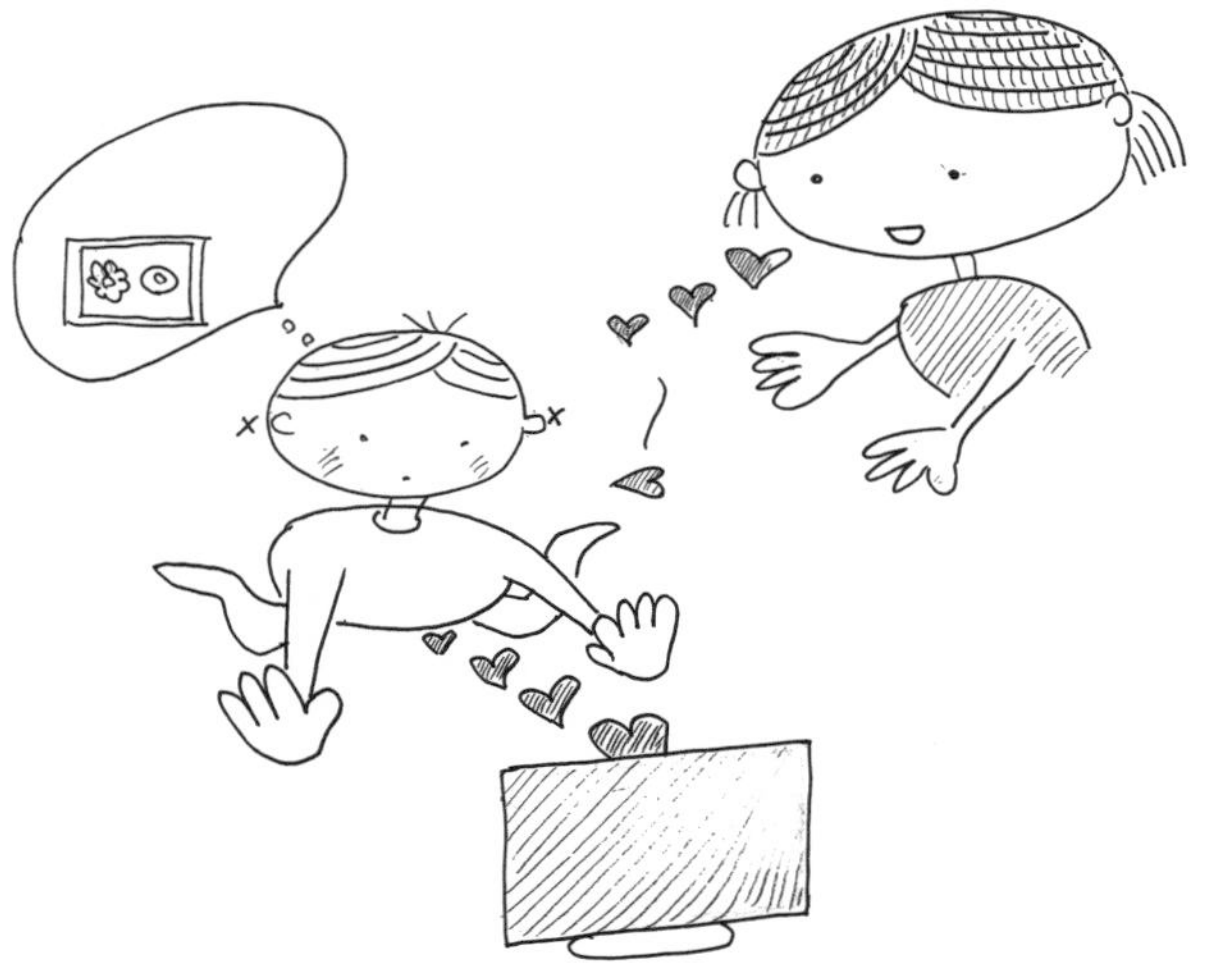

心の理論に不調がある自閉スペクトラム症では、「人の心」へのシンパシー共感が苦手です（文献 5、6）。この理由は、人への共感に必要なミラーニューロン（鏡神経細胞）の不調のためとの説明があり、納得できます。ミラーニューロン（ミラーシステム）とは自分がある行動をする時と他人の同様の行動を見ている時の両者で活動する神経細胞をいいます。他人の行動を見て、自分がそうしているかのように感じる、「鏡」のように反応する細胞群、「共感」を支えるシステム群とされます。この神経細胞が存在することで、私たちは、人の行動を模倣できたり、リハーサルができたり、他人の気持ちを読む事ができるようになっている、心の理論が成立するとされます。そして心の理論システムの不調を持つ人は、「人はあまりにも多くの情報を出している生命体で、情報処理が困難な対象」と判断し、心の理論システムをより動かさないようにしてしまうか、または人、そして人の心を、情報が多すぎるシャットダウン対象と本能的に判断するのではと想像しています。一方、動かない「物体」であれば理解でき安心できる、動く物でも複雑な動きでない物であれば許容範囲という推測です。心の理論の不調を背景に、他者の心を読むことが苦手な一方、物体への親和性が強まるという理解です。これらは、主に自閉スペクトラム症の幼児期に見られる話です。

自閉スペクトラム症や小学校半ばまでの ADHD 児での心の理論の動きが不調な方には、心の理論以外の他の脳システム（②～⑥）がうまく作動するように支援し（抗 ADHD 薬の使用や環境調整など）、脳全体のシステムの動きに余裕が出る中で、心の理論システムが、より作動しやすくなることを期待したいところです。

ちょっと一言一休み 6　コンピューターにおけるプログラム不調と自閉症

（図 1・図 2：8p、表 3：18p）

人間の精神機能に関係する状態・疾患を、コンピューターのプログラムソフトの不調に例えていますが、この例えが最も理解しやすいと思います。知的障がいは、HD ハードディスクの容量の少なさや CPU 中央演算装置 の動きの遅さ・不調、そして学習不足などに例えられます。認知症は、主に記憶システムの不調と捉えます。自閉スペクトラム症は、主に心の理論の不調と捉えます。ここまで単純化してよいかどうかの議論はあるでしょうが、「心の理論」の視点で自閉スペクトラム症の主な症状を解釈でき、支援上で有用な見方・支援が可能になると考えます（自閉症の主要な問題は心の理論の不調ではない、何故ならば自閉症の様々な症状は心の理論の不調では捉えられない、むしろ中枢性統合障がいという考えを導入すべきとの考えもあり、納得できる点はあります。しかし支援の実践において中枢性統合障がいでは支援への論点が出しにくいので、筆者は実践的な支援の論点でもある心の理論不調を主要な問題としています）。

ちょっと一言一休み 7
速い心の理論、遅い心の理論、直感的共感、認知的共感（図 4、13p）

順調な心の理論システムの発達を持つ多数派は、幼少期でも瞬間に近いくらいのスピードで情報処理をし、他人の心を推論します。生後 2 カ月以降の赤ちゃんは、親のあやしに笑顔で答えます。これらの内容は「直感的共感」と表現されるものでしょう。もう少しゆっくりとした心の理論システムとして、言葉を使っての人の心の理解＝「認知的共感」システムがあるとされています（文献 5、6）。他の研究者の言葉として、「速い心の理論」、「遅い心の理論」との表現があります（文献 6）。直感的共感は速い心の理論、認知的共感は遅い心の理論に当たると、筆者は想像しています。

速い心の理論≒直感的共感は、ミラーニューロン（25p）が直接関係しているのでしょう。遅い心の理論≒認知的共感は、言葉を使っての心の理論システムが関与しているのでしょう（図 4、13p）（文献 5、6）。これらの指摘は、納得しうる範囲です。今後、より整理されて欲しい分野・論点です。

誤信念課題（『目の前の人は事実とは違うことを考えている＝誤信念を持っているに違いない』が分かるかどうか）を通してみると、多数派では、この一次誤信念課題は 4〜5 歳で通過、目の前にいない人の気持ちを推論できる二次誤信念課題は 9〜10 歳に通過するとされます（文献 5、6）。しかしながら、知的障がいのない高機能自閉スペクトラム症者では、4〜5 歳で通過する一次誤信念課題が 9〜10 歳でやっと通過するという、極めてゆっくりとした発達であることが多いです。

ADHD でも、小学校半ば過ぎまでは、直感的共感や認知的共感が上手く育っていない方が多いです。また自閉スペクトラム症では、生涯にわたり「直感的共感」の育ち・熟成が困難な中で、「認知的共感を先に目指す」べき方が多くおられます。

そして自閉スペクトラム症における心の理論システムの自然経過は、ゆっくりと伸びていくと推測できます。自閉スペクトラム症のある人は小学校の後半世代とか、ある人は二十歳位になると、一見多数派的に思える程に改善する人が出てきます。スペクトラムの中を多数派の方向に移動し、心の理論の不調や自閉症状は改善していくのです。しかしながら、小学校後半以降から成人期であっても、4〜5 歳レベルの心の理論を使うことに失敗する高機能自閉スペクトラム症者の方が多くおられます。

学齢前や小学校低学年では、自閉スペクトラム症児が大人と同じ心の理論の判断基準を持っていると思わないことです。多くの大人は「親・大人が怒れば子どもは親・大人の心を読み、怒られた理由を理解・想起するはず」と大いなる誤解をし、「怒る対応」をします。子が多数派でなく少数派の場合には、全くの的外れな大人の対応となりますので、注意すべきです。一方多数派の子では、いつのまにか立ち上がって動いているのが心の理論システムであり、大人や他者が怒ると、その理由を素早く推測・判断して、自らの言動を修正しようと振る舞います。直感的共感＋認知的共感が順調に動いている姿でしょう。

② ADHD 関連システム群の不調（図 2、8p）

ADHD 関連システム群の不調では、主なものとして以下のア）〜キ）のプログラム不調が起こっているでしょう。結果として、不注意、多動・衝動性、順序立てることができない、複数平行処理ができない、記憶の出し入れが上手くいかない（同じ過ちを反復）、バランス良く注意を向けることが苦手、報酬を意識することが苦手、順序立てて長文で考えたり、順序立てて話す事が苦手、時間管理が苦手となります。

順番や段取りができず、行き当たりばったりであり、衝動的であり、一つの事へ過集中したかと思えば、すぐ次のところへ気持ちを変えてしまうなどがみられるでしょう。または、一つの事に集中せず多注意なので、結果として一つ一つには不注意でしょう。一つの玩具に集中して玩具を堪能し知識を得ることは困難でしょう。忘れ物が多く、片付けもうまくいかないでしょう。様々な事に対してエネルギッシュで、1 つ 1 つ

は上手くいく場合もあり得ますが、全体としてはまとまらずで、乱雑になるパターンが多いでしょう。
　ア）～キ）の各プログラム別に説明します。

ア）順番に段取る計画立案ソフト

　順番に段取る計画立案ソフトが不調だと、様々なものに次々に注意が移ったり飛んでしまったり、目移りし順番に物事を推し進めるのが困難になるでしょう。好奇心旺盛ですが、1つ1つを堪能し、そこから十分な学習内容を豊富に積み重ねる事が困難になります。そして、例えば昨日の出来事を説明する時には話の順番を考える必要があるわけですが、このためには本プログラムソフトがイ）ウ）エ）と共に動いているはずです。ですので、このプログラムが不調だと、順序立てて長々と話す事が不調になります。

イ）複数同時並行処理ソフト

　複数同時並行処理が不調だと、二つの事を同時に処理できなくなります。料理の場面、暗算の場面、会話の場面など、様々な場面でこのプログラムが動いているはずです。「現実は◎△だが、もし◇なら□だろう」などと考えることも、複数同時処理です。一方このプログラムソフトが不調だと、一つの事に集中し、時には過集中となり、他の事が目や耳に入らなくなる、つまり自ら興味のない情報には目を向けないので情報を受け取れなくなると推測できます。また、「うちの子、落ち着きはないけれども、一つの事に集中する時の集中力はすごいです」という「過集中」状態は、注意欠如多動症 ADHD ではよくみられます。一つの事に集中していて、トイレが間に合わないのも、二つのことを同時に処理できない姿です。

ウ）覚えて引き出すソフト（記憶のソフト）

　覚えても必要な時に引き出すことが不調だと、同じような状況でも、「日々新たな場面としての認識」にしかならないと推測できます。子どもは、同じような場面でも同様の失敗・過ちを繰り返すことになり、何回も怒られます。大人からすれば、「なぜ何回も同じことで怒らせるのだ」となります。子どもが以前の記憶から大人が怒る理由を引き出し、今に生かそうとしていない・できないのです。また覚えても記憶の図書館が整理されていないことも、必要時に「引き出す」ことができない理由の一つでしょう。

エ）バランス良く注意を向けるソフト（注意機能ソフト）

　注意とは選択的注意と周囲への持続的抑制の合わさった状態です。バランス良く注意を向けることが不調だと、あっちに注意が傾き、次にはこっちに注意が傾きます。いろいろな物に注意が移り、一つに集中できない状態になります。「こちらを見ながら、私の話を聞いてください」と要求された場面で上手く振る舞えなくなります。このような状況では、教科学習を含め様々な学習は入りにくくなります。

オ）褒美を意識するソフト（報酬系）

　褒美を意識する事が不調だと、「待てない」「待つように注意をしても、みんながそろうのを待てずに、お菓子に手を出してしまう」「目先にとらわれて、大局を見ない」などが起こります。

カ）言葉で考え言葉を操るソフト（言語）

　人は若干複雑な工程を行う時には、頭の中で、言葉で順番や行うべき内容を考えるはずです。「理屈で考えて動く」ことをしなければ、「本能的、衝動的、多動的に動く」こと、つまり行き当たりばったりとなり、事は成就しないでしょう。

キ）時間処理・管理をするソフト

　順番に段取るソフトとも関連しているはずですが、時間処理をするプログラムソフトが不調だと時間系列に沿って物事を進めることができない事、記憶の時間管理、時系列に沿っての情報管理ができない事が起こるでしょう。このプログラムソフトは、順番に段取り計画立案をする、複数同時並行処理をする、言語で考え言葉を操るなどに深く関与しているはずです。

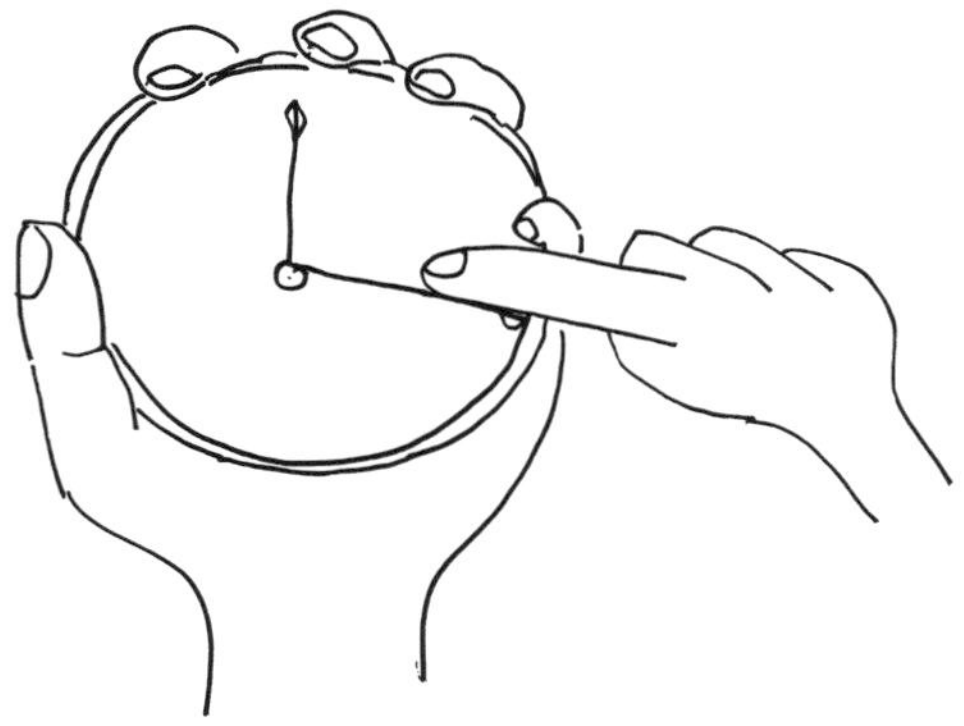

> **ちょっと一言一休み 8　実行機能という言葉**
>
> 「実行機能」という言葉は、研究者によって内容に違いが若干あるようです。ADHD の説明で以前よく使われてきた dual pathway（二つの経路）の考え方では、「実行機能と報酬系の二つが ADHD では不調」と推測し、報酬系に対置するものとして「実行機能」が使われています。一般的には、「あることをしよう（実行しよう）と考えた時に、計画を立て準備をし、その後計画に沿って実行し、時には修正をしつつ、最終目標に到達しようとする」一連の機能が、「実行機能」の中身でしょう。本書での ADHD 関連プログラムソフトとしての「順番に段取る計画立案機能、複数同時平行処理機能、注意機能などの総和」が、実行機能の中身でしょう。最近では triple pathway（3 つの経路）が考えられ、時間管理が加わったモデルが考えられています。

③　感情コントロールの不調（図 2、8p）

感情コントロールシステムが不調だと、怒りっぽさ・キレやすさ、常にイライラなどが出るでしょう。感じ方・考え方の傾向として、感情・思考のシンプル化・二極分化が起こりやすくなるでしょう。

理屈で生きようとする人間的脳による、感情的・本能的脳への抑制が不調だと、本能的脳と人間的脳の中間に位置するであろう感情コントロールのプログラムソフトがうまく作動しないでしょう。論理・理屈よりも、感情・情動を優先した動きになるでしょう。目の前においしそうな物があると、「みんなが集まるまで待ちましょう」と論理・理屈を言われても、つい手が出てしまうでしょう。または、我慢ができなくなって感情的に爆発ないし怒り、暴れてしまうでしょう。「キレた」時には、①心の理論と② ADHD 関連システム群といった上位にある大脳機能はより一層機能不全になり、大脳＝上位脳から本能的脳＝下位脳への抑制がより一層効かなくなるでしょう。こうなると、感じ方・考え方のシンプル化は起こりやすいでしょう。

目の前の相手をみて、敵と判断すれば、闘うか逃げるかの二者択一しかなくなります。日常生活では、周囲には基本的に敵はいないはずですが、相手が少し嫌な事を言っただけでも、敵から攻撃されたと勘違いし、闘うか逃亡するかのどちらかを選ぶ事になります。「百ゼロ思考」「白黒思考」「二極分化思考」と言われる状態が起こりやすくなります。「あの人は、これは良いがあれはだめ」ではなく、「あの人は全てだめで許せない」となり、社会生活は円満にできず、周囲とトラブルを起こし、敵を作ってばかりとなります。

こうならない様に、感情コントロールシステムに対し、その人が激しく怒っても「上位脳（心の理論や抗 ADHD 機能、学習された理屈）を総動員して、下位脳をおおっている不安や怒りの嵐を抑え込む」ことを期待するのです。

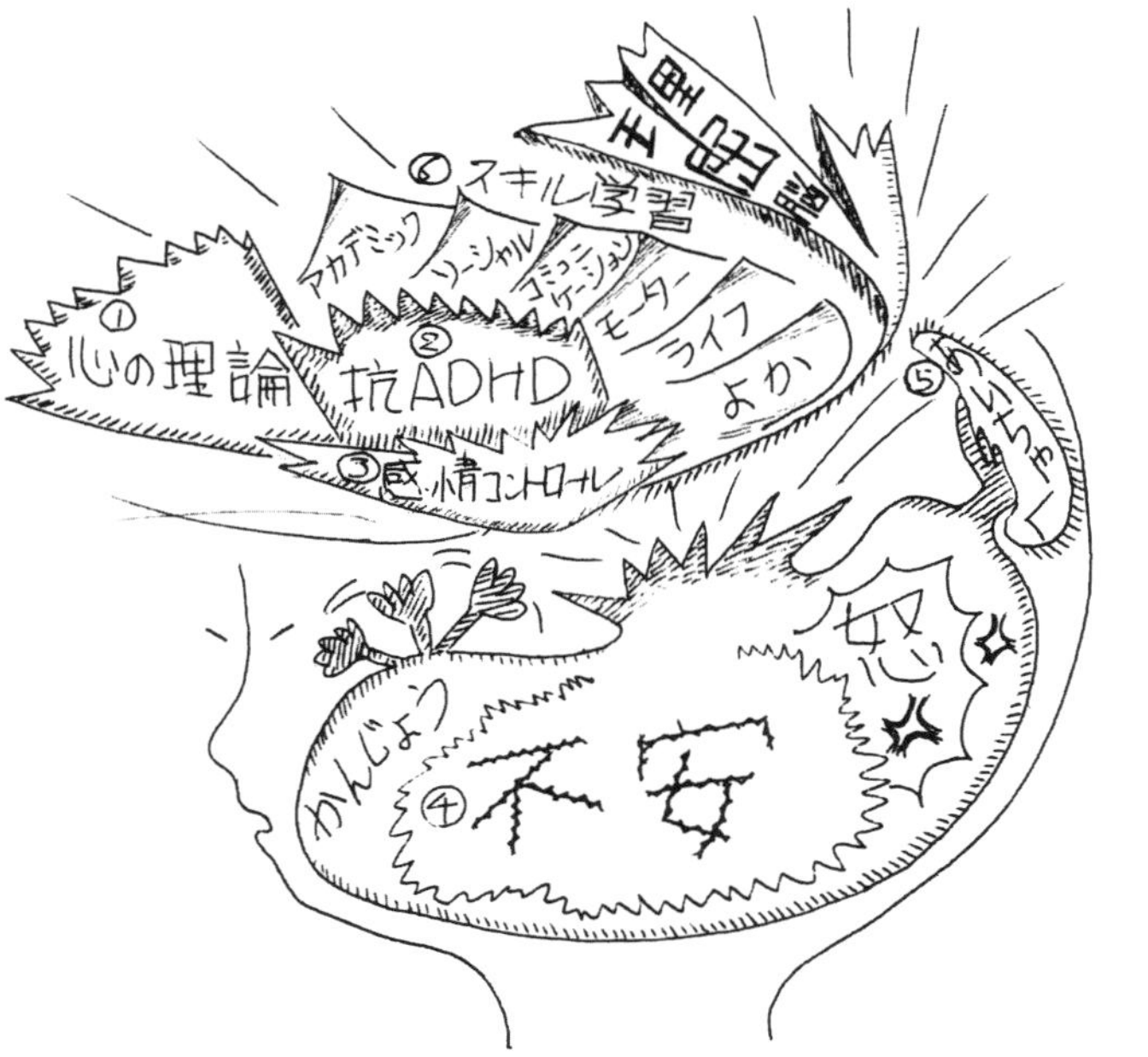

④　不安感知システムの不調（図 2、8p）

人は、「何かまずいことが起こった」「相手が怒っている」「自分に向かって攻撃してくる者・物・何かがある」「自分の心に侵入してくる人がいる」「自らの生存条件が侵され不安定になる感覚を持つ」などの場合に、不安感知システムが動くようにプログラムがセットされています。不安感知システムが不調だと、社会生活を安定して送る上で、また生命の維持・防衛上で問題になるでしょう。

不安感知システムの不調には、過敏に動きすぎる場合と、動かない場合があります。

過敏について

不安感知システムが不安解消のために周囲の情報を取ろうとし過敏に動きすぎると、感覚過敏が起こりやすくなると推測できます。この状態では、心は穏やかでなく、イライラや怒りっぽさが出るでしょう。不安が高じシステムが耐えられなく破綻すると、パニックやフリーズとなるでしょう。パニックとは、脳内のシステムが混乱し、結果として感情コントロールが不成功となり、言動が混乱する事であり、フリーズとは脳内の動きが止まり、結果として言動が止まる事を言います。この状態は、不安を、感情コントロールシステム、上位脳である心の理論や抗ADHD機能、そして学習された知識やスキルで押さえ込めなくなった姿です。

パニックについて

パニックやフリーズを経験する多数派は、多くはないようです。いろいろな集まりで質問してみると、10〜20%位が経験しているようです。一方不安システムが強く動いているであろう自閉スペクトラム症では、パニックやフリーズの出現頻度が極めて高いことを多く経験しますが、特性上理解できることです。

フリーズについて

フリーズですが、5分程度のフリーズでなく、数時間フリーズを持続する自閉症の大人の方もおられました。その時には頭の中で「どうしよう、どうしよう」の反復の連続だとの事です。また時々フリーズした生活を送っていると推測される、慢性的に日々不安が強い中で生きている方がおられます。このような状態では、不安を惹起《じゃっき》するちょっとした刺激で聴覚情報や視覚情報をシャットダウンするまでに至ります。「聞こえない」「見えない」状況が出るわけで、外から見れば心ここにあらずで「解離」状態と評価されるでしょう。「見えない」とは、「靄（もや）がかかる」「ぼんやりとみえる」状況と表現していた方がおられました。

不安の神経回路が動きすぎると、不安解消のための「こだわり」が出現し、「感情・思考のシンプル化・二極分化」が起こりやすくなるでしょう。

感覚鈍麻について

処理能力を超えた情報量となると、情報を遮断し、結果として感覚鈍麻が出現すると考えられます。感覚鈍麻＝不安感知システムが鈍感またはゆっくりにしか動かないとなれば、「動じないのは何故か？」と周囲の人から思われ、びっくりされるかもしれません。危険回避ができないことも起こるでしょう。

⑤　愛着形成・維持（不安を押さえ込む愛着システム）の不調（図2、8p）

愛着の意義

愛着形成システムは、不安感知システムの対極に位置し、根源的なレベルでの不安解決システムとして動いていると思われます。社会生活・集団生活をする生命体として生き残るために、心の理論を使って他者を認識・受容し安心する中で、具体的他者（初期には特定の人＝母的存在の人＝たいていは母）という安心材料を獲得し安心するために愛着システムを持っていると解釈できるでしょう。

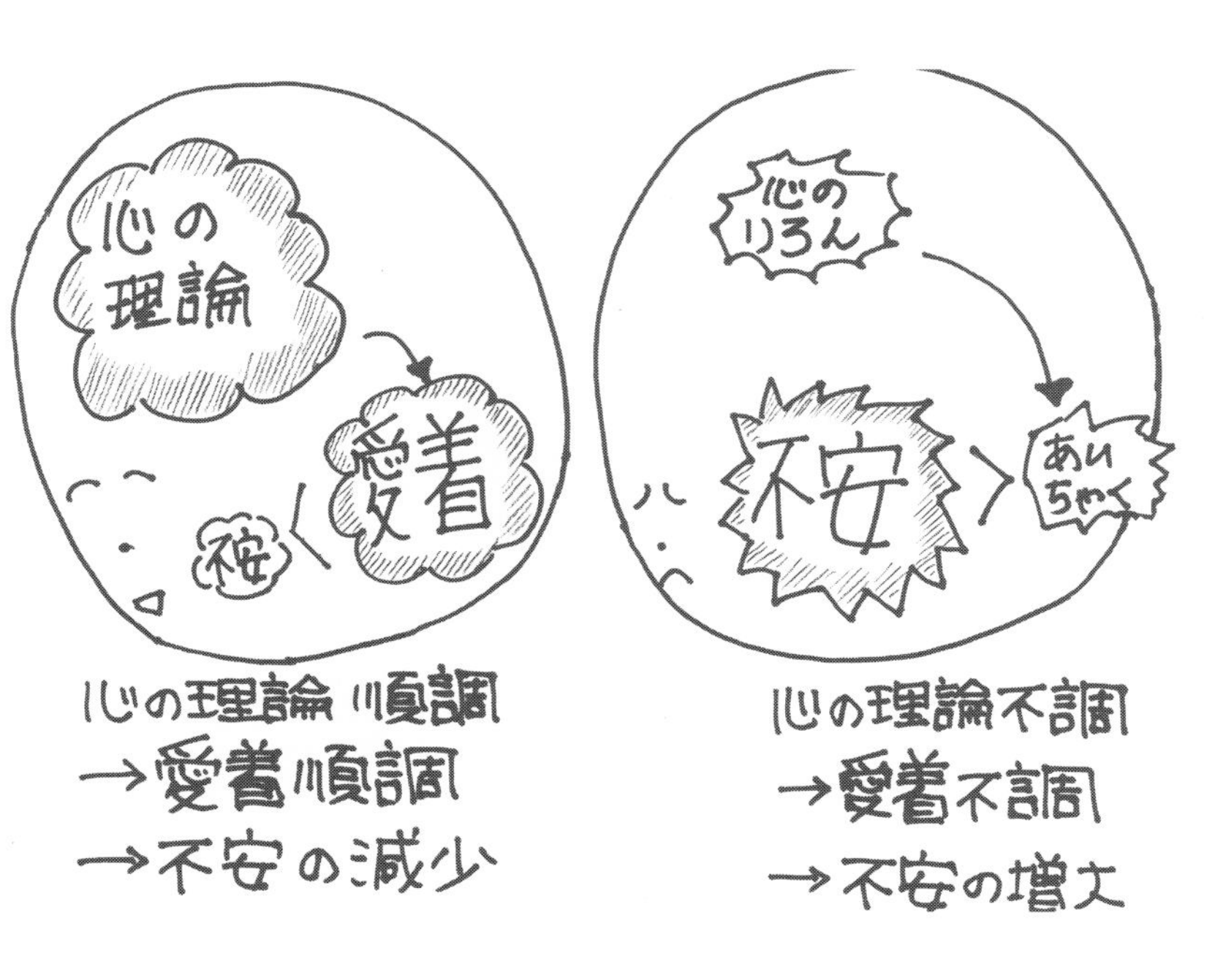

愛着の発達の道

他者から認められることを通して心の中が安定するように作られているのが人間でしょう。周囲を理解できない対象と捉えやすい乳児期早期で、わずかに分かる安心対象として、常々そばにいる母親を認識することは自然です。このような中で、特定の人に対する安

定した思い・志向・愛着が形成され、不安解消をするのでしょう。その後父親、兄弟、家族以外へと、母以外の存在を受け入れていくのでしょう。多くの人は、母以外の、そして未知なる家族以外の生命体の多くを、その後の人生の中で、自分にとって安心材料として受け入れていくのです。

この愛着形成（維持）システムは、順調な「心の理論システム」の動きがあってこそ稼働するシステムです。多数派では比較的容易に愛着形成・維持システムが稼働しますが、心の理論が不調な自閉スペクトラム症では、成長しても愛着形成や維持が困難・不調の方が多いのです。心の理論の発達が遅れる注意欠如多動症では、主に 10 歳前に愛着形成や維持が困難になることがあります。多動・衝動・不注意故に虐待手法の子育てにさらされやすい ADHD や自閉スペクトラム症のお子さんでは、一層人への愛着形成や維持が困難になり、または歪んでしまいます。怒られてばかりの中では、親の怒っている姿・言動が、子ども自身が真似してよいとの判断・模倣の手本になり、「反抗挑発症」へ発展しやすいと想像できます。

不安を抑え込む愛着システムが育たないと、愛着障がいとして、回避型愛着パターン、不安型愛着パターン、反抗挑発症、「四角い窓症候群」などが起こります。（「四角い窓」は電子メディア全般を指しますが、これらに長時間さらされた乳幼児は、マイペースで人の心に興味をもたず、一見自閉症と見間違うほどの症状に、一時的にせよなることがあります。被害程度が小さい状態も含め、この愛着障がい状態を「四角い窓症候群」と筆者は呼んでいます。「四角い窓」や「四角い窓症候群」という表現は、筆者の造語です）

愛着成立不調だと

愛着形成の不調があれば、他人との信頼関係を築く事に成功しないでしょうし、他人に共感し、他人に寄り添い、他人との良い関係作りに成功しないでしょう。対人関係を回避したり、調節力のない会話が多くなり、不適切なつきあい方となるでしょう。

愛着障がいを助長するもの

愛着不育を助長するものは、a）虐待環境ないしは虐待手法による子育て環境、b）四角い窓の長時間視聴＝洗脳環境などです。これらは他者への愛着や志向性を閉ざす環境であり、心の理論システムの発動は妨げられ、結果として愛着が育ちにくい環境となります。

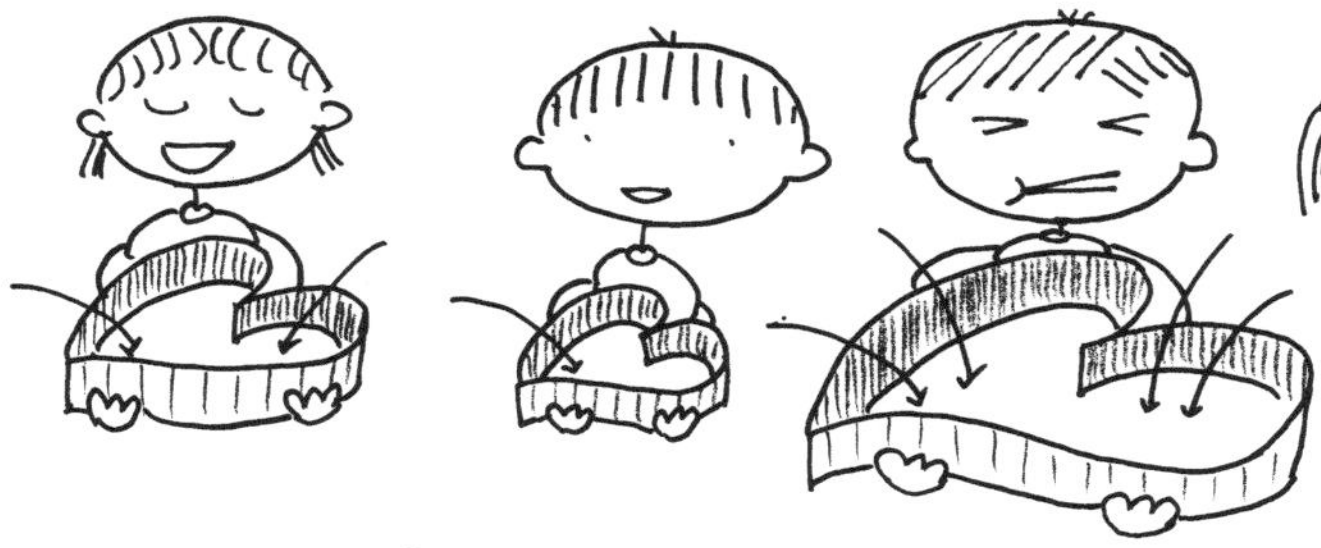
愛を受けとる器の大きさは
人それぞれ

a）虐待環境ないしは虐待手法による子育て環境

「愛情の器」という考え方があります（文献 1－a)。愛情を感じる「器の芽生え」を持って人間は生まれ、生育環境の中で「愛情の器ができあがる」という考えで、納得できます。

虐待環境では、この「愛情の器作り」は成功しません。虐待により引き起こされる反応性愛着障がいでは、例えば器になっておらず板状であり、愛情を受け止めることができないと例えられています（文献 1－a)。板状にしかなっていなければ、どんなに愛情をそそいでも、愛は流れさり、愛が向けられていることを感知できないでしょう。器に穴が開いていても同じです。

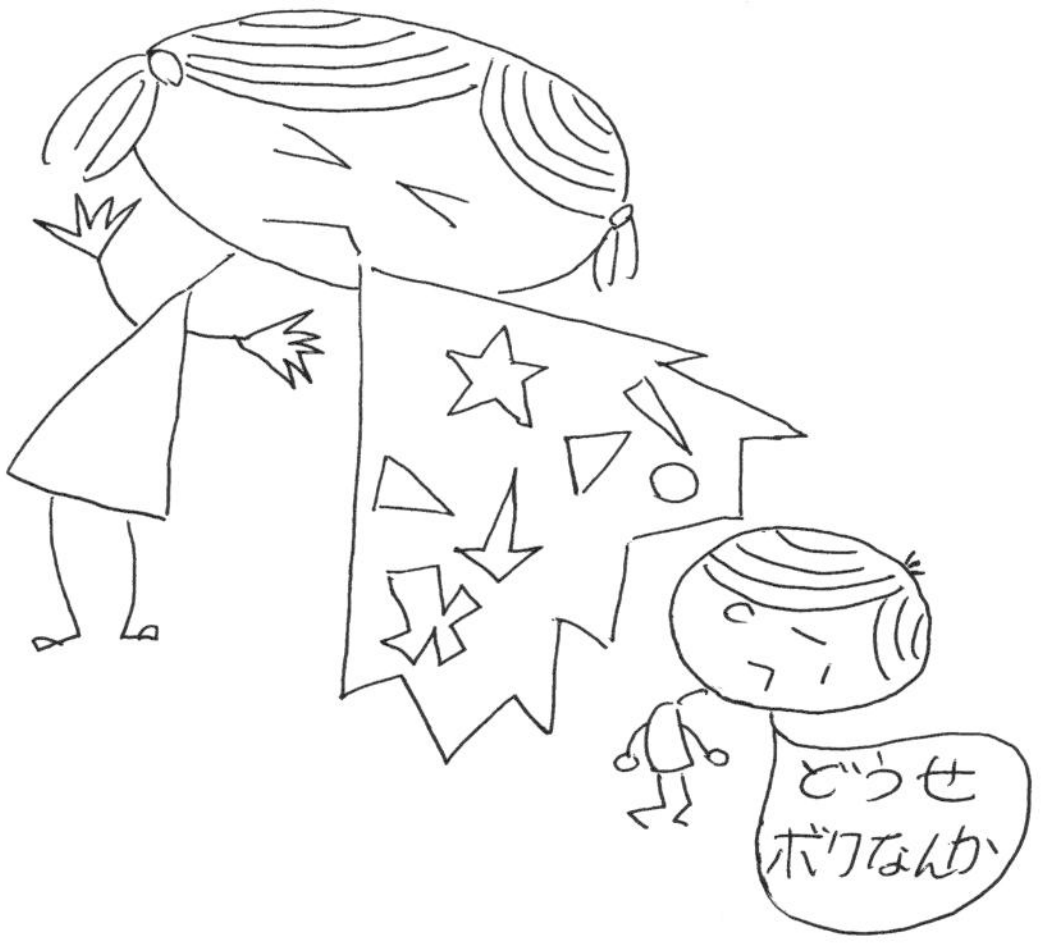
どうせ
ボクなんか

受け取る容器の入り口が変形し小さい場合にも、愛情を感知しにくいでしょう。自閉スペクトラム症はこの入り口が狭いイメージに例えられています。ADHD でエネルギッシュな方で、注目行動としての反抗的挑戦的態度・

不安型愛着障がいを親や他者との間で示す方は、恐らくは大きな器をもっている人であり、多くの愛を求め、沢山愛を貰わないと満足・納得しないタイプ、貪欲にストーカー的に愛を求めるタイプと言えるでしょう。

さて虐待により、愛着障がいが起こる事は知られています。厳しい虐待環境による極単な愛着障がい例は多くはないかもしれませんが、軽度の愛着障がい状態になっている人は多いと推測されます。不適切な養育環境として、四角い窓の長時間視聴・遊興による愛着の不育＝愛着障がい例は、かなり多いと思います。

虐待による愛着障がいの典型は、反応性愛着障がいという言葉・状態ですが、これには二つの状態が知られています。抑制型と脱抑制型です。抑制型は、人との関係性を回避するタイプですので、自閉スペクトラム症と似た症状になります。脱抑制型は、人への接近の仕方として自閉スペクトラム症の積極奇異型に近い姿、不安型の愛着パターンとなります。「ねーねーおじちゃん、あそぼうよ」「忙しいからあとでね」「ふん、おまえなんか死んでしまえ」という様な、相手を大切な人として扱う姿勢のない態度や言動になることが知られています。

本書での「虐待手法の子育て」とは、日本で伝統的に一般的に行われてきた、叱って育てる子育て方法を言っています。「褒めるより、叱りつける方法」で、時には大人からげんこつが出たりするわけです。日本での子育てで、多くみられる内容ではないでしょうか。

b ）四角い窓長時間視聴＝洗脳環境

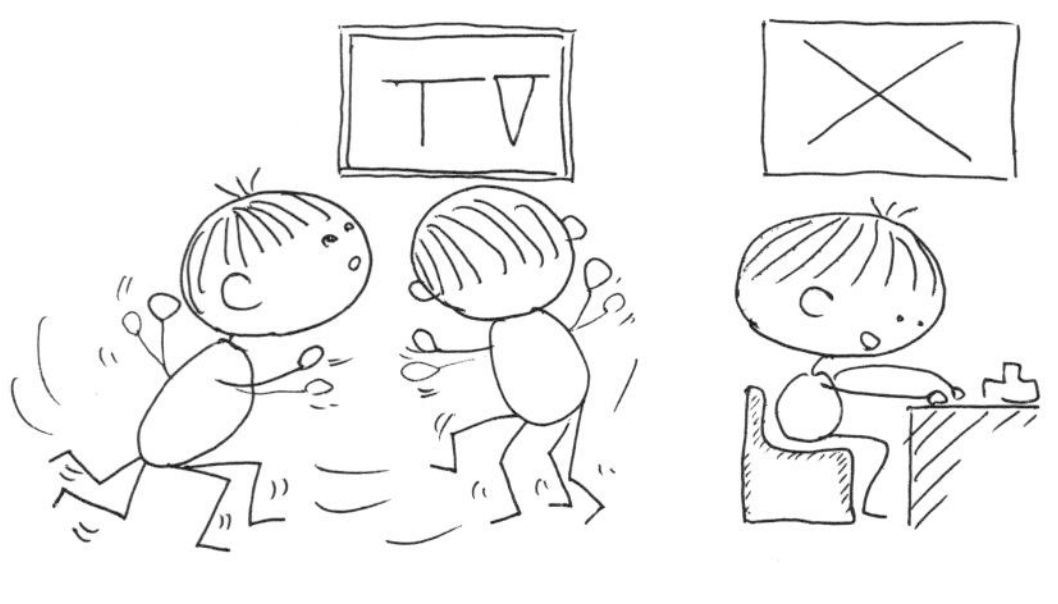

「四角い窓」とは、テレビ、DVD、動画、ゲーム、スマホ、タブレット、パソコン画面のことです。そして四角い窓の長時間視聴で、子側の社会性の育ちに悪影響がある場合に、その状態を「四角い窓症候群」と筆者は言っています。これは筆者の造語です。長時間視聴では 7～8 歳で不注意を来すことが医学的に知られていますが、経験的には多動を引き起こしている場合もみうけられます。長時間視聴を止めるだけで、多動が改善するのです。または四角い窓の長時間視聴で、自閉症に似た症状や愛着障がいスペクトラム状況、また自閉スペクトラム症者でより症状の悪化を示す人が居ることを理解しています。何故ならば、四角い画面の視聴を中止すると、症状が 1～2 カ月といった短期間で改善する部分がみられるのです。愛着障がいの原因を排除したら愛着が改善したために、問題の症状が短期間に改善したと理解できます。因果関係がわかりやすい改善経過や長時間の利用による症状の悪化経過がそれを物語ると考えています。

自閉スペクトラム症者では、変形した狭い入口を持つ「愛情の器」が想定されるわけですが、愛着改善を目指した取り組み（四角い窓の排除、親子ふれあいプレイの充実、親の虐待手法の子育ての排除）で、狭くなっていた入口は広がり、愛を感知できるようになり、他者意識が育ち、人への愛着の少なさや弱さなどの症状は改善するのです。自閉症療育の基礎は「愛着の改善」と考えています。

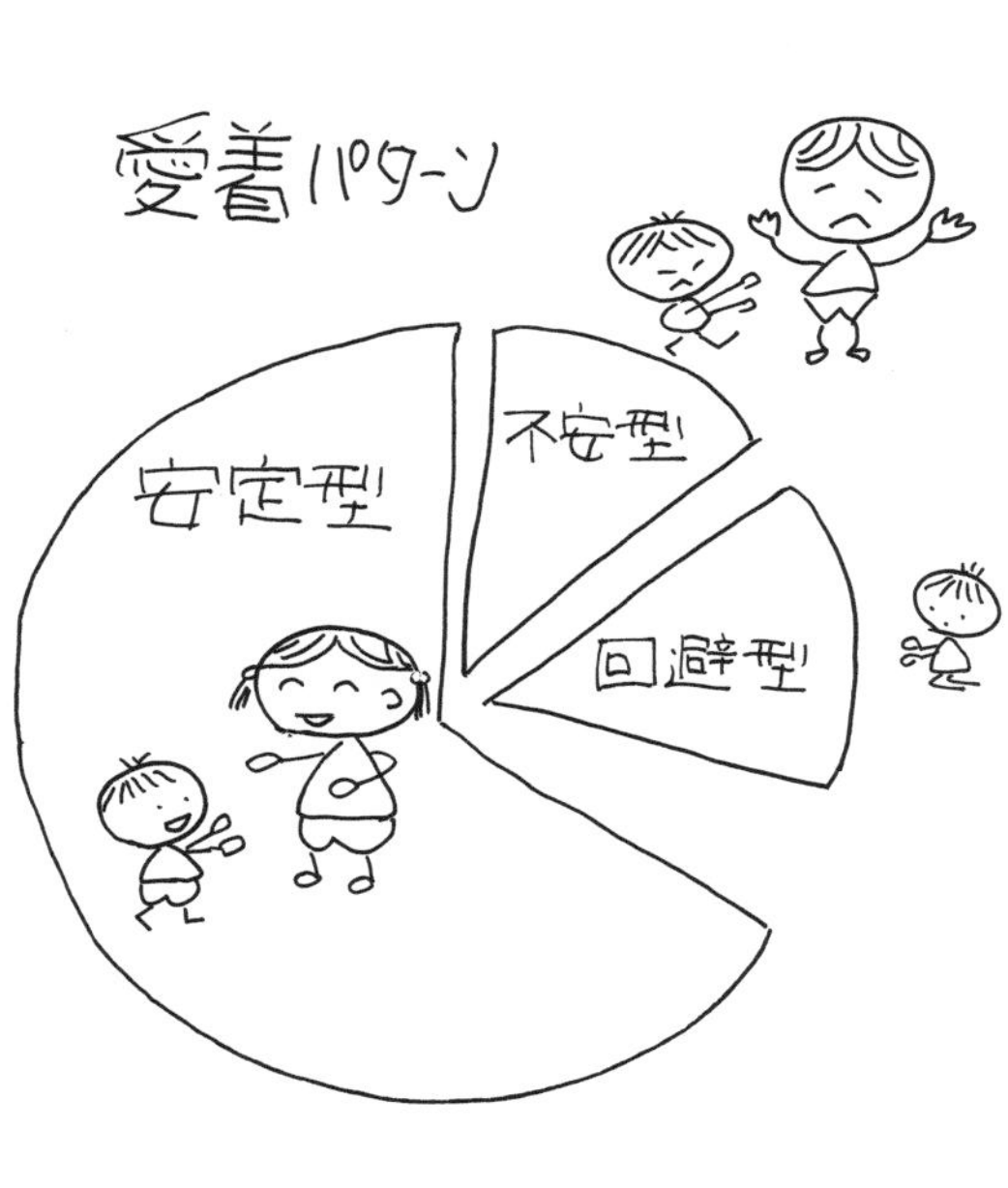

不安定な愛着パターン

不安定な愛着には、大まかには回避型愛着パターン、不安型愛着パターンが知られています（文献 1－c）。

回避型愛着パターンは、母親と離れたり再会した場合に大きな心の変化が子ども側に起こらない程の、親への思いが弱い状態を言います。あっさりタイプの子どもです。

不安型愛着パターンは、心の絆ができつつあるが不十分で、母親と離れた場合に過剰に不安がり

泣き叫び、再会時にも過剰に反応し母親を責めたり攻撃するタイプです。母親に難癖をつけ、過剰な自己中心的要求を突きつけるタイプで、大人が養育に疲れを感じるタイプのお子さんです。

「愛着障がいスペクトラム」との表現がありますが（文献 1－e）、臨床場面で使える妥当な言葉・表現と考えます。虐待環境による「反応性愛着障がい」という医学診断名がありますが、それに比して軽度な状態、つまり一般家庭でのテレビやゲーム長時間視聴による他者への気持ちが育っていない状態に対する診断名がありません。ここをカバーする言葉として、「愛着障がいスペクトラム」は有用です（23p）。

実際の診療の場では

「愛着障がい」と表現すると、一生懸命養育をしている母親等の心を傷つける恐れもある中で、「愛着のスペクトラム」「愛着の不調」と表現することが必要な場面があります。そして、「愛着スペクトラム」と表現することで、反応性愛着障がいという愛着障がいスペクトラムの極形状態から、淡い状態、そして安定した愛着まで含むため、説明上妥当・有用です（23p）。

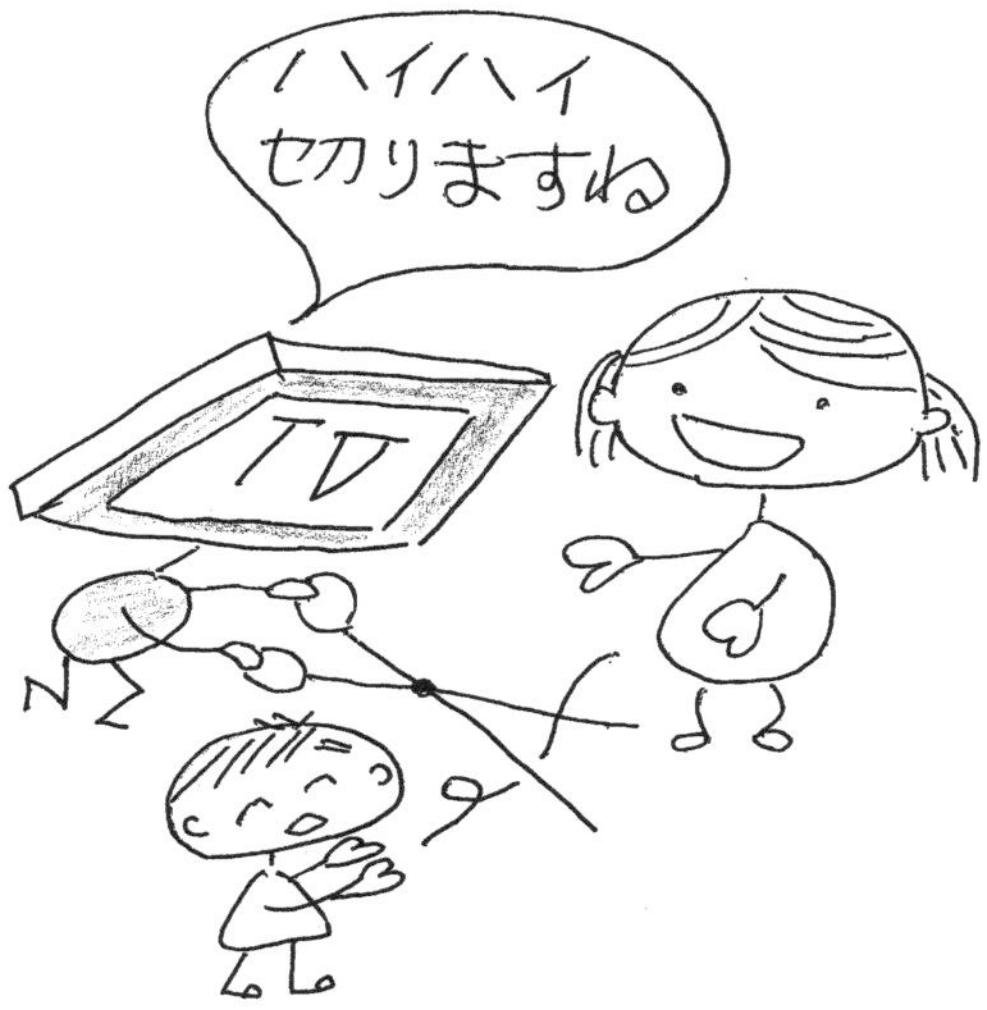

⑥　学習システムの不調（図 2、8p）

上位の脳システム①心の理論システムと② ADHD 関連システムを使って学習するわけですが、学習が不調であれば、様々な学習（アカデミックスキル、ソーシャルスキル、コミュニケーションスキル、モータースキル、ライフスキル、余暇スキル）が不調となります（図 3、11p、41p）。

ちょっと一言一休み 9　多数派の中で、異文化の外国人的・異邦人的立場に立たされる少数派（自閉スペクトラム症）

少数派と認識できた目の前の人を、「かなり日本語を話すようになったけれども、まだ日本の文化・常識・考え方の学習が不十分なために、時折多数派のように振る舞うことに成功しておらず、戸惑っている。外国から来たお友達がホームステイしている」と例えて支援する事が妥当と考えましょうと、養育者に伝えています。そう考えれば、自閉スペクトラム症の理解はおおむねできるでしょうし、日々の支援の具体策が出てくると思えるからです。

興味の持ち方で学習のアンバランス・偏りが出やすく、アカデミックスキルは優秀でも、ソーシャルスキル、コミュニケーションスキルの学習が不十分で、人間関係でトラブルが起きやすかったり、ライフスキルや常識が入っていない中で、社会生活につまづきやすかったりするわけです。他者の気持ちを読む事＝心の理論が不調故に、自己中心的な世界に住むことになりやすい中で、学習の偏りが起こりやすくなるのは致し方のない事といえます。こう認識すれば、「学習機会を提供して学習支援をする義務が多数派にある」ことが理解されます。外国からの移民者に対し、社会への適応を進めてもらうために移民教育を提供する事と同様の構図と思われます。

他者の気持ちを読むことに長けている多数派は巧妙な嘘をつきますが、人の心を読むことに長けていない自閉スペクトラム症では、嘘も「見え見えの嘘」の事が多いです。「嘘をつく」という言動は、心の理論の成長に伴って可能になるものでありますが、心の理論の成長が遅れる自閉スペクトラム症では彼らの脳機能に合わせての誠実な言動としての「見え見えの嘘」になると理解しています。一見奇妙な言動をしたとしても、決して「変な人」ではなく、己が学んだ範囲の論理で誠実に動き、多数派的から見れば「ドジっている」という構図です。より一層の学習を社会的に提供すべきことを、教えています。

4　脳システム論による個別支援計画作成の普及のために ―基礎資料の解説

1）脳システム論シートの入手方法

「脳システム論による個別支援計画作り」の普及のために、以下に資料（シートA－1、シートA－2、シートA－3、シートB、シートC）を載せます。これらの脳システム論のシートは、発達クリニックぱすてるのホームページ（http://clinic-pasuteru.com/）からダウンロードできます。ご利用ください。これらは支援者と養育者の話し合い時、個別支援会議時に、共通認識をする上での資料として活用できます。

2）脳システム論シートへの記入

シートA－1：脳システム分析（34～35p）

シートの各々の項目に従って、気づいている点を書きこみます。項目別に、症状や問題点をまとめます。対象児者の、人の気持ちの読み方の状況や、愛着の問題の記載が、最も難しいでしょう。人の心の中は直接見えないので、日常生活の言動の中から、該当するエピソードを探し記入します。

シートA－2：支援の必要度（36p）

各々の項目での支援の度合いを主観的に評価します。1は「かなり支援が必要（△印）」、2は「支援を要する（□印）、3は「やや支援を要する（⬠印）」、4は「ほとんど支援を必要としない（○印）」とします。

シートA－3：レーダーチャート（37p）

シートA－2の数字を入力すると、レーダーチャート（エクセルで作成）が自動的に作成されます。どの分野が苦手か、親・支援者（教師、保育者など）側がどの分野を問題視しているかが、一目で分かります。立場により、気づきの程度により、支援の度合いの判断は異なるでしょう。そして、現状とその後（半年後や1年後）を視覚的に比較することができるでしょう。

シートB：脳システムのバランス図（38p）

各々の分野での問題点を図の中に書き入れ、各々の分野での支援の必要性の度合いを、△、□、⬠、○と判断し記入します。△が最も不調で△□⬠の順に支援の必要度が減り、○は支援不要と考える場合です。どこが苦手か明確になります。その後、対象児者の問題の解釈（物語・ストーリー）を考えます。本ストーリーは、支援のための基本の考え方となります。

シートC：脳システム不調への支援図（38p）

・各分野における支援の大枠、基礎的な点が記入されています。
・家庭や集団生活（保育園・幼稚園・学校）の場面ごとに、日常生活の工夫点を具体的に考えていただくためのシートです。

以下に、①脳の外の環境調整（図11、39p）、そして②脳内の環境調整（図12、39p）について述べます。詳細は後述しますが（39～72p）、簡略に述べると以下の如くです。

① 脳の外の環境調整について（図11、39p）

皮膚を境に、人は外の世界から隔絶されています。外の世界には様々な情報があります。人・物・音・光・風など、全て情報です。それらを取り込んで、自分にとっての意味を分析・判断し、どう振る舞うかを決めている（言動をする）のが、人間の日々の脳活動です。

個別支援計画を立てるための脳システム論　シートＡ－１：脳システム分析

①社会性（心の理論）

	【見立ての材料（質問例）】	特記事項（本人状況、質問への反応等）
心の理論＝人の気持ち（考え・感情）が読めるか。	自己中心的？　自分の考えにこだわる？ 母父兄弟の気持ちは分かる？　分からない？ 友人の気持ちは分かる？　分からない？	
	友人いる？　親友いる？　みんなと遊ぶ？ 人に寄り添おうとする？　人との関係を回避する？	
	他者の目ある？　他人の評価を気にする？ 自他境界はどう？　他人との距離感どう？ 顔や体が近い？　他者意見に支配される？	
	自己開示？　困り・悩みで相談する？	

・心の理論とは、人の気持ちを読んで調節する力。自閉スペクトラム症の本質問題と思われる点であり、気づいた多くの点を記載して下さい。

②落ち着き注意力

	【見立ての材料（質問例）】	特記事項（本人状況、質問への反応等）
実行機能	計画・段取りはできる？　修正やＡ→Ｂ→Ｃは？ 片付けはできる？	
	二つ同時処理はできる？ 「もしも〇〇だったら」は考えられる？	
	記憶：過去を生かせる？　日々同じ過ちを反復？	
	注意：多注意（好奇心旺盛）？ 　　　一つ一つは不注意？　情報を入れない？	
報酬系機能	我慢ができる？　待てる？	
言語能力	言葉で順序立てて説明できる？ 会話力はある？	

③感情コントロール

	【見立ての材料（質問例）】	特記事項（本人状況、質問への反応等）
イライラ、かんしゃくの調節・制御	クラスメイト・教師・保育者へのあたりちらし、暴言、暴力は？	
	自分に対して、思い通りにできないことがあるとイライラし、かんしゃくは？	
	家族に対して、あたりちらし、暴言、暴力は？	

④不安のシステム

	【見立ての材料（質問例）】	特記事項（本人状況、質問への反応等）
不安を持つ事	「先の見通しが分からない、経験したことがない、新しい」ことは不安？	
	予定の変更や環境の変化は、苦手？	
こだわり	場所、順番へのこだわり、儀式的なことがあるか？	
	マイブームがあるか？（以前あったか？）	
パニック	パニックになることがある？　頻度は？	
	フリーズすることがある？　頻度は？	
白黒・百ゼロ思考	一番や、勝負にこだわるか？	
	白黒・百ゼロ思考で考えることが多い？	

・パニックとは本人が思い込んでいる予定とは違った時、変更が起こった時に、適応できず泣き叫んだりすること。
・フリーズとは、体が瞬間的に止まり、頭の中で何も考えることができなくなっているであろう状態。人によっては、時間が５分とか、それ以上の長い場合がある。
・白黒、百ゼロ思考とは、「一番でないと許せない」「95点は０点と同じだ」とパニックを起こしたり、人には嫌な点と良い点があると考えずに、「Ａ君は好き。Ｂ君は嫌い。顔も見たくない」と二つの極にわけたり、パニックを起こす状態。程度問題はあるが、二極分化思考と言われ、感情に支配された硬直した思考と言える。

⑤愛着パターン

	【見立ての材料（質問例）】	特記事項（本人状況、質問への反応等）
家族との関係（良い、ケンカばかり、無関心）	父母と仲は？	
	兄弟姉妹と仲は？	

	推測される愛着パターンの型（※1）【①安定、②不安定（不安型）、③不安定（回避型）、④その他】	反抗挑発症の頻度【高い、時々、ほとんどない】
家族との関係		
家族以外との関係（※2）		

※1　不安定型とは、母と離れると過剰に不安となり、再会しても過剰に反応する状況。回避型は母への無関心状態。
※2　愛着パターンや状況によっては、家族以外との関係に波及する。

⑩四角い窓の利用状況

	平日	土日
テレビ・動画	（　　　）時間	（　　　）時間
ゲーム	（　　　）時間	（　　　）時間
中止勧告への反応は？	素直　反発若干　反発強く暴言　暴力	素直　反発若干　反発強く暴言　暴力

⑦家族の愛着スタイル

	【見立ての材料】	特記事項（質問への反応等）
母	母は厳しいタイプか	
父	父は厳しいタイプか	
兄弟・姉妹、祖父母、その他	家族の中で厳しい養育スタイルの人はいるか	

⑧集団での適応

	【見立ての材料（質問例）】	特記事項（本人状況、質問への反応等）
核家族中で	【左記項目の中で】居心地はいい？	
大家族中で	〃	
家族外の小グループ	〃	
特別支援学級	〃	
大集団（集団保育）	〃	
大集団（学校）	〃	
特別支援学校	〃	
休み時間の居場所	〃	
休み時間の遊び内容	〃	
	【見立ての材料（質問例）】	特記事項（本人状況、質問への反応等）
サバイバルグッズの使用	グッズを使っていますか？	
サバイバルスペースの使用	スペースを使っていますか？	

⑥学習の入り方

	【見立ての材料】	特記事項（本人状況、質問への反応等）
生活・ライフスキル	生活を送る上で必要な、日常の基礎的な能力はありますか？	
コミュニケーションスキル	他者との会話等の意思疎通能力の程度は？	
常識	常識理解の程度は？	
ソーシャルスキル	集団や社会生活上で適切に振る舞う能力の程度は？	
集団保育（学校）での学び	国語・算数への適応での問題は無いか	
	宿題量の問題は無いか	

【ライフスキルの見立て】　例えば、以下の項目はできるか？
・片付け　・衣類準備　・着替え、整容　・洗濯（洗い、干し、たたみ）　・風呂掃除　・食事作り

⑨自己評価・自己肯定感

	【見立ての材料】	特記事項（本人状況、質問への反応等）
否定的	以下のような発言はある？ 「自分はみんなから好かれていない。」 「良いところは一つもない。」 「自分はダメな子。」	
揺れ動き	↑↓　上記・下記の中間	
上向き	回復傾向あり…上向き	
肯定的	上記の発言がなく、自信を失ってない状態か？	

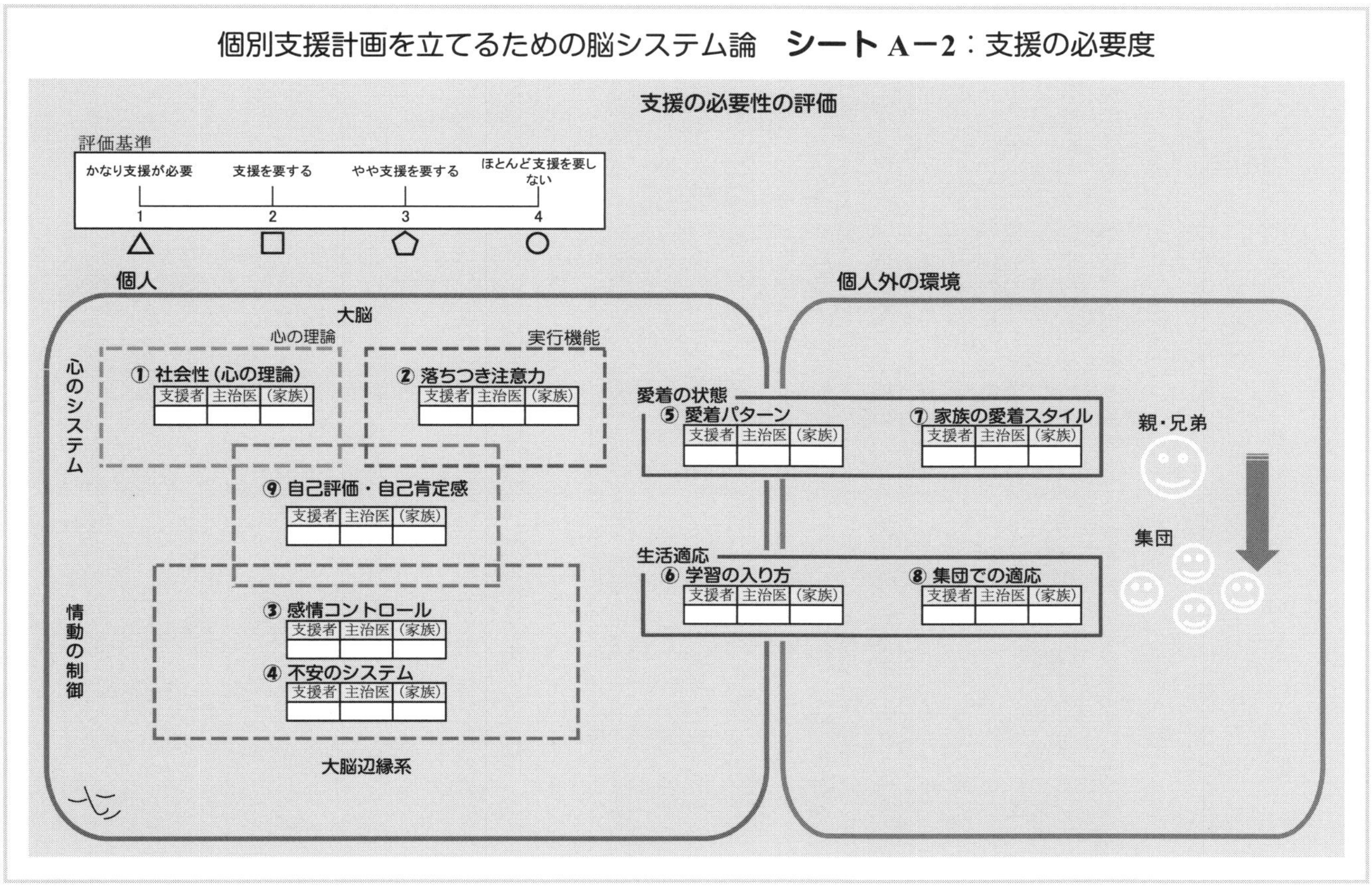

脳に入る情報が多すぎ情報処理上で辛くなると、多数派は自分に関係ないと判断できる情報はザックリと切り落とします。これが上手く行かない少数派では、システムがギクシャクした動きとなったり、フリーズし、脳での情報処理が止まります。また混乱が激しければ、パニックを起こすでしょう。

上位の理屈脳（①②）で不安や感情を抑制できている内は良いのですが、抑制ができなくなればフリーズ・パニックを起こし不安・抑うつを強め、気分（持続的感情）や意欲が落ちるでしょう。睡眠や食欲が不調になり、抑うつや不安の程度が強まり脳内バランスを崩すと、うつ病や不安障がい（不安の発作や強迫的な手洗い、人の目が怖いなど）へと発展しうるでしょう。

後述するような様々な工夫・合理的配慮が、順調な安定した情報処理を維持するためには必要です（39〜72p）。

② 脳内の環境調整について（図 12、39p）

各システムへの支援により、脳内環境を安定化させることが、外の情報を処理する上で必要です。

3）個別支援会議での脳システム論シート利用

これらのシートは個別支援会議の基礎資料となり、利用する事で支援者間で問題点の共通認識ができることでしょう。共通認識を通し、比較的漏れの少ない、より良い合理的な個別支援計画作りが可能となるでしょう。短期目標、長期目標、アカデミックスキル（教科学習）、ソーシャルスキル（他者とのコミュニケーション技術）、モータースキル、ライフスキル（自分の生命を守る事や生活技術など生きる力）、余暇スキルなど。何をを育んでいくべきかにおいて、具体的支援の工夫・中身が出てくるでしょう。

簡易的には、シートB、C（38p）の利用で良いと考えます。シートA－1、2、3への記入は、分析の視点に慣れるまで利用していただくシート、または例えば「どのような内容が心の理論の不調なのか」を互いに確認できるまで、個別支援会議の中での使用をお勧めします。

個別支援計画を立てるための脳システム論　**シート A－3**：レーダーチャート

○　全カテゴリ別

	支援者	主治医	（家族）
①社会性	0	0	
②落ち着き注意力	0	0	
③感情コントロール	0	0	
④不安のシステム	0	0	
⑤愛着パターン	0	0	
⑦家族の愛着スタイル	0	0	
⑧集団での適応	0	0	
⑥学習の入り方	0	0	
⑨自己評価・自己肯定感	0	0	
平均	0.0	0.0	

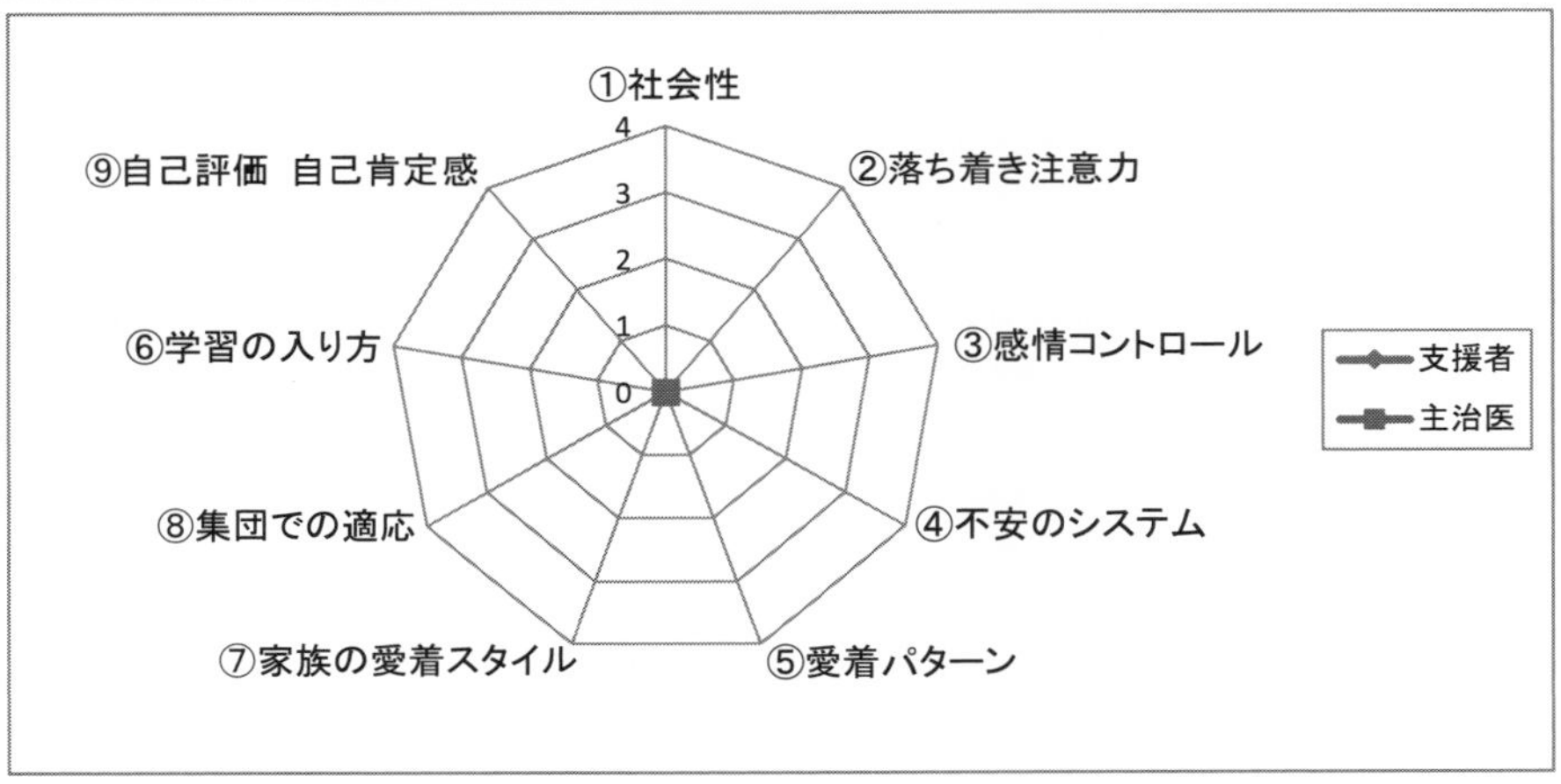

○　大項目に分類

分類	元データ	支援者	主治医	（家族）
心のシステムの発達	①社会性 ②落ち着き注意力	0	0	
情動の制御	③感情コントロール ④不安のシステム	0	0	
愛着の状態	⑤愛着パターン ⑦家族の愛着スタイル	0	0	
生活適応	⑧集団での適応 ⑥学習の入り方	0	0	
肯定感	⑨自己評価・自己肯定感（×２）	0	0	

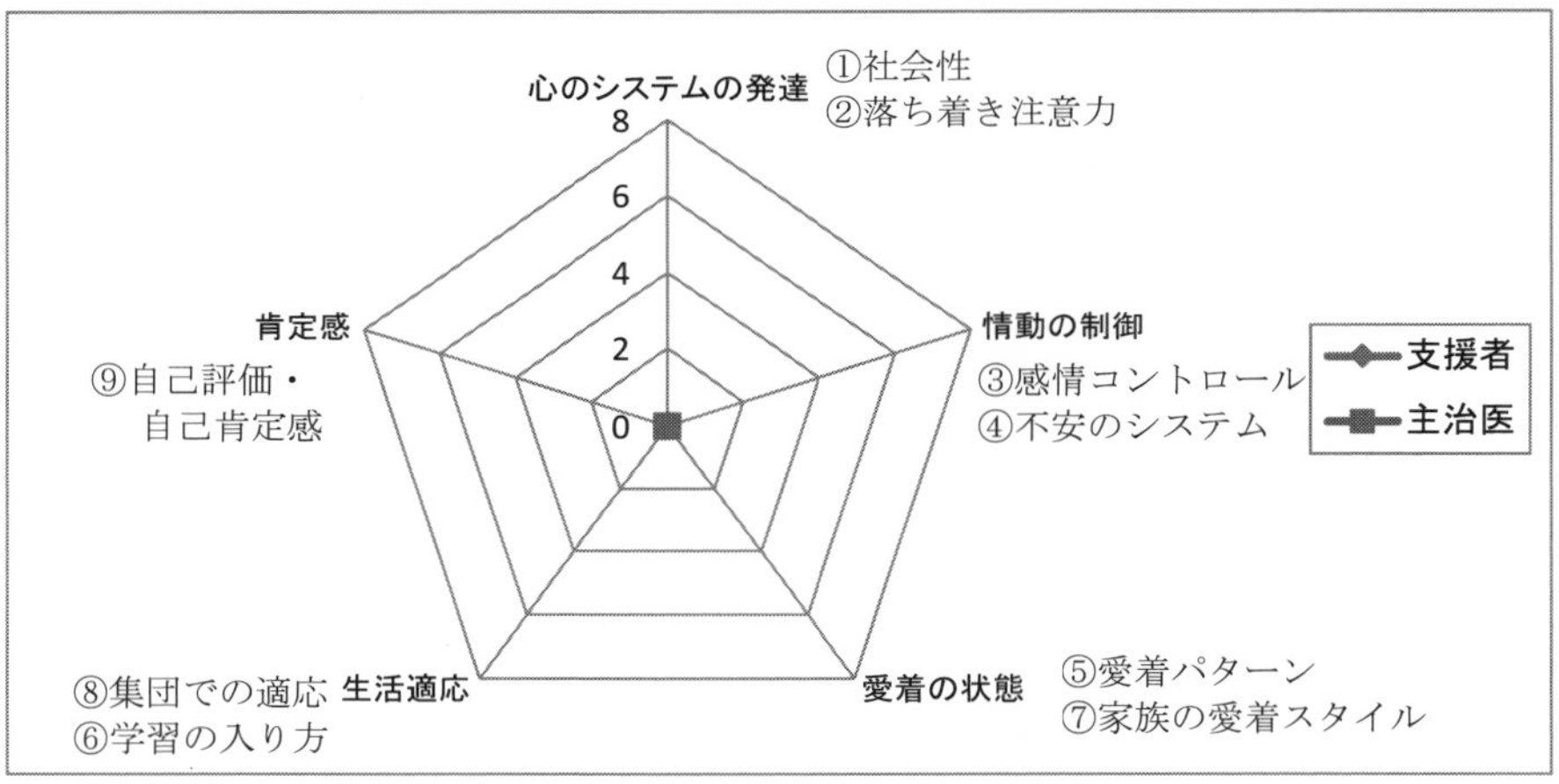

シートB　脳システムのバランス図

問題点をあげ、システム不調を△□⬠○で表現しましょう　（　）歳（　）カ月（　）性

△ かなり支援が必要
□ 支援を要する
⬠ やや支援を要する
○ ほとんど支援を必要としない

⑦ 小規模な家庭集団内
父母とは？
兄弟とは？
配偶者とは？
相談できているか？
⑩四角い窓の過剰利用は？

⑧ 大規模な家庭外の集団内
友はいる？
先生とは？
集団からはずれる？
休み時間はどこ？
相談できているか？
職場での適応は？
サバイバルグッズ・スペースは？

⑨ 自己評価・自己肯定感
高い？　低い？

⑥ 学習のバランス？　学習困難の有無

① 心の理論システム
父母の気持ちを読む？
兄弟の気持ちを読む？
クラスメイト・教師の気持ちを読む？

② 抗ADHDシステム
計画性は？
二つを同時に扱える？
同じ過ちの反復は？
注意の持続は？
褒美（報酬）を待てる？

③ 感情コントロールシステム
キレやすいか？　理由は？　大声で騒ぐ？　泣く？　暴言　暴力

④ 不安感知システム
不安が強い？
日々の変化に耐えれる？
こだわりは？
感覚過敏？　鈍麻？　何に？
白黒・100-0思考、二極分化思考はある？

⑤ 愛着のシステム
愛着対象とは安定？
家庭内で好きな人は？
家庭内で大人と安定？
集団内で子どもと安定？
集団内で好きな大人は？
嫌いな人がいる？

シートC　脳システム不調への支援図

情報の入力・分析・出力を考えつつ、本人の不調のストーリーを考え支援内容のポイントをチェックしたり、追加しましょう

⑦ 小規模な家庭集団内
愛のくさび作戦
　愛着対象者の確定
　四角い窓を制限
　アナログ遊びでやりとりを
　体を使った遊びを
視覚支援・構造化→情報削減を通し情報を入れる
　予定表の確認（時間の構造化）
　直前カード　手順カード　情報の遮断
絵本ままごとで愛着、言葉を練習

⑧ 大規模な家庭外の集団内
情報削減・整理→情報を入れる
　空間の構造化　小集団化
所属するグループの確定
サバイバルグッズ・スペース確保→不安減少

⑨ 自己評価・自己肯定感
あげるための努力を周囲が行う
本人の自信向上に向けて支援

① 心の理論システム↑
人の気持ち（考え、感情）を態度と言葉で反復教授→学習
褒める＝認証と意識的無反応も使い教える（TOM不調では通用しない危険あり）

② 抗ADHDシステム↑
脳トレーニング
　実行すればポイントシステムで評価
　料理の手伝いは複数同時処理練習
　難しいしりとりで記憶力アップ
抗ADHD薬でシステムの活性化

③ 感情コントロールシステム　安定化↑
カチンと来たら一後ろへ振り向く、固まる、123と数を数える

④ 不安感知システム　安定化↑
不安材料を除去
視覚的構造化で不安除去
不安解消＝愛着を強める方向
サバイバルグッズ・スペースの確保

⑤ 愛着のシステム↑
愛着の強化
　親子コミュニケーション支援
　愛のくさび作戦
　四角い窓よ　さようなら作戦
　虐待手法よ　さようなら作戦
　　特定の人＝安全・探索基地形成へ

5　脳システム論の構成要素に沿う支援・個別支援計画つくり —環境調整と情報処理プログラムの活性化—

脳での情報処理を改善する上での「環境調整」を考える時、1）脳外環境調整、2）脳内環境調整—情報処理プログラムの活性化、の 2 つが問題になります。多数派や少数派である発達凸凹（自閉スペクトラム症や ADHD 注意欠如多動症）の方の支援を考える場合、この 2 方面での支援を考える事が必要です（図 11、12）。個人脳の内外の環境調整に関する点をまとめて説明します。

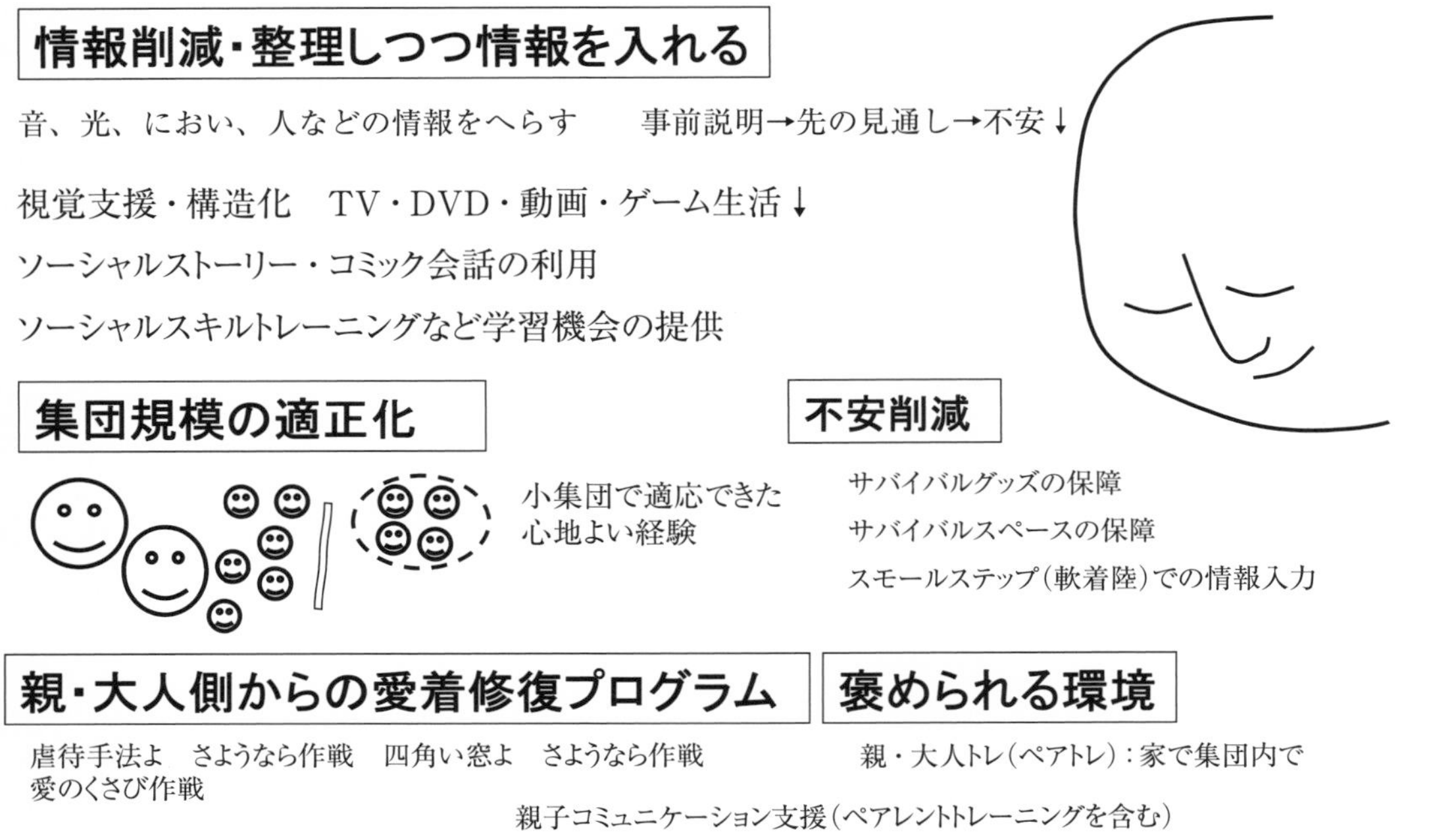

図 11　個人外の環境調整（情報量・質の適正化）

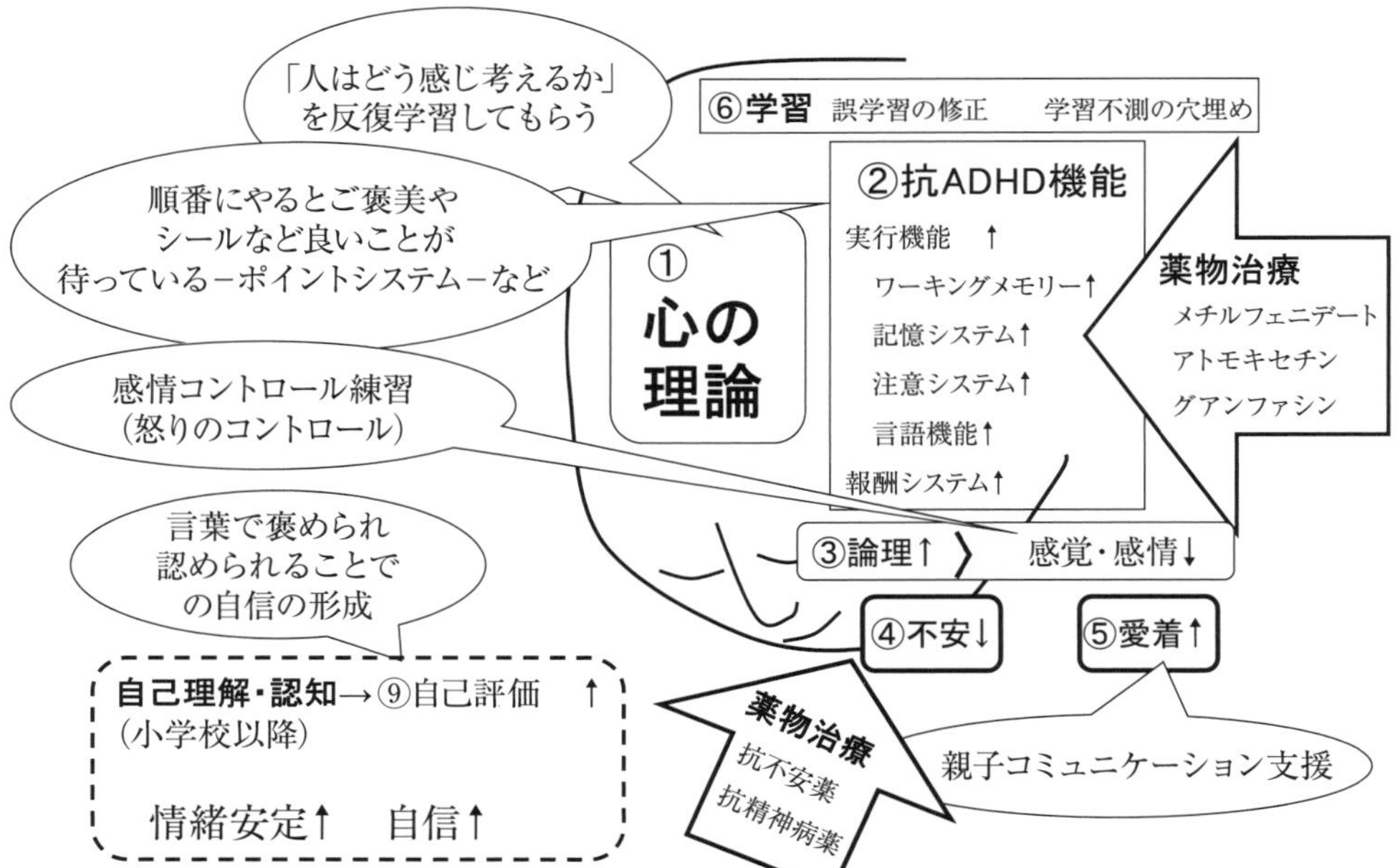

図 12　個人内の環境調整ー脳システム機能のレベルアップー

1） 脳外環境調整（個人を取り巻く環境・情報の調整）（図 11）

聴覚刺激（音、リズム）、視覚刺激（光、形、色）、味覚刺激（味など）、嗅覚刺激（におい）、皮膚刺激、関節覚刺激などが、人に迫ってくる個人外の刺激・情報としてあります。日々の生活で問題になりやすいのは、主には、聴覚（話し声と様々な音）と視覚情報（風景、人の姿、文字、図形など）でしょう。

それらの刺激が情報処理上の困難材料であれば、「情報の量と質を、処理しやすい内容にしての提示」、「情報処理が可能な、情報の量と質の提供」が必要となります。バイオコンピューターが適切に動くためには、コンピューターが動きうる範囲の情報を与えるように配慮する事＝環境調整が必要です。そして必要な情報を脳内に取り込んでもらうことを狙います。

各種情報に対しフィルターをかける事や不必要な情報を削減処理することが上手な多数派は、情報量と情報の質を配慮しなくても大丈夫な範囲があるようです。しかし、少数派に属する方々（自閉スペクトラム症や ADHD）では、情報の量と質に配慮しないと情報処理が上手くできなくなる方、混乱しやすい方が多くみられます。結果として、より一層症状（人の気持ちが読めない、落ち着き・集中ができない、感情コントロールが不良、不安を強める、二次的に抑うつを強め自信を失うなど）が悪化することになります。

情報処理がスムーズにできるために、個人外の環境調整として以下の配慮（表 5）が必要です。

表 5　個人外の環境調整としての合理的配慮

個人外の環境調整―情報処理の順調さを保つために、適切な情報（量・質）を脳に提供する（39～72p）

① **情報処理可能な情報の量の設定**：情報量の削減、学習量の削減、学習時間の短縮、学習内容の細分化、支援級の利用、家庭における四角い窓の不適切な過剰利用の排除、音や光の情報削減など

② **脳内に取り込みやすい情報の質へ**：視覚支援・構造化やスモールステップを多用した情報提示で事前説明をし、先の見通しを立てやすくし、不安をとっておく。例えば、授業では、まず全体像の提示をして全体を把握してもらってから、部分に分けて講義する、また単元を 1 回で学習が終了するように計画するなど。スモールステップの利用（指示を 1 つ入れ実行し、その後もう 1 つ入れて実行してもらう、同時に 3 つの指示はしない等）も必要

③ **集団規模の適正化**：人間数や人間関係数の減少を計り、情報処理のしやすさを確保

④ **コンタクトパーソンの保障**：不安解消を図り、学習を進めるための支援者の保障

⑤ **家庭環境調整＋母的存在への愛着の維持・再建、学習環境の保障**：

- **「四角い窓よ　さようなら作戦」**：四角い窓の過剰利用の制限：脳のハードディスクの容量をゲームなどの遊興で多く使い占拠させる状況は、生きる上での真に必要な学習を記憶する余裕・動機づけを減らす故
- **「親子コミュニケーション支援（ペアレントトレーニングを含む虐待手法の排除）」**：感情ラベリング（外部注入する言葉を使って、子の感情理解と感情興奮の抑制を支援するなど）、スルーと認証（褒める、認める）、許しがたい行動にはタイムアウト（罰）など
- **「虐待手法よ　さようなら作戦」**：虐待手法の子育ての排除や四角い窓の排除・制限で、情報処理しやすい静かで穏やかな家庭生活を保障することで、愛着の維持・再建を目指す
- **「愛のくさび作戦」**：親は子に「大好きだよ」と伝え、子も親に「大好き」と伝え、互いに確認し合うことが大切。特に大人から子への声掛けが基本。日常生活では、互いの思いを確認しない中で、互いにどう思っているか疑心暗鬼になっている親子、反発しあうことを増やしている親子が目立つ故、あえて「愛のくさび」作戦として取り上げるべし
- **家庭内外での学習の保障**：（図 13、41p）
  支援者のもとで家庭内外で学ぶことは以下。

・アカデミックスキル（教科学習）
・ソーシャルスキル（他者との間での社会的枠組みの数々、社交技術）
・コミュニケーションスキル（コミュニケーション方法の数々、会話技術）
・モータースキル（手先や粗大な運動技能）
・ライフスキル（生きるために必要な衣食住の生活技術、サバイバルスキルを含む）
・余暇スキル（自分の精神を安定させ喜びを感じやすくし、脳をリフレッシュ・リセットする技術）

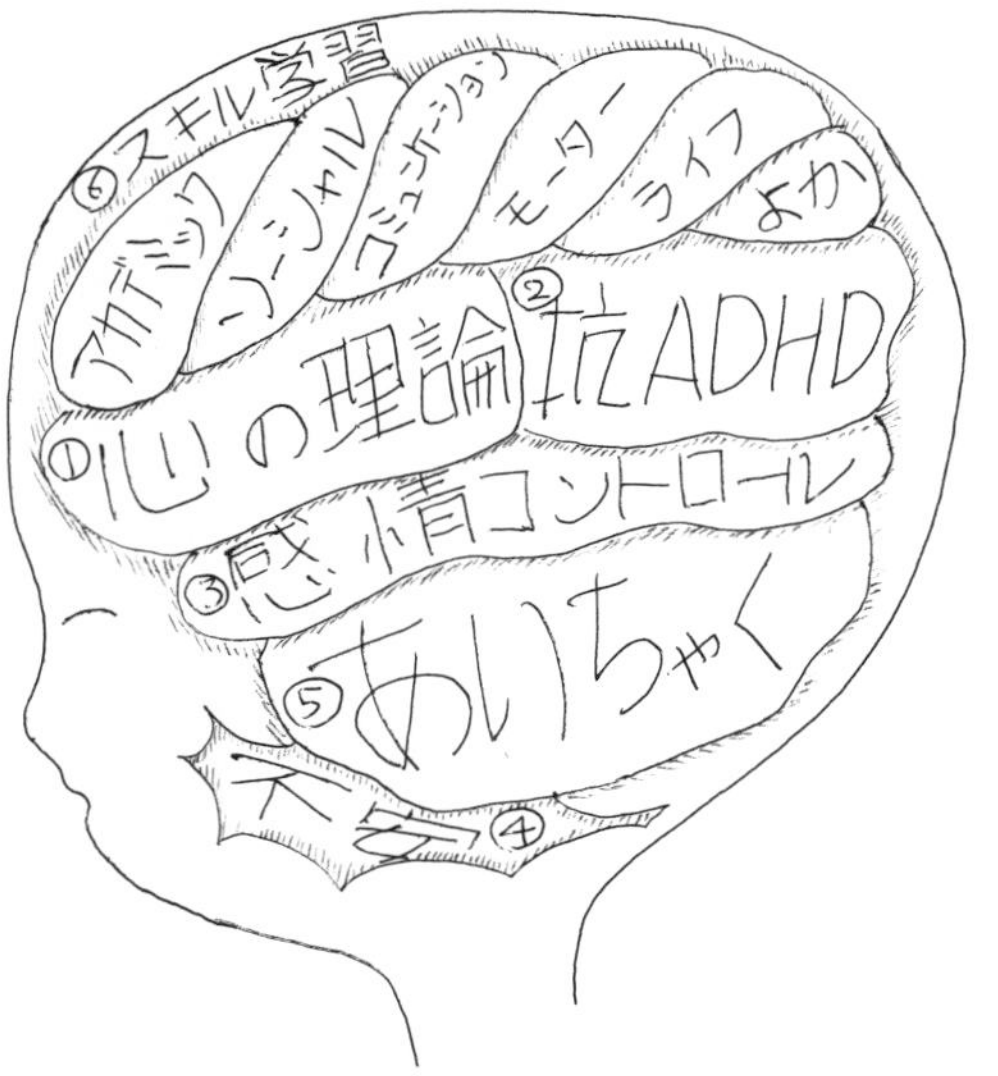

⑥　**自己理解の保障**：自己理解の道に入ることができるように、9〜10 歳より支援者からの説明を受ける機会をつくる（本年齢は目安）。説明は、家庭では養育者が担い、学校では教育者が担う。最初のきっかけづくりは、医療機関（医師、臨床心理士よりの心理教育）でなされることが多いだろう。

⑦　**センソリーニーズに対するセンソリーツールの利用での、脳情報処理システムの安定**（45〜46p）

表 5（40〜41p）を補強する点を、以下に書きます。

①情報の量と質について

「適切な情報処理量」になるように努力しましょう。与える情報が多すぎれば、上手く情報処理できなくなります。脳へ与える情報がオーバーロードになると、脳システムがフリーズし動かなくなります。これは、ハードディスク HD のメモリの容量や CPU 中央演算装置の能力が高くなかった昔のパソコンで頻繁に起こったフリーズと同様です。本人にとって適切な情報処理量に自己で調整できれば良いのですが（不必要な情報を大胆にカットする、上手くフィルターをかけるなど）、それが困難な人に対しては、適切な情報量の設定（宿題を減らす、勉強時間を減らす、運動会やお祭りなどのイベントへの参加時間を減らすとか）をし、その中身として適切な質の情報を与える（口頭指示ではなく、視覚支援での指示とか）ことに、周囲の支援者は心をくだく必要があります（42〜44p）。

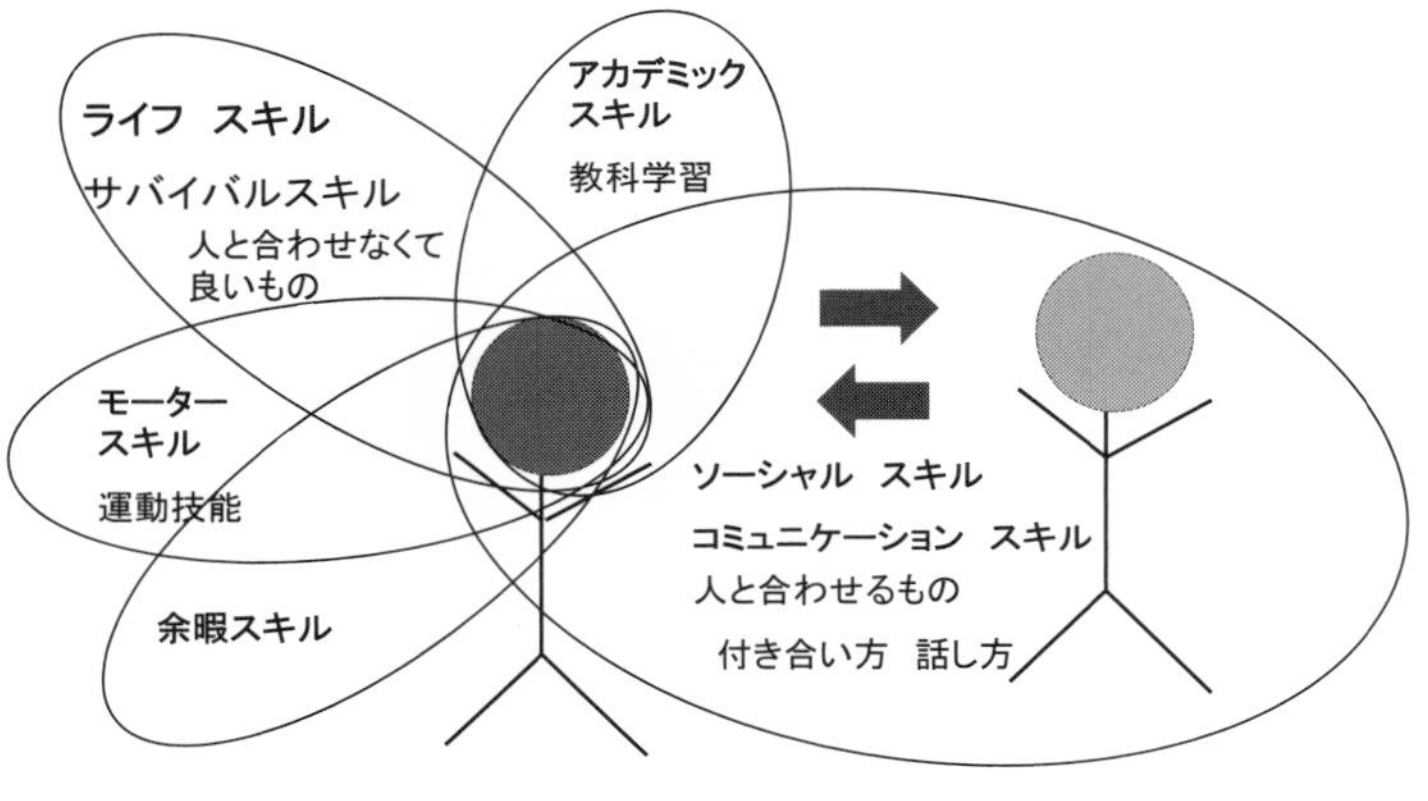

図 13　学習すべき各種スキル

②情報の質について

提供する「情報の質」を子どもの脳内に届きやすいものにしましょう。「脳にわかりやすい、入力されやすい情報提示」が必要です。ADHD も自閉スペクトラム症も、耳から聞き取ることが苦手な人が多いと思われます。もちろん個々人で異なることであり、全ての ADHD や自閉スペクトラム症の人で同一な話ではありませんが、大体の傾向と考えておきましょう。目で見て分かりやすい予定表（時間の流れを構造的に分かりやすくし、視覚的に支援する）や、指示や理解して欲しい内容を伝えるための写真・絵カードの利用、作業手順の視覚化・見える化といった「視覚支援・構造化」のキーワードは、支援上重要です。混乱しやすい多くの情報を、整理した形で提示するわけです（42〜44p）。

ちょっと一言一休み 10　情報処理の問題―量と質（図 14）

家庭という小集団で大きな問題を起こさない人が、保育・教育集団の中で落ち着きがなくなる等の問題を示すことが多々あります。ADHD や自閉スペクトラム症の人に多いです。

おそらく慣れ親しんだ家庭に比し、保育・教育集団の中は情報が多すぎて処理しきれない・適応できない事を意味しています。そのような人でも、もっと大きな集団の中でより落ち着きがなくなるかというと、意外と落ち着いていることがあります。この意味は、あまりに大きな集団だと、かえって気にならなくなり、「多くの人」としてザックリと情報の削ぎ落としをしているのでしょう。これはよくある事です。集団規模＝情報量やその質、そして情報処理の仕方により、精神的負荷の範囲になったりならなかったりします。その意味で、集団規模や情報量を適切な範囲に設定する事は、必要な「合理的配慮」となります。ADHD や自閉スペクトラム症の小学校時代では、通常クラスは情報処理がしにくいようで、落ち着きのなさが出やすくなります。情報処理をしやすくするには、衝立を使ったり、グループ化を通しての少人数化などは有用です。たいていは、慣れ親しんだ家庭的な 3〜5 人規模が良いようです。子にとり情報処理がしやすい状況の中で、人間関係をこなす練習や様々な事を学べるように環境を整えるべきです。

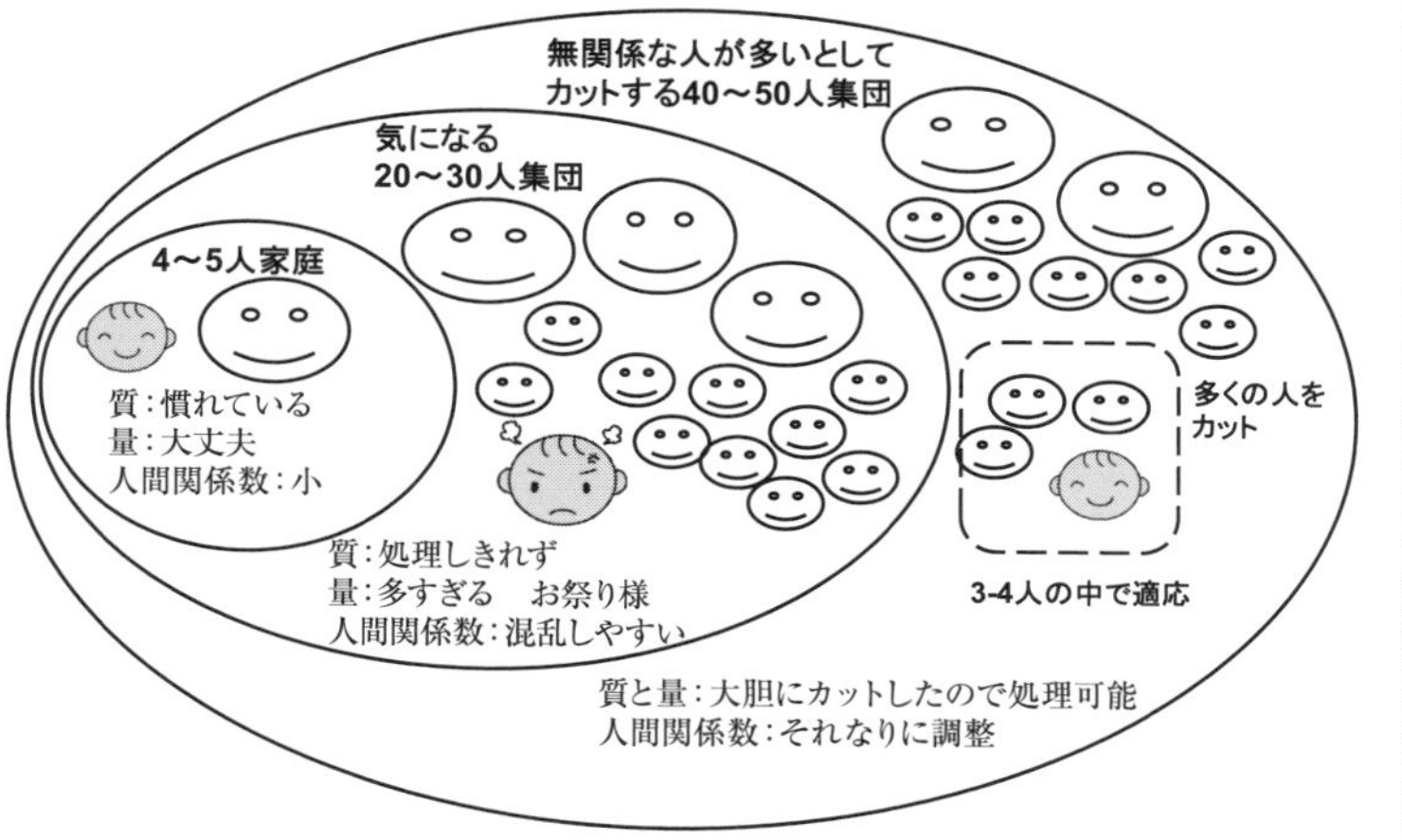

図 14　情報処理の問題　量と質

③視覚支援により気持ちの切り替え・リセットをしやすくする

1 つに過集中して、他のことに移れない・切り替えることができない状態はよくみられます。声掛けで次の行動に移らない場合、「わかった」と本人が言いつつも新たな活動に移れない場合、その本人がみている世界を変えるために、視覚支援として写真や絵カードで次にやるべき事を示すことが有用でしょう。次にやるべきカードをみせて（例えば、外で鉄棒をしようと誘う時には、その光景の写真をみせる）、気持ちを切り替えるきっかけにするのです。人の脳は、耳からの入力に比し視覚的入力情報に支配されやすいのです。また 1 つ動作を入れることが良いとされます。例えば、用意しておいたペットボトルの水を飲む動作を入れるとかです。水を飲む動作にはかなりの要素が入るので、切り替えには有用でしょう。冷たい水、暖かいお茶だと、分かりやすい刺激であり、より一層有用でしょう。

④視覚支援・構造化とは（図 15〜19、43〜44p）

・視覚支援・構造化は、自閉スペクトラム症や ADHD ばかりでなく、知的障がい、日本語に堪能でない外国の方々、多数派の方々を含む多くの方への支援としても重要で、支援上のユニバーサルデザインの 1 つです。実行機能が不調な ADHD、ADHD を合併することが多い自閉スペクトラム症では、特に支援として力を入れていただきたい内容・視点です。

・視覚支援とは、注意力が乏しいため口頭指示は聞いてなく情報を捉えられない方々、順序立てることが苦手な方々、記憶の出し入れに問題のある方々、複数を同時処理することが苦手な方々にとって、目からの情報入力を大事にする方法です。聴覚情報をキャッチする事が苦手な方への支援方法です。視覚支援で、時間の流れを構造化（構造的に分かりやすくする）し、脳内へしっかり入力をし、その後も何回も確認ができるようにしておくのです。

・構造化には、①時間の流れの構造化、②空間の構造化の2つがあります

⑤時間の流れの構造化とは（図15、16）

・作業手順を提示する場合、視覚支援・構造化を通して「時間の流れを構造的に分かりやすく提示」し脳内へ情報入力をしてもらう、「事前説明をし、先の見通しを立て、不安をとる」ことで脳システムを安定させること、これらが重要です。ADHD症状のある方は、人の話を聴いていないことが多いので、入りやすい目からの情報入力を支援者側は心がけ（視覚支援、構造化）、これを通し「先の見通し」を持ってもらい、「不安を減らす努力」をします。自閉スペクトラム症では、特に不安が強まりやすいと推測される中では、大切な支援方法です。もともと乳児期以外の人は大切な情報の大部分は視覚的に入力しています。学習場面を見ると理解できます。しかし日常生活はおしゃべり文化主体で、耳からの情報取得が主だと勘違いされている中で、聞くことが苦手な人へも視覚支援をしないことが当たり前になっています。大いなる誤解と言えます。

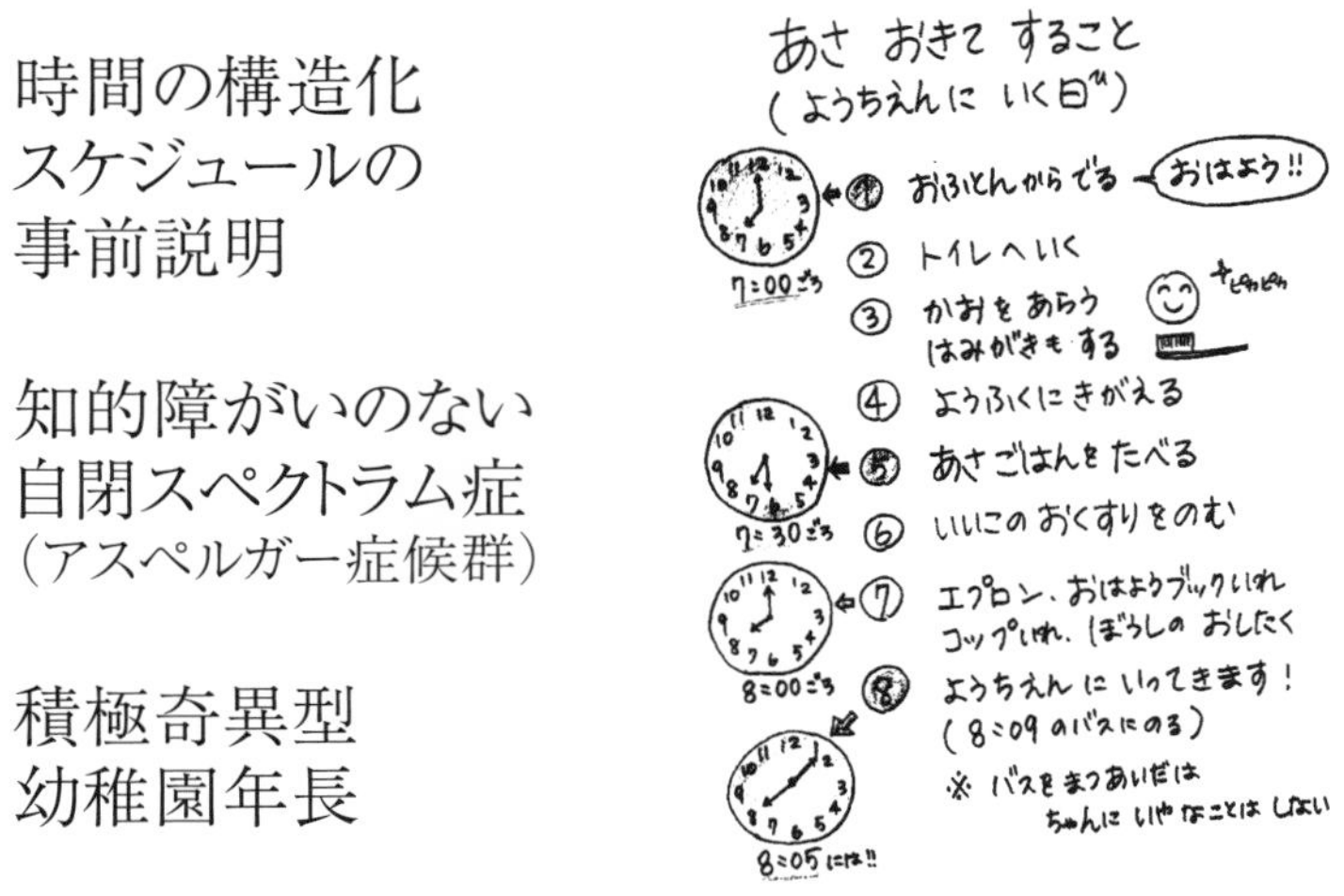

図15　時間の流れの構造化

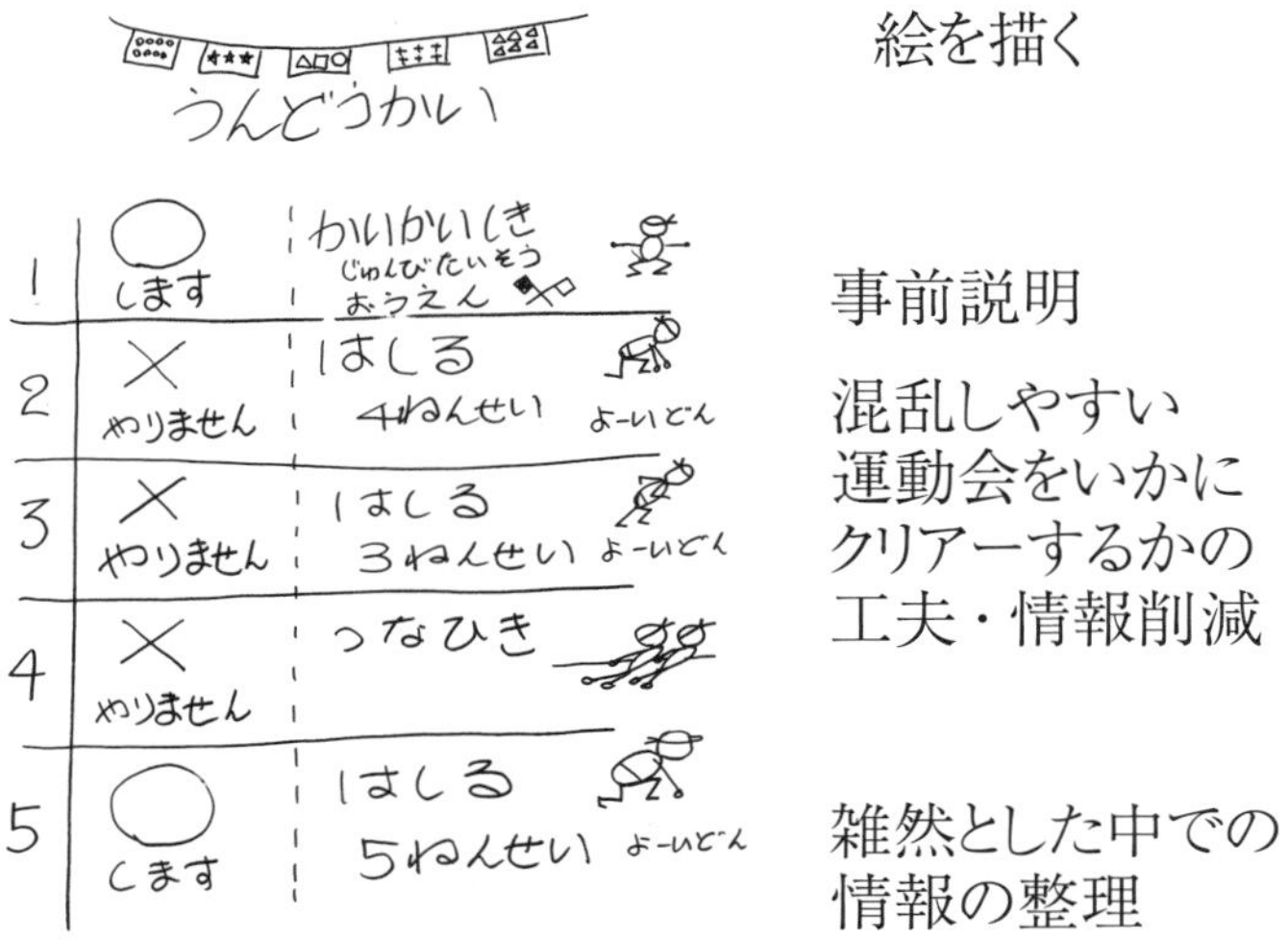

図16　時間の流れの構造化

⑥空間の構造化とは（図17〜19）

・「空間の構造化」とは、対象者に空間を構造的に分かりやすく示し、情報処理をしやすい情報（量と質）にすることです。「この場所は△をする所」と場所の用途指定をするとか、場所を衝立で区切り、「多くの人」という視覚情報を遮断し、情報処理しやすくする工夫などを言います。

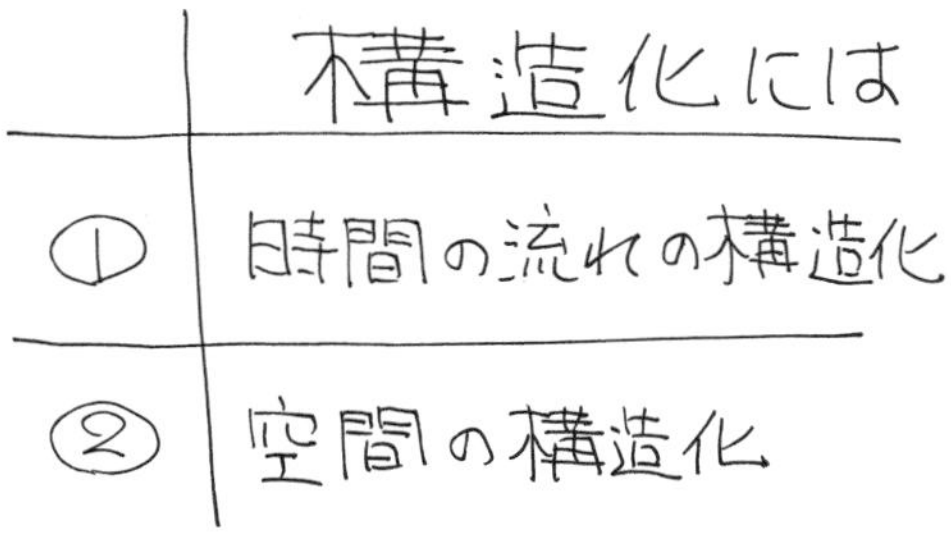

・人間の集団規模が大きい場合、注意散漫になりやすく、なすべき情報処理が困難になることが誰でもありえます。特にADHDやADHD症状を持つ自閉スペクトラム症では、その傾向が強いでしょう。多くの視覚情報・聴覚情報を減らし、情報を簡素化することが、情報処理上の負荷を避け、必要な情報処理を可能とするでしょう。集団の小規模化は必要です。人間関係数も考えると、学齢期では4人位が妥当と感じます。

・4つの机を向かいあわせにつけるとか、衝立で仕切り小集団化すると、情報処理がしやすくなるでしょう。ADHDタイプのお子さんが多いクラスでは、クラスを衝立（図18、44pのごとくプラスチックダンボール板を使い、掲示板として導入していた学校がありました）で4つに割ることもありでしょう。教師は全体を見渡せ、椅子に座っている子たちは自分のグループの人達だけが見える形です。

・視覚情報の遮断として、ADHD子の席を前方にし、他児童が見えない位置を選ぶ、前方にある黒板や掲

示板には予定表など最低限とし、それ以外は全て後方の壁に貼る事なども、授業中に目に入る情報を減らすことになり、勉強への集中しやすさをもたらし、情報処理がしやすくなるでしょう。

・音の遮断は、困難なことが多いです。小学校校舎は、オープンクラスの作りよりもクラス毎の仕切りがある方が、音の遮断などはしやすいでしょう。空間の構造化とは違いますが、人が集まる所でのBGMは、人の意識を音楽に向けることを通し人の声をマスクする限りで、部分的な音情報の遮断効果があります。

⑦集団規模の適正化

人が多いと、不安をかきたてられ情報処理が困難になります。小グループ化が必要です。集団が大きくなると人間関係数が飛躍的に大きくなり、処理しきれなくなることが容易に推測されます。見えづらい人間関係、見えにくい人の心という情報があるのです。馴れ親しんでいる、核家族的人数である「3〜5人の小さな小集団が基本単位」でしょう。

⑧コンタクトパーソンの保障（図20、表6、45p）

脳内での情報処理上でアンバランスを持つ少数派の人々の中には、多数派が主にデザインして運営しているであろう「社会」に適応する上で、支援が一生涯必要な人も出てきます。そのような人では脳内のプログラムソフトの不具合をより修復し穴埋めしてくれる人、サポートしてくれる人が必要で、通訳・教師・友達といったマルチ機能を持つ支援者、社会とコンタクトする上での支援者という意味で、筆者はコンタクトパーソンと呼んでいます。

コンタクトパーソンとは、知的障がい者支援にとって必要な人的資源と位置づけられた、スウェーデンにおける支援システムの一つで、有償ボランティア（月1万数千円と聞きます）によって担われている制度とのことです。知的障がい者の半数近くが利用しているとのことです。知的障がい者が、生活の中で分からないことが出てきて人に聞きたいと思った時、例えば映画に一緒に行ってくれる人が欲しいけれどどうしたらいいか分からない時、見たい映画がどこで上映しているかが分からない時、自分のコンタクトパーソンに連絡をとり支援をしてもらったり、一緒に余暇時間を共有しても

小集団の形成（グループ化、机の配置で）
通常クラスでの衝立・カーテン

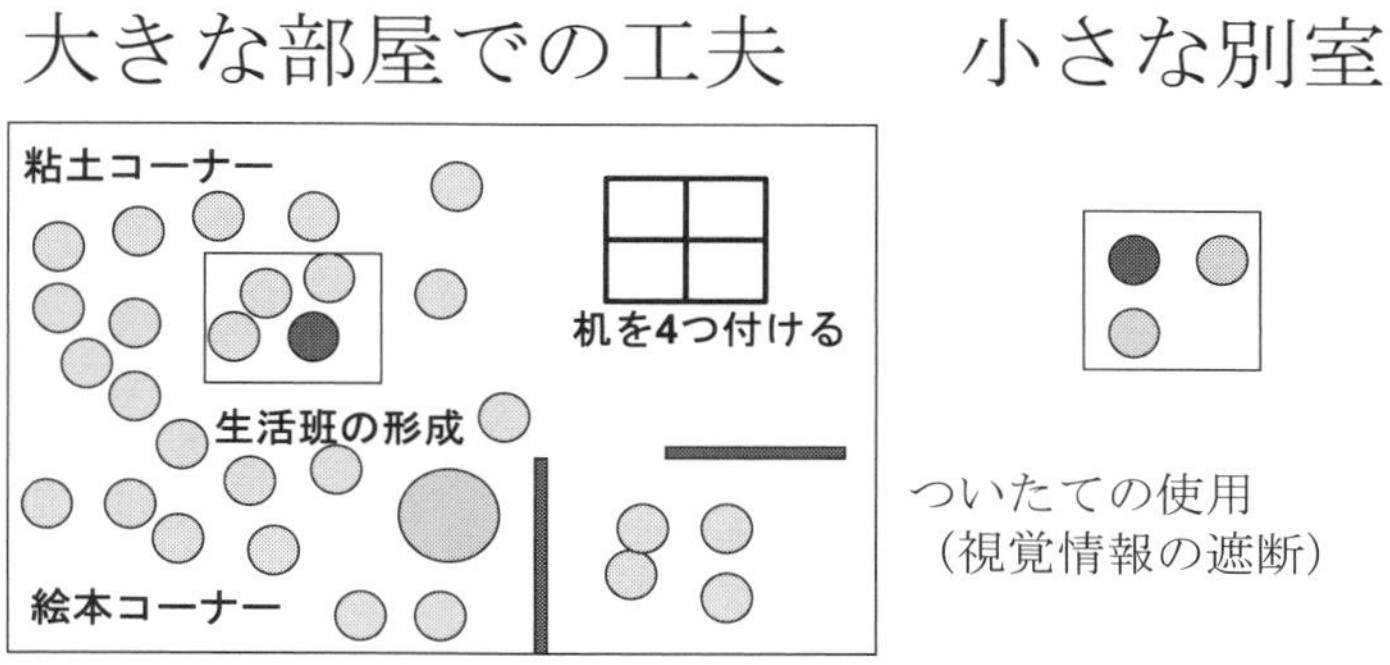

図17　空間の構造化で情報の適正化

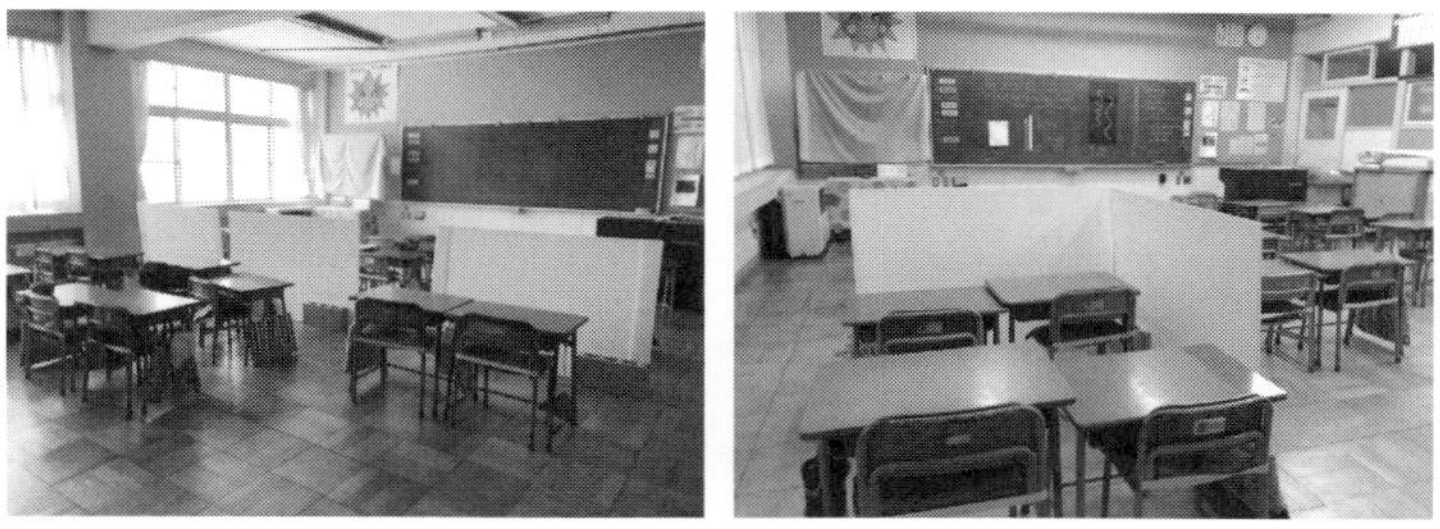

プラスチック段ボール利用での空間の構造化
衝立でなくグループの掲示板として設定し利用
教師からは子ども全員が見えるが、
子ども同士は自分のいる区画の人しか見えない。
発泡スチロールブロック4つで段ボールを支えることが可能。
教育委員会が許容している内容です。

図18　空間の構造化　通常クラスでの掲示板（衝立）

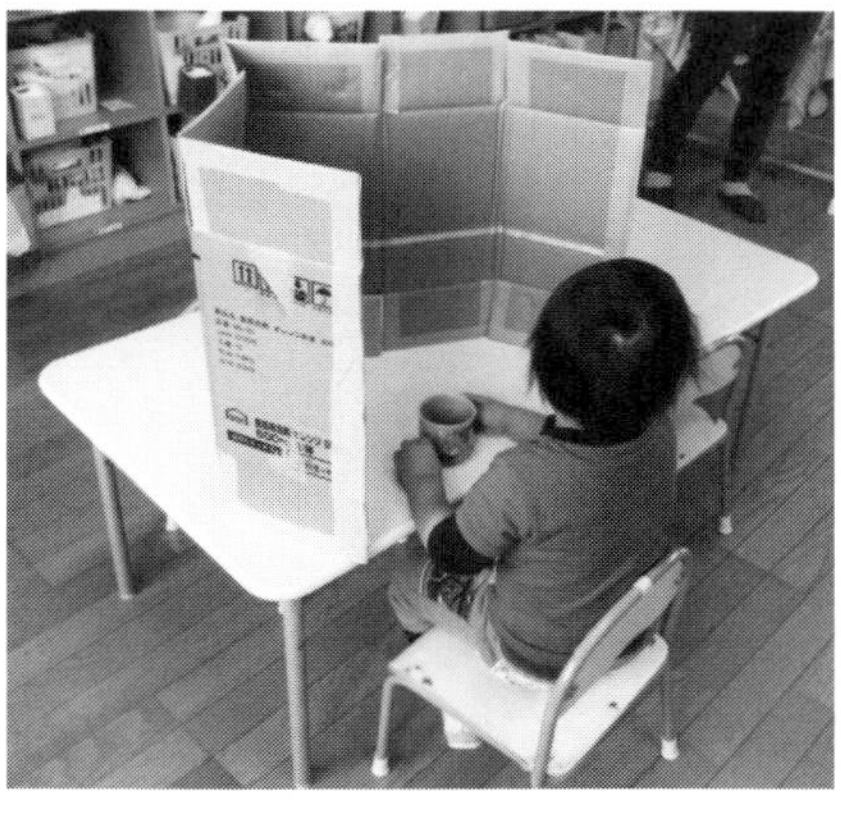

食事や製作などの作業や勉強するときに、デバイダー（衝立）利用で周囲の視覚刺激を遮断し、情報を削減する工夫は、集中するために有用。
商品としてセンソリーツール研究所の外部刺激遮断装置デバイザーがある。

図19　空間の構造化で情報の適正化

らったりという支援をするのが、コンタクトパーソンの内容と理解しています。

余裕ある社会環境でないと成立しませんが、今の日本社会では成立する様に感じます。学習の偏り・学習不足・誤学習を起こしやすい発達障がい･発達凸凹の方々でも、知的障がいの方々と同様の内容で悩んでおり、支援があると生きやすくなることに気づきます。「生来の脳システム不調により、外界の情報を取得して自分のものとして上手く利用することが苦手である立場の『発達凸凹』の人は、コンタクトパーソンを持つ権利を持っている。その権利を求めて良い立場に居る」と筆者には思えます。

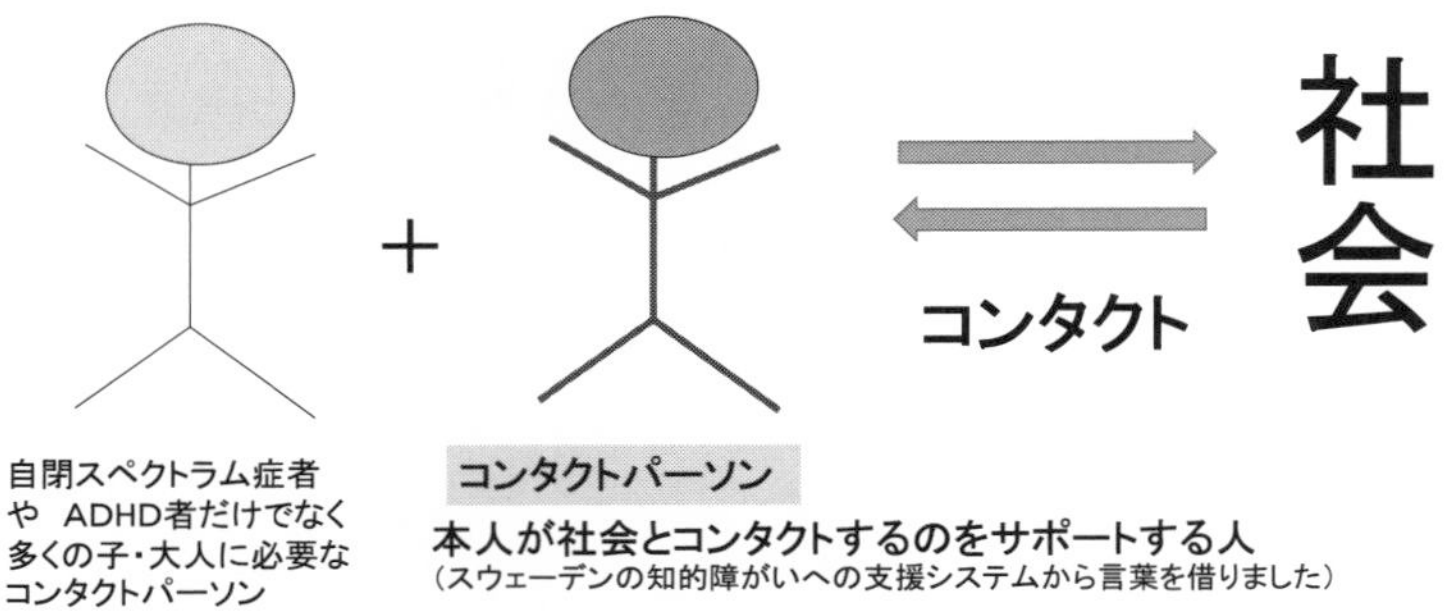

社会
コンタクト
自閉スペクトラム症者や ADHD者だけでなく多くの子･大人に必要なコンタクトパーソン
コンタクトパーソン
本人が社会とコンタクトするのをサポートする人
（スウェーデンの知的障がいへの支援システムから言葉を借りました）

図 20　大人も子どもも「コンタクトパーソン」を持とう

多数派がデザインした社会･文化の中では、例えば自閉スペクトラム症者はハンディを持つ立場にいます。比喩皮肉文などは、多数派文化の一つで、これらでは言葉の裏を読む必要がありますが、これらが自閉症で苦手な方が多い、または学べていない方が多いのです。ですので、**多数派と自閉スペクトラム症者など少数派との共生を互いに考える上では、学習機会を保障するなど少数派の不利な所を多数派が支援することは、「合理的配慮」である**と思います。

家庭では養育者（特に母）、幼少期の集団保育では担当保育士・補助保育士、学校では担任教師・支援級教師・教育補助員、大学では健康センターなどのスタッフやゼミ担当の教官など、職業生活では上司・同僚・ジョブコーチなどが、コンタクトパーソンとしての役割を担う立場です。各場面での愛着対象にもなりうる立場でしょう。

発達障がい・発達凸凹者は、身体・精神・知的障がいに比し障がい内容が周囲の人にとっては分かりにくく見えにくいために、見守る支援者を得にくいのです。情報処理の不具合が重度の場合、例えば労働現場での当事者の戸惑い・不安は生半可でないでしょう。**日々のこまごまとした事に相談に乗ってくれる人、多数派の考え方・論理や常識・文化を教え伝える人が身近に必要であり、それは社会生活をする上での不安解消システムの一つであり、贅沢品でなく必需品と言えます。今後、コンタクトパーソン制度が日本でも確立され、普及することが望まれます。**

表 6　発達凸凹の人へのコンタクトパーソンの支援内容

＊本人と社会を結ぶ（コンタクトする）ことをサポートする
＊通訳者・代弁者・サポーター・教育者・友人の面を持つ（バディといえる）
＊本人の自己理解（多数派とのずれを知り、社会や集団内での自分の位置を知り、学習できていない分野の穴埋めの必要性に気づき学習をする）を進める上で、精神的に支え支援する
＊言葉使い・行動様式・文化・習慣など、ソーシャルスキル、コミュニケーションスキル、ライフスキル、余暇スキルの学習支援も担うだろう

⑨センソリーニーズに対するセンソリーツールの利用での、情報処理システムの安定

私たちは外からの情報・刺激を受け取って、自分を取り巻く外界の状況を把握するために脳で情報処理をしています。センソリーダイエット（感覚の食事）と表現されています。「人により、必要としている感覚が違う」中で、それぞれの人は、その人独特のセンソリーニーズを持っているとも表現されます。多数派の人々では、このことはあまり意識されていないとは思います。ある人にとっては特定のジャンルの音楽を聴くと落ち着けるという状態は、これに当てはまるでしょう。

さて、多動で落ち着きのないタイプ人は、自分の体を動かすという刺激を脳に提供しバランスをとっているとも言えます。「ある程度自分の体の一部を動かすことを保障すべきではないか。何故ならばある刺激を入れると、必要な集中ができる脳の状況を作れるから」という位置づけで、センソリーツールというジャンルの様々な器具・道具・玩具があります（ネット上で検索してみてください）。確かに、これもあるタイプの人には必要なのだろうと推測します。例えばADHDの多動なお子さんには、足を常に動かすことができるような工夫を椅子に仕掛ける（チェアフィジェット：商品としては「ふみおくん」－センソリーツール研究所－がある。椅子の前足などにゴム製のヒモをつけ、その上に足を置いて動かす）とかです。また手にある物（fidget toy フィジェットトイ、fidgetとは「そわそわ、手持ちぶさた」という意味）を握りしめていれば、目的の作業に集中できるように、脳を安定的に作動させることがより可能になるとかです。実践の中で検証すべき事と考えています。

2）脳内環境調整（図12、39p）

その人を取り巻く環境調整をしても、脳内を整えなければ、脳システムは上手く動かないでしょう。脳内の各情報処理システムをどう整えるかの視点を表7にまとめました。以下に説明します。

表7　各脳内情報処理システムをどう整えるか

①　心の理論の活性化
②　ADHD関連システム群の順調な動きの保障・活性化
③　感情コントロールシステムの安定化
④　不安感知システムの安定化
⑤　愛着システムの安定化

①　心の理論システムの活性化

＊理屈の学習により認知的共感を促す

「心の理論プログラムの動きの活性化・レベルアップは、どうすれば良いか」に関して述べます。

薬による活性化がまだ実現されていない中では（愛情ホルモンといわれるオキシトシンの点鼻薬の可能性が検討されていると聞いていますが、2020年の春時点の日本では使用不可）、**人の気持ちに関する「学習の積み重ね」「認知の向上」を通して心の理論システムの活性化を促すことが主**となります。「人はどう感じ、考えているか」を言葉や態度で教え伝えることを通して、**理屈の学習による「認知的共感を促す」ことが必要**です。「心の推論をする」ために、人の気持ちの標準的内容・スタンダードを学習し、それを応用し他者の心の中を推論できるように導く支援をすることが必要です。

＊心の理論の学習機会の保障

「人の気持ちの標準内容」を、反復して学ぶ場所と機会を与えられることが必要です。学齢期は特にですが、卒業後も学ぶ場を社会として用意する必要があります。改善しつつも、心の理論の不調は一生涯継続する方が多くのパーセントでおられる中では、「認知的共感を促す」学習の場の保障は、どの年代でも必要なはずです。成人期自閉スペクトラム症者の方々との集いをしてきた中での実感です。

特に学齢期では、ソーシャルスキルトレーニングSSTといわれる社交技能に関する学習機会・場を与えられることが、家庭内外で必要です。通級指導教室や支援学級の利用の中でなされていると理解しています。この中で、心の理論の学習を進めてもらいます。年齢が低い乳児期から幼児期早期にかけては、言葉よりも、なでるとか抱きしめるという認証・承認や賞賛の声掛けなどの大人側の態度を通して、多数派の感情や多数派の使っている枠組を教えることが重要です。年齢が高じれば、より一層言葉による学習に重きを置くこと

になります。

ともかくも、「人の心の中身の学習、人はどう感じ考えているかの学習をしてもらう」ことが必要です。まずは「理屈」の世界、多数派の使っている「枠組」を学習してもらうことです。学習経過時に「本当のところ」の理解に至らなくても、「□の時には○をすべき」との理屈を、本人が言葉で言うことができたり、態度で振る舞える状況（認知的共感が学習により成立し、言動が社会的に妥当なものに変容する）を目指す事が必要です。

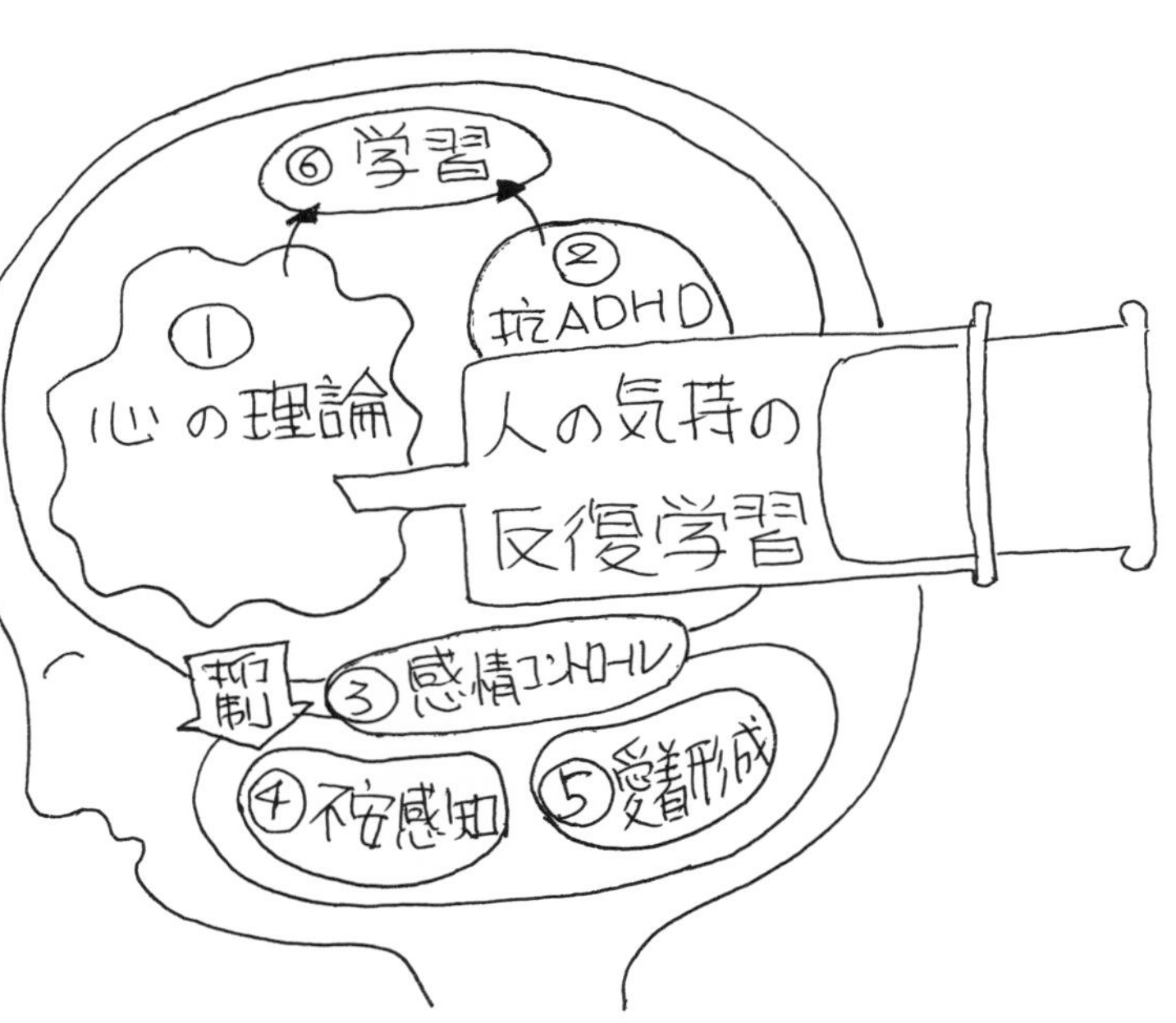

学習による「認知的共感」の進展を目指すのですが、当面は「認知的『擬似』共感」と推測します。本当のところがわからないけれども…という場面が多かろうからです。いずれ「理屈」と「本当のところ＝多数派の作り上げた文化的枠組み」が、感覚的にも一致する時期が来る、「本当のところ」の理解に至ることを期待するのです。「認知的共感」内容が、感情的にも道徳的にも理解できることを期待するわけです。

＊認知の学びと本当の所

小学 6 年女子からいただいた手紙を紹介します。そこには、「私は、時々人の気持ちを傷つける言い方をしてしまいます。いけないことだと後で分かるのですが、してしまいます。どうしたら、しないようになれますか？」との文面で、まさに「心の理論」の不調を、理屈として表現しています。自ら「心の理論の不調」に気づきにくい中で、お母さんからの指摘などの繰り返しの中で、「認知的」に自分の特徴の一部を理屈で学んだ姿と推測しました。ここまで言えるのですから、日常生活はさぞかし人に対し気を使っているのではと想像し期待したいわけですが、母からの報告では「日常生活では、なかなか人の気持ちを気遣っての言動ができず、自己中心的な発言が多く、周りは閉口している」との事でした。万引を繰り返す中学生の話（98p）も同様な内容です。

自閉スペクトラム症や幼児期で心の理論が不調な時期には、理屈では正当な事を言えますが、現実生活でそうはできない年代があることも理解しておくべきです。

「いつの間にかの学習が入りにくい」、「一を知って十を知ることが困難」な学習効率の良くない自閉スペクトラム症では、「認知的共感」を目指す事は、支援者側からのかなりの努力と時間、反復し学ぶ回数の保障を必要とします。この学習が入らないと、社会的に不適切な振る舞いを悪気なくする事になりますので、「認知的共感」を目指す事は「必須な学習」と理解できます。

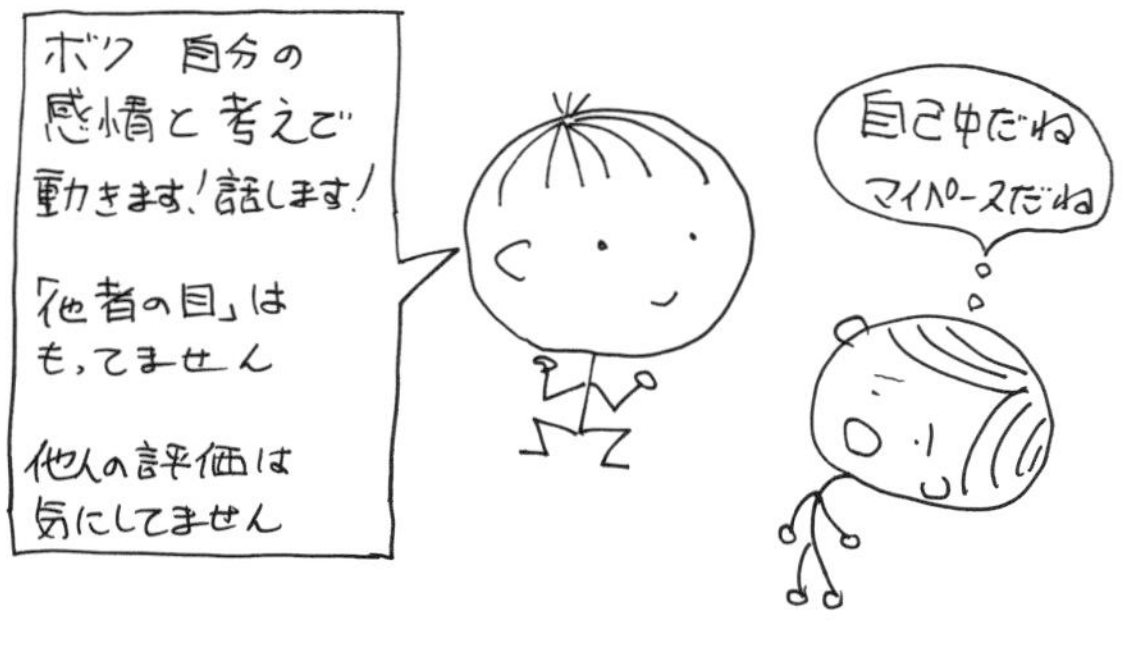
ボク 自分の
感情と 考えで
動きます！話します！
「他者の目」は
もってません
他人の評価は
気にしてません
自己中だね
マイペースだね

② ADHD 関連システム群の順調な動きの保障・活性化（図 11、12、39p）

抗 ADHD 機能関連のプログラム群が上手く作動する方向に持っていくには、3 方向での方法や条件があるでしょう。ア）個人外＝脳外の環境調整、個人内＝脳内の環境調整としての、イ）脳トレーニング、ウ）抗 ADHD 薬です。

ア）個人外＝脳外の環境調整について―「適切な情報の量・質を提供する」ことで、抗 ADHD 機能関連シ

ステムは順調に稼働することになります（40〜45p）。

イ）脳トレーニング

＊順番に行うと良いこと（成功、賞賛、報酬）が待っている事を理解すると、その分システムは活性化されるでしょう。それは、順番に段取る計画立案の練習になるでしょう。例えば家では、「就寝前に歯磨きをして、パジャマを着て、オシッコをする」、「順番に行うと、お母さんから花丸をもらえて褒められる」などは（ポイントシステム、トークンエコノミーと言われます）、順序立てることの練習や強化になるでしょう。学校の授業では、ホワイトボードあるいは黒板を使い、授業の流れを示して見通しを持たせます。1 音読　2 漢字練習　3 お楽しみ活動、などと示します。各項目が達成できたら、花丸などで達成できた印をつけます。達成していくことでお楽しみ活動ができるという成功体験の積み重ねで、この流れを好むようになると、順番に行うトレーニングになるでしょう。

＊難易度を上げた「しりとり」は、記憶の出し入れ、ワーキングメモリの強化に役立つでしょう。「しりとり→しりとり・りす→しりとり・りす・すいか→しりとり・りす・すいか・からす」というような、短期記憶力を使うしりとりは、ワーキングメモリを若干かもしれませんが鍛えるでしょう。

＊料理は複数の作業を同時処理する最たる作業で、脳トレーニングになるでしょう。

＊脳トレーニングの様々なアイデアが、高齢者対応の脳トレーニングで考えられていますが、子どもにも利用できます。

ウ）抗 ADHD 薬＝抗 ADHD 機能の活性化を図る－治療薬物

メチルフェニデート、アトモキセチン、グアンファシン、d- アンフェタミンプロドラッグの 4 種類が、2020 年の春時点の日本で使用可能となっています。抗 ADHD 薬で症状が改善した ADHD 者では、薬によって ADHD 症状が減少に至る神経回路があるわけです。

エ）CPT でみる脳活性化―活性化とは何か

＊CPT でみる脳活性化

服薬により脳内で何が起こっているかは不明な部分が多いですが、ここでは薬物により神経システムが「活性化される」と、とりあえず表現します。このことは、コンピューターを使った CPT（continuous performance test）＝持続注意課題で治療経過を追った中でのイメージです。内服で症状の改善と共に CPT 結果は改善し、また内服中止で「活性化」が目減りし、症状の悪化と共に CPT 結果が若干悪化し、その後の内服再開でシステムが再度活性化されたが故に再度症状と CPT 結果が改善すると推測可能と思われる現象を多数例で経験してきました。また、抗 ADHD 薬投与前と後の脳血流測定の研究（機能的近赤外分光分析法 fNIRS を使って）では、前頭前野の血流増加が症状の改善と共にみられたとの指摘が多数あります。脳神経システムが「活性化」されたと表現できるでしょう。（fNIRS とは、頭皮から近赤外光を脳内に照射し、脳表の血流状態を計測する事）

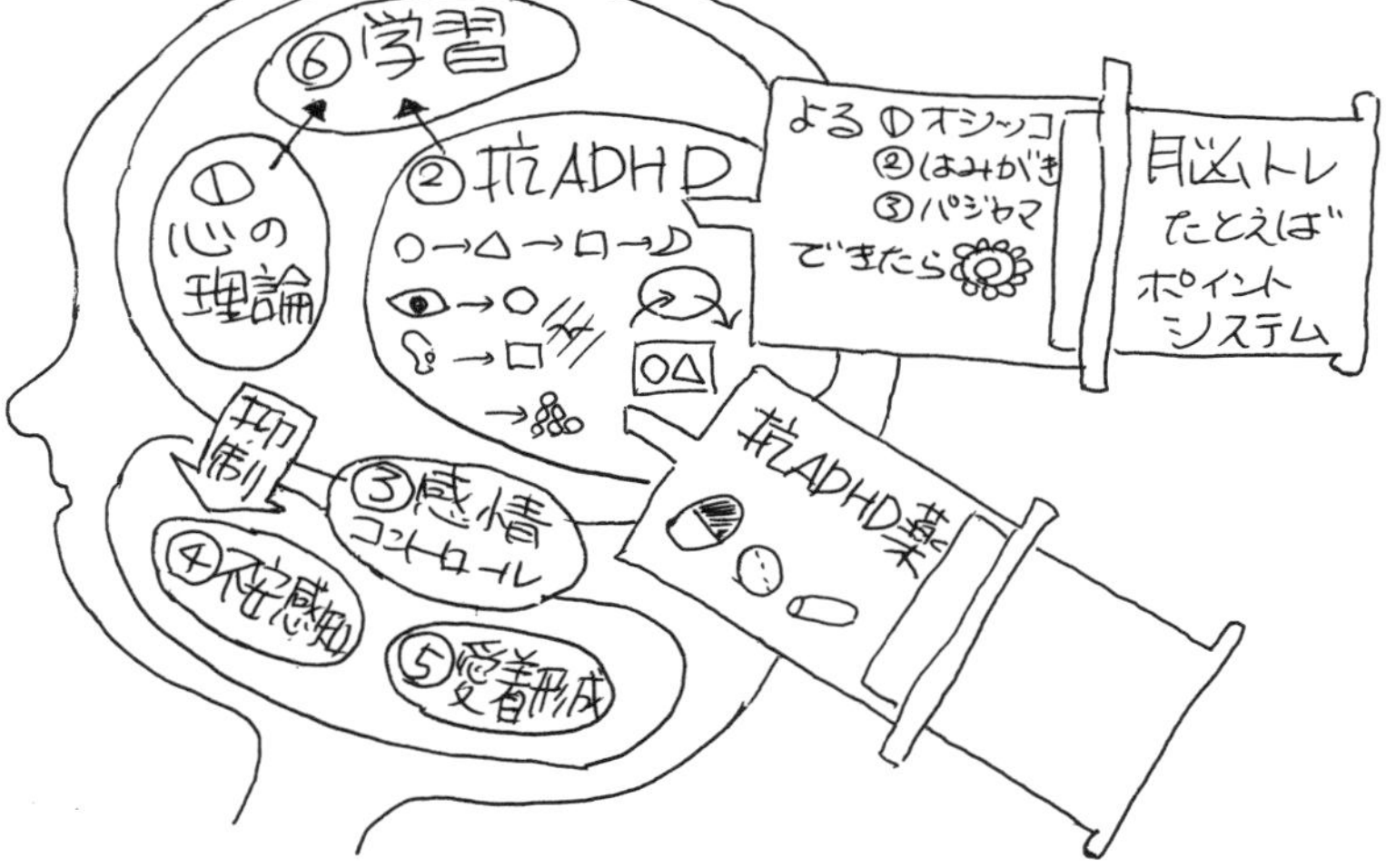

＊活性化とは何か

薬物による「活性化」ですが、脳内で何が起こっているのか、明確に分かっているわけではありません。筆者のおぼろげなイメージを言えば、①日々抗 ADHD システムを活性化している、②抗 ADHD 薬で神経システムが補強・修復される、ないしはプログラムソフトがある期間をかけてバージョンアップする、①②の

両方といった3つの可能性があると思っています。CPTによる検討では、内服を中止しても改善は残っており治療前状況に戻っていない、つまり元の木阿弥とはなっていない、その意味で一過性の活性化でないと思っています。長期治療経過の中で、CPTの結果は正常化し、内服中断でCPTの結果が若干悪化するが内服再開で再度改善し、薬物中止でも症状もCPT結果も悪化しない時点が来る例を多々経験するのです。

CPTによる検討結果の筆者の解釈は一般的にはまだ承認されてない内容でしょう。今後の検討が必要で、前記したことはADHD診療でCPTを使ってきた筆者の現時点での感想です（CPT結果は、①薬による改善以外に、②検査への慣れ、③加齢に伴う改善もあり、解釈に慎重さが求められています。15歳以降で急激な改善がある場合には加齢変化とはおおよそ考えなくてよく、薬物効果と慣れ効果の合算の改善と言えるでしょう。9～14歳では加齢による急激な改善が未治療のADHD者でもみられ、薬による改善かどうかの判断が困難なことはあります。中断でのCPTの悪化による薬の有効性を検討することが有用でしょう。)。

現在、デフォルトモードネットワーク、認知脳＝ワーキングメモリーネットワーク、顕著性ネットワークなどの論点からADHDが論じられています（20p、文献6）。それぞれのネットワークへの抗ADHD薬の影響・治療効果機序が考えられることになりますが、それらの内容は今後の検討課題です。

ちょっと一言一休み11　根性論・精神主義では改善困難なシステム不調を好転させる、生活改善薬の抗ADHD薬

発達障がい診療で使われる内服薬は、生活改善薬という位置づけです。「生き死に」に直接関係しないわけです。一方、その方の人生における生活の質の改善をめざしていると考えます。例えば、注意欠如多動症では、当面の問題は落ち着きがなく、勉強が上手く進まない、友達や親との関係が上手く行かないなどがあり、その改善をめざしての内服により、それらはある程度達成するわけです。長期的な問題も上がっているのです。成人になってからの、離・転職率、離婚率、交通事故率、物質依存率の高さと、これらの成人期での低下が薬物治療により期待されています。そして他国の報告では、幼少期に薬物治療した群と治療なし群での成人期のうつ病の発症率は、前者が少ないとのことです。

これらの薬は近年に登場した薬であり、使えない時代があったわけです。人類として60年前くらいからメチルフェニデートは使われはじめ、2020年現在の日本では4つの内服薬が使える状況に変わってきました。注意欠如多動症のお子さんと成人の方に取り、サポートの幅が広がったと言えるでしょう。巷では、注意欠如多動症に対し、現在も「根性が足りないのでは…。根性を出して頑張れ！」といった精神主義が、家庭や教育現場ではびこっていると推測されますが、脳のシステム不調は根性論では乗り越えるのは困難です。内服治療の有効性は、根性論がはびこることを阻止する方向に寄与していると言えるでしょう。

③　感情コントロールシステムの安定化（図2、8p）

＊枠組みを使い感情コントロールを試みる

「かちんときたら、○△を行う」との枠組みを、大人が子どもに提案しましょう。「その場を離れる」「その場で固まる」「後ろを振り向く」「1、2、3と数を数える」などです。まずは3つ位の対応策を考えておきましょう。例えば、「今週は、怒った時には□◇をしよう」との枠組みを、子どもと一緒に決めます。そして、そのような行動ができたら褒めましょう。感情コントロールは、知的障がいがない場合には、6歳位から可能と経験的に考えています。もちろん、子ができるのですから、「感情コントロール練習は親もすべき」です。「怒りんぼパパママ　さようなら！」です（文献1－d）。

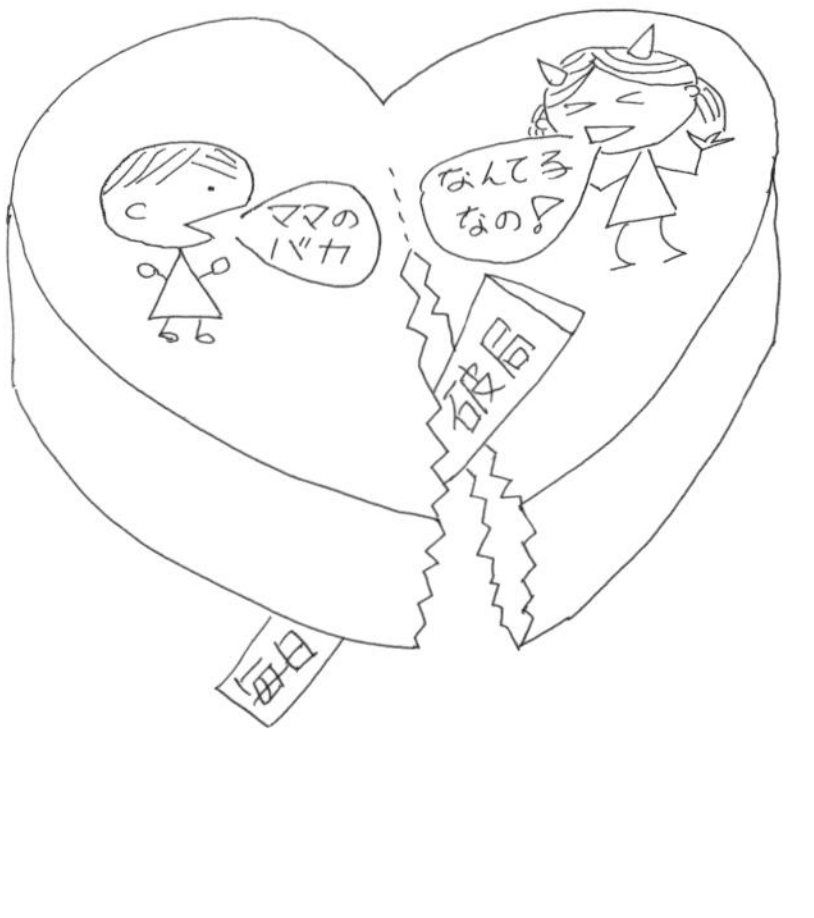

＊感情コントロール不良時には虐待手法は中止し愛着改善を考えます

5歳半のお子さんで、怒って「キレた」状態になると、有無を言わさず黙って椅子など物を投げたり、昼食が乗ったテーブルをひっくり返す子がいました。保育園でも家でも「問題児」とされたお子さんに対しては、両親による「善意に基づく虐待手法の子育て」が、この間継続されていました。受診後両親に現状の構造（虐待手法の親の子育て内容を、子どもが行動見本として学び、反抗挑戦的言動を実践している状況、親の善意に基づく虐待手法の子育てが、子に悪の道を入らせている状況）を説明し、即日より「虐待手法の子育て」を中止してもらい、問題行動にはスルー対応をしてもらいました。そして、主に「褒める・認証する子育て」に変更してもらいました。その中で、反抗挑発症や素行の不適切さは減少し、3カ月後には消失しました。またADHD症状もほぼ消失しました。本児の愛着パターンが、不安型から安定型愛着パターンに改善したことが理解され、**ADHDに見えたのは愛着障がいの部分症状だった**ことになります。このお子さんで特筆すべきは、お子さんに「怒った時には、『僕怒った』と言ってから怒ってね」と大人がお願いし、6歳になった時にはこれができるようになったことです。「僕怒った」と彼が言った時、大人が拍手しながら「すごいね。言うことができて偉いね」、「そうなの。怒ったのね。わかった。伝えられて偉いね」と対応することで、怒ることはなくなりました。6歳のお子さんが、感情コントロールできたのですから、大人ができないとは言えません。**「6歳以降は、感情コントロールが可能」**と学びました。

このような「感情コントロールとは、論理と感情/情動のバランス取りで、論理を優先させること」を意味します。「子どもが怒っている時は、大人にとっては感情コントロール練習をさせて貰える時、すべき時」です。子どもの姿に反応して大人が感情的に怒るのではなく、スルーし穏やかに対応するべきです。「そう、嫌なことがあったから、怒っているのね」とつぶやくことでも良いでしょう。「これはあなたの感情は『嫌』という言葉で表される感情ですよ」と、子の感情に大人が感情ラベリング（感情には名前が付いていることを教える）をする事でもあります。そしてこれらの対応は、大人も意識的に自らの感情コントロールをし、悪い手本を子どもに見せないようにする（すぐ大人の真似をしてしまう子が多いからです）事の提案であり、愛着再建・修復プログラムの中身の大切な一部です。

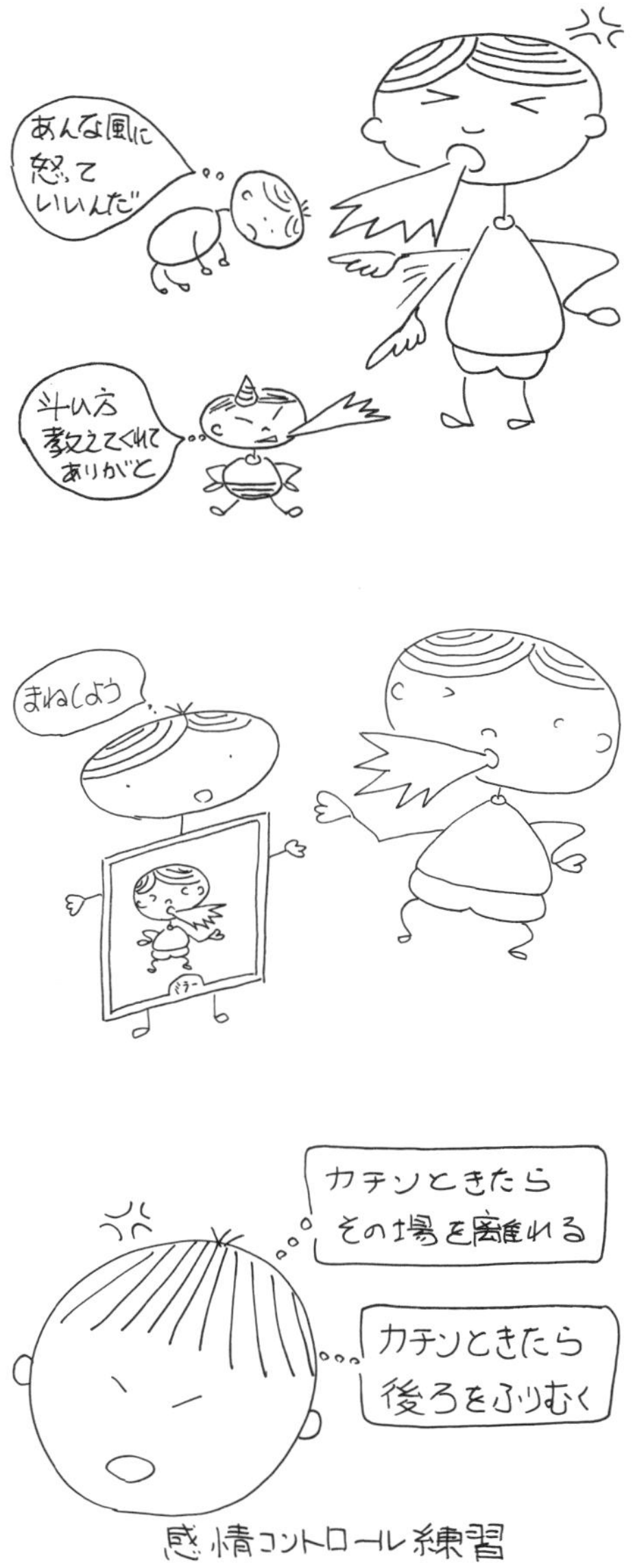
あんな風に
怒って
いいんだ
斗い方
教えてくれて
ありがと
まねしよう
カチンときたら
その場を離れる
カチンときたら
後ろをふりむく
感情コントロール練習

④　**不安感知システムの安定化**（図2、8p）

「不安を感じすぎている人には、不安軽減を考える」必要があります。不安を感じることは辛く、日常生活の活動性・パフォーマンスは悪化・低下するでしょう。不安軽減のためには、以下の二つを考えましょう。

ア）不安の原因を除去する

イ）不安を感じにくくする

それぞれについて述べます。

ア）不安の原因を除去する

＊不安を引き起こす情報の制限：「情報発生源から遠ざかる」、音では「イヤーマフや耳栓をする」、「好き

な音楽を聴くことで、嫌な音情報をマスクする」などです。服の皮膚接触で不安を感じるのであれば、納得のできる材質の服を着るなどです。

＊**聴覚情報の減少**：例えば、消音グッズとして椅子の足先に硬式テニスボール（譲り受けた廃棄前の物）を割ってつける、オープンクラスでない学校の建物構造、音を遮断できる構造を保障するなど。

＊**視覚情報の減少**：衝立で視覚情報を遮断する。子が見える範囲にいろいろな掲示物などを置かないようにする。外の景色が見えないよう、窓にカーテンをつるすなど。（医療機関との話し合いの中から、衝立を「掲示板」と表現し通常クラスで使用した公立小学校がありました（図 18、44p）。通常クラスでの「衝立」の使用は、多数派の保護者に受け入れにくいかも知れませんが、児童が使う「掲示板」とすれば受け入れられると思います。好きな音楽を聴き、音楽に集中するなどを通し、その子にとり辛いであろう視覚情報をマスクすることが可能になる場合がありましょう。

＊**人の数の減少**：「集団規模を小さくする＝小集団化」、衝立による小グループ化、スクール形式でなく、例えば 4 つの机をつけての小グループ化した机の配置。クラスでの座る位置を前方にし、多くのクラスメイトの姿が見えないように配慮するなど。

＊**情報提示の仕方―スモールステップ・軟着陸路線**：不安をもたらす大きな変化を避けるため、「スモールステップ」で情報を提示する工夫を、情報提供側（大人）がすべきです。子が拒否しないようにスモールステップによる情報提示・提供を通して、少しずつ情報が脳内に入るように配慮することなどが、情報提供側に求められます。多くの他者の目にさらされる入学式・卒業式・運動会などのイベント出演を控えた子に対しては、「徐々に場所や人に慣れる様に練習する、徐々に人数規模を拡大する、少しずつリハーサル練習をしておく」などの機会を保障することが必要です。また 3 つの指示を入れたい時、3 つ同時に指示した場合には、最後の 1 つしか指示が入らないとしても、1 つ指示を入れて実行して貰った後に、次の指示を入れることで、3 つの指示が入るでしょう。これらは「軟着陸」路線と言えます。

＊**視覚支援・構造化**：なすべきことの計画書や作業工程を作成し、構造的に分かりやすくするために視覚的に掲示すること＝視覚支援は、必要な情報を脳内に入力するために必要なプロセスです。これを口頭指示で行うと長文の言葉となり、複雑かつ情報が多くなり、言われた方は覚えきれなく不安を高め、実行時には失敗するでしょう。これを避けるため、情報を入れ不安をとり目的を成就してもらうための、構造化・視覚支援が有用です。1 日、1 週間、1 カ月の予定等を視覚的に分かりやすく提示する。朝や帰宅後の do リスト（やるべきリスト）を作り、優先順位をつけて実行する。次の指示は、直前に視覚的に分かりやすく提示する。指示は視覚的に分かりやすくし、後で何回でも見直しができるようにしておく。これらは不安減少につながります。

イ）不安を感じにくくする

不安を感じにくくする＝不安感知システムの反応性を緩和・低下させるには、以下が考えられます。

＊母との愛着・関係性の安定を通し不安解消をする

人はおそらく不安を解消するために、母的存在に対する愛着を発展させたのでしょう。母子関係の安定が不安解消には必要です。日常生活での母子のやり取りが愛にあふれるように意識して日常を過ごすことで、母子愛着を深めておきたいものです。感覚的・情動的な安心を得る工夫として、様々な方法があります。抱きしめる、なでるなどの「物理的刺激（圧迫刺激などの快刺激・深部刺激は、不安減少と安心感をもたらしやすい）」、「すごいね、えらいね、大好き」などの認証の「言葉」を適切に使うなどの言動です。これらを通し、子は安心し安定した精神世界の確保ができ、母的存在への愛着を深めることができるでしょう。

＊サバイバルグッズ・スペースの確保

安心感を確保し不安を感じにくくするには、「サバイバルグッズ（持っていれば安心というお守り）」、「サバイバルスペース（この空間にいれば安心という場所、戦場における塹壕、クールダウンのためのコーナーや部屋）」を、家庭と集団の場で大人側が用意することは原則でしょう（必要でない子もいます）。

サバイバルグッズとはお守りで、持っていると安心する物です。母の写真、ぬいぐるみ、馴れ親しんで

きた物（タオルケットなど）をサバイバルグッズとして利用できるでしょう。

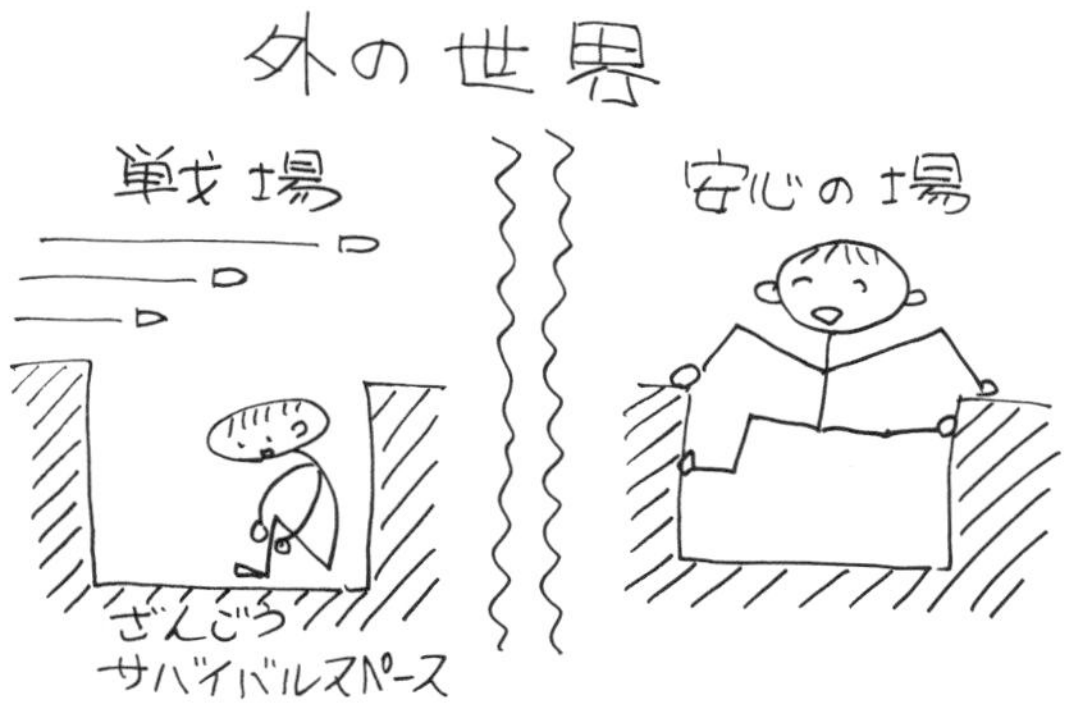

サバイバルスペースとは、絶対に襲われない安心できるスペース、戦場での塹壕のようなスペースのことです。多くのお子さんにとっては、家庭、そして自分のクラス・学校も安全なスペースです。しかし、例えば自閉スペクトラム症の子の場合、学校やクラスが不安いっぱいの戦場に感じられる人も多く出てくるようです。戦場における塹壕＝サバイバルスペース（例えば、クラス内の衝立・段ボールで作られた空間や別室など）が確保してあれば、何かの時には不安解消ができる場所があることになり、気持ちに余裕が出て、学校生活でパニックやフリーズは起こしにくくなると想像できます。

＊こだわり行動

こだわりの理由としては、「①不安解消のお守り行動、 ②趣味・趣向」があります。例として、いつもと同じスケジュール通りの安定した日々であることは、不安のない極めて強力な安心材料・情報でしょう。多くの自閉スペクトラム症の方々は、不安が強い中で不安解消に向けてのこだわりを持っています。場所・順番・儀式などですが、いつもと同じ状態を求めます。それらは、他者に迷惑をかけず、かつ本人にとり不利でなければ、癖や趣味の範囲となり、他人からも許容範囲となるでしょう。

＊内服薬：神経システムを安定化させ、過敏に反応しないシステムへと変化・シフトさせることが、内服薬である程度可能になると期待されます。

再度、「不安をとるための合理的配慮」を以下の表 8 にまとめ直してみます。

表 8　不安をとるための合理的配慮（①不安の原因除去、②不安を感じにくくする）

個人外の環境調整

・情報過多を避ける
・視覚支援・構造化の工夫で、脳内に情報を取り入れやすくする
・「事前説明をする→全体の流れや構造を知り、先の見通しをつける→不安をとる」
・集団規模を小さくすることで、人間関係数を含め情報負荷量を減らす。
・スモールステップを設定・導入し、変化量を小さくすることで、子が情報処理をしやすくする。

個人の脳内の環境調整（脳での不安増大を防ぎ安定化させる、不安を感じにくくする）

・聴覚刺激（声かけ）よりも、視覚刺激（カード提示など）で、脳に情報を入力しやすくする
・サバイバルグッズ、サバイバルスペースを確保する、保障する
・母的存在の人との関係性、愛着を改善しておく→子は安心感を得れる
　抱きしめる、圧迫刺激、なでるなどの皮膚刺激は、他者（特に母的存在）からの認証であり、安心を深める
・こだわり・お守り行動を、ある程度許容することを通して、不安解消へつなげる
・不安の閾値を下げる薬の内服（不安に敏感に反応しないように）

⑤　愛着システムの安定化

＊母的存在≒コンタクトパーソンの保障

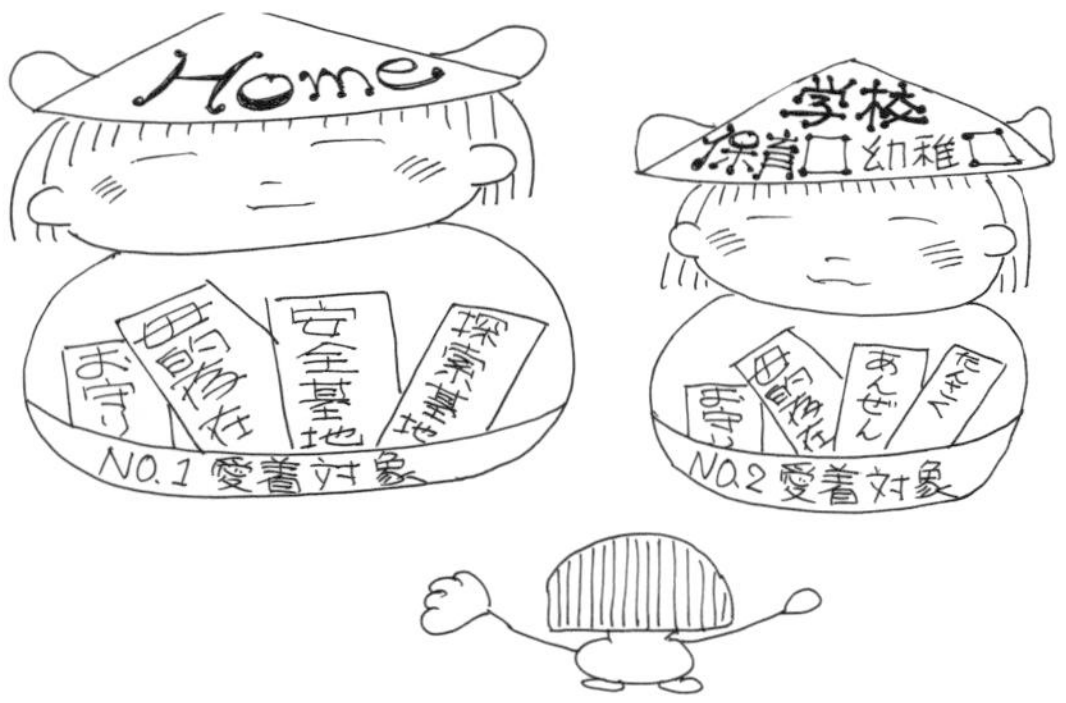

家庭外の様々な集団において特定の人（母的存在）≒コンタクトパーソン（45p）への思いが育つ仕掛けが必要です。家庭では、おそらく多くの場合、母親が特定の人でしょう。保育集団では、担当保育士か補助の保育士の方かもしれません。学校現場では、教育補助員や特別支援学級の教師、または保健室の養護教諭の方かもしれません。ともかくも、特定のどなたかが、愛着関係を結ぶ対象者・母的存在として、子のそばにいる必要があり、大人は意識的にそう振る舞う必要があります。家での特定の大人以外にも、家庭外の集団の中で守ってくれる他者・大人がおり、その他者との愛着のネットワークが子側に形成されることが、社会生活をする上で必要です。子側からすれば、「○さんといるから安心」と認識するでしょう。

愛着とは、特定の他者と本人の関係性の中で、生まれるものです。愛着の成立とは、母的存在（特定の人）との密着した時間・空間の継続体験を通して、特定の人を安全・探索基地と認識した心の状態です。一緒に遊んだりした時間的共有が必要であり、例えば学校教師を例にとると教科学習内容を教えるのみでは、愛着は成立しないでしょう（117、132p）。

＊愛着の成立は、不安を解消し、生きていくためでしょう

大人も子どもも、「心の理論を使い、他者の気持ちを読み他者と気持ちを共感させることで、他者との愛着を成立させます。他者と感情交流をする事で、自らの心を安心・安定させるのです。愛着システムは、「不安システムを抱えている人という存在」には必要不可欠なシステムです。何となれば、愛着形成により不安を感じない日々が送れる、つまり「愛着が不安のシステムを凌駕し抑制してくれる」からでしょう。

＊愛着を悪化させる要因を取り除く

愛着システムが順調に動くには、愛着を悪化させている要因を除去し、次に愛着の育ちに歪みがあれば修正すべきです。前者では、「四角い窓」視聴時間の減少が必要でしょう。食事時にテレビを消すことは基本です。また、ゲームの遊興時間や携帯電話（スマートフォン）、ネット動画など、電子メディアの使用時間を親が管理・制限することは妥当です。幼少期、四角い窓の視聴時間を制限し減少させることで、また親の虐待手法の子育てを止めてもらうことで、コンプリメント（褒める）中心の子育てで、愛着や ADHD 症状の改善がみられることを、よく経験します。

＊愛着形成・維持に必要なこと

愛着形成・維持に必要な点をまとめました（表 9、54p）。以下に詳細を述べます。また別記（79〜80、85〜93、131〜135p）も参照下さい。

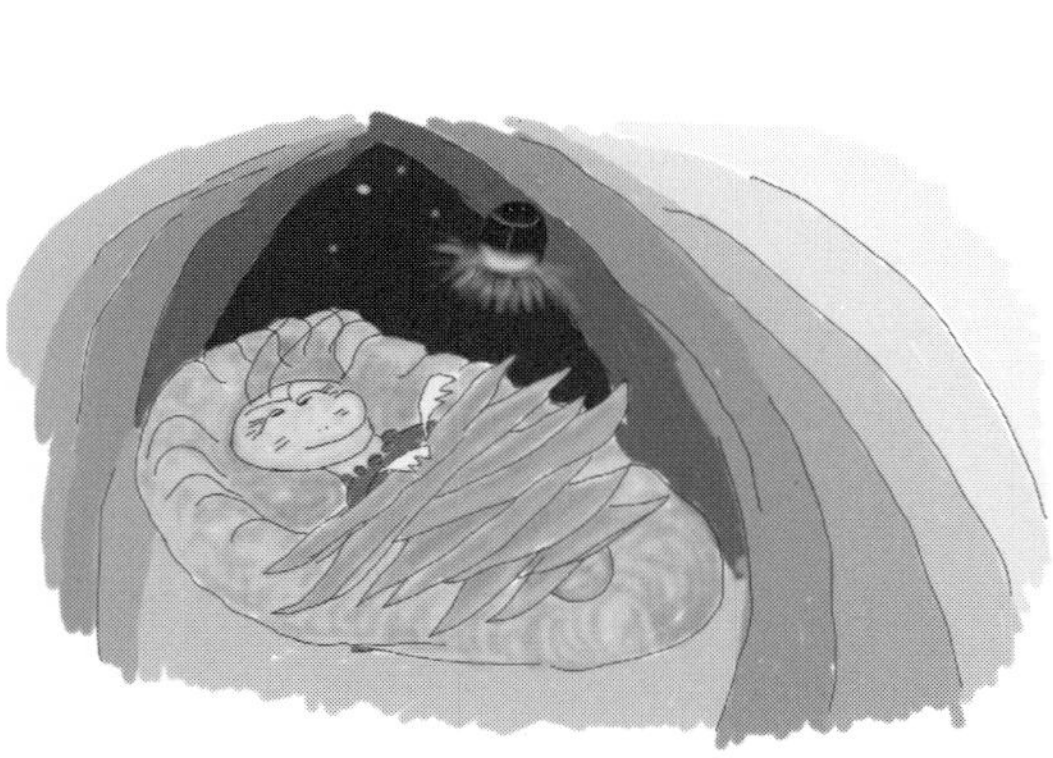

表 9　愛着形成・維持に必要な事

- 心の理論システムの順調な動き
- 所属する小集団に母的存在の人がいる事―家庭、家庭外
- 愛着の成立・再建・修復プログラムとして以下が必要
  - **虐待手法よ　さようなら作戦**（虐待手法は使わない）
  - **四角い窓よ　さようなら作戦**（電子メディアの使用は制限する）
  - **愛のくさび作戦**（言葉・態度で、相手への思い・愛情・認証を明確に伝える）
  - **親子コミュニケーション支援**（ペアレントトレーニング含む、親子関係の中での様々な工夫）
  - **コンプリメント作戦**（自信を失わないように、言葉や態度で子供を認証・賞賛するコンプリメント（褒める）を通し、子の大人への信頼度を上げ、子の不安感を下げ、子が自信をつける事を目指す）

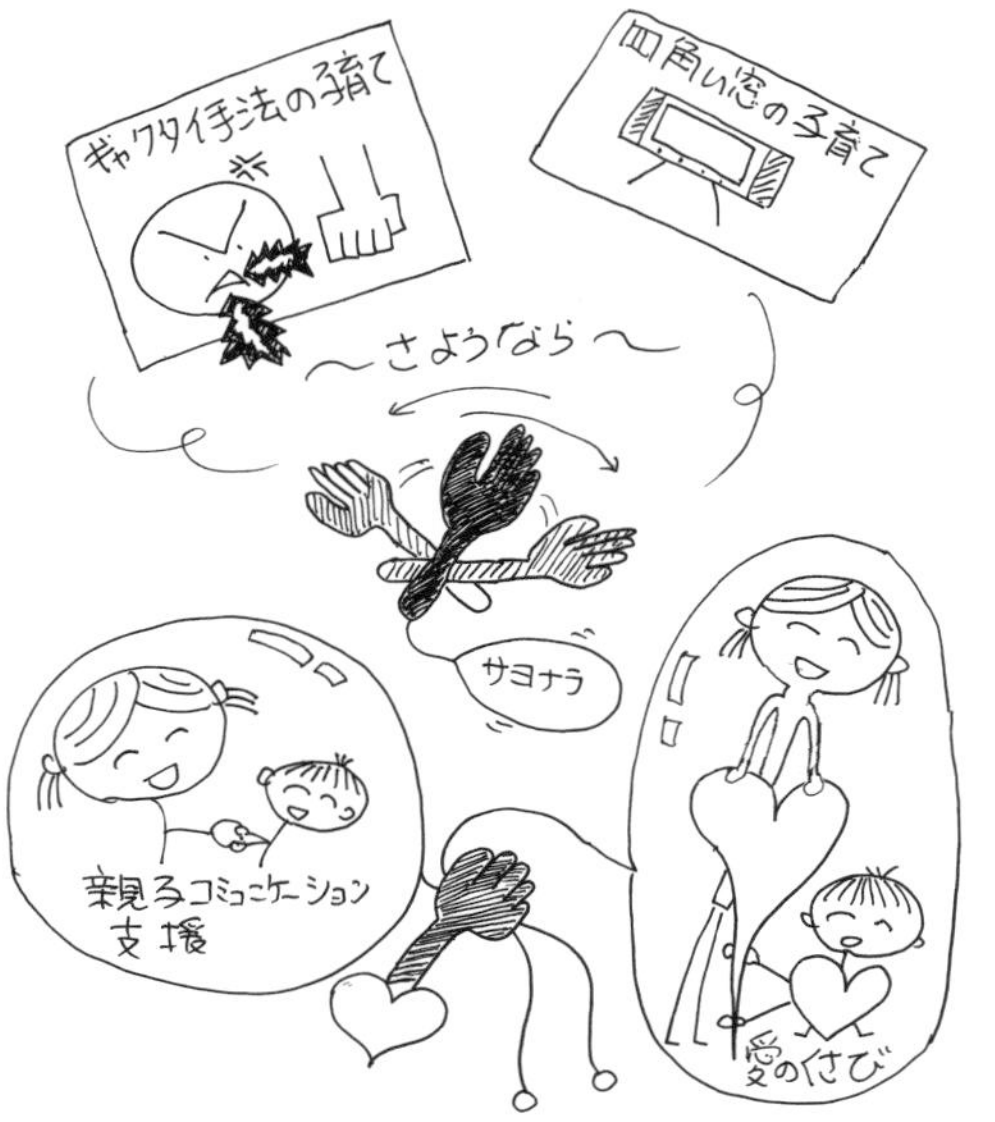

表 9 の補強説明をします。

ア）虐待手法よ　さようなら作戦

「虐待手法よ　さようなら作戦」の意義、具体的方法を述べます。

＊親の善意の言動が　子を悪の道へ　走らせる！

親はそれまで使用してきた虐待手法を止める決意をすべきです。変えるべきは、人や子どもの前で「声を荒げ、手を振りあげ、荒れている姿を見せている大人の姿」です。全て「やって良い人の姿・見本」として子に映ります。「子は親・大人の鏡」なのです。「子が荒れている時には、そのモデルは親にある」のではと、まず思いましょう。それは、「親の善意が子を悪の道へ走らせている」構図になります。「善意に基づき注意しようとする気持ち」が素直な「怒り」と変化し、そして厳しい怒り方になる大人は多いでしょう。その親の姿を手本として子は真似をし、結果として子の言動が荒れ、親に対して反抗挑発症（暴言、暴力を含む反抗的挑戦的態度）となり、一部の子で素行が悪くなる（つばはき、叩く、ける）のです。これは、「悲劇です。そして見方を変えると喜劇ではないでしょうか」と、親に説明するようにしています。この構図に気づいた保護者は、虐待手法による子育てを改め、攻撃されなくなった子の態度は穏やかな方向へ改善しはじめます。親子の現状を認識し、そして大人側の態度を変えようとの「決意」が大切です。親が決意しない限り、親が仕掛けない限り、子側は態度を変えることができないのです。

＊何は無くても穏やかな家庭生活

子に対する愛着が削れてしまっていた事に親が気づき、怒ってばかりだった親が心を入れ替え、怒りを表現することを止め穏やかな家庭生活をする中で、親子の良い関係の再建・修復が始まります。親子の関係性、愛着の修復を目指して、大人側が子側に怒りや攻撃をみせず、優しくし親和的な言動を仕掛けるなど、意識して行動すべきです。ある意味「演技」となります。「俳優」「大根役者」になりましょう。中身として、いろいろな工夫が考えられます。子側の怒りの気持ちを削ぐ試みとして、子の言ったことを壊れたレコードのように繰り返すブロークンレコード（子が「お母さんのバカ」と言った時に、「お母さんはバカなのね」を繰り返すとか）などは使えます。とりあえず子の暴言に対して固まる（フリーズ）、その場を離れるなどなどでも良いです（文献 1－a、b、d）。

＊注意の伝え方の原則－日本語でなくても良いのです

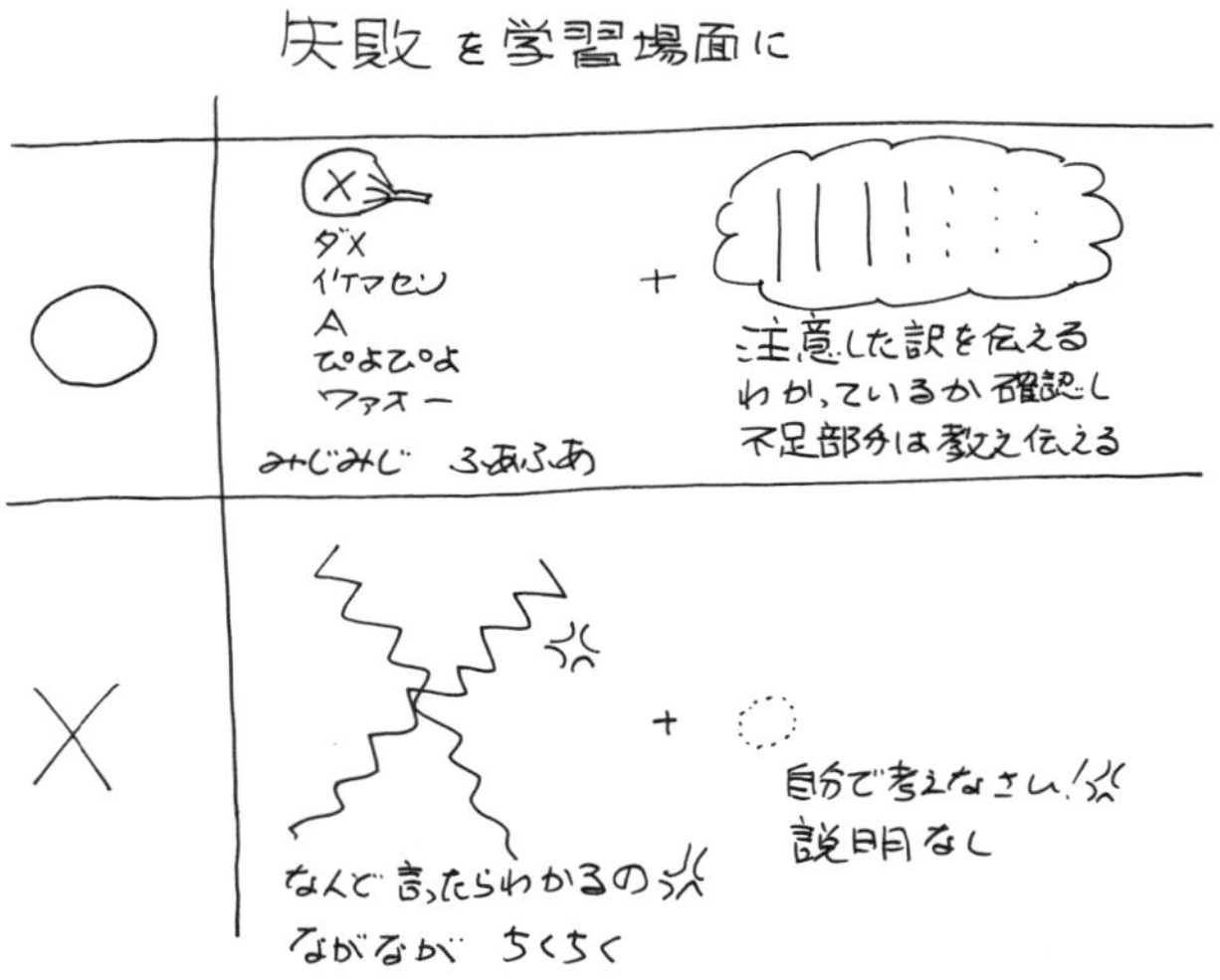

注意は短くコマンド的にすると良いです。日本語でなくても OK です。「注意する時には、○△と言います」と決めておけば良いのです。注意を与えるべき時には「○△」と子に伝え、子の感情が収まった後に、「何故注意したか分かる？」と問い、分かれば褒めます。分からなければ教えてやり、納得してくれたら褒めましょう。この繰り返しが大切です。子の誤った行動の多くは、「学習不足」や「誤学習」の結果で、誤った知識や、知識不足に基づき誠実かつ素直に動いて失敗している姿でしょう。「注意すべき場面は、子が学習する場面」「子の失敗場面は、子が学習する場面」と心得るべきです。叱る場面ではありません。○△は単なる注意の記号ですので、「何やっているの。…何度言ったらわかるの。…」と長々と言わずに、代わりとして、「A」でも「B」でも、「ぴよぴよ」でも良いのです。短く言うのも、ポイントの一つです。「ぴよぴよ」語は「ふあふあ言葉」であり、お勧めです。

＊怒る時には日本語を使わない！

「怒る時には日本語を使わない！外国語で怒ってください！」と養育者に伝えています。フランス語だとノン、英語だとノーです。「外国語を使わないなら、ぴよぴよ語で怒ってください」と。

何故か？　理由は以下です。

まず日本語で怒ることの悪い点を述べます。

表 10　大人が日本語で怒ることの悪い点

①**親と子の双方に悪影響**：日本語だと、ちくちく言葉で長々と怒ることになる→親と子に良い影響を与えない。親は自己嫌悪になり、子は自信を失い自己評価を下げ、一方大人の言動を見本として真似をし、悪い言葉を使うようになる。

②**エネルギーロス**：感情的になって言葉で怒りをぶつける親、怒るだけで肝心の怒っている理由説明をしない親、説明したつもりでも伝わっていない親の立場で終わっており、エネルギーロスである。子どもからしたら、「理由不明で怒っているだけの親」「理不尽な振る舞いをする親」となる。

③**子に悪い見本の提供**：親の怒る姿が言動見本となり、子どもの言動が反抗挑戦的になる。「荒れても良いのだ、これは大人もしている姿だ。子である私がしても許される姿だ」と子側が勘違いし、素直に真似をするのだろう。

④**妥当な親子関係からの逸脱**：親への反抗は、表現は良くないが「親分に忠誠を誓う子分」ではなく、「親分に対して不信・不満を越え、反抗を募らせる子分」の構図で、父母＝親分、子＝子分という構図が成立してない。成長に伴い親子関係は崩れていく。

以上の理由で、「日本語で怒る」ことは良い点がほぼないでしょう。良い点があるとすれば、怒りや恐怖は相手に理解されやすく、伝わるという点です。恐怖を感じる中、静かにしなければと、子が本能的に振る舞うことにつながるのです。その意味では親の怒るという努力は成就します（親の言うことを聞いてくれたと、親は勘違いします）。しかしながら、子にとっては恐怖を感じる中での理由不明の服従であり、ふつふつと反抗心が育つでしょう。そして何故親が怒ったのかの理由の推測をしない、または教えてもら

わないので、学習しないままで終ります。親の怒りは本来の目的をとげないのです。

以下、表 11 に大人が日本語で怒らない場合の良い点を述べます。

表 11　大人が日本語で怒らない場合の良い点

①**子にとって悪い見本とならない**：日本語を使わず外国語だと、短くコマンド的にしか言えなくて、怒りの感情を乗せにくいので、子に対しての悪い行動見本として振る舞うことにならなくて済み、子の言動の悪化につながらない。

②**子への心理的悪影響がない**：大人の吐く言葉の語気の強さで子が恐怖を感じる場面があったとしても、日本語でなければ子どもたちへの心理的悪影響は少ない。心理的虐待に至りにくい。ぴよぴよ語（『注意するときはぴよぴよと言います』との枠組み）のようなふあふあ言葉での注意であれば、子への悪影響は少なかろう。

③**大人の感情コントロール練習になる**：外国語やぴよぴよ語での注意は、大人にとって感情コントロール練習になる。かちん・プツンとなっても、日本語以外を使って大人の評価を伝えることは、大人側が一呼吸を置くことになり、大人側の怒りを避けることができるだろう。

ぴよぴよ語や外国語で、語調を変えたりしながら、怒りや悲しみの感情を伝えたり注意を与えましょうね。互いに仲良しになりたいわけですから。もちろん「大人側として、注意を与える時には、『ぴよぴよ』と言いますね。知っておいてください」と伝え、確認・約束しておくことが必要です。枠組みを教えるのです。その後に「ぴよぴよ」と注意を与えた理由＝心の理論の内容を教えるのです。後者が大切であり、目的です。

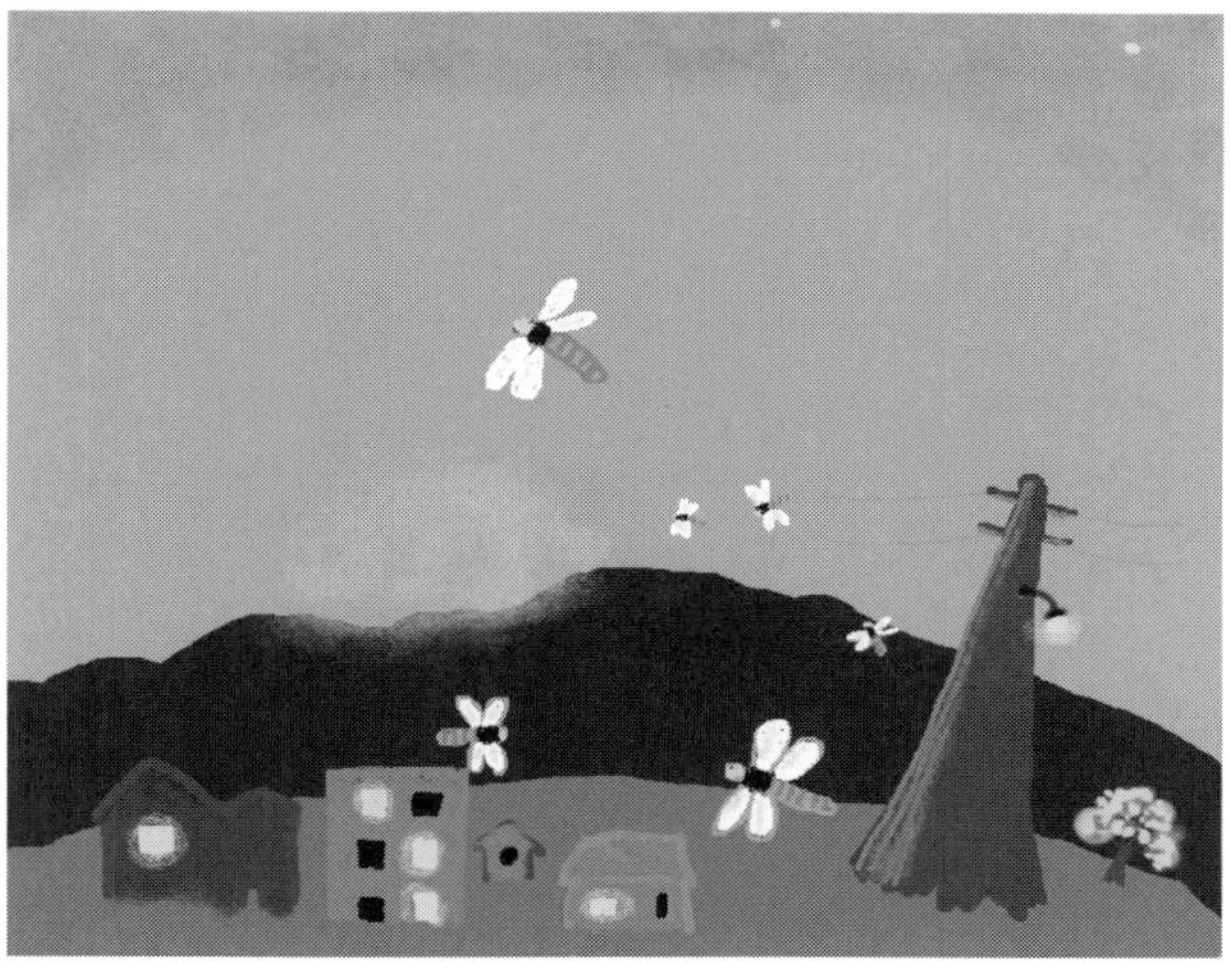

ちょっと一言一休み 12　愛着再建・修復プログラムを考える

愛着の障がいを来している場合には、愛着再建・修復を試みましょう。一番問題になる状態は、子の不安型愛着パターンで、これは反抗挑発症そのものでしょう。子の反抗挑発症は、親の養育態度の基本を「怒りから穏やかさに」変更すること、つまり親の子への対応を穏やかな内容に変える事で、大きく改善できるでしょう。学齢前では半年以内で改善することが多いのですが、学齢以降はそれ以上から１年ほど、改善に時間がかかるでしょう。１年以上必要な例も多々あります。

悪い見本を子に示すのは止め、子の行動手本として、穏やかな大人像を子に見せましょう。ペアレントトレーニング手法はこの技術・方法です。

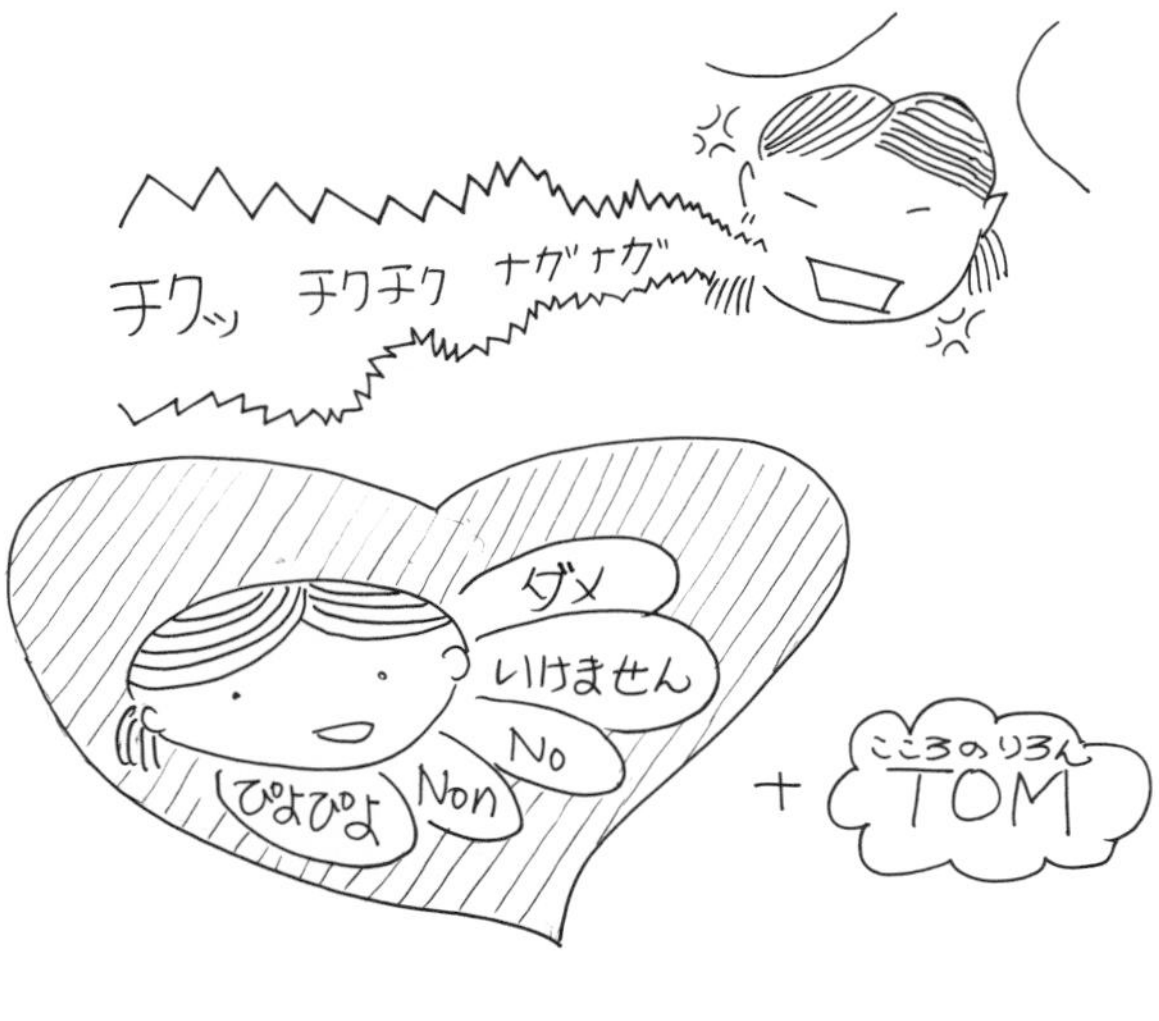
チクッ
チクチク
ナガナガ
ダメ
いけません
No
Non
ぴよぴよ
こころのりろん
TOM

ペアレントトレーニングを含む、人での「親子コミュニケーション支援」が必要ですが、その内容では様々な工夫があるでしょう。「感情は受容し、行動は受容しない」対応も有用です（文献１−a）。具体的には、「嫌だったのね。あなたの気持ちはわかったよ」と「子どもの感情を受け止め受容」し、「でもその行動はお母さんとしては辛い」という表現に押さえ、「行動は受容しない」「受け入れがたいことを伝える」のです。また「後手」対応は避け、「先手を取る」ことも、有用です（文献１−a）。具体的には、子どもの怒っている行動に対し「何やっているの！」「何で怒るの！」と叱って反応する後手対応（後始末）でなく、子が怒ることや問題行動を止めたら褒める（「待っていましたよ。あなたは怒っていない方が素敵」と反応する）、また別の興味ある遊びへ子を誘うなど、「先手を取る」ことが必要です。様々な工夫を駆使して、親子の良い関係性を構築する努力は、愛着障がいの再建・修復です。「愛着障がいスペクトラムは人間関係の中で直すことが基本」です（文献１−a）。

＊子に大人の評価や価値観を伝えたい・注意を与えたい時
・意味ある言葉を使う場合

大人の評価や価値観を明確に伝えることは必要です。「だめです」「いけません」「ばつです」「母としては嫌です」など短いコマンド的表現で良いはずです。そしてそのあとに、「あとで何故お母さんがそう言ったか、あなたが分かっているか後で聞きますね」と言います。子の気持ちが収まった後に、そのことを題材にしてやり取りをすることに力を注ぎましょう。コミック会話は使えるでしょう。棒人間を描きセリフを書いて言わせ、やり取りを再現し、状況の中でどのように振る舞うべきだったかを教えます。間違っても、「注意を与えることにエネルギーを注がない」事です。大人が大声を出す、怒り声を出す、怖がるように声色を使うなどは、子側に恐怖を感じさせる効果のある内は大人しくさせることはできます。しかし、これでは子が自主的に良い事をする＝身につくということに繋がらずで、お勧めできません。脳の報酬系システムが強化され

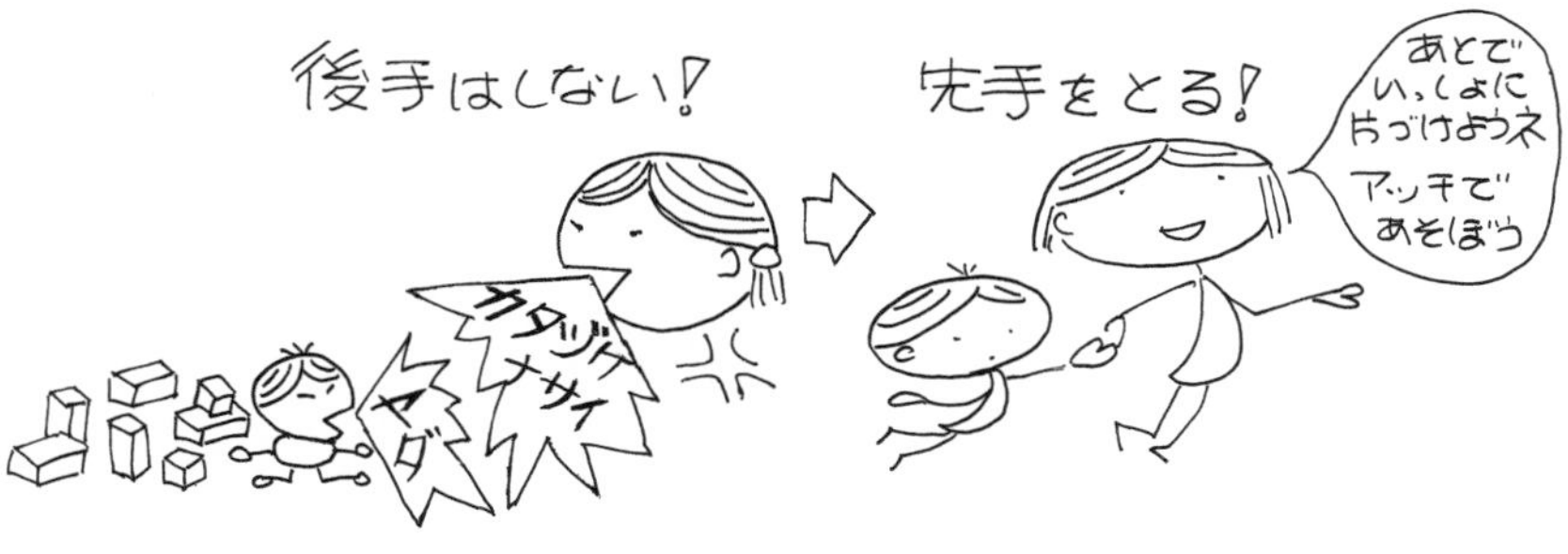
後手はしない！
先手をとる！
あとでいっしょに片づけようネ
アッチであそぼう
カタヅケナサイ
ヤダ

ません（図2、8p）。ちくちく言葉（バカ、出てけ、など）の使用は、子に悪い言葉を教えるだけですので、止めるべきです。

・外国語を使う場合

短く注意を与えるには、外国語も使えます。英語で「ノー」、フランス語で「ノン」は使えるでしょう。最近では「怒る時には、日本語を使わない！　外国語で！」と保護者に伝えています。長々と叱ることを避けるためです。日本語では、「何度いったらわかるのよ…お母さんはあなたの為を思って…こう言ったのに…何であなたは何回も言わないとわからないの…」と、くどくなるからです。

・意味のない言葉を使う場合

約束してあれば、注意の言葉は何でも使えます。「A」でも、意味のない言葉、例えば「あさら」でもいいでしょう。しかしそれでは互いにつまらないので、「注意を与える時には優しく、『ぴよぴよ』というからね」との約束も良いでしょう。「ぴよぴよ」はふあふあ言葉なので、相手の心が傷つきません。時には、「夫婦げんかもぴよぴよ語でするといいですよ」と伝えています。

・メッセージを視覚的に示す

注意を与える時には、視覚的に示すことも使えます。罰点マークや怒り顔をカードに描く、うちわにマークを描いて必要時に子に示す、なども使えます。OKの時には、〇なり花丸の印をつけたカードやうちわ、指や手での動作が使えるでしょう。

・体罰は使わない

日本語、日本語以外の言葉、視覚的メッセージなどを使って「注意を伝え、体罰は決してしない」ことです。やって悪い事の見本を示すことになり、悪影響を与えるだけです。体罰とは、頭にげんこつ、ほっぺにぴん、お尻ぺんぺんなどのことです。

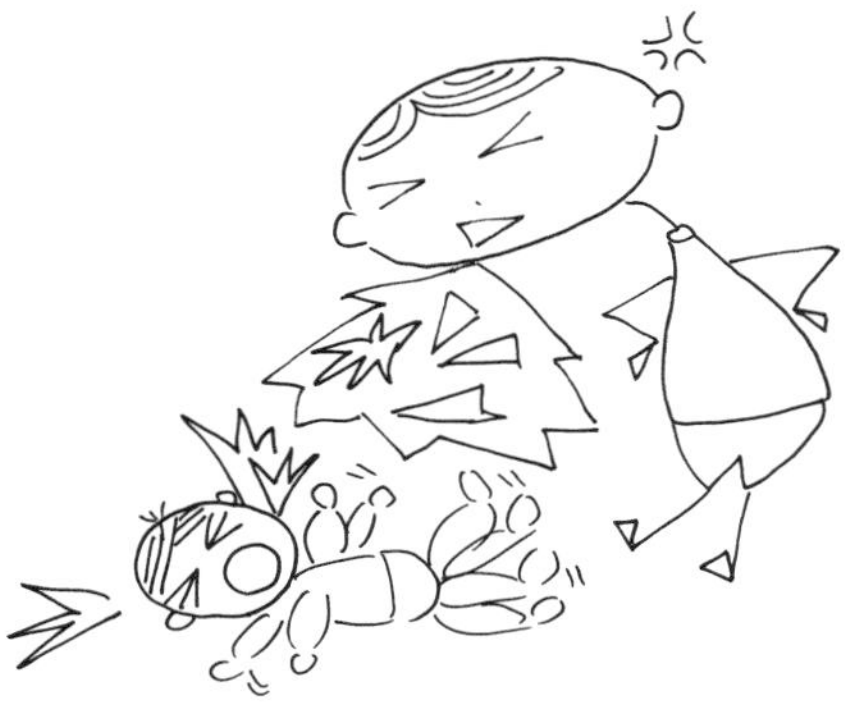

・親が強い対応を子にしている内は　子も強く親に反発します

親が強気・本気で怒っている内は、子は強い態度で反発してくるはずです。「まだまだ元気なお母（父）さんは交渉できる相手だ。僕の我儘を受け入れてくれるはずだ。あの時は聞いてくれたし。今はもっと頑張るぞ」というわけです。そうなったら、親として行うべき態度は、フリーズ（固まる）し何も答えないか、悲しく感じる中で素直に泣くことを選択すべきでしょう。

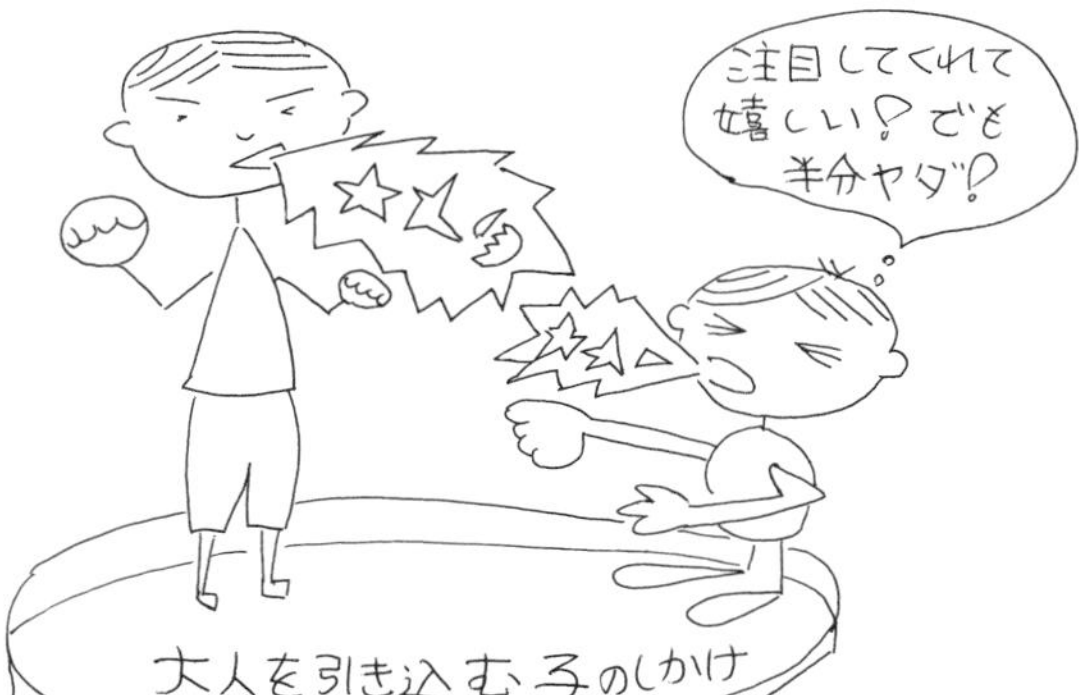
注目してくれて
嬉しい!? でも
半分ヤダ!?
大人を引き込む子のしかけ

怒っている大人に対し子側が怒って対応してくるのは、エネルギッシュな子としての素直な反応です。しかし、強いと思っていた大人が泣くないしは弱い姿を示したとなると、子側はどこに怒りをぶつけて良いか分からなるので、受け手がいなくなる分、戸惑いひるむでしょう。相手が泣くという情動の変化に、心の理論が動いてしまう子は、自分の怒りの感情を維持することが困難になるでしょう。子側の心が、相手（大人）の悲しみに反応してしまうのです。心の理論の動きが不調な自閉症では、子側の反応が弱いのは致し方ありませんが、いずれ通じると信じましょう。

「あーいえば、こーいう」場面も同じことですが、これは子どもが仕掛ける罠、子の土俵に親・大人を引き入れようとする罠（子が大人を動かそうとする、本能的な反応）ですので、乗ってはいけません。「『あーいえば、こーいう』となったので、以前約束した通り、お母さんはあなたから離れます」と告げ、離れましょう。追いかけてくるエネルギッシュな子は結構いますが、何とか離れましょう。

・子にお願いすること

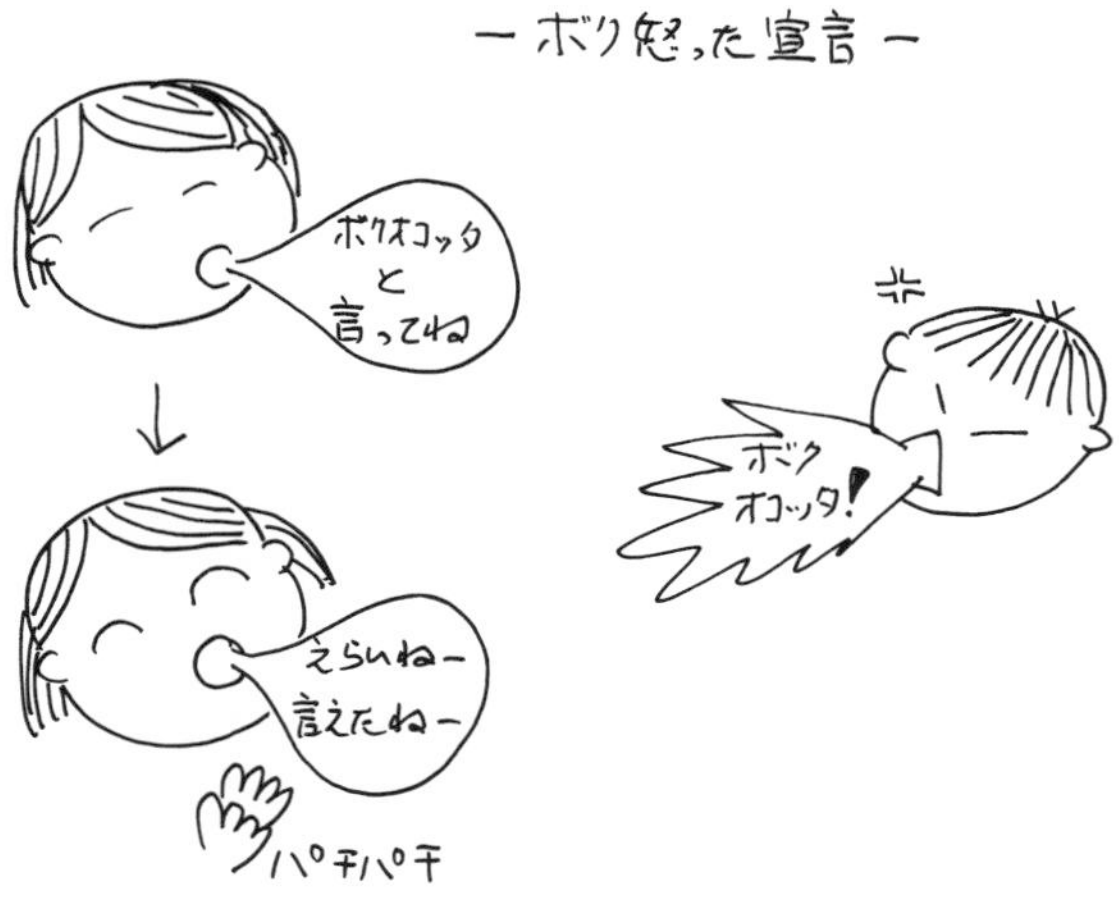

「怒った時には、『僕怒った』と言ってから怒ってね」と伝えると、これができた6歳のお子さんがいました。それまでは、怒った時には黙って無言でちゃぶ台返しをし、暴力をし、椅子を投げ、ガラスを割り、包丁を持ち出して「ぶっ殺してやる」と表現した、目が座っていたADHDと思われた5歳半のお子さんでした。ひたすらに虐待手法を日々行って苦労して対応していた両親に、状況説明を通し理解してもらう中で、翌日から虐待手法を中止してもらいました。

3カ月で反抗挑戦的態度はすっかりなくなり、落ち着きのなさも改善しました。親が愛着修復を仕掛け、それに子どもが反応し、子の愛着障がいが修復されたのです。素晴らしい結果です。そして半年たった頃には、「僕怒った」と言ってから怒るようになり、そう宣言した時にはみんなで拍手をしました。周りから認めてもらう中で、彼の中での怒りはすっかり収まったのは言うまでもありません（50p）。感情コントロール（練習）が成功したわけです。同様の事を、大人ができないはずはありません。頑張りましょう。

別のある親子で、こんなやりとりがありました。子どもが親に向かって言うのです。「僕だって怒った時には『僕怒った』と言ってから怒っているのだから、お母さんもやってよ！」。「納得！」ですよね。

イ）四角い窓よ　さようなら作戦

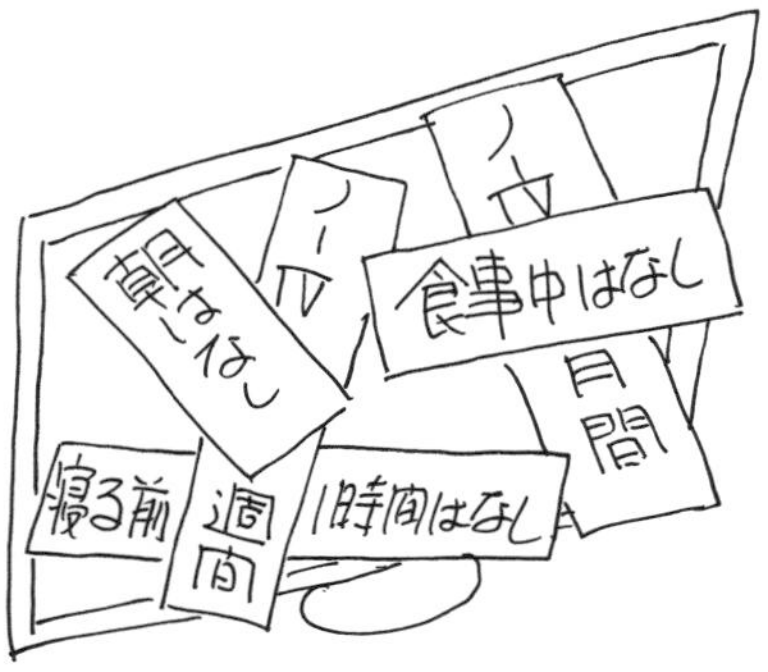

四角い窓から離れましょう。四角い窓（テレビ・ビデオ・DVD・ネット動画・電子ゲーム・スマホなど電子メディア、デジタル麻薬との表現もネット上に）から離れること（デジタルデトックス、デトックスは解毒の意味）は、表12に示した脳内の①〜⑥の機能や学業成績を改善します！　表13（60p）に、具体的な方法を記しました。

ADHDの方は、抗ADHD薬を使用する前に四角い窓を中止すると、その悪影響を確認できます。自閉スペクトラム症の乳幼児期の方では、四角い窓の中止で、人の気持ちへの共感、人への寄り添いが苦手な状態がそれなりに改善するでしょう。削れていた人への愛着が改善し、自閉症状の中に含まれていた愛着障がい部分が改善するからです。

表12　「四角い窓」で悪化・低下させられる内容（図21、60p）

1. **心の理論機能**（人の気持ちー考え・感情ーを読み、自分の言動を調整し社会生活をする）
2. **抗ADHD機能**（これさえあればADHDにならないシステム）
3. **愛着機能**（家庭では兄弟や親と、家庭外では先生や友達と上手く付き合おうとする姿勢・人への寄り添い方）
4. **感情コントロール機能**（自分の欲望を人間的理屈で抑え込む、例えば宿題終了後に電子機器に触れる、親と約束した四角い窓の利用時間の制限を守る、簡単にキレない・怒らない）
5. **自己中心的生活の中での周囲の人への配慮**（人への配慮は画面依存・中毒により低下している）
6. **上位脳による下位脳への抑制**
7. **学業成績**

表 13　「四角い窓」の制限を！一具体的方法

1. **徐々に排除・制限する方法**：1、朝はテレビをつけない。2、会話を楽しむ食事中はつけない。3、入眠前 1 時間は脳のクールダウンのためにつけない。四角い窓の制限をできる時間帯から行い、なくても楽しい生活がある事を経験してもらう。
2. **一気に全面排除する方法**：幼児期から小学校低学年であれば、「テレビ壊れちゃった」設定や「昨日の夜中に雷が落ちて、家中の電子機器が壊れちゃった」設定、「昨日の夜に泥棒さんが入って…」設定も使えるでしょう（天罰系の手法と言えます)。そして、機器を押し入れの中にしまう、画面に白いテープなりで×マークを付けるとかは有用。「ノーテレビ　日・週・月のお試しを！」
3. **リアルタイムでテレビは見ない**：録画し後日鑑賞する癖をつけ、テレビ画面＝四角い画面に支配されることから遠ざかる努力は有用。これは、大人も子も行っていきましょう。
4. **大人は四角い窓（スマホ、ゲーム）を使用している姿を子に見せない**：子にとり不適切な手本です。子の前での使用は控えましょう！
5. **移動可能な電子デバイス（ゲーム機・タブレット・スマホ）の常時使用可能な状況は子に不必要**です。
6. **大人が管理しましょう**：子がゲームなどにはまり大人が困るとしても、与えたのは養育者です。養育者が家庭内ルール・枠組みを決め、子と枠組みを守るように約束をし確認することが必要です。例えば、夜 9 時以降はゲームやスマホを親が預かり、朝まで管理するなどです。一旦枠組みを決めた後の交渉、妥協は避けましょう。

お子さまによりよい人生を準備してあげることは、大人の務め・義務です

これまでいろいろなご家族に出会ってきました。ゲームの制限や終了にまつわるエピソードとしてはいろいろです。大人が怒ってゲーム機を投げて壊れて終わった家、子どもがイライラして怒りゲーム機を投げて壊れて終わった家、居ない間に水ポチャで終わった家など、様々です。親が子どもに恨まれるような形はなるべく避けた方が良いわけです…。天罰ならば…。

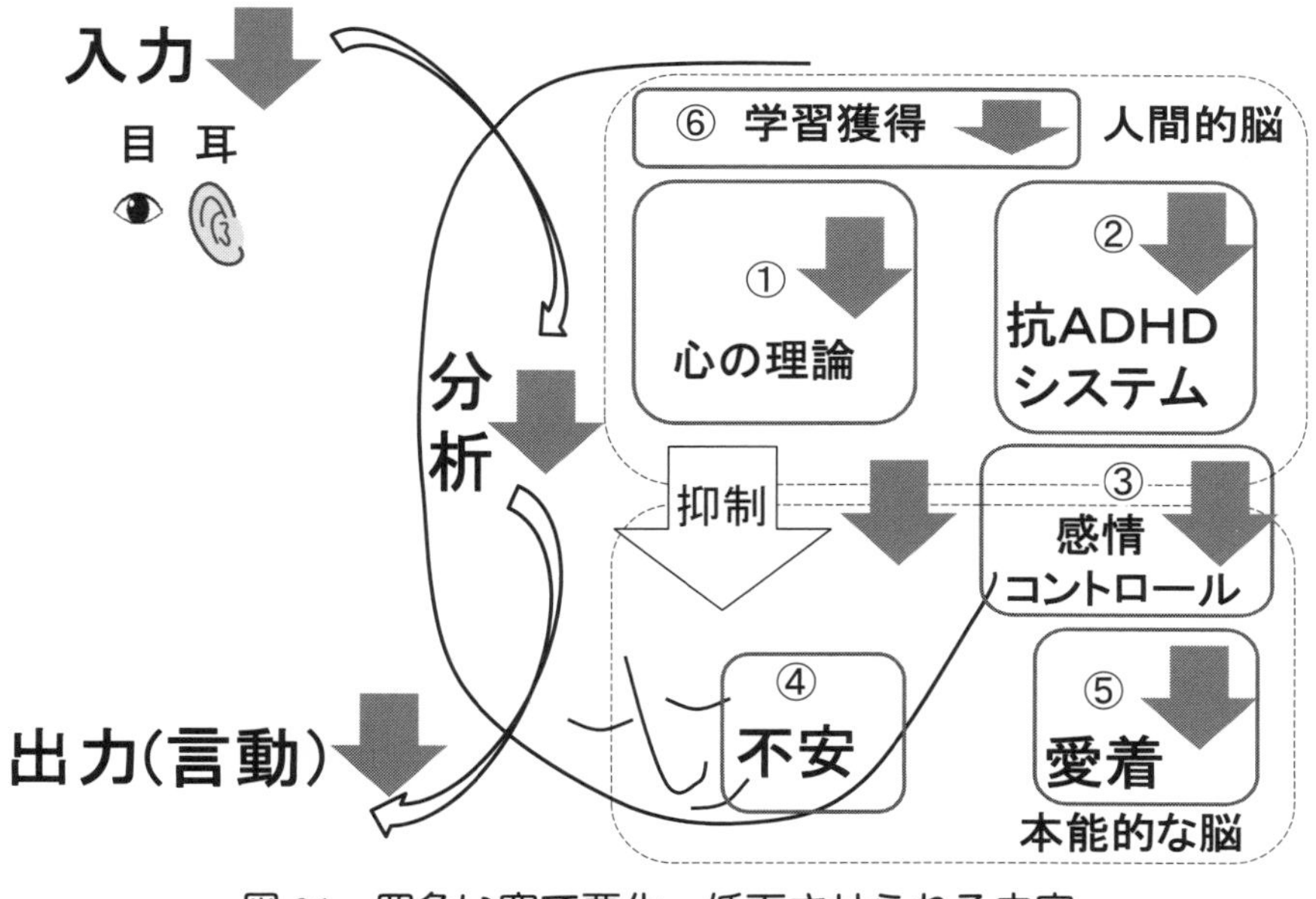

図 21　四角い窓で悪化・低下させられる内容

ウ）親子コミュニケーション支援

親子コミュニケーション支援は以下を含みます。

①ペアレントトレーニング（文献 1－b）

②親子の愛着を深めるための親の振る舞い方の全般

ペアレントトレーニングは、ADHD、そして特に反抗挑発症を合併したお子さんの行動修正を目指して、大人の対応を変えようとするものです。大人側

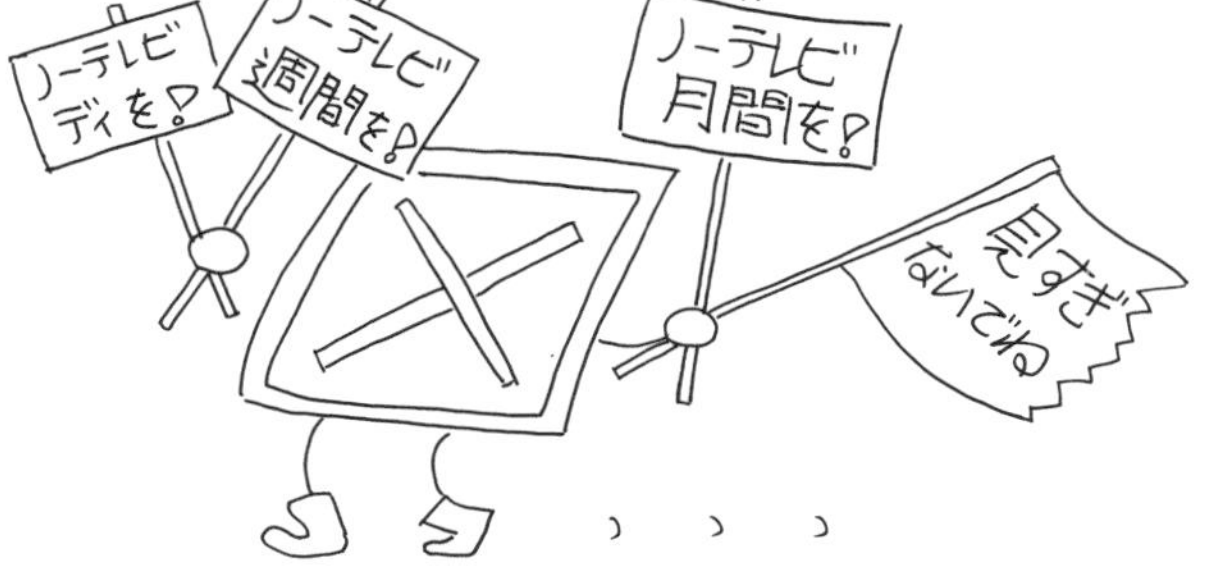

ノーテレビディを!?
ノーテレビ週間を!?
ノーテレビ月間を!?
見すぎないでね

が枠組みを子に明確に示す、大人側が子にどう対応するかの技術です。

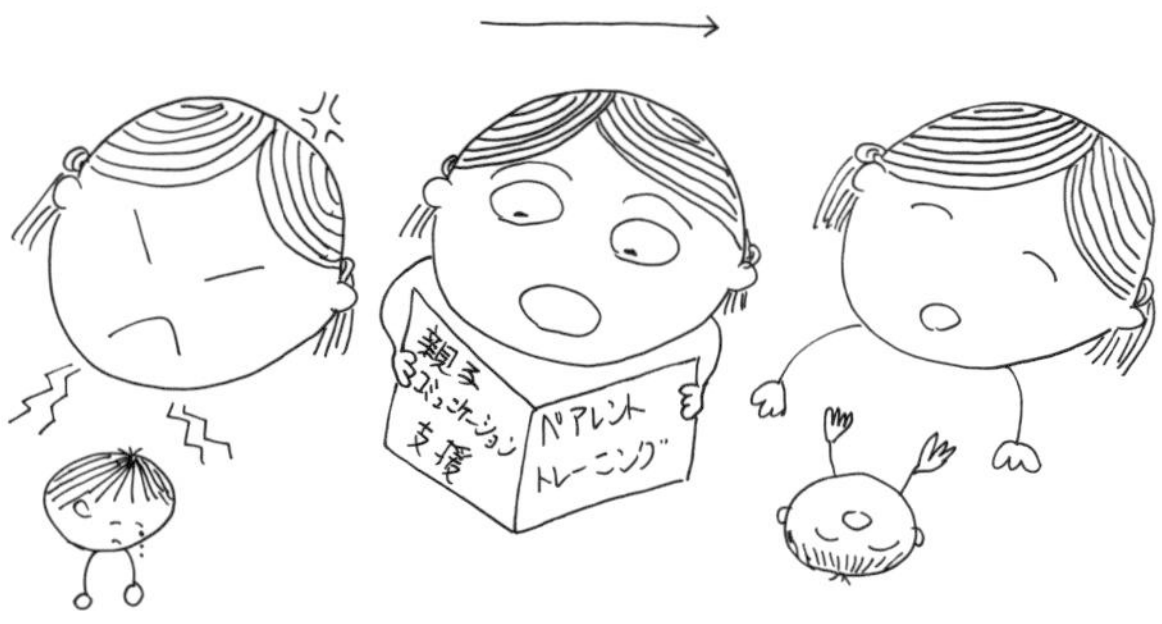

「ペアレントトレーニングのコースに参加したが、なかなか家庭で実践ができない」と述べる方は多いです。その場合、以下の二つをお伝えしています。「ライオン、ワンコ、人間の子（66p）」と「決意、演技、自信」（文献 1－d）の二つです。以下に述べますが、これらは親子の愛着障がいを修正・再建するための必要な視点と考えています。子と親がどうあるべきかの枠組を大人が頭で考え、「決意」し、「演技」し、子育てで「自信」を失わないようにするのです。大人が自らを鍛え、親子みんなで幸せになりましょう。

・親子の枠組をより明確にするためのペアレントトレーニング

現在流布しているペアレントトレーニングのエッセンスは以下です。①子の言動で、良い事は大いに言葉や態度（言動）で褒める、②子の不適切な言動には、基本的にはスルー対応（反応しない）。不適切行為を止めた時には褒めることと対のスルー、③危険行為にはタイムアウトをする（軽い罰を与える。例えば暴れている我が子を抱きしめ、白い壁の前に一緒に立ち 30 秒過ごすとか）。

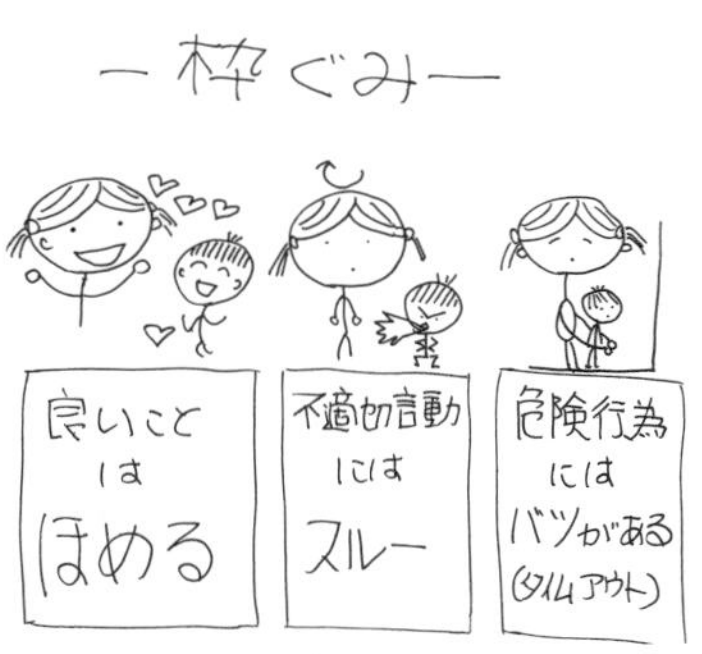

①②③は、子と大人が共同生活をする上での、「枠組＝決めごと」です。枠組みを明確にすると、互いに楽になります。しかし、人間の子や大人の場合、言葉を話す中で、お互いにその都度交渉をし、一旦成立していた枠組みを互いに崩しています。今回はここまで許してもらった、その次は違うなど、常に一定でないことが大いに起こっているでしょう。そのような中で、子は何とか大人から譲歩を引き出そうとし、親子の攻防が始まるわけです。「だめなものはだめ」が明確であれば、親子の攻防＝バトルは始まりません。「枠組み」を明確にしましょう。例えば「30 分ゲームをしたら終了。延長は無し。延長をしたならば翌日から 1 週間ゲームは無し」で良いはずです。

・決意、演技、自信

「何故ペアトレを学んでも実践できないか」では、「こう振る舞うぞ」との「決意」が大人側にできていないからです。大人側も自身の感情コントロールができず、子に心を乱されてしまうわけですが、それも自然です。多数派は心の理論（人の気持ち・考えを読み、人の気持ちに共感する）が動くからです。特に母親は動くようです。そこまで動かない、時に子に無関心な父親が多いのは、自分のお腹を痛めた子ではないという生物学的差、子育て経験についやした時間の差、立場の差が大きいと推測します。

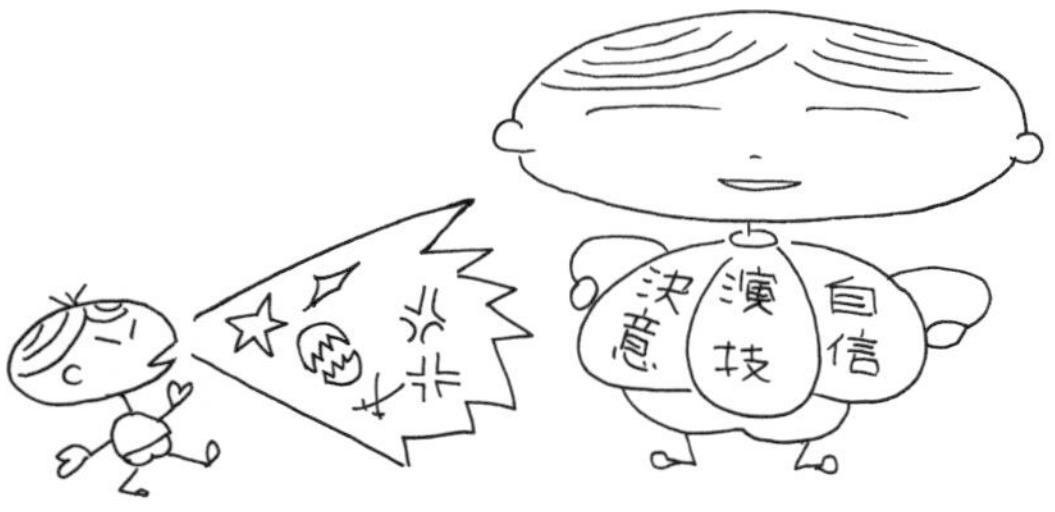

さて、「決意」はしたとしても、「演技」ができません。素の自分で対応するわけですから、子の行為への感情的な忍耐がすぐに壊れてしまいます。これも俳優ではないので、致し方のない事ですが、声色を使って絵本を読むようなイメージ、演技しようという心構えが、子に対する場面では必要です。そして、「私もできた。これでいいんだ」と自信を持つ事です。「絵本読みで声色の練習」は、俳優か声優を目指しての練習としては良い機会です。「大根役者」を目指して頑張りましょう。

親子コミュニケーション支援の中身は、「甘やかしすぎているのではないか」との思いを持つ方が多いかもしれません。「褒めてばかりでは図に乗ってしまい、叱らないのは駄目ではないか」というわけです。その時には、「一次的にはありえますが、長期的には『子は大人のように図に乗らない』」と経験を伝えています。

また報酬系システムが脳内にあり（図 2、8p）、「褒められて、適切な行動・振る舞いを学ぶ」ようにつくられているのが人間ですから、それを利用しない手はありません。叱られて覚えるというのは恐怖の構造下での行動しか学びませんので、親がいない所では、意気揚々と不適切な行動をする（例：夜に自室で、またはふとんの中でゲーム三昧）ことになります。

このように考え、「褒めることは間違いではない」と自信を深めましょう。そしてそう振る舞う大人を支援してくれる周囲の人を確保しましょう。伴侶・友達を支援者として確保しましょう。子育てを中心的にしている人、例えば母が孤立しないためです。そして「親子関係は恋愛関係」といえる中で、「毎日が破局の連続にならないように！」です。

・最後に

ペアレントトレーニングを含む親子コミュニケーション支援は、親子の絆・愛着関係の改善を目指します。子の親・大人・他者への愛着パターンを良好にし、親の子への愛着スタイルの改善を通し、互いの豊かな人生をもたらすことが、親子コミュニケーション支援の目的です。

エ）愛のくさび作戦

人は「言葉」と「態度」を通し　相手を感じ「感情交流する」動物

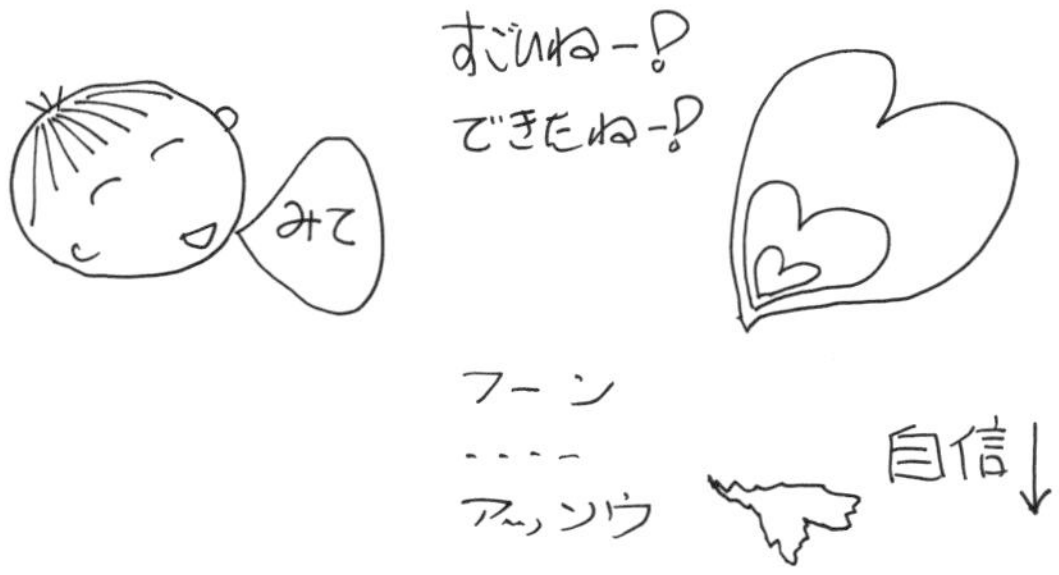

人は「言葉」と「態度」で相手を感じ、感情交流をする動物・生命体です。相手に対して発する「言葉」と「態度」を大事にすべきとなります。相手との良好な関係を作りたいと望むのが、多くの人の態度です。

子と親・大人の関係性では、子を愛おしく思う中で「言葉と態度」をより優しくし、他者との大切なやり取りツールとして「言葉」「態度」を扱いましょう。

そして、**人は他者から「認められ・評価され・愛される」ことを通して、「自信をつける・自己評価を上げる・自尊感情を高める」し、その「社会の中で自分の位置を知る・得る」動物・生命体**として作られています。そのような環境が幼少期のみならず、大人になっても必要です。具体的な「言葉と態度」で、相手から自分に対しての肯定的評価が伝えられることが、乳幼児期・学齢期・青年期・壮年期・高齢期など、何歳になっても、人には必要だと思います。親子関係は恋愛関係なはずですから。大人どうしでも、人と人との関係は、ある意味では恋愛関係と同様なのですから。

・なぜ「愛のくさび」なのか？

養育者が、一日中「大好き・愛している」と愛を叫び、その態度を子に示すことは、物理的にも精神的にもできません。訴える力も弱くなるでしょう。一方、愛はくさびとして打ち込まれると、心に深く入り込み、心に残るようです。私の母がお世話になった老人保健施設の内科医が、浦島太郎の話を、このような観点で読み解くことができると教えてくれたことがありました。竜宮城で三日三晩もてなしを受けた浦島太郎の心地良き思いは、その後何十年間、何百年間続いたとの話として読み解くというのです。認知症になった方へ、愛のくさびが打ち込まれ幸せ感を感じてもらうことができたら、その感覚はその後それなりの期間持続するとのではないかとの考えです。母は認知症で寝たきりになった中で、言葉や食事をする意欲を失い、水分も摂らなくなり体が弱り、今後どう対応すべきかを悩んでいた時、施設側スタッフは母が一番輝いていた青春時代の写真をスライドに作り、暗闇で上映し母に見せたとのことです。それまでも、私はアルバム写真を母に見せていたのですが、反応はなくなっていたのです。その時、母は激しく興奮したとのことです。その日が山ではないかとの話が出る中、翌日より 1 年間母は食事を摂り続け、命を全うしました。私にとって人知を越えた姿・出来事に思えました。きっと母の心に「愛のくさび」が視覚的に届いた、母の「心が動いた」のだと思います。この経験以来、愛のくさび作戦の重要性を強く意識しました。子たちもきっと同じだと思うのです。「強く情緒が動かされた記憶は長期間にわたり残っていく」「心が動けば体が動く」のです。1 日

に1回は、「大好きだよ」と愛のくさびを打ち込みましょう。

・愛のくさび作戦の根幹

子たちと一緒に、一日中母ないし母親代理の人が1対1で遊び続けることは不可能です。一方、現代の子育てグッズと化した四角い画面は、子の脳を愛着の育ちにくい脳に変容させ、外部に他者がいることの認知を阻害しています。これでは、人への愛着や信頼、寄り添う姿勢を育てることができません。故に、四角い窓（テレビ、DVD、動画、ゲーム、スマホなど）の利用は極力なし、排除すべしとなります。静かな環境で雑音を少なくし、互いの存在・気配を感じられる状況を作っておく。テレビなどがついていると、大人と子の心は切れ、互いに遠い宇宙のかなたに離れている状態に近くになり、親子関係＝恋愛関係は成立しにくくなるはずです。CDによる音楽情報は子の脳を占拠し洗脳する力はないようですが、映像は視覚的に子の脳を占拠し洗脳してしまうのです。

「愛のくさび作戦」の根幹は、ありふれた中身ではありますが、以下となるでしょう。

A）母的存在の人（母、祖父母など）が自宅で子を養育している時のお勧めは以下です。

①朝を含めた一日の時間において、電子メディアにはまり一人の世界で過ごす子像を容認すべきではありません。母的存在の人の気配を感じて貰う時間を確保するために、電子メディアをなるべく排除しましょう（恋がたきは排除です。その中で互いの気配を感じあって生活するのです）。

②午前中に1時間、一対一で子の相手をする。30分は体を使った遊び。その後は静かな遊び。

③午後に1時間、一対一で相手をする。30分は体を使った遊び。その後は静かな遊び。

④夜は30分、絵本読みとままごとが中心の静かな遊び。この時に「大好き」と言いましょう。

⑤職場から帰宅した父は、短時間の体を使った遊びを子と一緒にし、子の心を震わせましょう。

B）母的存在の人が就労している場合には、上記の①④⑤が主になり、より短い時間内で愛のくさびを打ち込むしかないことになります。そして日中は母以外の代理愛着対象者との関係＝ネットワークの中で、②③のような時間を集団保育の中ではありますが、何とか1対1の時間を実現させてもらうことがお勧めです。代理愛着対象者から、愛のくさびを子に打ち込んでもらうことになります。

・言葉について

ふあふあ言葉、ちくちく言葉という表現があります。大切な視点です。ふあふあ言葉を使うようにしましょう。「ありがとう」「すごいね」「素敵だね」などの評価する言葉もですが、「ごめんね」「許してね」など自分を許し受け入れて欲しい時の言葉を大人側が使うことが必要でしょう。全て子の見本ですので、乱暴で攻撃的な言葉は使わない、夫婦喧嘩は子の前ではしない等の配慮は必要です。

次にもう一歩進んで、「大好きですよ」「愛していますよ」と伝えましょう。親子で互いに言い合う場面を作ることは必要です。クリニックの外来で、時々言ってもらっています。諸外国の如くに、毎日言い合わなくてもと思いますが、週数回位はあると良いですね。「親しい人へは褒め言葉を毎日数回は言うべき」との指摘が、アスペルガー症候群への社交技能トレーニング内容として、アメリカの書籍の中で述べられていました。参考になりますね。

・態度について

態度には、顔の表情、手先のしぐさ、体の大きな動作が含まれます。これらを通して、「あなたを見守っていますよ。あなたの事が気になっています。あなたが大好きです。あなたに寄り添いたいのです」というムードを充満させ伝え続けることは、「自分のことを見つめてくれる他者が居る」との「他者意識を育てる」ために必要・重要な環境となります。

・表情について

大人は営業用スマイルで演技ができます。より自然な笑顔が一番良いですが、営業用スマイルでもよいと

思います。家族の間でも、儀礼的にスマイルに努める必要場面はありましょう。

・手や腕のしぐさについて

手を使って驚いたり、相手に呼び掛けたりするしぐさは、相手に対する親しみを表現できます。また、会話しながら何らかの思いを手や腕を使って表現することは大切です。伝えようとする意図が、相手に理解されやすくなります。会話の時に練習しましょう。手本は諸外国の人々のしぐさです。

・体の使い方について

日本社会では、諸外国の人の様に、久しぶりに会った時などにハグ（抱き合うこと）をすることはほぼありません。そのような文化が育ってこなかったからです。でも握手はできます。手と手をつなぐと、相手に対し心が開き、互いに親しくなれます。相手の体温を感じるので、より相手が身近になり、相手が自分を受け入れてくれた感覚を持て、相手と心が通じる感覚を持つ事ができます。高齢者介護でもスウェーデン等他国では、タクティール（接触）ケア、タッチケアとして実践され、日本でも取り入れられています、介護される相手の目を見ながら、その人に不安を与えないように前方から接近し、手をさしのべ握手して、あなたを理解したいという姿勢を示していきます。大人どうしでは、久しぶりに会った方とは握手を求めていきましょう。その分、その人との心の距離が近くなるでしょう。大人と子で毎日握手をするのは、不自然かも知れませんが、それもありかもしれません。「お父さんはこれから仕事に行ってくるね。あなたは学校だね。行ってらっしゃい」と言いつつ握手をする朝の風景もありでしょう。

・コンプリメント（褒める）作戦

褒める、認証することは、脳内の報酬系を刺激し、感情コントロールを改善したり、自己肯定感の向上に役立つでしょう。人は、報酬系という脳システムを備えていまが、これが言葉での認証で一番動くようになると、社会生活上互いに良い関係作りができます。「…する力がある」という表現が良いのではとの意見もあります（文献 4－e）。誰にでもある脳内の報酬系がゲームでハッキング（のっとられる）されると（76p）、大人の褒める・認証は子どもが感じ入るものではなく、むしろオンラインのゲーム内で周りから賞賛される方が嬉しいと感じる方も出てきます。電子メディアは極力排除しないと、大人側のコンプリメント（褒める事）は効果がなくなっていくようです。すでに大人は魅力の対象外となっているわけです。要注意です。極力、電子メディアの利用は減らしておく方が良いのです。

その他として、当クリニックホームページにも載せてある、愛着修復プログラム上の工夫点としての「子育て十か条」を、本書に掲載します。

また、「子育て十か条」の番外編として、以下を載せます。

これらは真実だと思います。（発達凸凹の子をどう育てるか？ ― おこりんぼパパママ さようなら　四角い窓さん さようなら ―　文献 1－d より）

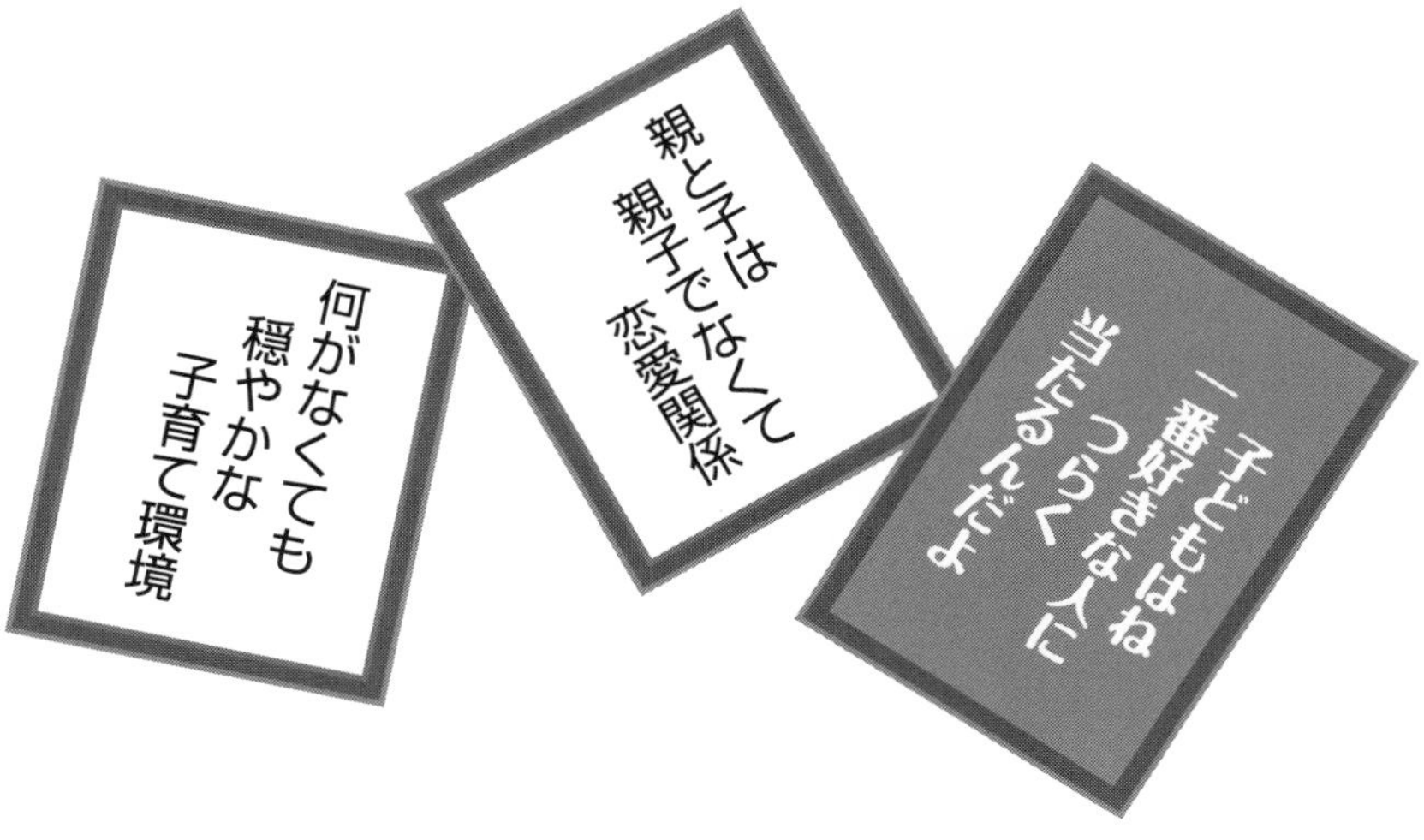
何がなくても
穏やかな
子育て環境
親と子は
親子でなくて
恋愛関係
子どもはね
一番好きな人に
当たるんだよ
つらく

子育て十か条

より良い親子のきずなを作るため生活の中で工夫をしましょう

一　食事中は　テレビを消そう

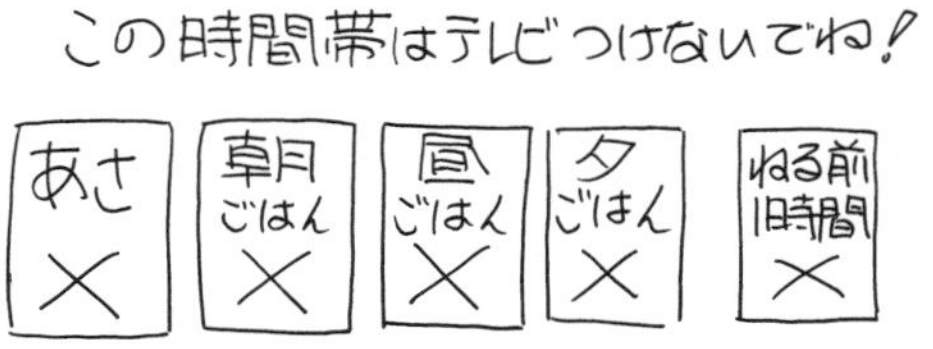

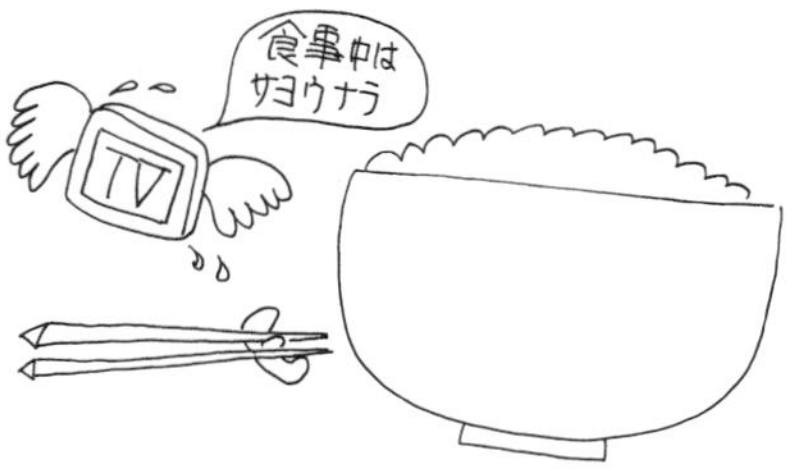

朝も、3 回の食事中も、夜寝る前 1 時間も、テレビを消そう。テレビや DVD の見すぎは、子たちの脳の働きを鈍くします。長時間テレビ視聴は、ADHD 症状を強め、人の気持ちを読む「心の理論」機能を不調にし、親子の絆が深まる事を妨害します。止めるとこれらが改善する例を多く経験します。

二　短く注意を与え　その理由を教えることに力を注ぎます

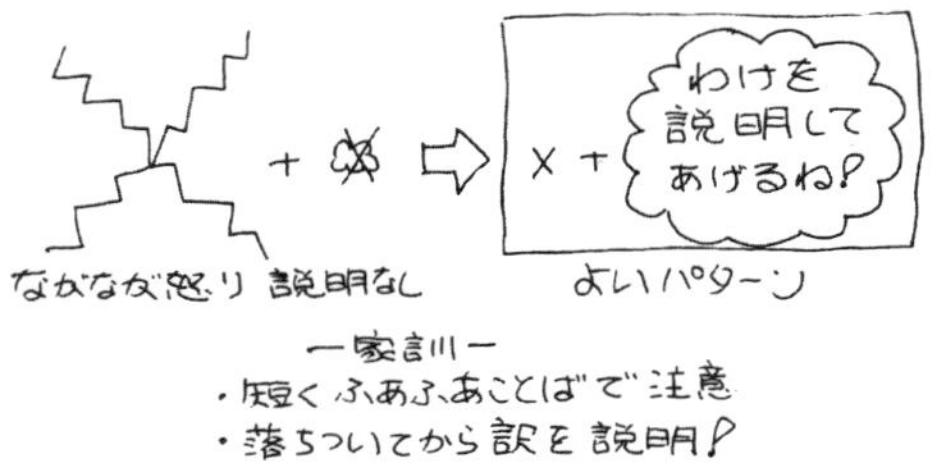

「だめです」と短く注意を与えましょう。長々とした言い方は止めましょう。子は親が怒っていることを理解しますが、親の怒っている理由・意図を読まなくなります。怒ることに力を注ぐのではなく、何故怒られたか理解しているかを確認し、分かってないなら丁寧に教えることです。日本語での注意でなく、記号的言葉での注意でも OK です。「注意時はぴよぴよと言います」と約束し、実践することも有用で、互いが傷つかないふあふあ言葉だと思います。

三　大いにたくさん褒めて　ちょっぴり短く注意を与えます

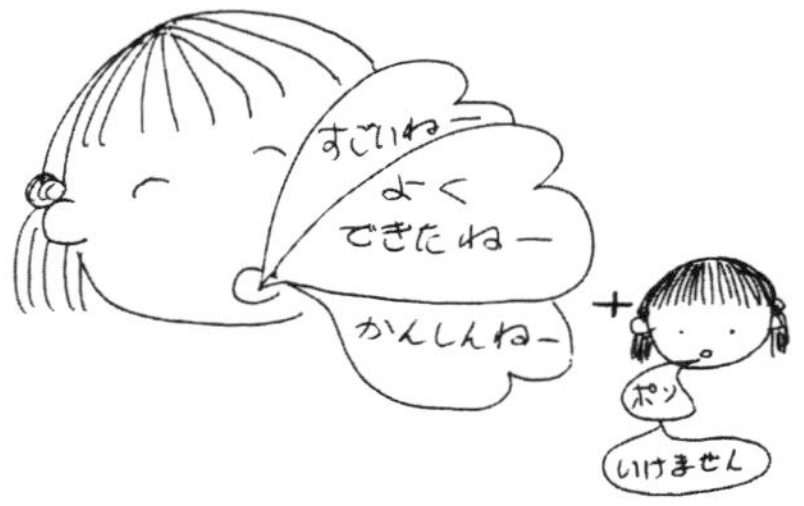

子どもは褒められることを通し、脳内の報酬系が動き、親への想いが育ち、親子の絆が強くなります。怒られてばかりだと、子側の「私って親から愛されているのだ。すごいのだ」との自信は削れ、親への想い・人への信頼感は育っていきません。逆に「私はダメな子、愛されていない子」意識が育ちます。

四　「問題／迷惑」行動時には反応せず　やめてくれたら即褒めます

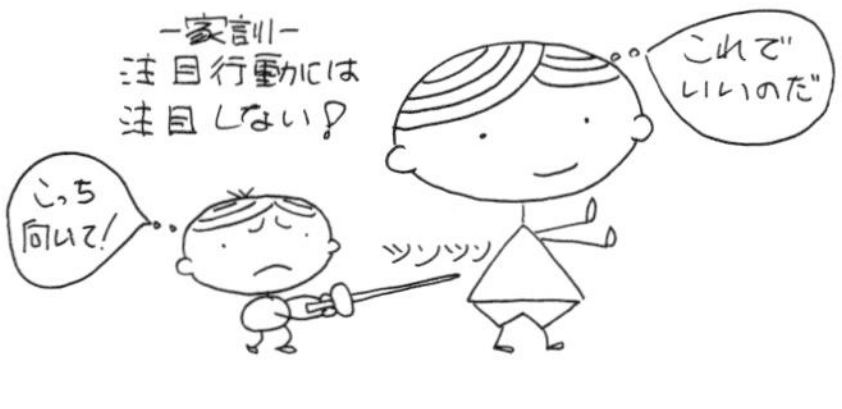

問題行動の理由で最多のものは、注目行動です。「怒られてもいいから、お母さんから注目されていたい。無視されるのが一番嫌」というのが、多くの子の想いです。素直に褒められるのが一番嬉しいのですが、怒られてでも注目されていたいのです。ですので、問題行動に対して親が怒るなりで反応してしまうと、子の仕掛けた罠にはまったことになります。そして怒られても注目が欲しい中で、問題行動はなくならないといった悪い循環が起こります。一方、「注目行動には注目しない」ことで、問題行動は消失します。

五　後手でなく　先手をとります

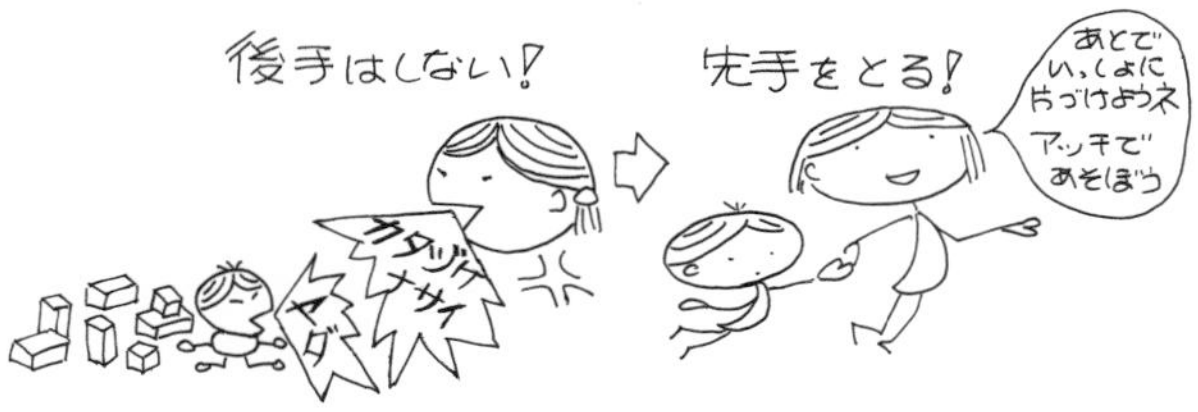

親が主導権をとります。「何やっているの、この子は！　だめじゃない！」は、後始末＝後手で、子の行動に注目している姿で、下手をすると子が主導権を取っており、親が怒ってくれるのを待っている構図で、問題行動を強化している場合があります。「△をしに行

こう」と別の事へ誘いましょう。先手を取るのです。また問題行動には反応せず、止めた時に反応する（褒める）事は、親に主導権があることを示す事になり、よい親子関係のバランスができ上がるでしょう（文献1－a）。

六　お釈迦様（母）の　手のひらの上　孫悟空（子）

母の前で暴れる子を見た時には、子の振る舞いと親子の立場を、こう理解しましょう。外では良い子を振る舞うけれど、家では甘えの構造の中で我儘放題です。でも、子は大好きな親の手の平の上で騒ぐのです。「大好きなはずの、親分である私の注目をひこうとして騒いでいるのね。その手には乗りませんよ」という親の姿勢は大事です。「あーいえば、こーいう」も同じで、子の仕掛ける罠と思いましょう。その場面になったら「さよならしますと宣言します」と、子どもと決めておきましょう。間違っても「大人の知恵で子の言い分を論破しよう」と思わない事です。

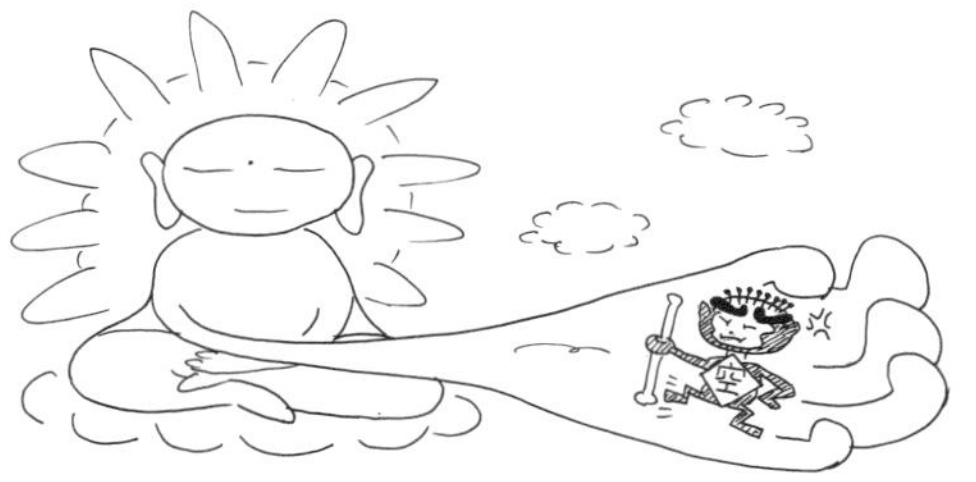

七　激しい兄弟喧嘩には　黙って子どもの間に仕切りを差し込みます

兄弟喧嘩に大声で「やめなさい」と親が介入するのではなく、黙って毛布やタオルケットなどを広げ、または段ボールの板や座布団を持って、兄弟の間に割って入ります。相手の顔・表情の情報を視覚的に遮断すると、感情コントロールしやすくなるのが人間です。暴れる子には、毛布でぎゅっと抱きしめるのも良いです。大きな表面積を圧迫されると安心するのが、人間です。そして泣き止んだら、すかさず褒めましょう。

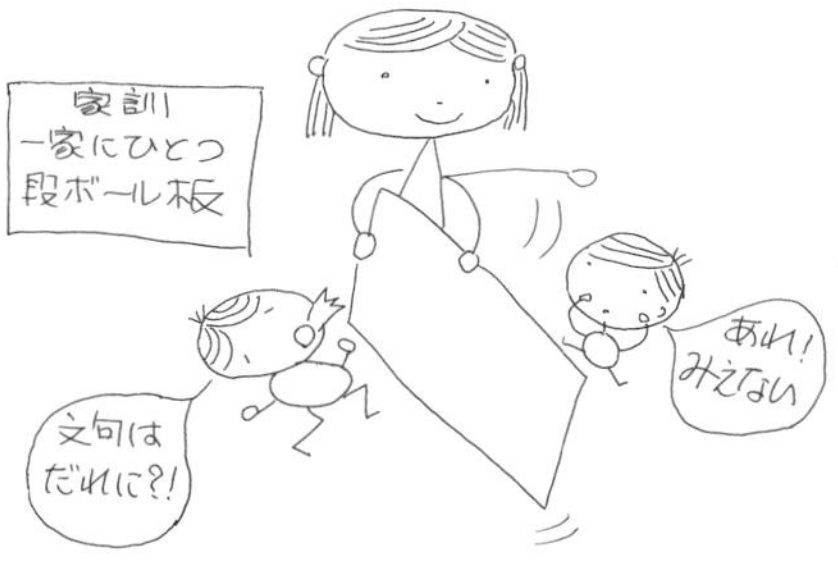
家訓
一家にひとつ
段ボール板
文句は
だれに?!
あれ!
みえない

八　朝は子と闘わない！

朝から親と子が気分を悪くしない！　外出する子の朝支度は、手伝って良いと考えます。

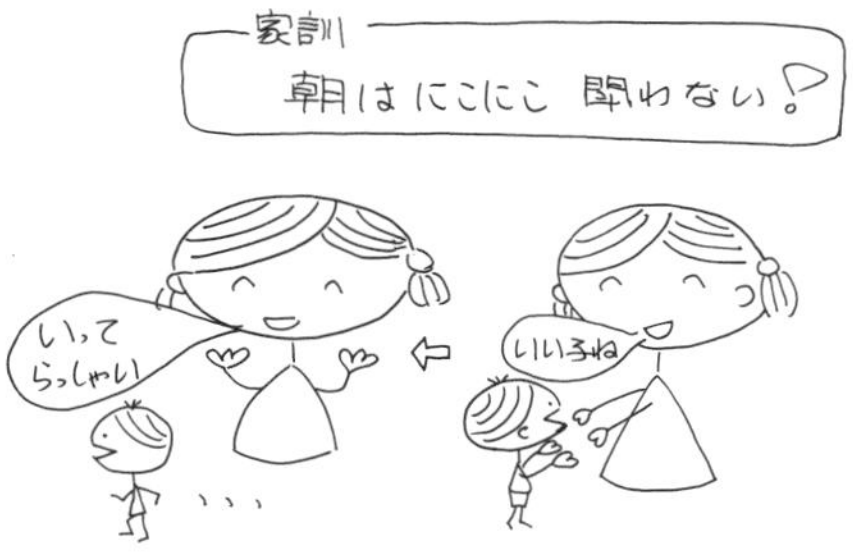
家訓
朝はにこにこ 闘わない!
いって
らっしゃい
いい子ね

九　感情は　受容し　　問題行動は　受容しない

「何やっているの、この子は！」と怒るより、「あなたは○だから物を投げているのね。辛いのね。分かったわ」と、子の感情を声に出し寄り添います。子は自分のもやもやとした気持ちに言葉で寄り添って貰うと、自分の気持ちを言葉で理解し始めます（感情ラベリング）。そしてその後に、養育側は、「でもその振る舞いを見ていると辛いよ」との評価（受け入れがたい事）を伝えます（文献1－a）。

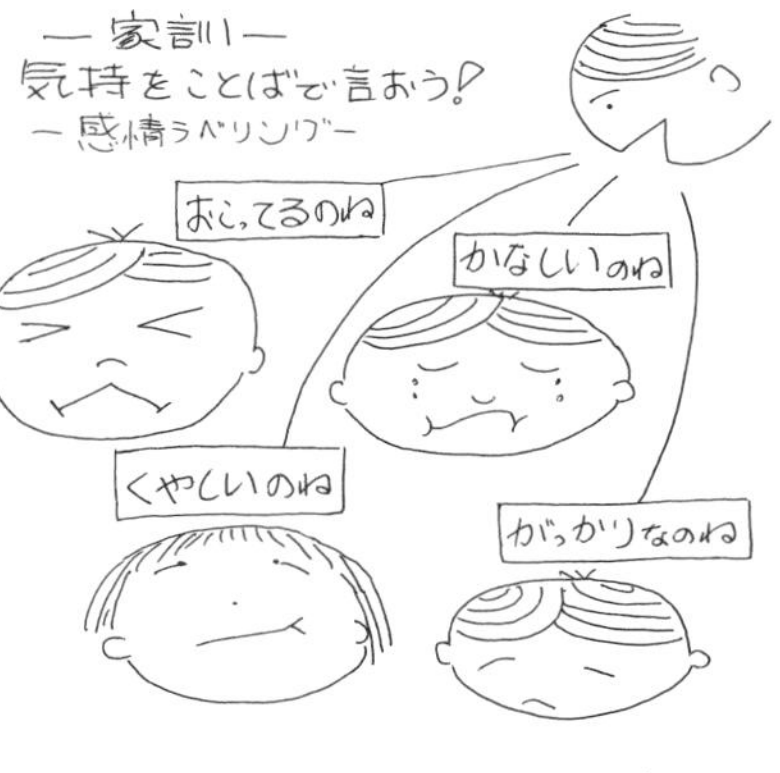
―家訓―
気持をことばで言おう!
―感情ラベリング―
おこってるのね
かなしいのね
くやしいのね
がっかりなのね

十　ライオン　ワンコ　人間の子

訓練されたライオンやワンコは、シンプルな枠組みや声かけであれば、何を求められているかを理解し人に従います。ライオンやワンコは、異文化である人間との共生で、人間との約束＝枠組みを守ります。しかし怒られた場合、その理由を理解しないことでしょう。人間の子は、言葉を理解します。何故怒られたかの理由を理解するのです。場面によって枠組みや怒り方を変えたりする（今回は許すが、その前は違ったり）のが親ですが、そうすると親子の「枠組み」は不安定になり、子側に分かりにくくなるでしょう。「どっちが本当なのだ！」と。ライオンやワンコでも枠組みを守るのですから、明確なシンプルな親子の「枠組み」「決まり事」作りを、大人は心掛け・仕掛けましょう。そうすれば子は理解し、「枠組み」を守るでしょう。

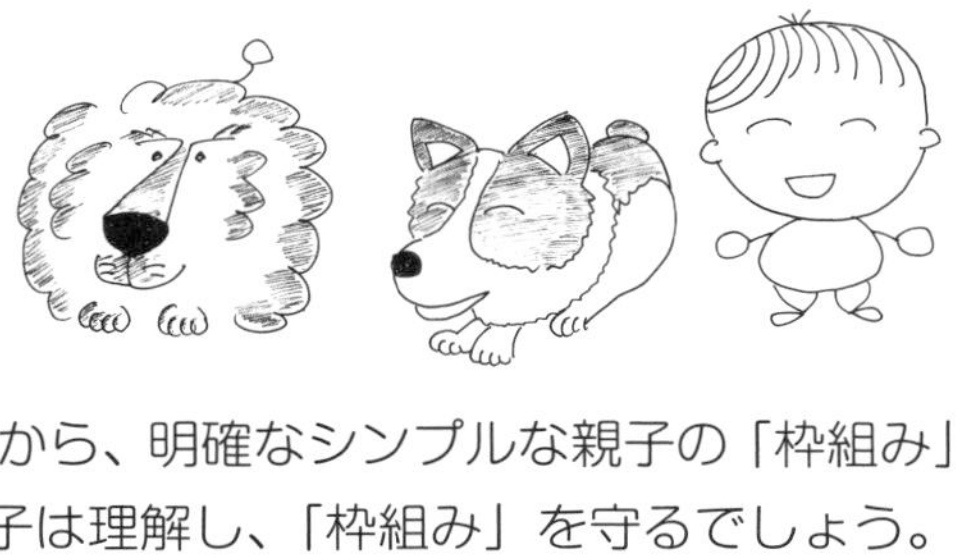

⑥　学習による安定化（図 1・図 2：8p、図 13：41p）

・生きるために必要な学習内容

スムーズな社会生活をし、生きるためには様々な知識・スキルが必要です。学習内容には以下があります（表 14）。

表 14　生きるために必要な学習内容

－心の理論、抗 ADHD 機能などを基礎として成立する－

・アカデミックスキル（教科学習－産業・文化の維持のため）
・コミュニケーションスキル（会話技能）
・ソーシャルスキル（人とのつきあい方、社会人としての振る舞い、社交技術）
・モータースキル（上肢や体全体の運動技能、はさみの利用など、自転車での移動など）
・ライフスキル（衣食住など ADL 日常生活動作技術、自分の健康を保つ生活技術）
・余暇スキル（生活・人生の潤滑油になるものを生活に組みこむ）

ライフスキルには、例えば日々の生活での、起床後に洗顔し、トイレを済ませ朝食を食べ、歯磨きをし、外出用の服に着替えるといった一連の動作・枠組みをこなす生活技能（スキル）が含まれます。また自分の体を健康に保つことも含まれます。病院へ行く、薬を服用する、血圧や体重を測る等です。衣食住に関することも含まれます。大まかには一人暮らしに必要な知識・スキルが、ライフスキルです。

・生きるための学習を妨げているもの

現代の子どもたちの遊び方は、電子デバイス中心となっています。ゲーム、動画、それらが合体しているタブレットやスマホの利用は、極めて激しい使用状況です。これらの使用で学業成績が下がるデータはネット上で多く閲覧できます。学業成績＝アカデミックスキルだけでなく、コミュニケーションスキル、ソーシャルスキル、モータースキル、ライフスキル、余暇スキルの全ての学習において、悪影響を受けています。何故でしょうか。その一端を想像してみます。

集団生活で生きる人では、人から認められることで喜びを感じ脳システムの報酬系が上手く稼働すると、その集団の中での位置を確認し安心し生きて行けるようになります（図 2、8p）。一方ゲームでのみ褒められたと感じるとすれば、**脳内の報酬系がゲームによりハッキングされた**状況で、ゲーム中毒と言えるでしょう（76p）。ゲームによる報酬系のハッキングには要注意です。家庭という小集団の中で大人に頼り、大人から知識や生活技術の伝承を受けつつ大人になる道を通らなくなります。大人を信頼しなくなります（ネットの方が正確な知識を得ることができる）。すでに親とアナログ遊びをするよりも一人遊びの方が面白いと感じる程にゲーム中毒となっている、動画で非日常的な映像を多く見る中で、日常的なことが面白いと感じる理由がなくなっているのです。気が付いてみれば、生きるためのスキル（サバイバルスキル）学習を妨げるものに、四角い窓、特に動画や電子ゲームがなっているのです。

・学習における偏り

心の理論が動いている多数派の人々がデザインしている社会において、心の理論が不調な方々は、以下の理由で生きにくいでしょう。学習における偏りが、興味を持つ持たないで起こりやすく、生きるためのスキル学習が遅れたり未学習であったりもします。多数派のデザインした常識には、以下が含まれます。

a）日本独特の言葉遣い

主語や述語が明確でなく、阿吽の呼吸を求められること、言葉の裏を読むことを求められることが多々あります。暗黙の了解なども結構必要です。多数派は難なくこなすことができる内容でも、心の理論が不調である中では、暗黙の了解が苦手となり、やりとりが困難になる会話場面が多く出てきます。外国語で会話する時に細かいニュアンスが理解できない感覚を持ちますが、それに似ているのでしょう。当面のこ

れらへの部分的対応として、意識的に語学を学習してもらう必要が出てきます。ことわざ・比喩皮肉・慣用句の学習などは行いやすい学習内容でしょう。絵本や児童文学、小説を読むことでの言葉遣いの学習、会話劇を鑑賞しての人の心の動き方の学習も良いでしょう。

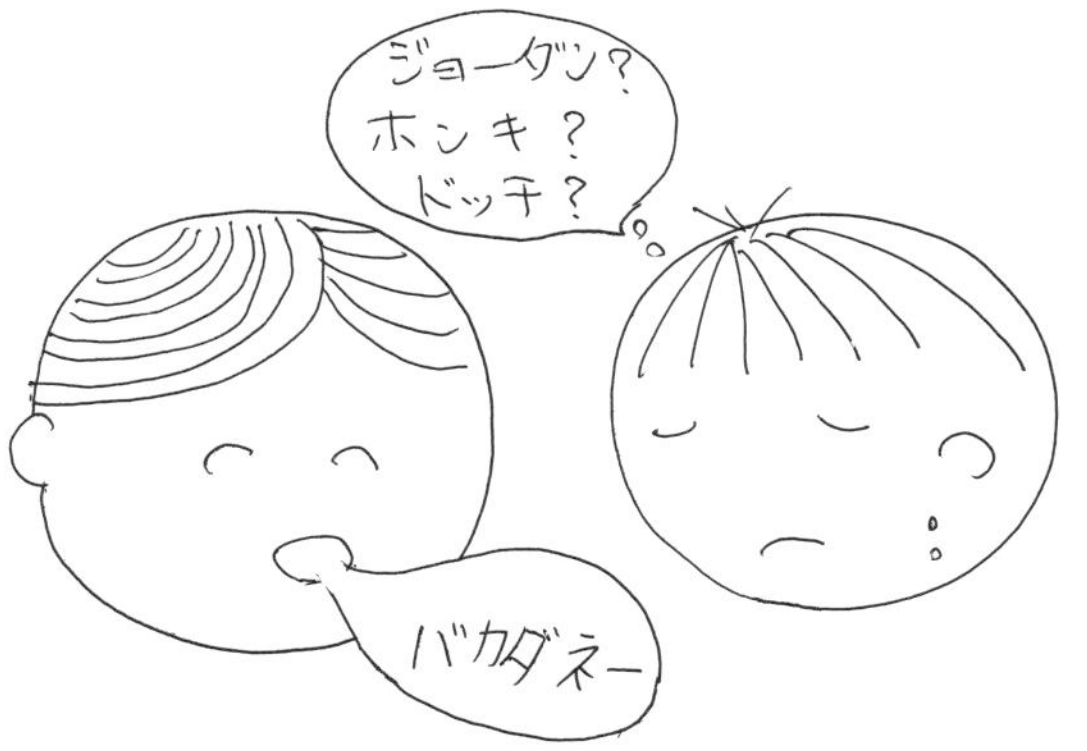

b）日本独特の社交文化

「はじめての人に会った時には、お辞儀を含む挨拶をするべきで、時には自己紹介が必要」とか、「職場では朝に『おはようございます』、仕事終わりには『ご苦労様でした』との挨拶が必要」とかがあり、実践できるように練習しておくべきです。

これらは、心の理論が不調な人にとって意外に困難な内容です。本人には、「人の心の動き方に関して理屈は教えて貰ったけれども、実際の場面ではまだ分からないことがありますよね。きっと様々な学習で不十分な点があるかも…。常識的なことも他の人に比べると入り方が少ないみたいです。お好きなことは人より多く詳しく知っておられますけど…」と伝え、必要な学習をしてもらえれば適応があがると思います。また「『わからなかったら、質問をしよう』という発想を常に持つ必要性がありますよ。意外に質問をしないのがあなたの特徴で、その分学習が積み重なりませんので、損をします。ですので、分からないと思ったら、質問をしていただきたいのです。社会適応を上げることを意識し、そのための学習を多くしましょう」と伝えたいものです。

ちょっと一言一休み 13　私たちは、日常はおしゃべり文化の中で生き、大切な情報は目から入れる

私たちは日常生活では、おしゃべり文化で生きています。お互いは融合できない個別の生命体であるからで、互いを許容するために、コミュニケーション（おしゃべり、会話）を必要としています。阿吽の呼吸だけでは、十分な人の心の中を推測できない、人の心が読めないのです。そして、日常は、空中に消えゆくおしゃべりが中心としても、お互いの決め事や確認事項は文字に頼らなければ、確実な継続性のある共有事項・内容にならないわけです。ここに文字や形などが必要になってきます。主に文字言葉を使って考えや感情を他人と共有し、それを時間の中で互いに共通事項として維持しようとする事が人間の行ってきた文化の継承ですが、文字はそのための基礎手段なのです。

文字を使っての文化内容の継承は安定しており、過去の英知を引き継げるわけです。それは集団の今後の生存にとって極めて重要事項であるので、継続されてきたのでしょう。「人は大切な情報の75％を目から入れている」という説明を読んだことがあります。その数字の妥当性は分かりませんが、目で見ることが私たちの言動に大きく影響していることは、日々実感するところです。私たちが目からの情報に支配されやすいのは、視覚情報を大切にする私たちの脳の癖なのでしょう。こう理解すると、子どもたちが四角い画面の中でのゲームに心をうばわれ、洗脳される理由の一端があろう…とも思ってしまいますが、本当のところはどうでしょう。今後の検討に期待します。

⑦　中枢性統合機能の安定化

脳システム①②③④⑤（10、11p）の安定化を図り、脳システム間の動きのアンバランスさを是正し、⑥学習を積み重ねることを目指すわけです。そして①～⑥において、全体的なバランスをとるシステム（⑦中枢統合システム）があるはずですが、この改善方法の具体的な療育内容は、現時点では筆者にはよく分かり

ません。個人を取り巻く環境整備により不安を減少させ情緒的に安定をもたらすように努力すれば、個々の脳システムの構成要素が安定化して、全体が安定すると理解できますが…。

⑧　自信、自己肯定感―その前提としての自己理解（図 8、22p）

・社会適応するには自信を失わないことが必要

「社会生活に適応する＝自信を失わないで生きるには、自己理解が必要」と考えます。少数派であっても青年期以降に自己理解ができつつある人は、それなりに社会適応できるように思える経験をしてきたからです。それでは、いつ頃から自己理解に向けて周囲は動くべきでしょうか。

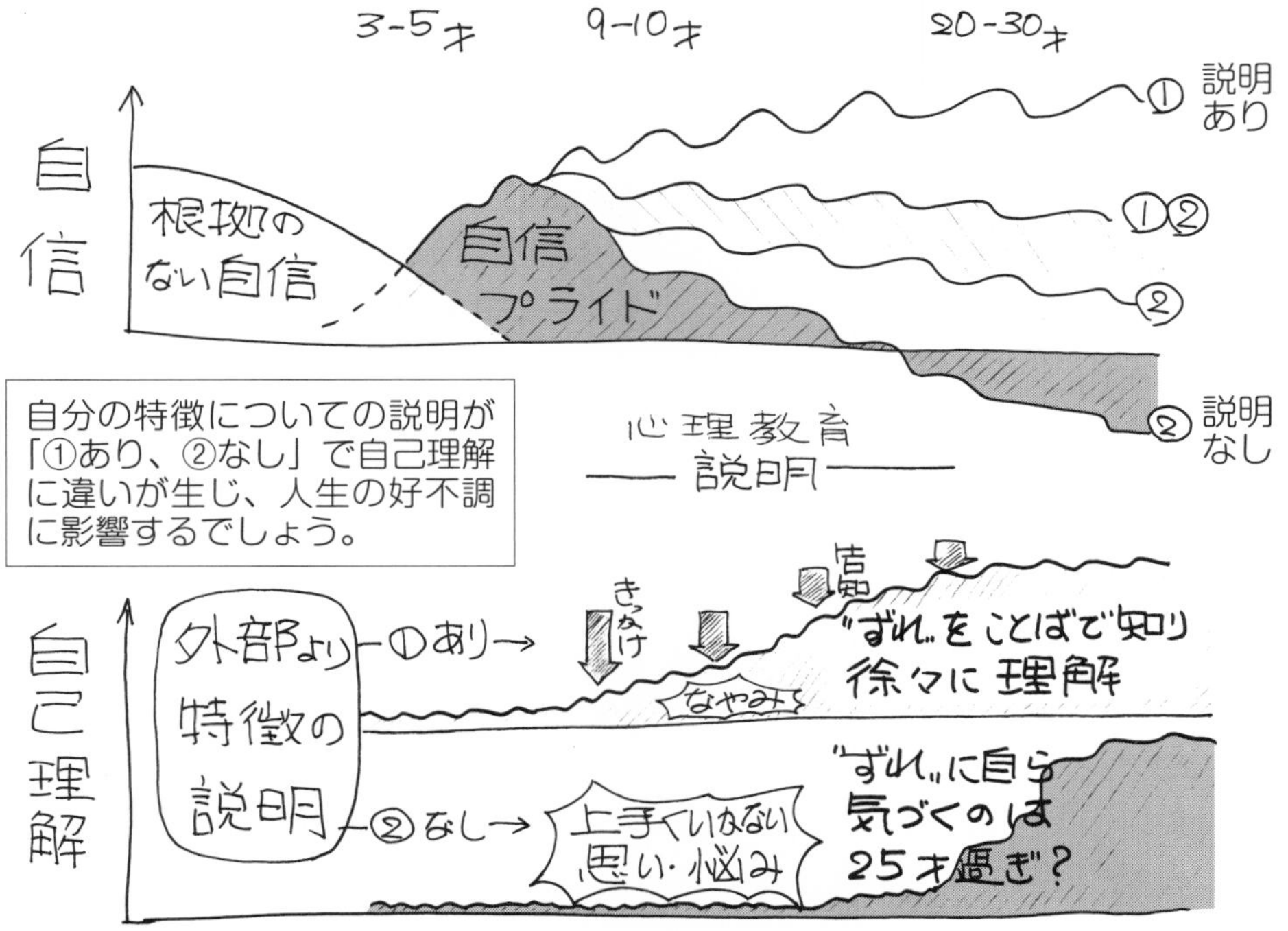

脳システム①から⑦が上手く動き、周囲との適切な関係を保つことが、生きていく上での基本です。愛着対象である親などから褒められ認証され、集団の中で認められ居場所が確保される中で、他者との比較の中で、「自己の確立」が進むでしょう。これらの経過の中で育まれる自信、自己肯定感、自己効力感、自己有能感、自尊感情、意欲、動機づけは、生きていく上で必要です。これらを一つの言葉で代表させると「自信」でしょう（対極は不登校などで見られる「学習性無気力」でしょう）。

・自信を失わないための自己理解／自己認知

自己理解の一部分として、「自分の所属する社会の中での自分の位置を知る」ことで、適切に振る舞うことができるように思います。少数派、特に自閉スペクトラム症の人では、社会の中での自分の位置を知ることが困難な故に、学卒後も社会・小集団の中で適切に振る舞うことが困難な人が出てきます。場にそぐわない不適切な言動を繰り返すとは、そういうことだと思います。各年代で、自己理解＝自己を知るための「内省」が必要なのでしょう。直感的な内省をする幼児期、言葉を使って内省を行う学童期以降という中で、自己が確立されてくると思われます。デフォルトモードネットワーク（課題をしていない、ぼーっとしている時の脳の動きを言います）が主に内省に関与していると指摘されています（20p、文献 5－g、6－a、b）。

・9～10 歳での本人への説明の意味

自閉スペクトラム症の方の場合、社会の中での自分の位置を知る「自己理解」は容易でないことは、経験的に分かります。外部からの説明がなければ、自己理解に時間を要すること、自分で自分の苦手さに気が付けるとしても 25 歳過ぎという例をこの間多く経験してきました。そして「目の前の他者の気持ちを読む事がある程度可能になり、そのことで自分の所属する集団中で上手く振る舞えていない自分の立場を知り、自信を失うことにつながりやすい」ことが始まるのが 9～10 歳頃であることが多いのです。ですので、親へは「9～10 歳頃には、本人に生来の特徴と立場性を説明しましょう」と説明しています。この頃には、論理的に考える力も出てきており、認知的「擬似」共感の学習（理屈で自分と社会の状況、関係性を知る・学習する）も可能になっていることもあると感じます。社会との軋轢の中で抑うつを強めていない段階で説明する

ことがタイミングとしては良いのと考えています。そして、その後「10年かけて自己理解をしてもらう」位のペースが実際のようです。

知的障がいのない自閉スペクトラム症では、9〜10歳で4〜5歳レベルの心の理論に到達し（図4、13p）、周囲の人の自分への評価を理解し、自信を失い抑うつを強めることがありえます。ですので、この前に説明し、気持ちの悪化を防ぎたいのです。前もって何らかの理解ができれば、精神的に不調を来すことを防ぐことができると思うのです。9〜10歳の説明では、リアリティを持って理解する人はほぼいません。しかし伝えると、覚えてくれます。「あなたの生まれつきの特徴には名前が付いています。覚えていますか？」「うん。確か自閉症」「それはどんなことですか？」「人の気持ちを考えるのが苦手」と、説明者が伝えたことを覚えていてくれる子はそれなりにいます。もう一歩として、「人の気持ちが分かりにくい時や、よく分からないと感じたら、お友達に聞いてみましょう」との説明がなされる中で、気持ちに関する他者への質問が実行できる人も出てくるでしょう。

・言葉を使って自己理解をする

まずは自分の診断名・生来の特徴名を端的な言葉で知ること、そして説明してもらった内容を覚えてもらう事は大切です。論理的に自分の不得意さの本質を、切り分けられるようにするためです。「**100回の説明よりも1回の診断を**」と述べた自閉スペクトラム症者の方がおられましたが（文献2−a）、臨床家としては理解できます。そして、言葉で「自分の苦手さを知っておくこと、それには名前が付いている」を知る事は、自己評価を下げない為にも必要と考えます。

このプロセスが不調だと、「上手く行かない自分は駄目な存在で、自分は価値がない存在だ。自分の性格が悪いのだ」となったり、自信を失い抑うつを強める人が出てくると推測しています。

中学生から高校生にかけての大いなる悩みを持つ中で、カウンセリングに通い助言を多く貰ったのだけれども、上手く行かない自分は何なのだろうと悩むタイプの人には、診断名や説明の言葉を外部から脳内に注入される事は必要だと思います（外部注入）。診断名を理解する事で、「これまでの社会的不適応は、自分の性格が悪いからではなく、生まれつきの情報処理の偏りのせいだった」との理解、居直りができ、これまでの疑問が氷解する方が多いようです。なるほどと思います。例えば自閉スペクトラム症という一つの診断名・ことば・ラベルは、抽象的にまとめ上げた言葉ですが、納得できる言葉となるようです。

・告知か説明か？

「告知」との表現もありますが、対象者が「9〜10歳では告知にならない」ことが現実です。説明しても、「ふ〜ん」で終わるか、診断名だけを覚えてくれる人が時に出る位が多くの場合でしょう。言葉の「外部注入」が成立しても「言葉を使って自分の立場性を理解する」こと、言葉の中身の理解が成立しないのです。中学生以上では、心理教育の機会をある時期に作っていますが（臨床心理士との3回ほどの面談）、自己理解に有用になるには不十分のようで、工夫が今後必要と考えています。

一方、言葉を使っての簡単な理屈が入る方は、それなりにおられます。つまり「あなたの特徴に診断名が付けられていますが知っていますか？」と質問すれば「自閉症」と答え、「それはどのようなことが苦手ですか？」と問えば「人の気持ちを考える事」と答える方が、小学校3年生過ぎくらいから結構出現します。以前に教えた事を覚えているので言えるのですが、実生活では人の気持ちを考えての言動ができていない小学校の低学年から中学年のお子さんを、この間多く経験してきました。（以前小学校1年生で「とりあえずの説明」をしていた時期の話です。）現在は「9〜10歳で説明」と時期を遅らさせています。

以前当事者の子どもたちにアンケート調査をしたことがあります。「9〜10歳位での説明が良い」と答えた方が多かったです。9〜10歳では、心の理論の動きが若干成長しているので、目の前の人の気持ちを少し読める、ないし他者の目を気にするようになる方が多い中で、説明時期として良いとされており、筆者もそのように納得しました。二次障がいの抑うつを強めてしまうと説明がしにくくなりますので、その前の9〜10歳の時期が妥当と思われます。

大人になってから自らの苦手な点や立場性の独特さに気づいた場合では、診断名などの医学界用語を使っての判断を受け入れる準備がご本人にありそうならば、早めに診断名を使って説明することが良いと考えま

す。「日々の中で人の気持ちを読めないことで困っている」、ないしは人の気持ちに無頓着である中で、「理由は分からないけれども、一般的に無難な対応をすることに終始している」ことが多いかもしれません。本当のところが分からない状態で、不十分な理解の中で人生の日々が進行することになります。まずは「理屈、文字上で自分の特徴を理解する」ことが自己理解への第一歩です。

・生きていく上での自信・自己肯定感

自信・自己肯定感ですが、多数派においても自信たっぷりに生きていくことは困難です。何故ならば、心の理論が動く中で、他者と自分を比較し、常に他者の優位に立てない自分を見いだしては納得するしかないのが多数派の多くの人です。この中で、「自信を決定的に失わないように生きよう」と居直ることが必要でしょう。少数派も遅ればせながら、この問題にいずれぶつかると推測されます。

「褒められ認証されることで、自信を取り戻す事ができる環境作り」が大事です。これは、主に親側からの、そして集団生活での大人（教師や保育士）からのコンプリメント（褒める、認証する）、クラスメイトや職場集団の中で認められることを通してであり、他者との愛着再建・修復プログラムということになります。小集団の中で良いですから、クラスメイトからや職場で認められることを経験すること、その機会を多数派側が保障することが必要です。

・生きる上での相談相手・愛着対象－まずは母的存在

「親は、あなたにとっての安全基地・探索基地です。親に頼って良いですよ。相談相手は親ですよ」と、子側に認識してもらえる存在になるように親は環境を整えるべきです。特に自閉スペクトラム症では、心の理論不調の中で、他者に相談しようとするスタイルがほぼ出てきません。残念ですが、悩みの自己開示を、ほぼしないのです。または、「ホウレンソウ＝報告、連絡、相談」ができない方が多くおられるのです。

「他者に理解し共感してもらい、そのことを通して自分は安心する」との多数派的プロセスが、心の理論の不調な自閉スペクトラム症で成立しないことは致し方ないとも言えます。しかし幼児期からの練習を通して、より愛着関係が維持されている中で、母へ自己開示し、友人関係の悩みを打ちあけることができる方もごく少数ですがおられます。「やはり、幼少期からの共感の練習は意味があるはず」と思います。反復学習の経験は、自閉スペクトラム症者にとって大切と考えます。

・人に聞くこと

人の気持ちが読めない、ないしは読みにくい方の問題解決方向としては、「周囲の他人の力を借りる」必要があるはずです。他人（家族内では伴侶・父母・兄弟・子ども、会社では同僚・上司・産業カウンセラーなど相談支援者）からの支援は確実に必要ですが、心の理論不調者の多くの人は、「支援される必要性」「聞く事・質問する事の必要性」に気づいていないようにみえます。「他人から支援を受けても良いのだ」との考えを獲得してないようで、「分からなかったら人に聞く」という教育を十分受けてこなかったようで、振る舞い方が分からないようです。これは共感を求めることが少ない心の理論不調者の共通の状況でもありましょう。

・「聞くことがあなたにとって得である。聞かないことは損になる」

聞く事の必要性、「聞く事は得、聞かないことは損」を伝える中で、何とか「聞く、質問する」スキルを獲得してもらいたいのです。自閉スペクトラム症の中で、極めて少数の一部の人が「人に聞く」ことができていますが、できない人が圧倒的です。成長の中で、社会的スキルやアカデミックスキルを学び、駅員・警察官・学校教師に分からない点を質問できる自閉スペクトラム症者の方は多く出てきます。しかし、「自分が悩んでいることに対して、人に開示し悩みを共有してもらい、人の意見を聞き解決を考えたい」といった「自己開示」行為が、多くの自閉スペクトラム症者はできないようです。「心の理論が不調で、他者意識が薄く、他者が自分と同じように考え悩んでいるはずという発想が持ちにくく、そして他人は自分の悩みを共有してくれて一緒に悩んでくれるという発想、自分の悩みに答えてくれるかもしれないという発想が生まれていない」ことが原因と推測します。心の理論の不調状況の中で、他人に自己開示をすることは非常に困難なわけです。

再度、自己理解しておいて欲しい内容をまとめてます（表 15、72p）。

表 15　自己理解の内容―とりあえず知っておくこと

①自分は自閉症や ADHD という生まれつきの特徴を持っていること。
②自閉症では、人の気持ちを読み・感じ、自分と他者との関係性を調整する事が苦手・困難。
③人の気持ちが分かりにくい時、困った時には、相手に聞く・質問をする事が大事かつ必要で、その方が社会適応上で上手く行くこと。
④ ADHD では、落ち着いて順序立てて目的を実行する事、じっくりと前もって手順を考える事が苦手であること。その場合、手順を示してもらうことを他者に依頼すること（構造化の工夫、視覚支援）は恥ずかしい事ではない事。
⑤他者とのやり取りでの情報処理を円滑に処理するためには、自分なりの工夫が必要である事を理解しておく（メモや付箋の多用など、視覚支援や構造化を自ら行う）。

・コンタクトパーソンの必要性

多数派の中で特殊な立場性に立たされている自閉スペクトラム症者にとって、コンタクトパーソンの存在は重要と考えます。「コンタクトパーソンとは、自閉スペクトラム症者などの発達凸凹の方を支援し、時に自閉スペクトラム症者の思いを代弁してくれ、社会と自分をつないでくれる立場の人」です。自閉スペクトラム症者はコンタクトパーソンとのペアで社会と接することもありだとの構図が描けます。その意味で、コンタクトパーソンという言葉が適していると考えます（45p）。

自閉症への支援では、様々な人がコンタクトパーソンになっているはずです。幼少期では、父母が、その後保育園・幼稚園の先生が、そして学校の先生や友達、年齢が上がれば、クラブ活動の先輩や同級生の A 君、大学にいけば学生課の B さん、不動産屋の C さん、社会に出れば、職場の同僚の D さん、上司の E さんといった具合に、一人の人はたくさんのコンタクトパーソンと関係しながら、人生を生きていきます。家庭生活では、伴侶がコンタクトパーソンとして位置付けられると思います。

多数派の人は、このことを意識しないでも、必要時には自ら他人に聞いて質問して、つまり支援者を求める術を加齢と共に身につけていきます。自閉スペクトラム症者は心の理論が不調なために、この支援者を求めるスキルを身につける事が非常に困難となっていると考えています。その意味では、「自閉スペクトラム症者にこそ、コンタクトパーソンが必要」だと思います。

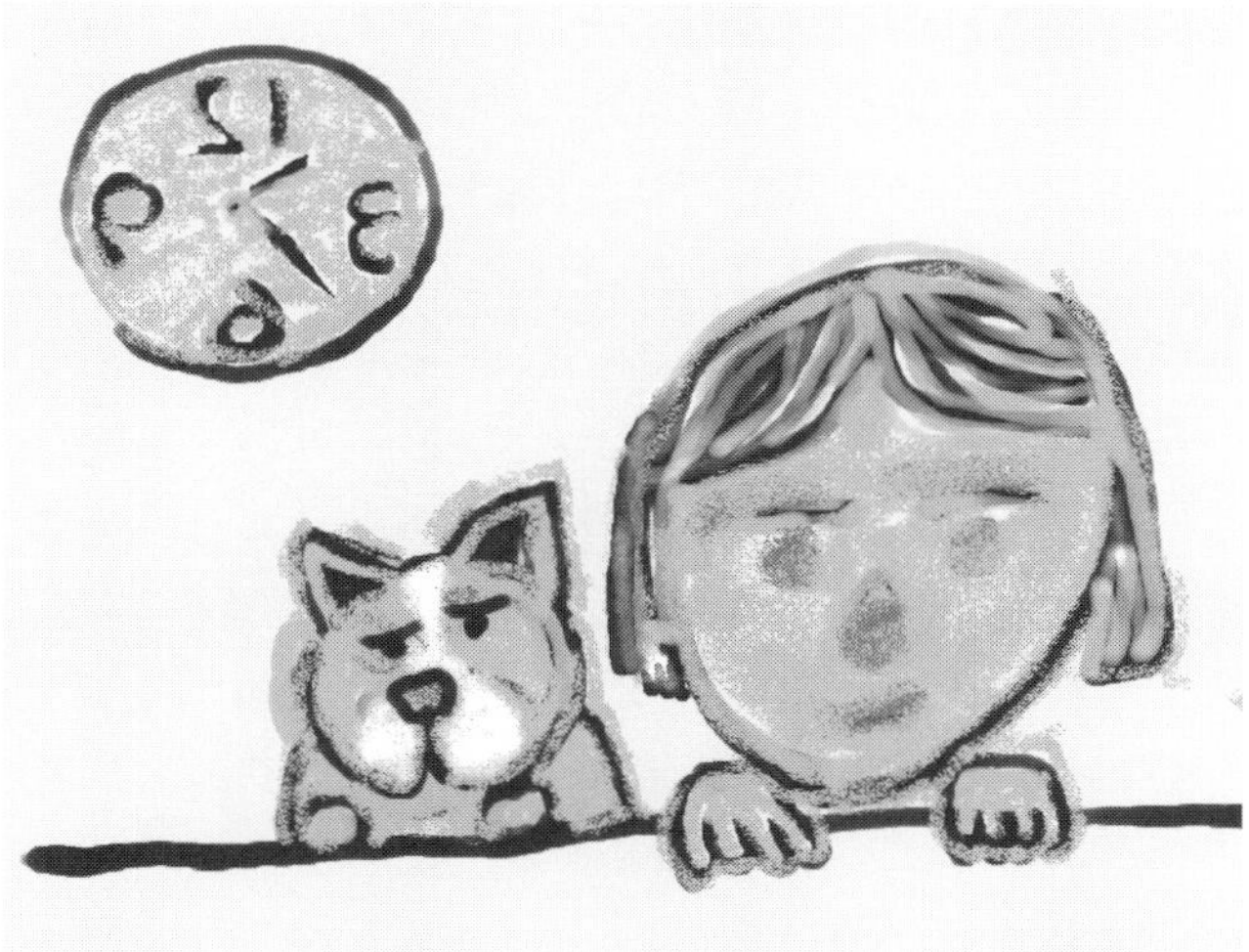

6　脳システム論にもとづく症状別の解釈・ストーリーと具体的支援

脳内状況のストーリーを考え、まとめの診断／判断をする　それを親へ説明する

脳システム論を使って目前の児や者の問題を考える事は、支援する側（家族、医師、臨床心理士、看護師、療法士、教師、保育士、相談支援者、職場の上司や同僚、）が頭の中で行う作業です。

どのようなプログラムソフトが不調かを推測し、どのように支援するかを考えることになります。

診断は、プログラムソフトの動きの不調に対して、最終的にまとめの名前をつける作業です。診断名を聞くと、どのような方であるかを想像でき、また支援内容が想像できることになります。教育・保育・福祉の分野で支援をする方にも、同様の作業をしていただき、状態を判断していただければと思います。想定されるまとめの名前は、おそらく医療者の診断名と同じでしょう。共通の作業をすることで、支援は同じ方向を向きます。また個別支援会議の中身は同じ方向を向くことができ、より良い個別支援計画が成立すると思います。

ADHD 注意欠如多動症、自閉スペクトラム症と診断される状況のストーリー、落ちつきのなさ、マイペース・自己中心的振る舞い、反抗挑戦的態度、感情コントロール不良のストーリーを、脳システム論に基づいて作ってみます。

なお、養育者や当事者への診察場面での説明では図 1、2（8p）ないし図 11、図 12（39p）を使っています。図 8（22p）も、診察場面では使っています。個別支援計画つくりの場では、脳システムシート B、C（38p）も使えます。

ストーリーを説明し、まとめの名前としての診断名を伝える。そして具体的支援内容のアウトラインを伝え、何が求められているか理解して貰う作業が、支援者側がまず行う事です。

脳システム論シート A は詳細に検討する場合の基礎資料、判断・診断する上での基礎資料・根拠となります。またはそれぞれの立場の人が、どのように目の前のお子さんの日常のエピソードを評価しているかの検討・確認のために、使えます。

1）ADHD 注意欠如多動症を考える時のストーリーと支援

①　ストーリー

・抗 ADHD 機能のプログラムソフト（図 2、8p）が不調なために→ ADHD 症状が出現します。
・小学校 3～4（稀に～6）年までは心の理論の不調がみられやすく、対人関係のトラブルが起こり得ます。
・外の情報（興味を引く情報など）に対してエネルギッシュに反応する場合が多く、電子ゲーム・動画・ネット、携帯電話（スマホ）にはまりやすいのです。
・社会生活の不調などからくる自信が削がれた中で、外からのちょっとした刺激（電子ゲームを親から制限されるとか、友よりの注意など）で反応しキレやすくなります（感情コントロール不良）。
・振る舞いが不適切な ADHD 児は、親からの「虐待手法の子育て」の中にいる事が多いです。程度の差はありますが、ADHD で受診した親子の 90 数%で、こうでしょう。家庭状況の検討・好転が必要です。
・ADHD 児への虐待手法の子育ては、子に「荒れてもいいよ」という見本を親が日々みせていることになります。この中で、子はしっかりと学び闘い系へ育ち、反抗挑戦的になる（実は、裏腹で気持ちは弱く、自信はなく、加齢の中で抑うつを強める可能性

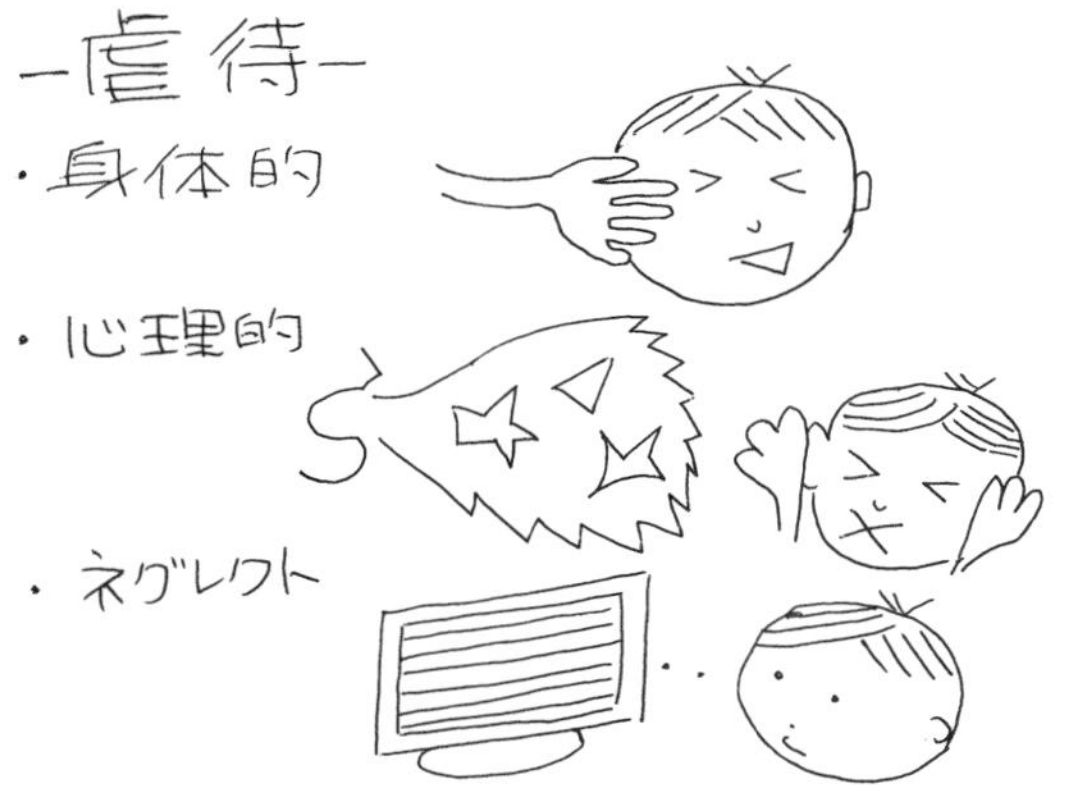

を含んでいる）訳です。
・この二次障がい（生来の問題でない）としての反抗挑戦的態度が子に強まると、親子バトルが深刻化し、家庭外でも反抗挑戦的態度や素行の悪さの出現へと発展していきます。

② 支援

・本ストーリーが概ね該当すると判断したら、まずは二次障がい（図 8、22p）の解消を考えましょう。それには、感情コントロールの学びへ子をいざなうこと（カチンと来たら後ろを振り向く、その場を離れるなどの具体的な練習など）、大人側が仕掛ける愛着再建プログラムの実践に力点を置くことです。その後ないし並行して、抗 ADHD 機能のプログラムソフトの機能改善を目指す抗 ADHD 薬治療や情緒安定化を目指す内服治療、子への情報負荷（予定指示、作業工程提示、宿題量の減少など）の質・量を変える方向の具体的工夫に心を砕きましょう。宿題を減らし、少しでもしたら褒めるとか、日常生活では予定表、指示書提示などの視覚支援・構造化、そして小集団化が支援のキーワードとなります。問題が軽度の場合は環境調整が主とされますが、重度であれば早期から全ての面でアプローチすべきです。
・順序立てる、二つを同時処理する、注意を持続する、報酬を待つ、時間処理などが苦手です。これらの苦手さを持つ ADHD 者への情報提示は工夫が必要です。時間の構造化や空間の構造化は、情報処理が不調な ADHD 者にとって有用で、提示される情報の質を雑然としたものから構造的に相手に分かりやすいものに変えて提示し、脳内に情報を取り込んでもらえるようにする事です。
　まず時間の構造化ですが、一日の予定表は作業手順を継時的に、構造的・視覚的に分かりやすく示すべきです。先の見通しを立てることが可能になることを通し不安解消につながり、情報処理がしやすくなります。

　次に空間の構造化ですが、衝立などを使い、多すぎる視覚情報を遮断しながら集団規模を小さくすることは、情報負荷量を減らす事であり、なされるべき事です。

　ADHD 児者にとり、情報の量と質を処理しやすい状況にすることは必要で、個別支援計画の根幹でしょう。
・これらを通し、失敗体験を減らし成功体験を増やすことで、自信を失わないよう配慮されることが望まれます。ADHD 児者は、他人と自分の比較の中で、自己評価を下げやすいからです。

2） 自閉スペクトラム症を考える時のストーリーと支援

① ストーリー

・人の気持ちが上手く読めなく、自己中心的に振る舞いやすい人（心の理論が不調）では、気持ちの共有を含め、人と上手く付き合えず、孤立しやすいでしょう（対人関係障がい）。
・社会生活の基本となる「人への愛着」が上手く育たなくなるのです。人と会話などのやり取りが一方的になりやすいなど、双方向のコミュニケーションが上手くなされないでしょう（コミュニケーション障がい）→一人の狭い世界にいること、一人の世界で遊ぶことが多くなり、ファンタジーの世界に入りやすく、ぶつぶつと独り言を言うかもしれません。
・不安が強まるであろう幼児期以降、不安解消のために、お守り行動としての「こだわり（場所・順番・儀式など）」が目立つでしょう。→周囲への不安が強くなると推測される中で、周囲へアンテナを張ることで情報を取りすぎ、感覚過敏（音がうるさい、明るさが辛い等）が出ることがあると推測されます。
・情報が多すぎる中で、ストレスを避ける為に情報をザックリと遮断することも起こりやすいでしょう。結果として見える範囲が狭くなる（スモールフォーカス）、情報処理が辛くなり限界に来ると感覚遮断に至り情報を処理できなくなり、「見えない・聞こえない・痛みや尿意を感じない」などの感覚鈍麻が出るでしょう。大きく混乱しパニックやフリーズを起こす前に自分の脳の防衛として行うのが、感覚遮断と思います。結果として感覚鈍麻が出現するでしょう。

・人の顔・表情を見ると情報が多すぎて辛くなり疲れるので、視線は合わせないでしょう。
・学習興味のわかない言葉への学びは幼児期には遅れ、変わりやすく分かりにくい「人の心」への興味より、変化が少なく安定していて分かりやすい「物」に興味が行き、物にこだわるでしょう。不安解消のためにこだわり行動（不安解消のお守りとして同じ行動を繰り返す、場所・順番・儀式にこだわる）や、これさえあれば大丈夫というサバイバルグッズ（タオルケットの切れ端など）を持ちたがるでしょう。
・耳学問などでの「いつの間にかの学び」は苦手でしょう。多数派に比し「効率の悪い学習者」といえる中、不十分ながら、偏りながら、学習は進みます。一方好きになった教科等の学びは突出するかもしれません。語学に興味がないと、語義語用の問題（言葉の意味を取り違えたり、言葉の用い方がこなれない中で、外国語会話教室の初級コースでみられるような話し方ー例えば質問はできるが、質問されての答えはできないとかーになる場合も）や、比喩慣用句やことわざの問題（字義通りに理解しようとして意味が取れない等）を抱えやすいのです。要は、言葉を巡る特別な学習機会・練習機会を作る必要があることを教えています。
・不安を感じやすい中で、サバイバルの為に、中間や中途半端さを残さないようにしたがります。その表れは二極分化思考（白黒思考、百ゼロ思考）で、悩まない思考や行動を取ろうとします。100点以外の95点はゼロ点と同じと感じ、95点でパニックを起こす人が出ます。また「あの人は嫌い」と感覚的に評価し、天敵として避けたりします。その人に良い面があったとしても、バッサリと「嫌い」と切り捨てるのです。

② 支援

・このような状況と判断したら、まずは愛着の改善が必要です。次に愛着の成立のためにも如何に情報負荷を減らし不安をとるかが重要と理解すべきです。愛着を深め種々の学習を進めるためにも、不安をとり余裕を作ることが必要と思われるからです。また自閉スペクトラム症の半数以上の人にADHD症状がある中で、視覚支援・構造化のキーワードは、支援の要です。視覚的に予定やなすべきことを提示し不安をとる努力は、日々すべき事でしょう。時間の流れの構造化と共に、空間の構造化も支援の要です。情報の質を変え、情報量を適切にし、受け取る側が情報処理をしやすく学習を進めることに力を注ぐことになります。大きな集団を衝立で仕切り、または集団の中で気持ちが安定できる場所を準備する事（サバイバルスペースの確保）は、自閉スペクトラム症者への情報処理の負荷を減少させるでしょう。
・これらの様々な工夫が、合理的配慮となります。

いくつかの特有の症状はどういう状態なのでしょうか？

3）落ち着きのなさのストーリーと支援

① ストーリー

落ちつきのなさをみた時には、以下の4つを考えましょう（表16）。

表16　落ち着きのなさを見た時には　4つを考えよう！

ア）ADHD関連プログラムソフトの不調
イ）心の理論システムの不調
ウ）電子デバイスの過剰利用＝洗脳環境
エ）虐待手法による子育て環境

ADHD 関連プログラムソフトの不調、心の理論の不調、電子デバイスの過剰使用＝洗脳環境、虐待環境の 4 つの内、前 2 者は生来の特性です。しかし、後 2 者は大人が提供した環境性の問題です。原因と結果が 1 対 1 対応のこともあるでしょうし、複数の要因が関与する場合もあるでしょう。

なお、電子デバイスの過剰使用＝洗脳環境とここで言っているのは、以下の事です。現代のお子さんの多くは、ゲームや動画の長時間遊興をしています。多数派の多くの子・人には悪影響は極めて大きくはない（？）かも知れませんが、自閉スペクトラム症や注意欠如多動症といった少数派や多数派のある部分の人には、大いなる悪影響があるようです。ゲーム依存、四角い画面依存が起きやすいようです。自分ではコントロールできなくなり、親が注意すると暴れたりするうちに、親も子の四角い画面の利用をコントロールできなくなるわけです。

子たちの脳は膨大な情報量にさらされ、報酬系が刺激され、脳はゲームでの報酬に反応するようになり、他の報酬（勉強や手伝いをして親に褒められるなど）に反応しなくなるようです。この状態を「洗脳」と筆者は言っています。分かりやすいのではないかと思い、採用した言葉です。「中毒」とも言えるでしょう。またゲームにより「報酬系のハッキング（不法に侵入し改変・盗用する）」が起きているという表現をしている人がおられましたが、なるほどその通りだと思います。

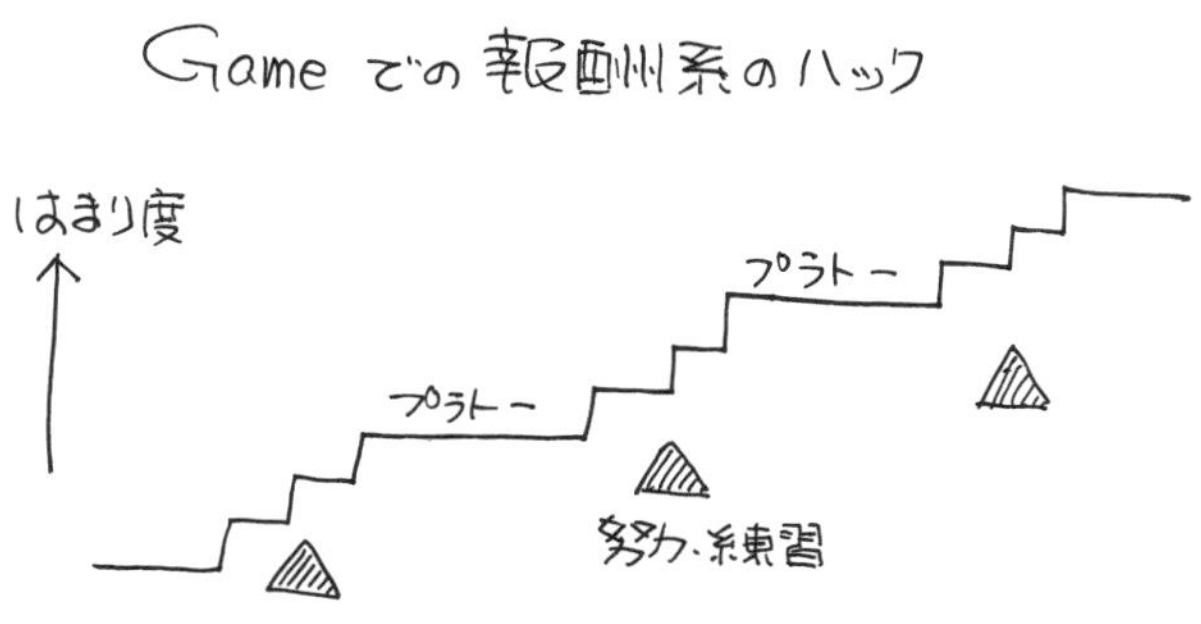

プラトー：一時的な停滞状態

虐待により、脳内のある部分（扁桃体など）が上手く成長しなくなり、外からくる情報を誤って判断する事が起こるようです。きびしい虐待環境という重度な問題環境はそう多くなくても、「虐待手法による子育て」は蔓延しています。怒られながら不安を強め、親・他人への愛着障がいを起こしつつ、落ち着きのなさ、感情コントロール不良が醸し出されていきます。そしてぶつかっただけでも不安・恐怖・怒りを感じ、「僕は攻撃された」と勘違いし闘う事が起こります。また、優しく声をかけられても、人を信頼せず他者の意図を感じにくければ、攻撃されたと勘違いも起こします。要は情緒的安定が育ちにくく、愛着障がいが起こるのです。「何は無くても穏やかな家庭環境」が、子育てに必要です。

ア）ADHD 関連プログラムソフトの不調（図 2、8p）

ADHD 関連プログラムソフトの不調では、実行機能不調があり、多注意・不注意などが出てきます。実行機能とは、ある目的を果たすために必要な機能です。計画を立てる、順番に行う、複数同時処理をする、記憶の出し入れをする、注意集中の持続、注意がそがれないように周辺を抑制する、途中で必要な修正をするなど、総合的な動きです。

これらのプログラムスソフトを含む上位にある ADHD 関連プログラムソフト②による、下位の本能的脳の④不安の感知システムへの抑制が弱くなる中で、感情・不安などを司る脳部分（大脳辺縁系）の機能＝③感情コントロールシステムが不調になるでしょう。抑制ができない中で不安の神経回路④が敏感に動き、結果として本能的に動くしかなくなり、「キレやすくなる」、「感情コントロール不良」になるのでしょう。この時の姿が一見強そうにみえても、実は自信を失っており、心の中は不安を感じながら、おびえながら精いっぱいの虚勢を張る姿としての反抗挑戦的態度と言えます。そして慢性的不安感の中では、「不安解消のためのこだわり行動」を採用するかもしれません。いつも手に何かを持っていないと不安だとかです。

イ）心の理論システムの不調

心の理論システムの不調では、上位脳からの抑制が不良になるので、下位脳の不安感知システムが敏感に動き、感情を主体とした自分本位な言動が起こることになります。自分の感情に従い、気持ちが素直に揺れ動くでしょう。他人からは情緒不安定とみられるでしょう。自分の姿が他人からみられていることを意識し

ない中で、自らの興味に従ってうろうろすることはあるでしょう。これは ADHD と間違われやすい状態となります。または心の理論不調の人に ADHD 症状が合併することは多いと、経験的に思います。

これら以外にも落ち着きのなさを醸し出す理由は有ります。

ウ）電子デバイスの過剰利用＝洗脳環境

電子デバイスの過剰利用により、人以外の物に接することが増える中で、人への興味を失い、人への愛着障がいを起こしつつ、抗 ADHD 機能が侵害されることが起こるようです。またテレビのチャンネルやスマホや動画画面を頻回に変え、面白いものを探すことに慣れる中で、これらを長時間視聴することで、抗 ADHD 機能が侵害され、落ち着きがなくなるようです。「デジタル麻薬」とネット上で表現されているような電子デバイスの過剰使用の問題は、現在もですが、今後、より大きな深刻な問題になるでしょう。

一方、これらを中止・制限してもらうと、人に対する思いが出てき、落ち着きが出るお子さんが、経験上多くおられます。まさに「四角い窓よ　さようなら！」の対応が必要です。

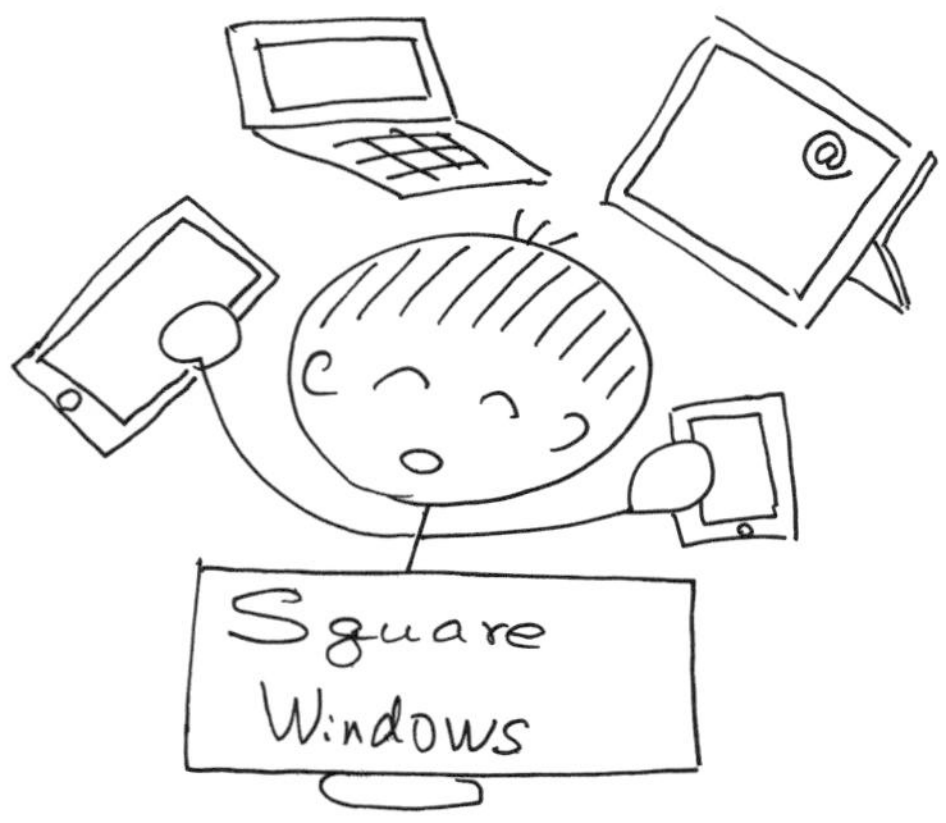

四角い窓

エ）虐待手法による子育て環境

虐待手法による子育て環境により、怒られてばかりの家庭生活だと、落ち着きのなさが出ることもあり、また集中力なども悪化します。人への情緒が育たず、人とは刹那的な関わりとなりやすくなります。虐待手法の子育ての中止で、落ち着きが戻ってきます。

②　支援方向

ア）ADHD 関連プログラムソフトの不調

ADHD 関連プログラムソフトの不調を改善させる上で、抗 ADHD 薬がある程度有用です。またプログラムソフトの動きを向上させる脳トレーニングも有用でしょう。やるべきことをしたらポイントが貰えると、その後は頑張ろうとするわけです（トークンシステム、ポイントシステム）。

イ）心の理論システムの不調

心の理論システムの不調に対しては、人の気持ち・考えの反復学習（心理教育）が有用です。ソーシャルスキルトレーニングとして、この内容の学習機会を保障する必要があります。また学習してもらいつつ、年齢が高じる中で、心の理論システムが動き出す事を待つことになりましょう（図 4、13p）。

ウ）電子デバイスの過剰使用＝洗脳環境による人への愛着障がい

電子デバイスの過剰使用に対しては、環境調整としての電子デバイスの使用制限が必要です。電子デバイス＝四角い画面から離れることが一番の対応です。徐々に行うか、一気に行うかは、状況次第です。年齢が小さければ、一気にノーテレビデー、ノーテレビ週間・月間は作れるでしょう。いずれにしても、大人側の意識、意思決定が大切になります。大人が動かない限り、良くなりません。電子デバイスをゼロにできないことが多い中で、ひとつの基準としては、「①朝はテレビを付けない、②朝昼夕の食事中はテレビを付けない、③入眠前の 1 時間は、脳をクールダウンさせるためにテレビを付けない」ことが、脳を保護するために必要と考えます。ここでの「テレビ」は、電子デバイス全ての事で、四角い窓を代表してテレビと表現しています。

エ）虐待環境による愛着障がい

虐待環境による愛着障がいに対しては、虐待手法による子育てを中止することです。ペアレントトレーニング＝子へのシンプルな対応方法は有効です。愛着障がいを起こしている子側での愛着修復には、大人の「子に対しての、親和的で攻撃しない子育て」が必要です（46〜66p）。

オ）感情コントロール不良

感情コントロール不良に対しては、感情コントロール練習が必要です。親側の感情コントロールのためにペアレントトレーニングが必要で、かつ親側の子育てにおける「決意、演技、自信」（61p）が必要です。穏やかな環境を作ろうという「決意」、それを現出する「演技」、こんなことをしていても甘すぎるのではないか？　と不安にならないように、現在の穏やかな対応こそが良い方向へ導くとの「自信」を持つ事が必要です（46〜66p）。

カ）言葉による不安軽減など

言葉による不安軽減などについては、不必要に活発に動く不安の神経回路（図 2、8p）の安定化を目指して、言葉による不安軽減がまずは必要です。「大丈夫」「うまくできたね」「すごいね」などは、言葉による支援・治療であり、不安軽減につながります。年齢が上がっている場合、理屈を伝え納得してもらうことで不安軽減を得てもらうとすれば、それはカウンセリングでしょう。また抗不安薬などによる不安感知システムの安定化は有用な場合もあるでしょう。

4）マイペース、自己中心的振る舞いのストーリーと支援

①　ストーリー

・「マイペース」、「自己中心的」振る舞いをみた時は、心の理論システムの不調があると考えましょう。システム不調がより強ければ、「わがまま」にみえるでしょう。

・ADHD 関連プログラムの不調があり、ADHD 状況を示す場合、心の理論システムの不調も起こる事が多くあります。理由としては、大脳全体に余裕がなくなり、二次的ないし連動して不調になるのか、単なる合併か（自閉スペクトラム症の半数以上は ADHD 関連プログラムの不調がみられ、ADHD では小学校 4 年生位までは心の理論システムが不調です）は明確ではありません。

　どちらにしろ、大脳＝人間的脳①②⑥＋③感情コントロールの不調を来たし（図 1、2、8p）、人間的脳によって抑制される本能的脳④⑤が不調・不安定となり、不安の神経回路の活性化などが起こり、キレやすさやが出るでしょう（10p）。そして、人への愛着の育たなさが出るでしょう。このような中で周囲と闘ったり、上手く振る舞えなくなり、自信を失うでしょう。

・このような状態に対し、大人側が怒ってばかりだと、怒る大人の姿は子にとって悪い見本となります。大人の姿をまねた結果、子は二次障がいとしての「反抗挑発症」を起こし、一方で心の中は上手くいかない自分をみい出して、「自信を失っていく・自己評価を下げる・自尊感情が育たない」というストーリーになります。不安の神経回路の活性化などが起こり、気持が不安定になる中で、「どうせ、ぼくなんか…死んだ方が」という発言が出てくることになります。

②　支援方向

まずは、心の理論不調に対して、心理教育的対応、人の気持ち（心の理論の中身）を学ぶ機会を作る事、そのために大人側は怒りによる激しい言動を捨て、優しい受容的な態度で接する必要があります。多くの人が採用しやすい心理的虐待＝大声・罵声を浴びせるなどは止める事です。これは「決意」すればできるはずです。フリーズし、じっと我慢をし、子そして親自らの感情の嵐が互いに収まった後に、人はどう感じ考えるかといった心の理論内容を教えることが必要です。ペアレントトレーニングを含んだ、親子コミュニケー

ション支援（親側の子への愛着スタイル、子側の親への愛着パターンを改善し、親子の良い関係性を作る）を考えましょう（46〜66p）。

5）反抗挑戦的態度のストーリーと支援

① ストーリー（図8、22p）

・心の理論システムが動いていれば、反抗挑戦的態度をとった子は、周囲の人々の自分に対する評価が分かるので、恥ずかしいと感じ、気持ちは落ち込むでしょう。落ち込まない子、恥ずかしがらない子をみたら、心の理論システムの不調を考えるべきです。社会的に容認される行動をとれる程には心の理論システムが動いていないこと（成熟不足）を意味します。

・心の理論システムの動きが比較的良好になるのは、ADHDでは9〜10歳、小学校3〜4年過ぎであることを覚えておく必要があります。その年齢まで人の心の動き（人はどう感じ考えているか）を教えながら成熟を待つ必要があります。「なんであなたはこんなことしたの！」と叱っても、大人の思い・叱っている理由を推測しないのです。これでは、怒るという行為は無駄です。怒らないでとりあえず「いけません」と大人の評価を優しく伝え、互いの感情が収まった後で人の心の中を教えましょう。

・「共感」ですが、人には乳幼児期早期からの直感的共感（情報処理スピードの速い共感）、その後主に言葉を使っての認知的共感（情報処理スピードの遅い共感）の2つがあることが知られています（図4、13p）。多数派では早期からこの2つは順調に動き、自閉スペクトラム症では両者の動きは遅れます。「直感的共感」が苦手な自閉スペクトラム症の子には、特に「人はどう考え・感じている」の学習経験の反復が求められます。直感的共感は育ちにくいので、「認知的共感」を育てる作業（人はこう考える・感じるという内容の学習）の反復が必要・重要です。なかなか身につかないので、大人側はイライラすることになりますが、発達のスピードが違うので、致し方ありません。

・子の反抗挑戦的態度は、大人や他者の荒れた振る舞い・言動を手本として学んだ姿です。その意味で二次的な障がいです（図8、22p）。生まれつき反抗的な人はいません。愛着の器（愛情が注がれている、私は愛されていると感じるシステムの事）が生まれつき多数派的でない人（自閉スペクトラム症など）や早期から形成が良好でない人（虐待されてきた子など）では、愛情を感じる器が育たず、愛着障がいを起こし、より反抗的挑戦的態度が育ちやすいと推測できます。「子が反抗挑発症となっている場合、叱ることは、愛着修復・再建とは全く反対の行為」となり、状態を悪化させるのみです（29〜32p）。

② 支援方向

・反抗挑発症をみたときには、愛着障がいを起こしていると考え、愛着再建・修復（46〜66p）を考えましょう。

・愛着障がいを来した原因としては、洗脳環境や虐待環境のどちらか、または背景に発達の凸凹（自閉スペクトラム症やADHD）があるかどうかを考えます。洗脳環境や虐待環境は中止すべきです。

・原因が何であれ、共通方向として環境の修正・調整を図るべきです。家庭での愛着再建・修復プログラムは、再度ですが以下の4つが大事です。

1）虐待手法よ　さようなら作戦
2）四角い窓よ　さようなら作戦
3）親子コミュニケーション支援（ペアレントトレーニング含む、虐待手法の子育てを止める）
4）愛のくさび作戦

それぞれについて本書の別の所（54〜66p）で述べていますので、ご参照ください。ご家庭で日々実践していただければ幸いです。本論点・視点は、筆者が学んできた中での、筆者自身のまとめ方、言葉の使い方です。一般的でないかもしれませんが、分かりやすいのではと思っている表現です。いかがでしょうか。

ちょっと一言一休み 14　発達の凸凹と反抗挑戦的態度・愛着障がい、そして親子・家族コミュニケーション支援

自閉スペクトラム症では、愛情の器の芽生え段階（出生直後から乳児期早期）から、器の入り口が狭まっているために、親から向けられている愛情を受け取りにくいことが想定され、結果として親・人への愛着が育ちにくいと想定されます。ADHD では愛着の器の大きさが生まれつきかなり大きく、多くの認証を求めようとし、大いに褒められないと満足せず、親からより多くの愛を得ようとするために、親に対しての注目行動・いたずら行動を繰り広げる事が多いと考える事ができます。

どちらの状態でも、親の期待に沿わない言動が多いので、親に怒られる事が増えます。そして親から怒られる中で、怒っている親の振る舞いを模倣することが増え、不適切な振る舞いが強まります。多数派でも少数派の子ども・人でも、生まれつき反抗挑戦的態度の人はいないはずですが、虐待手法の子育ての中で育ってくるのが反抗挑発症≒愛着障がいであり、虐待手法の子育てによる二次障がいです。

反抗挑発症とは（図 8、22p）、大人と子どもの関係性の中ででき上がった愛着障がいであり、関係性の修復を目指す必要があります。大人は虐待手法を止め、「褒める・認める」の子育てに変換すべきです。

ペアレントトレーニングという言葉が流布しています。これは、子育て技術と理解する人が結構いますが、愛着再建・修復プログラムと認識すべきです。第 2 の遺伝子と呼ばれる愛着、幼少期に育まれる愛着形成がその後の人生に大きな意義があること、子育て手法を変えることを通して愛着の改善を目指す事は人間の成長や人生を歩む上で大切であること、これらを通してより良い人生が親子に対し演出されることを、子育てに関与する人は理解しておくべきです（文献 1－a、c、d、e、f）。

子側が怒ってばかりのスタイルを示している状態、ないしは反抗的挑戦的な態度に終始する状態は、不安型愛着パターンの愛着障がいスペクトラムと言えます。この状態では、大人側から子どもに愛あふれる対応を仕掛けることでしか、子の愛着障がいの修復はできないと考えられます。愛着障がいの修復のための子育て技術（ペアレントトレーニング）を大人が学び、その手法を使うこと＝大人側が子に仕掛けることで、愛着の改善を目指すのです。親が変われば子どもも変わる＝良い関係性の構築ができるはずです。親・ペアレントだけの問題ではないので、筆者たちは、「親子・家族コミュニケーション支援」と呼んでいます。ペアレントトレーニングという言葉は、トレーニングという言葉に象徴されるように技術の習得と誤解される危険性があるので、「親子・家族コミュニケーション支援」という包括的な用語が望ましいと思っています。

6）感情コントロール不良のストーリーと支援

①　ストーリー

感情コントロールシステムは、脳システムの①心の理論＋②抗 ADHD 機能＋⑥学習の蓄積により、主に④不安感知システムを抑制する事で可能となっていきます。理屈で分かって、感覚的にも納得できている対象（物、人、言葉の内容）は許容しますが、そうでないもの、つまり自分を攻撃していると判断した言動、見知らぬ物、新しく慣れていない環境には、理屈で押さえ込めなければ不安を強めます。そして、耐えきれなくなれば、「かちん」ときたり、「ぷっつん」とキレて、怒りだしたり暴れたりすることになるでしょう。

②　支援方向

「不安を高める刺激の閾値を上げる＝キレにくくする」事が必要です。理屈で納得してとか、慣れて大丈

夫になるとは、「閾値を上げる＝キレにくくする」という事、すなわち、ちょっとした刺激では反応しなくなるという事です。学習・経験・反復練習を通しても刺激に慣れなければ、音でも、人でも、環境でも、それらを避けるしかないでしょう。「強い刺激がたくさんで不安だけれども、なんとか頑張るしかない」という場面は「戦場」に近いといえますので、「戦場には塹壕が必要」となるでしょう。この場合の塹壕とは、そこに行けば大丈夫というサバイバルスペース（生き残るためのスペース）と呼んでいる場所のことで、その場所を集団の中で確保する事が必要です（52p）。具体的には、衝立／カーテン、段ボールで囲って本人用スペースをつくる、別室を用意するなどです（40〜44p）。また、不安を減少させるお守りとして、サバイバルグッズ（不安解消のお守り）を持つことは有用です。大好きなお母さんの写真や、お守りを持つなどです。サバイバルグッズ／スペースは、多数派の人にとっては贅沢品といえるかも知れませんが、刺激に弱いタイプの人にとっては、必需品であり、そう理解し、家庭や学校という生活の場で保障する必要があるわけです。

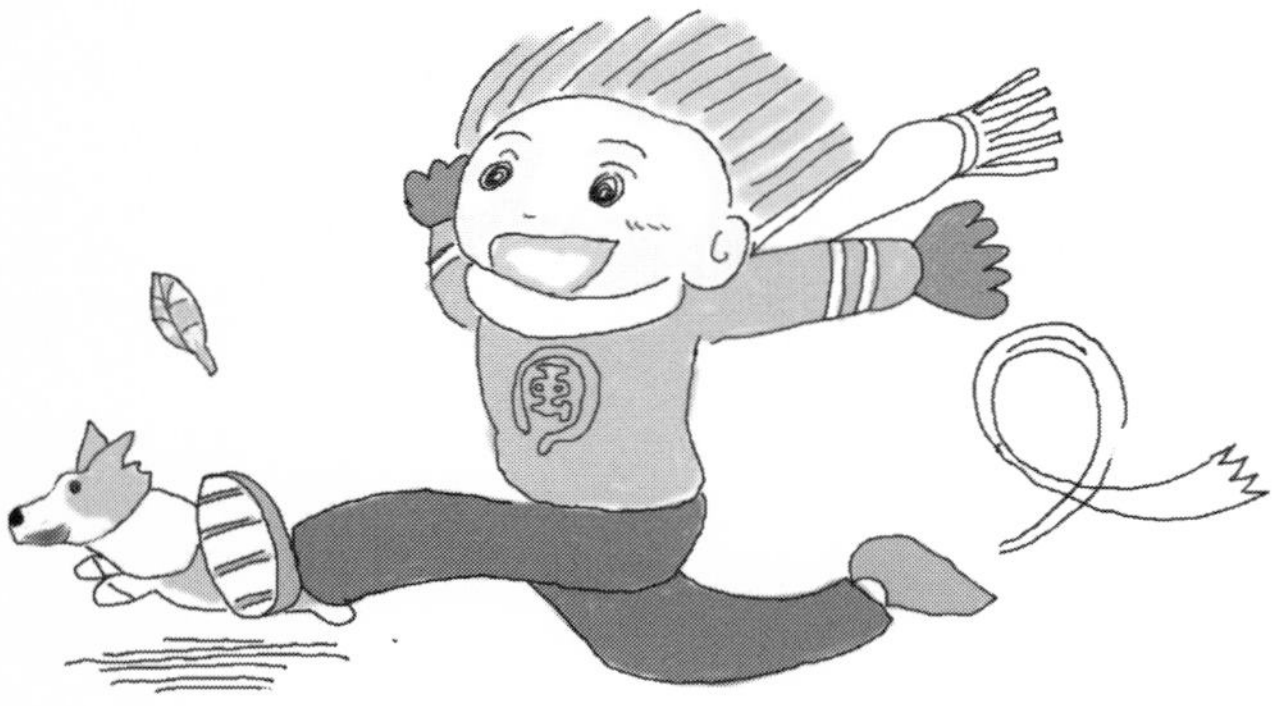

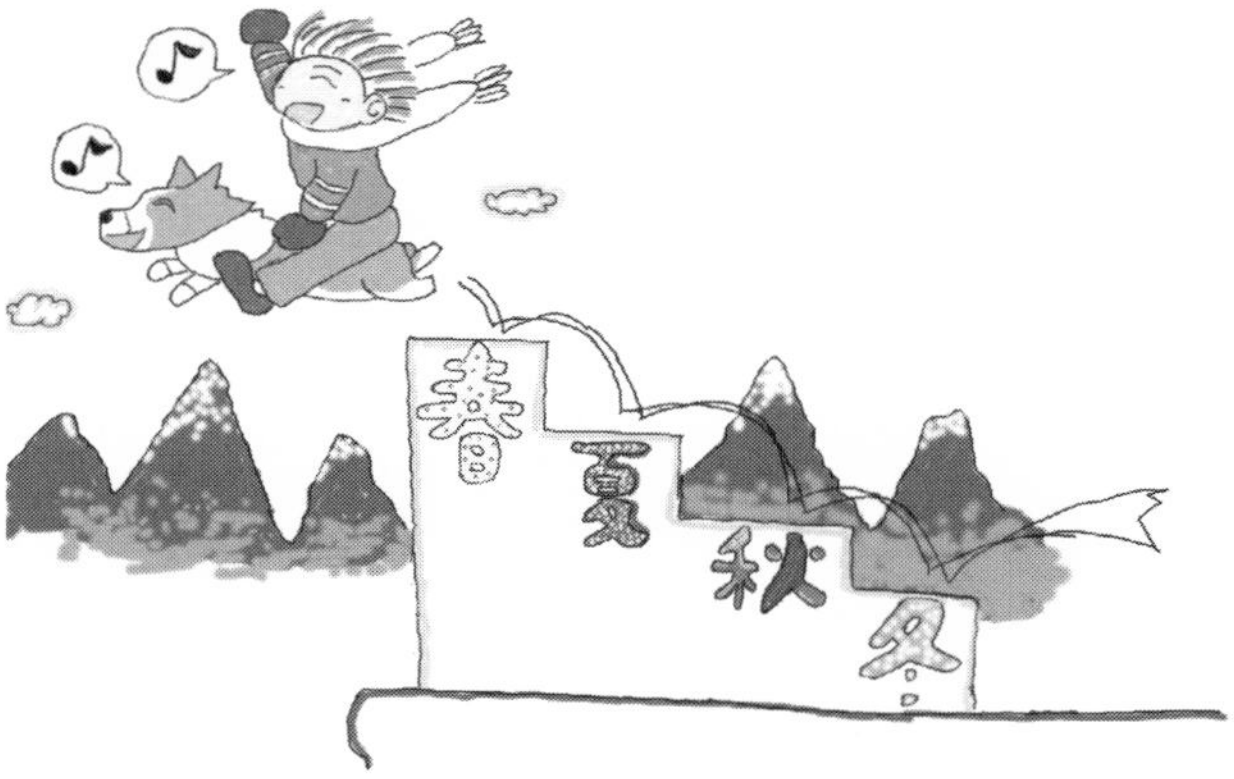

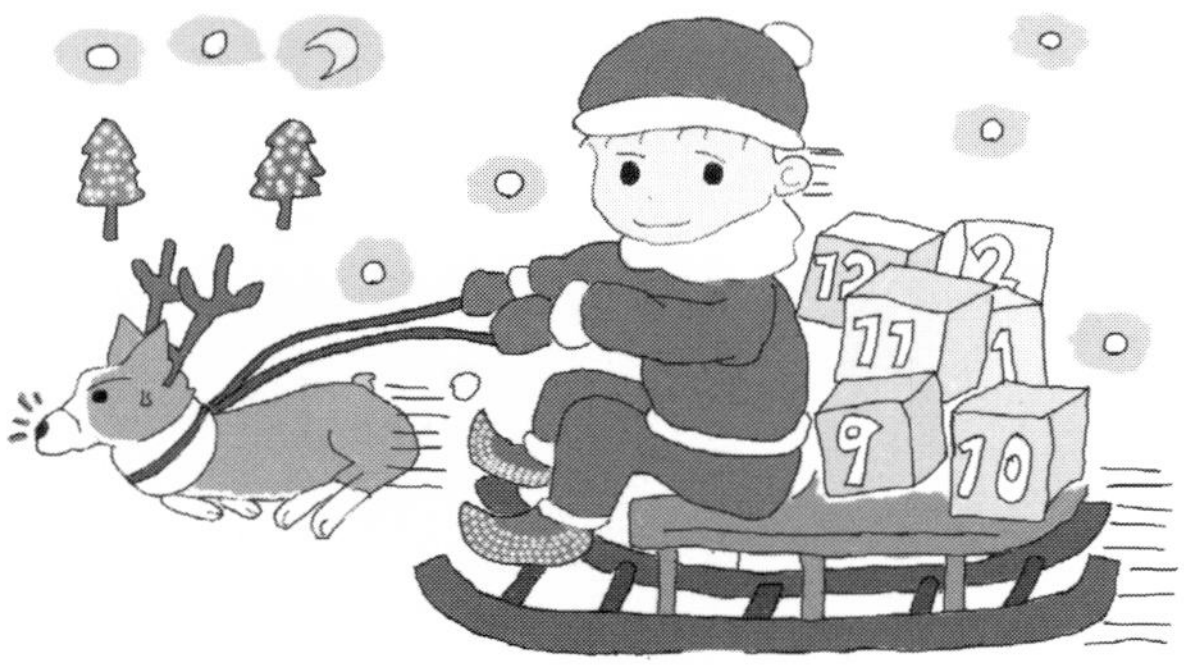

二部　脳システム論を使った個別支援計画
―事例におけるストーリーと支援

脳システム論を使った個別支援計画作りを示します。4人の事例を通し、「脳システム論に依拠した解釈と支援計画つくり」を体験していただければ幸いです。

1　事例1

5歳6カ月　年長　男子　　診断　高機能自閉スペクトラム症、注意欠如多動症

1）養育者・支援者の困り事をまとめる視点

本例では、周囲がいろいろと困っています。問題点を整理する視点がないと、どう考えて良いかが、分かりにくいでしょう。分析視点・切り口を持ち、脳システム論シートA－1に書き込みますと、表の如くまとめることができます（83、84p）。

この作業を通して、本児の脳システム論によるストーリーがみえてきます。視点・論点がないと、問題行動の一つ一つを消去する支援方法を考えることに終始し、右往左往するでしょう。一方、ストーリーを作ることで、対応の力点をどこに持っていくべきかがみえてくるでしょう。

2）本児の心の中のストーリー

本児では、心の理論は不調であり、「かなりの支援が必要」と判断されるので△、抗ADHD機能も△、感情コントロールも△、不安のシステムは敏感に動いており△、愛着は不十分な育ちと思われ△です（36、38p、図22、85p）。

脳システム論上の構成要素の全てが不調で△＝「かなりの支援が必要」となっていますが、特に目立つのは心の理論の不調です。

まとめは、**「上位脳の不調（心の理論不調と落ち着きのない多動さ）故に、下位の脳への抑制が掛からず、感情コントロール不調、不安の強さ、母などへの愛着の育ちの不十分さが出現し、結果として不適切な振る舞いになっている児」**となります。

心の理論システムは遅れているというよりも、質的に多数派と異なった独特の動きであり、結果として、この間に「独特の精神世界を形成してきている」と思われます。

本児の特徴は、対人関係の取れなさ、コミュニケーションの取れなさ（一方的な話し方）などに加え、感覚過敏（掃除機の音が嫌いという多数派的でない感じ方）、こだわり（サバイバルグッズを持とうとする気持ちの強さ）、気持ちの切り替えの悪さと気持ちを切り替える場合の不自然な速さ（子が怒られても、怒っている他者の気持ちを読まないようで、その人の前で気持ちの切り替えをすぐしてしまい、異なった世界に自分をもっていってしまう）などの情報は、自閉スペクトラム症の特徴と考えます。

①　なぜ感覚のずれ（感覚過敏～感覚鈍麻）がみられるのか？

自閉スペクトラム症者に感覚のずれを呈する人が多いのは何故かを考えてみると、二つの流れ・理由があると推測できます。

一つは、①心の理論が不調だと、周囲の人の心が上手く理解できにくくなり、結果として周囲の人が不安対象になります。その中で周囲をモニターするアンテナをたくさん立て、自分の周囲の情報をより多く集めサバイバルを目指すというストーリーです。この流れは自然です。一方、情報を集める程度が強すぎれば、異常な程に感覚過敏となり、自ら採取した音に不安を感じ苦しむようになり、自ら「墓穴を掘る」ことにな

個別支援計画を立てるための脳システム論　シートＡ－１
特性や状態を見極めるための項目立て

事例１　５歳６カ月　年長　男児

①社会性（心の理論）

	【見立ての材料（質問例）】	特記事項（本人状況、質問への反応等）
心の理論＝人の気持ち（考え・感情）が読めるか。	自己中心的？　自分の考えにこだわる？ 母父兄弟の気持ちは分かる？　分からない？ 友人の気持ちは分かる？　分からない？	兄弟のおもちゃを一方的にとる。取られると、泣き叫ぶ。お父さんやお母さんに怒られても、ごめんなさいは言うが、すぐに同じ過ちをしようとして、再度怒られる。
	友人いる？　親友いる？　みんなと遊ぶ？ 人に寄り添おうとする？　人との関係を回避する？	級友と一緒に居るが、交流がない場面が多い。級友の玩具を取ってしまう事が目立つ。
	他者の目ある？　他人の評価を気にする？ 自他境界はどう？　他人との距離感どう？ 顔や体が近い？　他者意見に支配される？	人の目を気にしている風ではない。級友の物を自分の物として使う。
	自己開示？　困り・悩みで相談する？	

・心の理論とは、人の気持ちを読んで調節する力。自閉スペクトラム症の本質問題と考えている。気づいた多くの点を記載して欲しい。

②落ち着き注意力

	【見立ての材料（質問例）】	特記事項（本人状況、質問への反応等）
実行機能	計画・段取りはできる？　修正やＡ→Ｂ→Ｃは？ 片付けはできる？	遊びは次々に変っていく、一つのおもちゃでは長時間遊ばない。絵本の読み聞かせも聞いていられない。
	二つ同時処理はできる？ 「もしも○○だったら」は考えられる？	ままごとでは、役を演じられず、すぐに飽きる。
	記憶：過去を生かせる？　日々同じ過ちを反復？	同じ過ちを何回も繰り返す。
	注意：多注意（好奇心旺盛）？ 一つ一つは不注意？　情報を入れない？	いろいろな物に目移りする。
報酬系機能	我慢ができる？　待てる？	待っていなさいと言っても、待てない。
言語能力	言葉で順序立てて説明できる？ 会話力はある？	一方的にしゃべることが多い。

③感情コントロール

	【見立ての材料（質問例）】	特記事項（本人状況、質問への反応等）
イライラ、かんしゃくの調節・制御	クラスメイト・教師・保育者へのあたりちらし、暴言、暴力は？	自分の使用していた物に級友が触ると、怒り暴言
	自分に対して、思い通りにできないことがあるとイライラし、かんしゃくは？	遊んでいても、思い通りに行かないとすぐに怒りだす。一人での遊びは得意。兄弟と、または親との遊びでは、順番が待てない。
	家族に対して、あたりちらし、暴言、暴力は？	

④不安のシステム

	【見立ての材料（質問例）】	特記事項（本人状況、質問への反応等）
不安を持つ事	「先の見通しが分からない、経験したことがない、新しい」ことは不安？	少しの物音で、びっくりしておびえることがある。掃除機の音が嫌いで、部屋から飛び出していく。いつもと違うことをすると癇癪を起す。
	予定の変更や環境の変化は、苦手？	
こだわり	場所、順番へのこだわり、儀式的なことがあるか？	道順がいつもと違うと、車の中で騒ぎ出す。いつものぬいぐるみが見つからないと、大騒ぎとなる。
	マイブームがあるか？（以前あったか？）	
パニック	パニックになることがある？　頻度は？	上記の如く、時々起こしている
	フリーズすることがある？　頻度は？	気づかれない
白黒・百ゼロ思考	一番や、勝負にこだわるか？	こだわり、勝たないと泣き叫ぶ
	白黒・百ゼロ思考で考えることが多い？	喧嘩をすると翌日から近寄らないこともあるが、ケロッとしていることもある。

・パニックとは本人が思い込んでいる予定とは違った時、変更が起こった時に適応できず泣き叫んだりすること。
・フリーズとは、体が瞬間的に止まり、頭の中で何も考えることができなくなっているであろう状態。人によっては、時間が５分とか、それ以上とか、長い場合がある。
・白黒、百ゼロ思考とは、「一番でないと許せない」「95点は０点と同じだ」とパニックを起こしたり、人には嫌な点と良い点があると考えずに、「あの人は嫌い・顔も見たくない」と、二つの極にわけたり、パニックを起こす状態。程度問題はあるが、二極分化思考と言われ、感情に支配された硬直した思考と言える。

⑤愛着パターン

	【見立ての材料（質問例）】	特記事項（本人状況、質問への反応等）
家族との関係 （良い、ケンカばかり、無関心）	父母と仲は？	父には近寄って行かない。母へは近づいてくるが、遊びを一緒にしようと母が試みても、母の介入を嫌がる事が多い。
	兄弟姉妹と仲は？	喧嘩をするか、そばで一人遊び

	推測される愛着パターンの型（※1） 【①安定、②不安定（不安型）、③不安定（回避型）、④その他】	反抗挑発症の頻度 【高い、時々、ほとんどない】
家族との関係		母親には時に、口が悪い。
家族以外との関係（※2）		外では、叫ばなければ大人しい子とみられる場面が結構多い。

※1　不安定型とは、母と離れると過剰に不安となり、再会しても過剰に反応する状況。回避型は母への無関心状態。
※2　愛着パターンや状況によっては、家族以外との関係に波及する可能性も。

⑩四角い窓の利用状況

	平日	土日
テレビ・動画 ゲーム	（　2　）時間 （　0　）時間	（　4　）時間 （　0　）時間
中止勧告への反応は？	素直　(反発若干)　反発強く暴言　暴力	素直　(反発若干)　反発強く暴言　暴力

⑦家族の愛着スタイル

	【見立ての材料】	特記事項（質問への反応等）
母	母は厳しいタイプか	父は子育てに無関心。夜遅く帰宅することもあり、子供と接していない。母は、落ち着きのない我が子に、厳しくすることが多い。また、些細な事にも干渉することが多い。
父	父は厳しいタイプか	
兄弟・姉妹、祖父母、その他	家族の中で厳しい養育スタイルの人はいるか	

⑧集団での適応

	【見立ての材料（質問例）】	特記事項（本人状況、質問への反応等）
核家族中で	居心地はいい？	幼稚園では、特定の子どものそばにいることが多い。しかし、一人遊びとなっていることが多い。
大家族中で	〃	
家族外の小グループ	〃	
特別支援学級	〃	
大集団（集団保育）	〃	
大集団（学校）	〃	
特別支援学校	〃	
休み時間の居場所	〃	
休み時間の遊び内容	〃	
	【見立ての材料（質問例）】	特記事項（本人状況、質問への反応等）
サバイバルグッズの使用	グッズを使っていますか？	幼稚園にも、ぬいぐるみをもっていっている。そばに置いておかないと泣き叫ぶことがある。ときどき、部屋の隅へいって、一人遊びをしている。
サバイバルスペースの使用	スペースを使っていますか？	

⑥学習の入り方

	【見立ての材料】	特記事項（本人状況、質問への反応等）
生活・ライフスキル	生活を送る上で必要な、日常の基礎的な能力はありそうか	話し方は一方的であり、相手の言うことを聞いている風ではない。
コミュニケーションスキル	他者との会話等の意思疎通能力の程度は？	
常識	常識理解の程度は？	ルールある遊びでは、自分のルールを友達におしつけて、トラブルになることがある。補助保母からの付き添いがあると、友達とつるめるときもある。
ソーシャルスキル	集団や社会生活上で適切に振る舞う能力の程度は？	
集団保育（学校）での学び	国語・算数への適応での問題は無いか 宿題量の問題は無いか	

【ライフスキルの見立て】　例えば、以下の項目はできるか？
・衣類準備　・着替え、整容　・食事作り　・片付け　・洗濯（洗い、干し、たたみ）　・風呂掃除

⑨自己評価・自己肯定感

	【見立ての材料】	特記事項（本人状況、質問への反応等）
否定的	以下のような発言はある？ 「自分はみんなから好かれていない。」 「良いところは一つもない。」 「自分はダメな子。」	自分に関する表現はほぼない。級友とつるんで遊んだ経験はほぼない中、級友と接する場面では戸惑ったりしており、自信はないようだ。
揺れ動き	↑↓　上記・下記の中間	
上向き	回復傾向あり…上向き	
肯定的	上記の発言がなく、自信を失ってない状態か？	

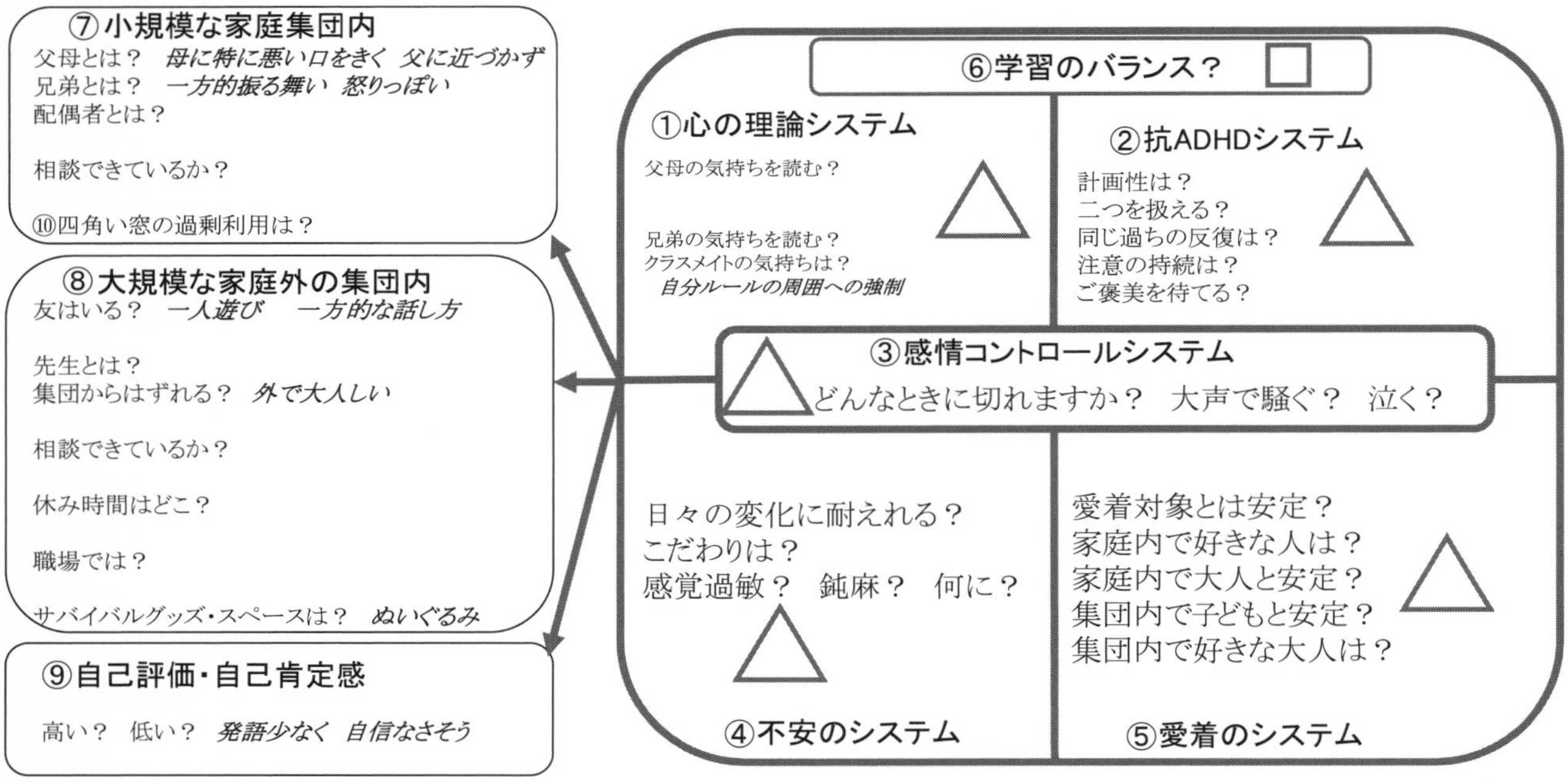
⑦小規模な家庭集団内
父母とは？　母に特に悪い口をきく　父に近づかず
兄弟とは？　一方的振る舞い　怒りっぽい
配偶者とは？
相談できているか？
⑩四角い窓の過剰利用は？
⑧大規模な家庭外の集団内
友はいる？　一人遊び　一方的な話し方
先生とは？
集団からはずれる？　外で大人しい
相談できているか？
休み時間はどこ？
職場では？
サバイバルグッズ・スペースは？　ぬいぐるみ
⑨自己評価・自己肯定感
高い？　低い？　発語少なく　自信なさそう
⑥学習のバランス？
①心の理論システム
父母の気持ちを読む？
兄弟の気持ちを読む？
クラスメイトの気持ちは？
自分ルールの周囲への強制
②抗ADHDシステム
計画性は？
二つを扱える？
同じ過ちの反復は？
注意の持続は？
ご褒美を待てる？
③感情コントロールシステム
どんなときに切れますか？　大声で騒ぐ？　泣く？
日々の変化に耐えれる？
こだわりは？
感覚過敏？　鈍麻？　何に？
④不安のシステム
愛着対象とは安定？
家庭内で好きな人は？
家庭内で大人と安定？
集団内で子どもと安定？
集団内で好きな大人は？
⑤愛着のシステム

図 22　事例 1　脳システムのバランス図　5 歳 6 カ月　男性　年長世代

ります。不安解消のために採用した感覚過敏スタイルですが、そのために自らが困るのです。多数派の日常生活では、特殊な状況でない限り、ほぼ起こらないことです。

また②自分に迫る周囲の情報が耐えられる限界を超え、情報過多で刺激が強すぎれば、それらの情報をシャットダウンし、本人は「見えない」「聞こえない」「触っている感覚がない」「痛みを感じない」などが起こり、表現としては「感覚鈍麻」となるでしょう。情報過多を回避するためのシャットダウンを起こした姿です。これも多数派では、日常生活でほぼ起こりません。

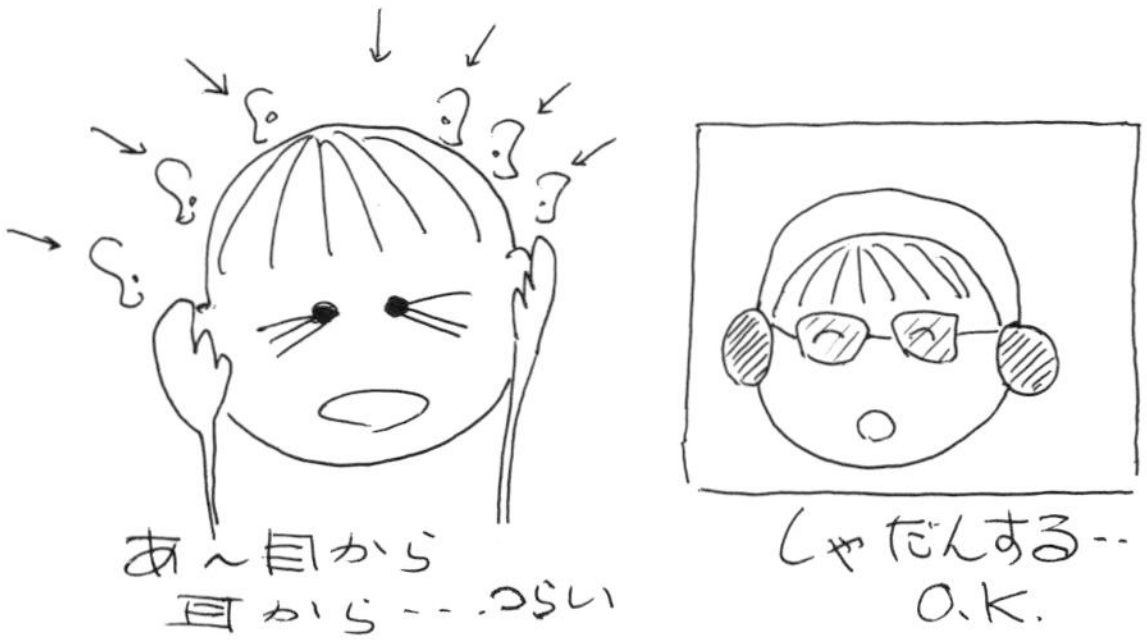
あ〜目から
耳から‥つらい
しゃだんする‥
O.K.

このように自閉スペクトラム症では、「感覚過敏から感覚鈍麻」までの幅広い状況が生まれるとの解釈が可能です。途中から感覚系のずれが出現したり、ずれが加齢で改善したりすることは、感覚器官が先天的な変調状態ではないことを意味していると思われます。

シャットダウンは大人の自閉スペクトラム症者でも起きます。ある人は雑踏の中で、「人の顔にもやがかかる」という表現をします。ある人は「疲れて下を向くと、自分の手と手に持っているハンドバックしか見えなくなっていることに気づく」と言います。「情報過多の中で、自ら周囲の情報をシャットダウンし自分を防衛している」と、自らが迎えた状況の解釈をしていた自閉スペクトラム症の成人の方がおられました。本事例では、シャットダウンまでは起こらず、感覚過敏状態と言えます。

②　不安が強い中で、どう不安解消をしようとするか？

不安解消行動として、「お守り行動」が目立ちます。「常に同じ行動をする」、「恒常性を保つ」ことで安心するわけです（同一性の保持）。それは「こだわり」と言われます。物、場所、順番、儀式へのこだわりが、自閉スペクトラム症では目立ちます。例としては、「エアコンの室外機が好き」「国旗が好き」といった物へのこだわり、「物が同じ場所にないと嫌だ」、「いろいろな物がきちんと並べられていないと嫌だ」との場所へのこだわり、「日常生活で動作の順番を毎日決めてあり、ずれると最初からやり直す」との順番へのこだ

わり、「毎日起きたときに家族全員におはようございますと朝の挨拶をする」などのこだわりの儀式は比較的多くみられます。「特定の子のそばにくっついていると安心」ということもあります。これらは安心を求める姿でしょう。

あまりに不安が強くて耐えられなければ、自分の頭の中に作り出したファンタジーの世界に逃れることも起こるでしょう。一人でぶつぶつ言いながら、自分の世界に浸る、くるくる回る、高いところに上がるなどが、それにあたるようです。これらは全て「安心できる行動」のようです。集団社会生活において他者からみれば不適切な振る舞いですが、本人にとっては致し方のない姿・追いつめられた中で何とか安定しようとする姿でしょう。一方、趣味趣向として、物（好きな玩具、国旗など図鑑的な物）にこだわったり、ファンタジーの世界に入ることもあります。こだわりとは、不安解消か趣味趣向のどちらかと思います。

ちょっと一言一休み 15　不安と恐怖

自閉スペクトラム症者が感じやすい「不安」ですが、「恐怖」と表現する自閉スペクトラム症者が複数おられました。親の元で生活している年代を想定してみます。自分の部屋に帰ると、ある物がいつもの所になく、違った場所に置いてあったとしましょう。この場合、「侵入者がいるに違いない。ここは危ないぞ。敵はどこだ」と感じてしまうか、「きっとお母さんが場所をずらしたのだろう」と思うかの違いがあるでしょう。前者は自閉スペクトラム症者の感じ方であり、後者は多数派の感じ方と言えるでしょう。自閉スペクトラム症者の感じ方は、生存基盤が危うくなったと感じたことを意味し、「不安というより恐怖」であるでしょう。多数派でも一人暮らしをしている場合には、確実に侵入者がいることを意味するので、極めて強い恐怖となり、警察沙汰となるはずです。

③　何故特定の人（例えば、母）への愛着が育ちにくいのか？　何故父へ寄っていかないのか？　何故母へ暴言を吐くのか？

一番安心できる人の前で武装解除し、素の自分をさらす（悪態をつく）のが多くの人です。本例でも「お母さんが一番好き」と推測できます。父へ寄って行かず、母へ悪態をつくことは、それを示しています。ですので、間違っても「育ての親に逆らうなんて、なんて子だ。悪い子に育った。私の子育ては間違っていた。子育てに失敗した。私は駄目な親だ」と母は考えないことです。「私の事が一番好きなのだわ。言うことはひどいけど…よし！」と思いましょう。

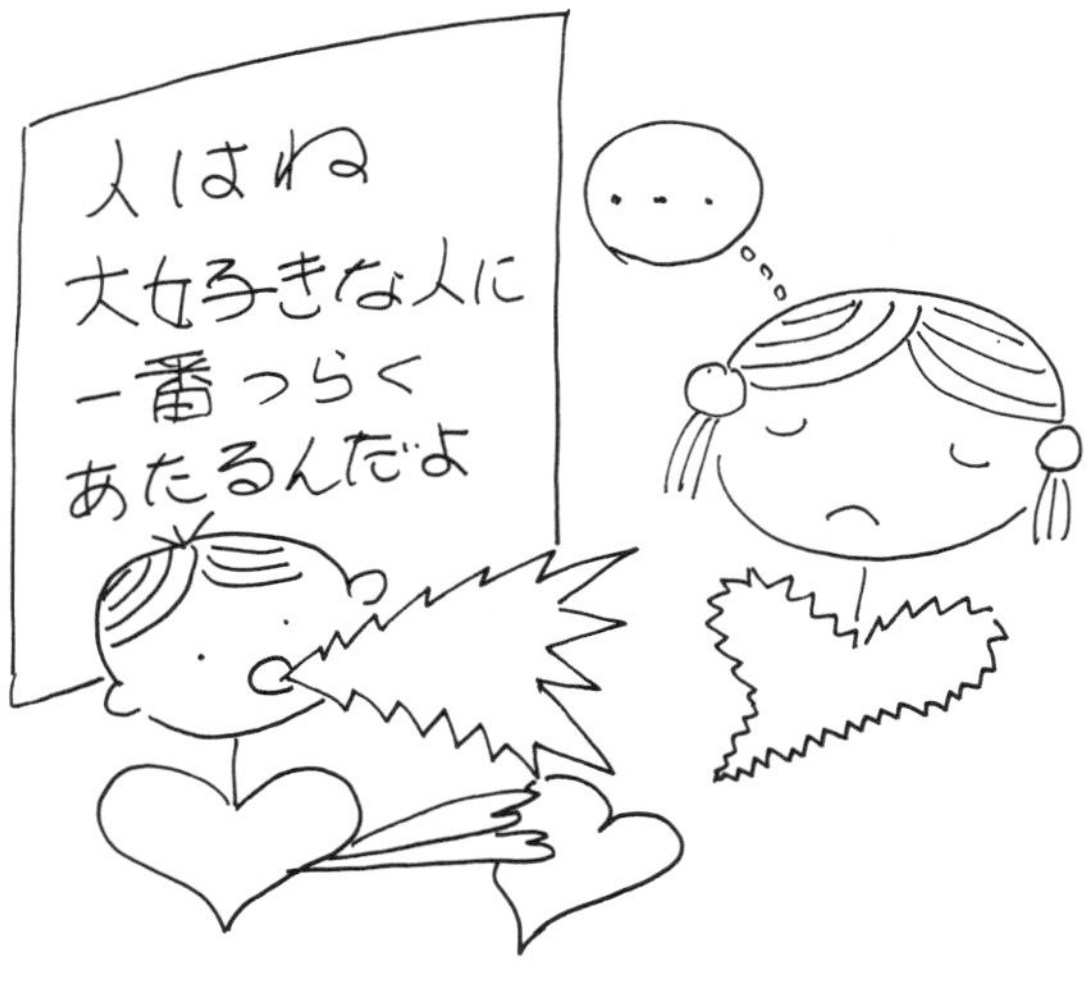
人はね
大好きな人に
一番つらく
あたるんだよ
・・・

一番子に手をかけているのが母親であり、その母に対して悪態をつくことは、「一番信頼しているのが母」であることを意味するでしょう（64p）。母のことが大好きで、頼っているのです。でもどのように母とコミュニケーションするべきかを学んでない姿、悪態をつくという間違ったコミュニケーションを学んだ（誤学習）姿です。子の母への付き合い方を見ると、母へは愛着ができつつあるはずですが、不安定な愛着パターン（一番大好きな人に難癖をつける不安型愛着パターン）となっています。修正のため、愛着再建・修復プログラム（53〜66p）が必要です。

④　何故感情コントロール不良なのか？

感情コントロール不良の時には、その上位にある心の理論とADHD関連システムが不調なはずです。下

位に位置する本能的脳への抑制が掛かっていないから、感情コントロールが不良になり、論理より感情・感覚を行動規範として採用し優先する動きをすると考えることができます。

この構図から考える支援方向は、「上位にある心の理論とADHD関連システムの成熟を目指し、そのことで下位脳システムに抑制を掛けて貰おう」となります。心の理論年齢が低い子どもであれば、養育者が悪い見本を見せると、親の善意の意図を読まない一方、親の感情的な悪い言動の真似をします。そして一層感情コントロール不良となりやすいのです。良い見本をみせる努力が親側には必要です。

この年齢では、まだ自分で感情コントロール練習は困難と思われます。経験的には感情コントロールの可能な年齢は、6歳以降と考えます（50p）。

⑤　何故年少児は落ち着きがないのか？

ADHD関連システムが成熟していない中で、落ち着きがないのは自然です。成熟を待つだけでなく、同時に悪影響を与えていると推測できる要素（テレビ・DVD・電子ゲーム・スマホ・インターネット・動画などの電子メディアの過剰利用、虐待手法の子育て）を排除することは必要です。多くの例で、これだけで、多動や不注意の改善がみられることも多いのです。

⑥　何故大人側は怒ってしまい、自らの感情コントロールができないのか？

人間とは、「理屈で生きるだけでなく、愚かしいと分かっていても感情を優先させる生命体」であるのも事実でしょう。頭で分かっていても、上手く理屈っぽく振る舞えないのです。子育てを担う親の注意点としては、「決意」をし、「演技」をし、「自信」を失わないようにするという、この3つがキーワードです（53～66p）。大人は感情的に振る舞わない「決意」をすべきです。大人は大根役者として「演技」をすべきです。愛着修復を目指し悪いモデルをみせない為です。穏やかな人を演じ、「大好きだよ」と子どもを認め賞賛することです。そして、「決意、演技」を通して、「これで良し」と納得し、子育てで「自信」を持ちましょう。

怒る親の姿は、「決意をしておらず、演技ができず、自信を失っている」姿です。せっかくの「子育てをさせてもらって　ありがとう」の人生なのですから、子育てを楽しみたいものです（文献1－d、f）。

⑦　養育者（母や父）側で、視点の切り替えが必要

子育てを通して筆者が理解したことは、「子育てをさせて貰ってありがとう。人生のひと時ご一緒ありがとう」ということです。「12回の春を迎えて知る　子育ての旬の終り　老後のはじまり」です。そうでも思わないと、短い親子関係の時期を楽しめずに終わってしまいます（文献1－d、f）。

もうひとつ。「お釈迦さまの　掌の平の上孫悟空」です。「目の前で　暴れている　孫悟空」ではないと思いましょう。あくまでも子どもは大人の手の平の上で騒ぎつつ、大人にアピールするのです。大人を動かすために、大人の指示を聞かないのであり、注目されたくていろいろと策を練ってくるのです。全く「かわいい」のです。大人を思い通りに動かそうと、子どもは本能的に大人に仕掛けてくるのです。「その手には乗らないぞ」「子の仕掛けた罠には乗らないぞ」と思いつつ、

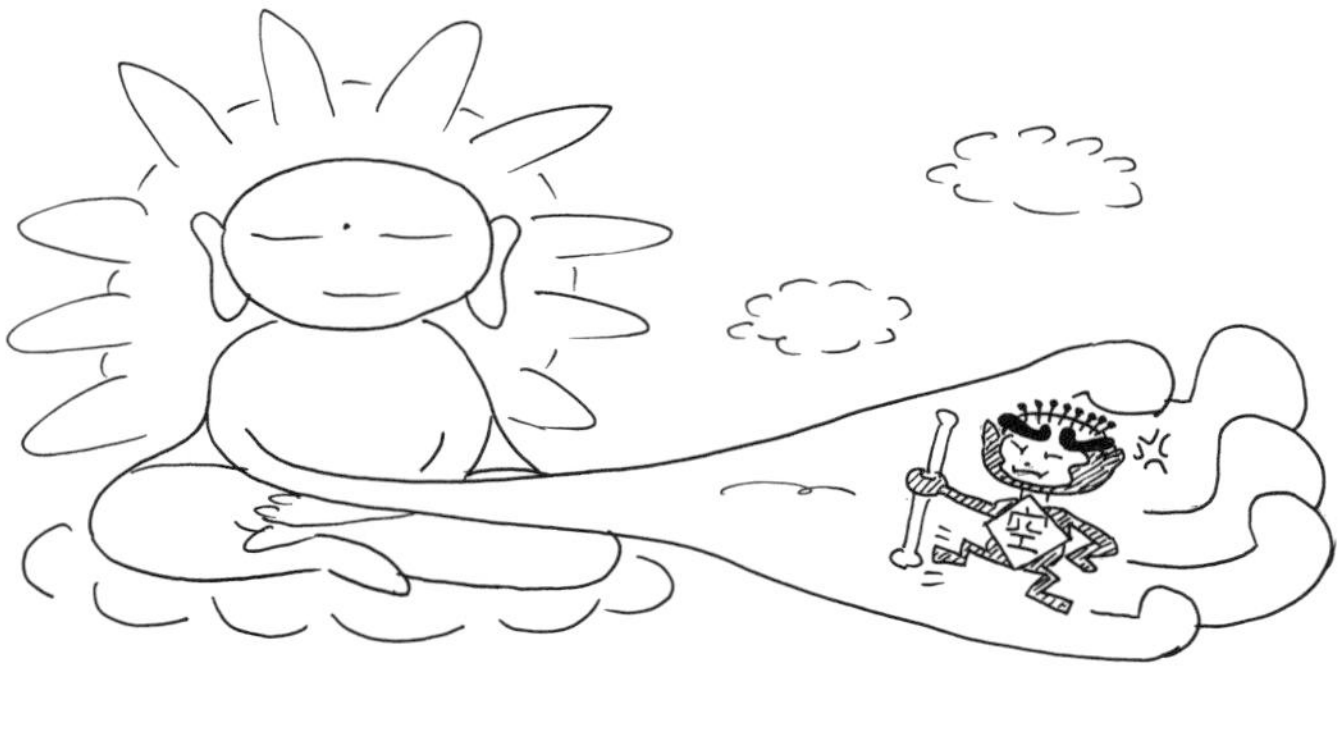

ほとんどの人は乗せられ、子どもの仕掛けた罠にはまります。「いけない。また乗っちゃった」と、後でもいいですから思いましょうね。

親と子は、「親子ではなくて恋愛関係」と思ってきました。恋愛関係がより上のステージに行けるように毎日振る舞えれば良いのですが、たいていは「毎日が破局の連続」となります。親子という絆がある中では

決定的な破局に至りにくいようですが、虐待環境では時に破綻します。大人は子供を「可愛くない」と感じ、子どもへの愛着スタイルが崩れ、子どもは疑心暗鬼の中で大人に反抗的態度を示し、大人や他者への安定した愛着パターンが崩れ、不安定な不安型愛着パターンになってしまいます。大人は子どもに対して「恋愛関係」を意識して振る舞いましょう（文献 1－d、f）。

3）個別支援の中身

脳システムの①～⑥の全ての分野での支援の数々（39～72p）の全部はできないという時に、今はどこの部分をアプローチしているかを把握しておくこと、主力をどこにするかを決めて支援することは意義があるでしょう。例えば、「全体の中で、まず○☆◇を優先すべきだが、現在は○しかできない」との認識で支援をする訳です。

本児の特徴は、「不安が強く、人の気持ちを考慮できず、落ち着きがなく、衝動的で、感情的になりやすい事」でしょう。心の理論のレベルを上げたり、抗 ADHD 機能のレベルを上げたりすることがなかなか困難な中で、まずは不安をとるための工夫が必要と考えるのは妥当です。そのためにも情報過多を避けることや精神的負荷を避ける事が必要です。情報制限をし、不安を減少し余裕を確保しておく事が必要でしょう。本人に提示する情報は視覚支援・構造化を通して行い、感情コントロールを親自身が行う事（親が感情的にならない）で、振る舞い方の良い見本を子に示し、穏やかな子育て環境の担保をしつつ、親から愛着再建を持ちかける事、これらが支援のポイントでしょう。

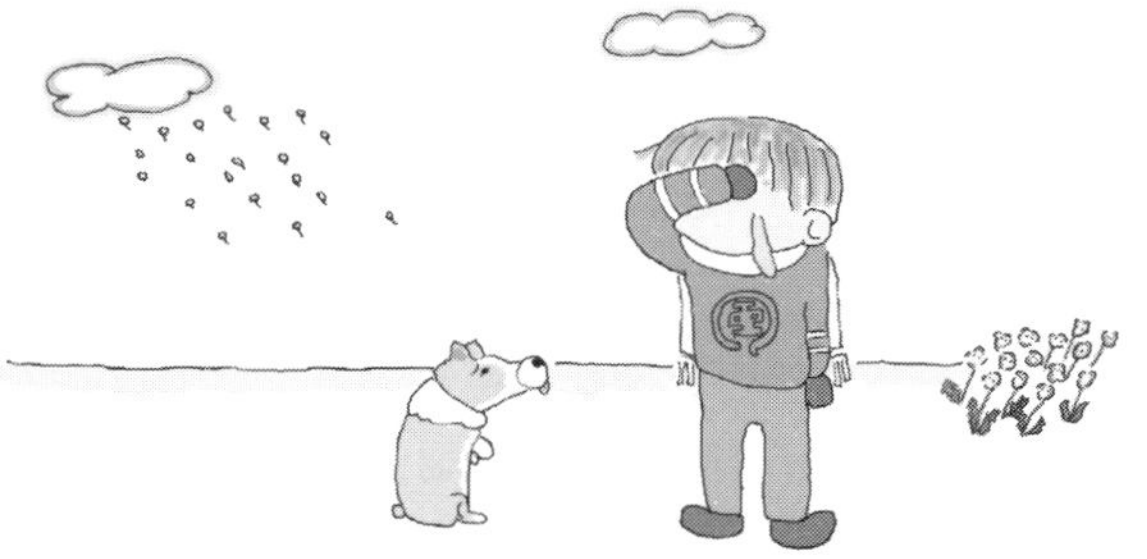

疑問を持った時、
すでに解決は
そこに含まれている

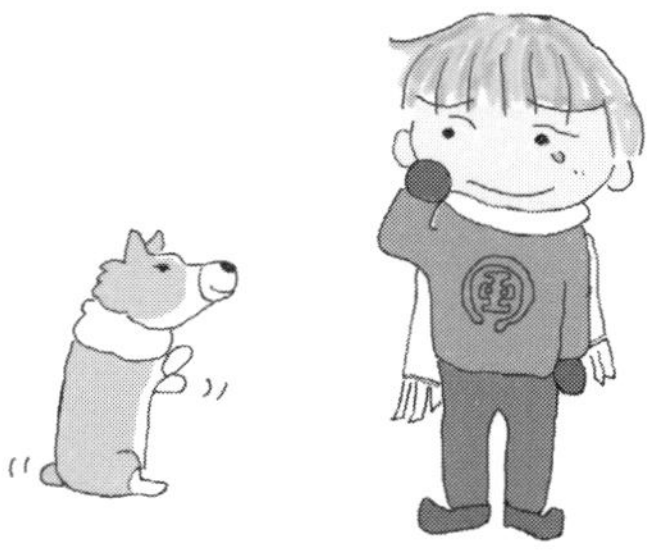

つらくても
前を向いて
いこう！
あしたがくるから…

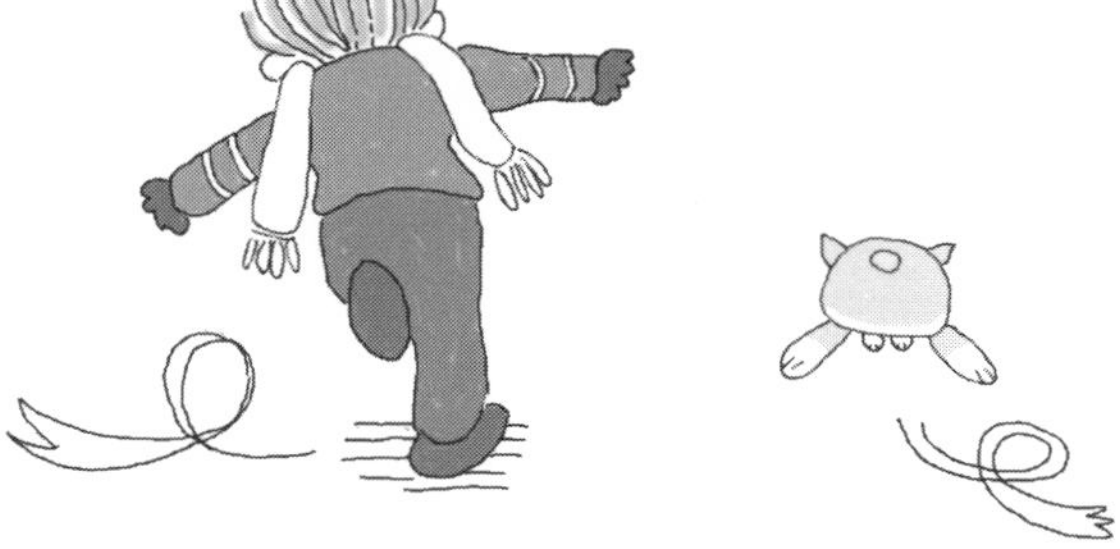

2　事例 2

8 歳　男子　　診断　高機能自閉スペクトラム症、学習困難

1）本児の心のストーリー

それぞれのシステム不調状況を図形で表現すると（36、38p）、心の理論は△、抗 ADHD 機能は□、感情コントロールは△、不安感知システムは強く動いており△、心の理論の影響下にある愛着は△でしょう。そして学習の入り方は□とのイメージが描けます（図 23、92p）

全体としては、**「狭い世界に住み、集団へは何とか入り、勉強の流れに乗ってはいるが、不安が強い。心の中のシンボル化された母で満足できず、現物の母と触れていないと不安」**とまとめられます。まとめの後半内容は、お守り対象として母を求めており、その程度は強く、分離不安状態にあると想像できます。

社会脳・理屈脳の一翼を担う心の理論システムが育っていない中では、本能的脳を抑制しにくくなり、二次的に感情コントロールが困難になっていると考えられます。

また理屈脳である心の理論システムがしっかりしない中で、おそらくは自分の周囲の人の考えや感情を上手く把握できていないのでしょう。人が何を感じ考えているかを推測困難なために、周囲の人が理解困難な不安対象となるでしょう。また人以外にも多くの情報があり、それらに囲まれる中で情報過多となり上手く把握できていないことも推測できます。

このように上位脳からの抑制不良があるため、下位脳に属する不安のシステムが過敏に動きすぎる事、また心の理論が動いていないと、特定の人の気持ちを読んだり、その特定の人への愛着が上手く育っていかない事があるでしょう。特定の人であるはずの母との関係性は、それを示しているのでしょう。母への愛着が上手く育っていないと、他人を信頼する心と人へ寄り添う姿勢が育ちにくいので、周囲が理解困難な不安対象であることは続き、その中で孤立した社会生活を送る構図になっています。

抗 ADHD 機能はそれなりに動いており、脳というコンピューターのハードディスクの容量や CPU 中央演算装置は多数派的レベルで知的障がい状態ではないと推測できますが、人の気持ちを読んで人を信頼する中で学習へ向かうという姿勢が不調になっています。そのため教師側の意図を読まないスタイルとなり、集団での学習が成立しないのです。そして、二次障がいとしての学習の遅れ・学習困難・不適応が出現していると理解されます。

2）個別支援は？

「愛着の問題を安定化させ、不安をとる」こと = 下位脳を安定させることが、当面必要な対応でしょう。そのために必要なことは以下のようになります。

①　心の理論・愛着・社会性を育てる

自閉スペクトラム症の場合に立ち上がりが遅れる心の理論は、残念ながら一足飛びには育ちません。家庭や学校生活でも、大人による虐待手法の子育てを、まずは止めてもらいましょう。その中で人への拒否感をなくし、互いに信頼が育つ集団（家庭や家庭外集団）作りをし、人に寄り添うスタイルを確保しつつ、心の理論（人はどう感じ、考えるか）の反復学習に力を注いでもらうことが必要です。

本当の所はすぐに分からないとしても、まず形式的な理屈を教え認知学習をしてもらい、認知的共感（図 4、13p、26p、46～47p）を目指します。おそらく、これは多数派的共感ではなく、認知的「擬似」共感と考える事ができましょう。穏やかな子育て環境で、学習を通して心の理論を育てる対応は、人への愛着・社会性を育てることにつながります。

個別支援計画を立てるための脳システム論　シートA－1

特性や状態を見極めるための項目

事例2　8歳　男児

①社会性（心の理論）

	【見立ての材料（質問例）】	特記事項（本人状況、質問への反応等）
心の理論＝人の気持ち（考え・感情）が読めるか。	自己中心的？　自分の考えにこだわる？ 母父兄弟の気持ちは分かる？　分からない？ 友人の気持ちは分かる？　分からない？	きまりを守らない相手にキツい言葉で注意してトラブルになることがある。
	友人いる？　親友いる？　みんなと遊ぶ？ 人に寄り添おうとする？　人との関係を回避する？	本人は友達が10人くらいいると思っているが、周囲が気をつかっている。友達と遊ぶ様子はあまりみられない。大人をすぐに求める。
	他者の目ある？　他人の評価を気にする？ 自他境界はどう？　他人との距離感どう？ 顔や体が近い？　他者意見に支配される？	他者の目はないようだ。他人からの評価も気にしていないようだ。級友と顔を近づけて話をすることがある。
	自己開示？　困り・悩みで相談する？	相談することはない

・心の理論とは、人の気持ちを読んで調節する力。自閉スペクトラム症の本質問題であり気づいた多くの点を記載すべし

②落ち着き注意力

	【見立ての材料（質問例）】	特記事項（本人状況、質問への反応等）
実行機能	計画・段取りはできる？　修正やA→B→Cは？ 片付けはできる？	自分で予定を立てることができる。
	二つ同時処理はできる？ 「もしも○○だったら」は考えられる？	
	記憶：過去を生かせる？　日々同じ過ちを反復？	過去を生かせない
	注意：多注意（好奇心旺盛）？ 一つ一つは不注意？　情報を入れない？	多注意、不注意ではない。
報酬系機能	我慢ができる？　待てる？	報酬がある時は我慢できることが多い。
言語能力	言葉で順序立てて説明できる？ 会話力はある？	会話力は高い。パニックになった後説明できるが、相手の悪かったところをたくさん言う。

③感情コントロール

	【見立ての材料（質問例）】	特記事項（本人状況、質問への反応等）
イライラ、かんしゃくの調節・制御	クラスメイト・教師・保育者へのあたりちらし、暴言、暴力は？	トラブルは週2～3回ある。
	自分に対して、思い通りにできないことがあるとイライラし、かんしゃくは？	課題の量が多い、嫌いな虫がいる、足をくじいた、注意された等思い通りにいかないことや嫌なこと、はじめてのことなどがあると、少しのことでも涙ぐむ。時には大声で泣く。相手を叩いたり噛んだりすることもある。
	家族に対して、あたりちらし、暴言、暴力は？	

④不安のシステム

	【見立ての材料（質問例）】	特記事項（本人状況、質問への反応等）
不安を持つ事	「先の見通しが分からない、経験したことがない、新しい」ことは不安？	予定の変化はそれほど苦手ではない。はじめての場面や、人の前に立つ場面を嫌う。例えば、校外学習や、運動会、発表など。 ざわざわした場所が苦手で、給食を支援学級で食べている。
	予定の変更や環境の変化は、苦手？	
こだわり	場所、順番へのこだわり、儀式的なことがあるか？	大事にしている持ち物が汚れたりすると泣く。勝負ゲームは、勝つまでやろうとするので、級友は嫌がっている。以前は虫取りに夢中。
	マイブームがあるか？（以前あったか？）	
パニック	パニックになることがある？　頻度は？	楽しみにしていた予定が変わるとパニックになる。
	フリーズすることがある？　頻度は？	ないようだ
白黒・百ゼロ思考	一番や、勝負にこだわるか？	勝つことにこだわり、しつこい
	白黒・百ゼロ思考で考えることが多い？	しばしばある。

・パニックとは本人が思い込んでいる予定とは違った時、変更が起こった時に適応できず泣き叫んだりすること。
・フリーズとは、体が瞬間的に止まり、頭の中で何も考えることができなくなっているであろう状態。人によっては、時間が5分とか、それ以上とか、長い場合がある。
・白黒、百ゼロ思考とは、「一番でないと許せない」「95点は0点と同じだ」とパニックを起こしたり、人には嫌な点と良い点があると考えずに、「あの人は嫌い・顔も見たくない」と、二つの極にわけたり、パニックを起こす状態。程度問題はあるが、二極分化思考と言われ、感情に支配された硬直した思考と言える。

⑤愛着パターン

	【見立ての材料（質問例）】	特記事項（本人状況、質問への反応等）
家族との関係 （良い、ケンカばかり、無関心）	父母と仲は？	母親への依存が非常に強く、朝母親に送られてきて離れたがらない。また、母親に会いたいと言って帰りたがることがしばしばある。会話に父親はでてこない。
	兄弟姉妹と仲は？	一人っ子

	推測される愛着パターンの型（※1） 【①安定、②不安定（不安型）、③不安定（回避型）、④その他】	反抗挑発症の頻度 【高い、時々、ほとんどない】
家族との関係		ほとんどない
家族以外との関係（※2）	不安定（回避型）	

※1　不安定型とは、母と離れると過剰に不安となり、再会しても過剰に反応する状況。回避型は母への無関心状態。
※2　愛着パターンや状況によっては、家族以外との関係に波及する可能性も。

⑩四角い窓の利用状況

	平日	土日
テレビ・動画 ゲーム	（　1　）時間 （　1　）時間	（　4　）時間 （　3　）時間
中止勧告への反応は？	素直　反発若干　（反発強く暴言）　暴力	素直　反発若干　（反発強く暴言）　暴力

⑦家族の愛着スタイル

	【見立ての材料】	特記事項（質問への反応等）
母	母は厳しいタイプか	母親はしっかりした人で、物事を客観的に捉えることができる。しかし、本人の強い要求に屈することが多く、本人の要求通りにしている状況。父親はあまり表に出てこないが、少し厳しい人だと思われる。
父	父は厳しいタイプか	
兄弟・姉妹、祖父母、その他	家族の中で厳しい養育スタイルの人はいるか	

⑧集団での適応

	【見立ての材料（質問例）】	特記事項（本人状況、質問への反応等）
核家族中で	【左記項目の中で】居心地はいい？	母親への依存が強い
大家族中で	〃	
家族外の小グループ	〃	しょっちゅう新しい物を買ってもらい、それを学校へ持ってきて級友や教師に自慢をする。
特別支援学級	〃	
大集団（集団保育）	〃	
大集団（学校）	〃	
特別支援学校	〃	
休み時間の居場所	〃	
休み時間の遊び内容	〃	
	【見立ての材料（質問例）】	特記事項（本人状況、質問への反応等）
サバイバルグッズの使用	グッズを使っていますか？	黒板にチョークで字を書くと落ち着く。机の下、教室のすみなどサバイバルスペースはあるが、泣き叫ぶとそこへ行けないことも多い。
サバイバルスペースの使用	スペースを使っていますか？	

⑥学習の入り方

	【見立ての材料】	特記事項（本人状況、質問への反応等）
生活・ライフスキル	生活を送る上で必要な日常基礎的な能力はありそうか	片付け、衣類準備、着替えは自分でできるが、体操着を着ることを嫌がることがある。
コミュニケーションスキル	他者との会話等の意思疎通能力の程度は？	意思疎通能力は高く、比較的スムーズに会話ができる。
常識	常識理解の程度は？	聞いてみると、常識を理解している。しかし場面では上手く行かないことが時々。 相手の非を指摘し、トラブルになることがある。自分がルールを破り、それを指摘されると泣いたり怒ったりすることがある。国語、算数は25分くらいやると嫌がり、やろうとしなくなる。宿題を嫌がり、やってこないこともある。
ソーシャルスキル	集団や社会生活上で適切に振る舞う能力の程度は？	
集団保育（学校）での学び	国語・算数への適応での問題は無いか 宿題量の問題は無いか	

【ライフスキルの見立て】　例えば、以下の項目はできるか？
・衣類準備　・着替え、整容　・食事作り　・片付け　・洗濯（洗い、干し、たたみ）　・風呂掃除

⑨自己評価・自己肯定感

	【見立ての材料】	特記事項（本人状況、質問への反応等）
否定的	以下のような発言はある？ 「自分はみんなから好かれていない。」 「良いところは一つもない。」 「自分はダメな子。」	以前はなかったが、この半年くらい「僕は駄目だ」ということが目立っている。
揺れ動き	↑↓　上記・下記の中間	
上向き	回復傾向あり…上向き	
肯定的	上記の発言がなく、自信を失ってない状態か？	

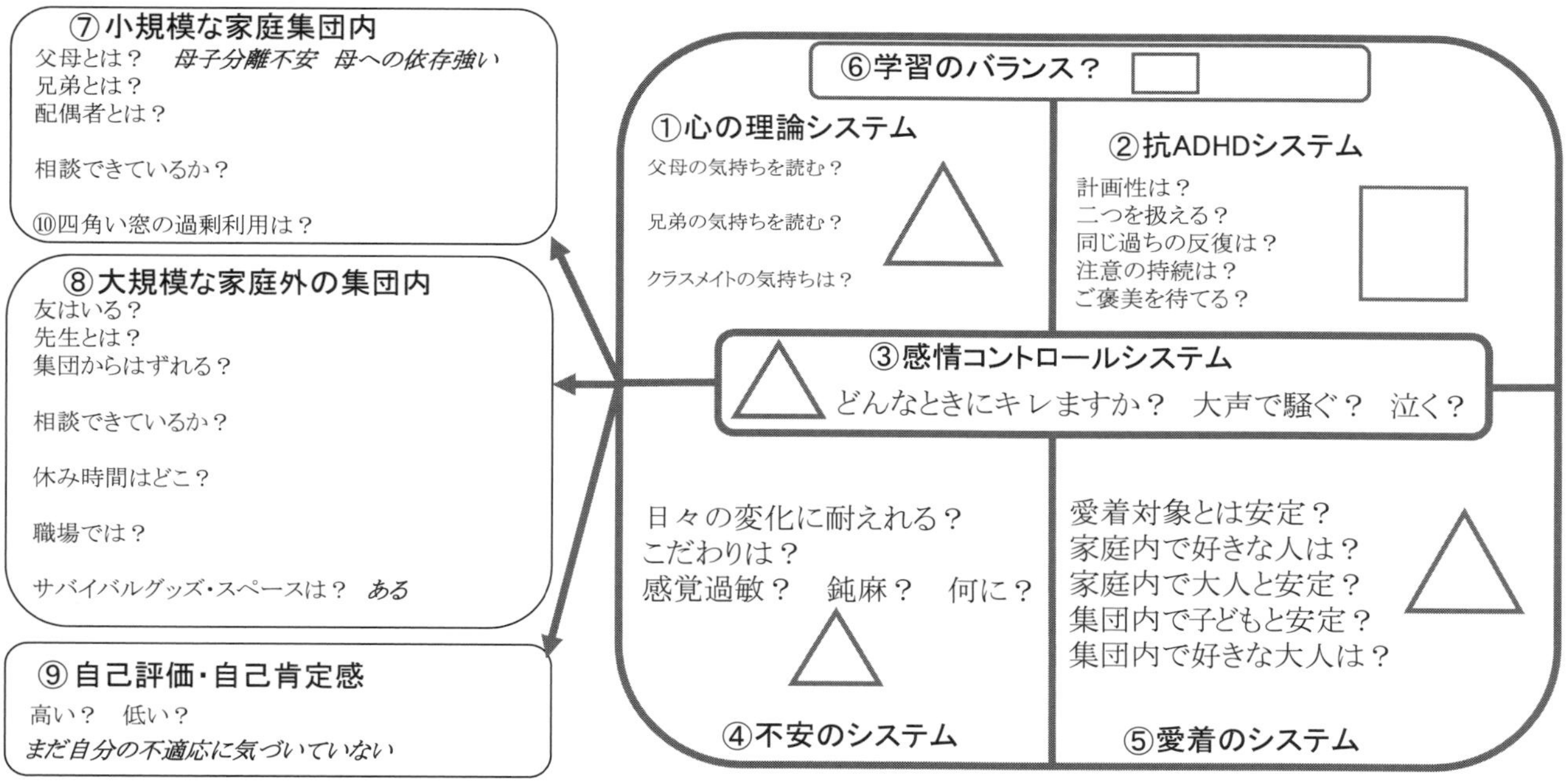
⑦小規模な家庭集団内
父母とは？　母子分離不安　母への依存強い
兄弟とは？
配偶者とは？
相談できているか？
⑩四角い窓の過剰利用は？
⑧大規模な家庭外の集団内
友はいる？
先生とは？
集団からはずれる？
相談できているか？
休み時間はどこ？
職場では？
サバイバルグッズ・スペースは？　ある
⑨自己評価・自己肯定感
高い？　低い？
まだ自分の不適応に気づいていない
⑥学習のバランス？
①心の理論システム
父母の気持ちを読む？
兄弟の気持ちを読む？
クラスメイトの気持ちは？
②抗ADHDシステム
計画性は？
二つを扱える？
同じ過ちの反復は？
注意の持続は？
ご褒美を待てる？
③感情コントロールシステム
どんなときにキレますか？　大声で騒ぐ？　泣く？
日々の変化に耐えれる？
こだわりは？
感覚過敏？　鈍麻？　何に？
④不安のシステム
愛着対象とは安定？
家庭内で好きな人は？
家庭内で大人と安定？
集団内で子どもと安定？
集団内で好きな大人は？
⑤愛着のシステム

図 23　事例 2　脳システムのバランス図　8 歳　男性　小学 3 年生

②　愛着のネットワークを確保する

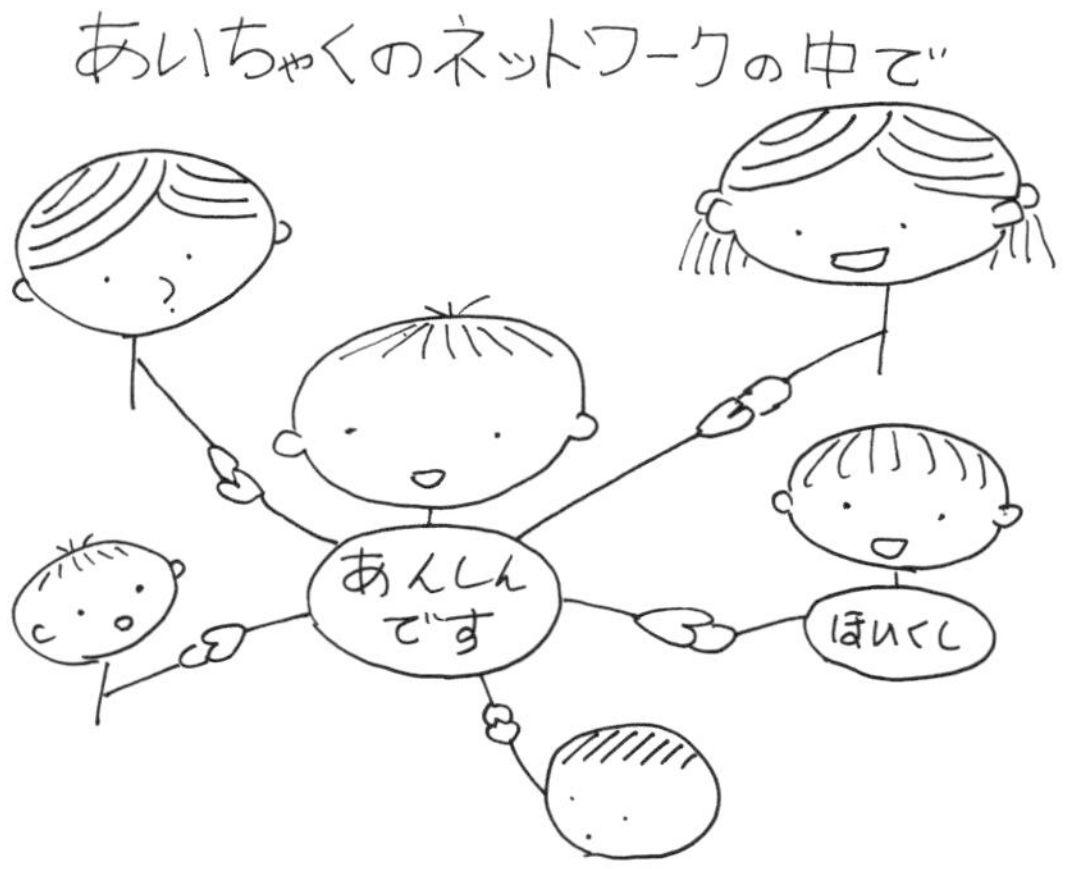
あいちゃくのネットワークの中で
あんしんです
ほいくし

家庭内での愛着の育ちを充実させ、かつ家庭外の集団である学校でも愛着対象になる大人（担任教師が信頼対象になって欲しいのですが、困難な時は他の人－教頭、校長、養護教諭など）や児童（2〜3 人でよく、本児が心を許せる対象）を確保する必要があります。人は「愛着のネットワーク」の中で安心して生きる存在であり、学校に安心できるネットワークを作らないと、なかなか学校に通えないでしょう。

愛着関係を結ぶためには「心の理論」システムの順調な動きが必要ですが、心の理論システムを育てる「合理的配慮」は以下でしょう。

（ア）子どもと大人の両者にとって、楽しく心が躍る共有時間を十分確保する。

愛着は人間関係の中で育ちます。特定の大人から無償の愛を受け取り、心が躍り心を共有する遊びなどを、愛を与えてくれる人と一緒に共有することを通し、生活に必要な作業を共同して行うことを通し、特定の人への愛着は育ちます。これらを、「愛のくさび作戦」と呼んでいます。学校でも、愛着対象の教師と子の共有体験の時間確保が必要です。これは教科学習に乗ってもらう以前の、互いに信頼関係と心の共有感を得る上での必要なプロセスでしょう。

（イ）二次障がいの発生につながる虐待手法の子育ては止める。

虐待手法を使う大人の姿（特に大好きな母の怒っている姿は、子どもが真似をすることが多いのです）を見本として、「自分も同じように振る舞って良いのだ」と子は素直に勘違いします。その中で子側に大人への反抗挑戦的態度が作られていく構図があります。つまり虐待手法をやめない限り、二次障がいの反抗挑発症≒愛着障がいは改善しないのです。

親・他者との関係が安定方向へ少しずつ育って行き、人と気持ちの共有ができてくると、「他者意識が育ち、他者が気になる」ようになり、特に特定の人（母、担当保育士、担任教師）との愛着関

係がより育ってくるでしょう。脳内のそれぞれのシステムの△や□といった状況が、改善方向へ向けて動き出す余裕が出るでしょう。

③　不安を取る工夫をする

様々な工夫があります。50〜66p を参照ください。

3）感情コントロール練習をしましょう

脳システム上での上位に位置する心の理論などによる抑制機能が不調だと、抑制される側である下位の本能的脳が独自に動きやすくなります。④不安感知システムが強く動いて不安を強めたり、気持ち・欲望が強く動くわけです。そのようなバランスにならないために、感情コントロールシステムがあるはずです。感情コントロールシステムは、大脳＝人間的理屈脳と本能的脳の間に位置づけられるでしょう。感情コントロールの大枠は以下の通りです。

① 感情コントロールが不良な子どもには、外から感情コントロールの方法を教える必要があります。自分で感情コントロール方法を考えだすことができる子どもはほんの一部で、多くの児童には感情コントロール方法を教える必要性があります。

② 「カチンときたら後ろを振り向く」「深呼吸をする」「1・2・3 と数える」「その場を離れる」などを教える必要があります（なかなか困難ですが…）。

③ 望ましい行動を強化するため、目的の行動が上手くできたら、褒めて認証しましょう。

④ 怒りの対象者を見えないようにする。これには「自らがその場を離れる」こと、相手が見えないように視覚遮断をすることがあります（49〜50、65〜66、80〜81p）。

4）大集団における不適応を減らし、小集団での良好な適応経験をする

情報処理が苦手な人にとっては、大きな集団は情報が多すぎ、情報処理上で混乱を来しやすくなります。対処として、通常クラスの中で、3〜4 人といった少人数の生活班を作ったり、クラスメイトを見えないようにするために前方に席を確保したり、4 つの衝立を使いクラスを 4 分割して一つの構成ブロックの人数を減らしたり、模範的なお子さんを隣に配置し行動の手本とできるようにしておいたり、サバイバルスペースを確保しておいたりなどが必要です（39〜52p）。

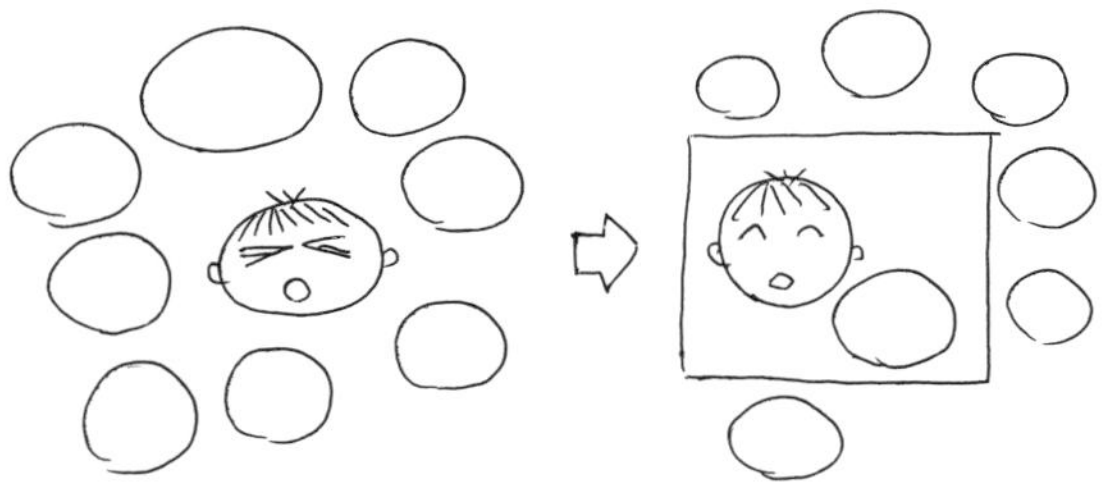

それでも上手く行かない場合には、支援学級などのより人数の少ない集団の利用が妥当・必要なのでしょう。

5）学習の問題

学習すべき内容には、各種方面があります（11p、図 13、41p）。

この年齢では、コミュニケーションスキルやソーシャルスキルなどの社会的な枠組み、余暇（遊び）スキルとまとめられると思います。「様々な事を、万遍無くいつの間にか学ぶのが苦手」なのが少数派である自閉スペクトラム症者ですので（図 3、11p）、「養育側が意識的に様々な事を教えるべき」と考える必要があります。少数派である高機能自閉スペクトラム症は、「一を知って十を知る」多数派的な学習効率の良いタイプでなく、「一を知って一、二を知る」タイプであり、学習効率の良くないタイプであることが多い事を多々経験します。

再度ですが、本児の特徴は、「心の理論不調や不安の強さ→不適応」でしょう。対応は、「心の理論の学習」と「不安をとる」対応が大切であると考えます。

3　事例 3

10 歳　男子　　診断　高機能自閉スペクトラム症（特定不能）　教師よりの相談例（時に衝動的だが、ADHD 症状は常にはない）

1）養育者・支援者の困り事をまとめる視点

本児は、時に会話がかみ合わず、日常生活でこだわり行動があり、新しいことに直面すると不安を強めています。「多くの他児と比較するとずれている」ことは分かり、「何かがおかしい」と感じるわけです。そして「ADHD 症状はなさそうで、実行機能はそれなりに動いている」が、「本人は自信を失っているようだ」と教師は感じているようです。でも「それなりに社会生活に適応できている」と判断もされています。ですから、「子どもだからこのような状況があっても普通だろうし、理解・納得できる範囲」との判断や評価がなされ、シート A－1 への記入内容にそれが反映されており、ずれは大きくないように感じてしまいます。

家族（母）は、多くの子どもと比較して、ずれが多少あることは認識しています。しかし、家庭生活で大きな問題はないと思っており、他児とのずれを重大な問題と思っていないようです。

2）本児の心の中のストーリー

本児の問題点をまとめてみました。システム不調は、抗 ADHD 機能（集団での適応）は○、心の理論（社会性）は△、感情コントロールは△、不安のシステムは過敏に動いており△、そして一見愛着に問題なさそうで○だが、なんとなくマイペースで夢みる少年的であり、若干問題になっています。全体として、年齢に比し「幼い」の一言になりましょう（図 24）。

以上の情報から、本児の脳システムの動きのストーリーを紡いでみます。大筋は、**「心の理論が不調で、不安の強い中で自信が持てず、自分なりのこだわりを不安解消として行いつつ、不安を高めないように行動範囲を狭くしつつ、集団の中で自己中心的に生活している」**とまとめられます。

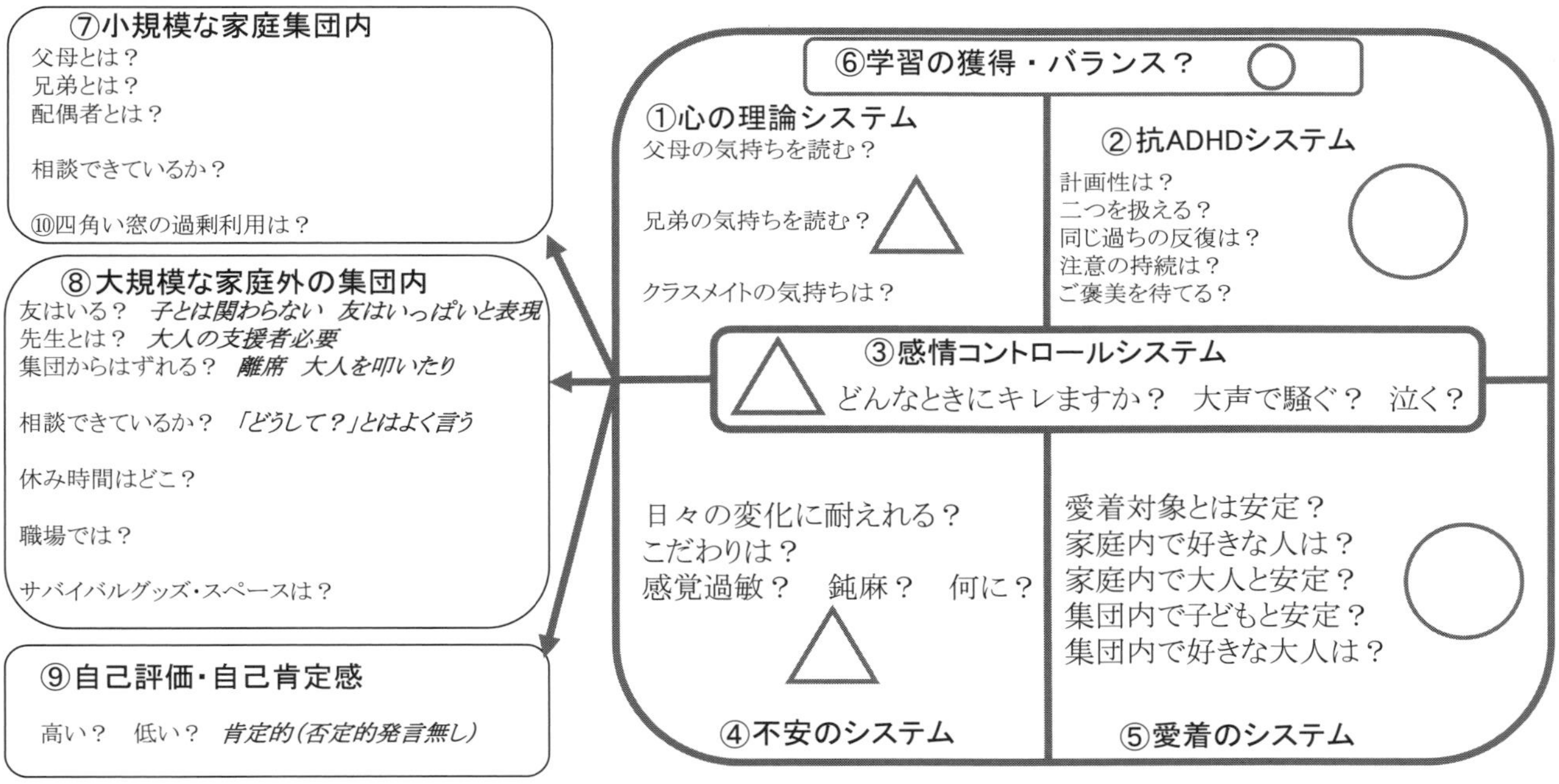

⑦小規模な家庭集団内
父母とは？
兄弟とは？
配偶者とは？
相談できているか？
⑩四角い窓の過剰利用は？
⑧大規模な家庭外の集団内
友はいる？　子とは関わらない　友はいっぱいと表現
先生とは？　大人の支援者必要
集団からはずれる？　離席　大人を叩いたり
相談できているか？　「どうして？」とはよく言う
休み時間はどこ？
職場では？
サバイバルグッズ・スペースは？
⑨自己評価・自己肯定感
高い？　低い？　肯定的（否定的発言無し）
⑥学習の獲得・バランス？　○
①心の理論システム
父母の気持ちを読む？
兄弟の気持ちを読む？　△
クラスメイトの気持ちは？
②抗ADHDシステム
計画性は？
二つを扱える？
同じ過ちの反復は？
注意の持続は？
ご褒美を待てる？　○
③感情コントロールシステム
△　どんなときにキレますか？　大声で騒ぐ？　泣く？
日々の変化に耐えれる？
こだわりは？
感覚過敏？　鈍麻？　何に？
△
④不安のシステム
愛着対象とは安定？
家庭内で好きな人は？
家庭内で大人と安定？
集団内で子どもと安定？
集団内で好きな大人は？　○
⑤愛着のシステム

図 24　事例 3　脳システムのバランス図　10 歳　男性　小学 4 年生

個別支援計画を立てるための脳システム論　シートA－1
特性や状態を見極めるための項目

事例３　10歳　男児

①社会性（心の理論）

	【見立ての材料（質問例）】	特記事項（本人状況、質問への反応等）
心の理論＝人の気持ち（考え・感情）が読めるか。	自己中心的？　自分の考えにこだわる？ 母父兄弟の気持ちは分かる？　分からない？ 友人の気持ちは分かる？　分からない？	母の話は出ない。 「友達はいっぱい」と表現 答えられない。
	友人いる？　親友いる？　みんなと遊ぶ？ 人に寄り添おうとする？　人との関係を回避する？	他児がそばにいるが、大人しく座っていることが多い。
	他者の目ある？　他人の評価を気にする？ 自他境界はどう？　他人との距離感どう？ 顔や体が近い？　他者意見に支配される？	
	自己開示？　困り・悩みで相談する？	

・心の理論とは、人の気持ちを読んで調節する力。自閉スペクトラム症の本質問題であり気づいた多くの点を記載すべし

②落ち着き注意力

	【見立ての材料（質問例）】	特記事項（本人状況、質問への反応等）
実行機能	計画・段取りはできる？　修正A→B→Cは？ 片付けはできる？	「～やったら、～する」と自分で言える。 本、おもちゃを片付けることができる。
	二つ同時処理はできる？ 「もしも〇〇だったら」は考えられる？	「～したら、次は～する」という指示では動ける。
	記憶：過去を生かせる？　日々同じ過ちを反復？	注意されてやってはいけないことは理解している。が、やってしまうこともある。
	注意：多注意（好奇心旺盛）？ 一つ一つは不注意？　情報を入れない？	落ち着いて行動できる。話した内容も理解している。
報酬系機能	我慢ができる？　待てる？	順番を待つことは可能。（音楽テスト、ブランコ）
言語能力	言葉で順序立てて説明できる？ 会話力はある？	覚えている語彙に偏りがある。会話しているようにみえるが、噛み合っていない時がある。（こちら側が理解できないこともある）　自分の好きな話をする。

③感情コントロール

	【見立ての材料（質問例）】	特記事項（本人状況、質問への反応等）
イライラ、かんしゃくの調節・制御	クラスメイト・教師・保育者へのあたりちらし、暴言、暴力は？	２年生までは友達を叩いたりすることがあった。 イライラしている時、教師を叩いたりする。休み時間中に友達とぶつかった、授業でできない課題があったなどの時に、イライラしやすい。
	自分に対して、思い通りにできないことがあるとイライラし、かんしゃくは？	兄弟での、互いのちょっかいで、大声を出す喧嘩になることが稀にある。
	家族に対して、あたりちらし、暴言、暴力は？	

④不安のシステム

	【見立ての材料（質問例）】	特記事項（本人状況、質問への反応等）
不安を持つ事	「先の見通しが分からない、経験したことがない、新しい」ことは不安？	いつもと違うことがあると「どうして」と質問する。説明すると納得する。置いてある物体であっても同様。
	予定の変更や環境の変化は、苦手？	
こだわり	場所、順番へのこだわり、儀式的なことがあるか？	休み時間にやる内容が、ほぼ決まっている。（ブランコ。車を見る。草いじり。ゴミ拾い。便器確認。読書） フリーズはなし。
	マイブームがあるか？（以前あったか？）	
パニック	パニックになることがある？　頻度は？	月１回くらいあり。パニックの原因が分かる時と、分からない時がある。自分で理由の説明はできない。
	フリーズすることがある？　頻度は？	
白黒・百ゼロ思考	一番や、勝負にこだわるか？	勝負を避けているせいか、目立たない。
	白黒・百ゼロ思考で考えることが多い？	目立つものはなし。

・パニックとは本人が思い込んでいる予定とは違った時、変更が起こった時に適応できず泣き叫んだりすること。
・フリーズとは、体が瞬間的に止まり、頭の中で何も考えることができなくなっているであろう状態。人によっては、時間が５分とか、それ以上とか、長い場合がある。
・白黒、百ゼロ思考とは、「一番でないと許せない」「95点は０点と同じだ」とパニックを起こしたり、人には嫌な点と良い点があると考えずに、「あの人は嫌い・顔も見たくない」と、二つの極にわけたり、パニックを起こす状態。程度問題はあるが、二極分化思考と言われ、感情に支配された硬直した思考と言える。

⑤愛着パターン

	【見立ての材料（質問例）】	特記事項（本人状況、質問への反応等）
家族との関係（良い、ケンカばかり、無関心）	父母と仲は？	母の話は出ない。父は単身赴任らしい。「今日帰ってくる。洗車に行った」など発言。
	兄弟姉妹と仲は？	6年生の姉。ベタベタしてるほどでもない。たまに休み時間に会った時に、姉にかまわれている。

↓

	推測される愛着パターンの型（※1）【①安定、②不安定（不安型）、③不安定（回避型）、④その他】	反抗挑発症の頻度【高い、時々、ほとんどない】
家族との関係	不安定回避型	ほとんどないと思われる。
家族以外との関係（※2）	不安定回避型	ほとんどないと思われる。

※1　不安定型とは、母と離れると過剰に不安となり、再会しても過剰に反応する状況。回避型は母への無関心状態。
※2　愛着パターンや状況によっては、家族以外との関係に波及する可能性も。

⑩四角い窓の利用状況

	平日	土日
テレビ・動画	（　1　）時間	（　2　）時間
ゲーム	（　2　）時間	（　3　）時間
中止勧告への反応は？	素直　（反発若干）　反発強く暴言　暴力	素直　（反発若干）　反発強く暴言　暴力

⑦家族の愛着スタイル

	【見立ての材料】	特記事項（質問への反応等）
母	母は厳しいタイプか	母は比較的おとなしく、穏やかな方に思える。母子の喧嘩トラブルの話はないようだ。
父	父は厳しいタイプか	
兄弟・姉妹、祖父母、その他	家族の中で厳しい養育スタイルの人はいるか	

⑧集団での適応

	【見立ての材料（質問例）】	特記事項（本人状況、質問への反応等）
核家族中で	【左記項目の中で】居心地はいい？	○
大家族中で	〃	
家族外の小グループ	〃	特別支援学級（5人）で生活。交流学級では、職員がついて生活。全校活動でも、職員がつく。稀に大きな声をあげたり、立ち歩いたりして、止められる。休み時間は自ら友達とは関わらない。自分のやっていることに対して友達が関わってくるのはOK。
特別支援学級	〃	
大集団（集団保育）	〃	
大集団（学校）	〃	
特別支援学校	〃	
休み時間の居場所	〃	
休み時間の遊び内容	〃	
	【見立ての材料（質問例）】	特記事項（本人状況、質問への反応等）
サバイバルグッズの使用	グッズを使っていますか？	図書室では、決まった場所に座る。ブランコの場所はこだわらない。グッズは特になし。
サバイバルスペースの使用	スペースを使っていますか？	

⑥学習の入り方

	【見立ての材料】	特記事項（本人状況、質問への反応等）
生活・ライフスキル	生活を送る上で必要な、日常の基礎的な能力はありそうか	日常生活上での基礎的な能力はある。食事に偏り。
コミュニケーションスキル	他者との会話等の意思疎通能力の程度は？	自分の想いを伝える語彙に偏り。伝える気持ちはある。他人の話も聞こうとする。
常識	常識理解の程度は？	「教わって理解している」と思われることが結構ある。「ありがとう」「ごめんなさい」はきちんと言える。入ってはいけない場所、やってはいけないことなど話す。学習については平均的に入っている。
ソーシャルスキル	集団や社会生活上で適切に振る舞う能力の程度は？	
集団保育（学校）での学び	国語・算数への適応での問題は無いか	
	宿題量の問題は無いか	

【ライフスキルの見立て】　例えば、以下の項目はできるか？
・片付け　・衣類準備　・着替え、整容　・洗濯（洗い、干し、たたみ）　・風呂掃除　・食事作り

⑨自己評価・自己肯定感

	【見立ての材料】	特記事項（本人状況、質問への反応等）
否定的	以下のような発言はある？「自分はみんなから好かれていない。」「良いところは一つもない。」「自分はダメな子。」	肯定的。否定的な発言を聞いたことがない。交流学級では「～ちゃん」と呼ばれ、親しまれている。友は彼の行動を理解して、認めてくれている。交流学級の担任は「彼を中心に学級経営」しているとのこと。
揺れ動き	↑↓　上記・下記の中間	
上向き	回復傾向あり…上向き	
肯定的	上記の発言がなく、自信を失ってない状態か？	

問題は、心の理論の不調による社会性の低下です。脳の上位に位置する心の理論が不調な中で周囲の人の気持ち・心の中を読めておらず、結果として下位に位置する不安のシステムを抑制できなくなっています。また不安システムが強く動いてしまい、結果として脳の上位と下位の中間に位置する感情コントロールシステムが上手く動かなくなったと推測できます。

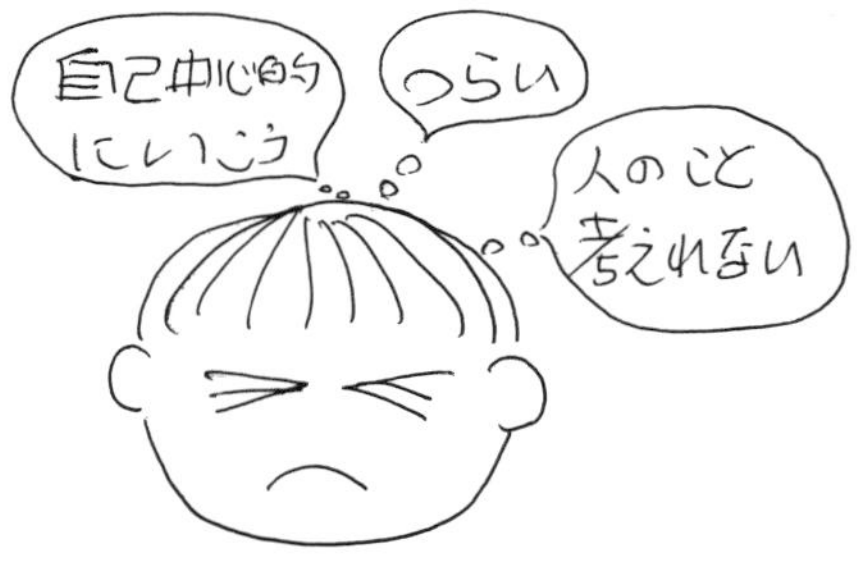
自己中心的
にいこう
つらい
人のこと
考えれない

そして互いにぶつかっただけの場面でも、「攻撃された」と「勘違い」するのです。心の理論が不調で、相手の意図が読めないために、「被害的」になっています。いつもいじめられていると「勘違い」し、「自信を失っている」のでしょう。

心の理論が不調だと周囲に対する不安が強くなりつつ、唯一分かっている自分の心（考えと感情）に頼るしかなくなります。その状況で、周囲からの攻撃的刺激が心に侵入してくると感じたり、攻撃されたと「勘違い」するのでしょう。慢性的に追い詰められている状況を想定すると理解しやすいと思います。

なお本児では、母の話が出てこないなど、子どもとして不自然な印象があります。おそらく心の理論が上手く動いていないためだと思われますが、もう少し心の理論の動きについての情報を入手したい所です。心の理論は、一人でなく集団生活で生きる、つまり社会生活をする上で最も重要な問題点だからです。

ちょっと一言一休み 16　友達はいっぱい

自閉症のお子さんたちへ質問として、「友達は何人？」と聞いています。3〜5 人とか答える子もいますが、「30 人」「全員」「いっぱい」と答える子も結構います。抽象的な言葉である「友達」という言葉のイメージができていないようです。学校のクラスにいる子＝クラスメイト＝友達と思っている子もいます。具体的イメージができる、「いつも遊ぶ仲の良い子は何人？」と聞くべきなのでしょう。年齢が高い自閉症児には「親友は何人？」と聞くことがありますが、「親友」という言葉も抽象的であり、分かりにくいでしょう。「めちゃめちゃ仲良しは何人？　いつも一緒に遊ぶ人は何人？」「困った時、聞いたり、質問したり、相談する人いる？」と聞くようにしています。

3）個別支援は？

①　心の理論を育てるために認知的共感を育てましょう。

ア）**直感的共感**：多数派は「直感的」と言われる程に情報処理速度が速く、結果として相手の心（考えや情動）に素早く反応できます。一方、「心の理論が生来不調な人は、直感的と言われるようなスピードでは処理できず、日常の社会生活では相手の心の中が上手く把握できず、日々戸惑う立場にいる」と推測できます。心の理論の情報処理スピードが極めて遅いことが推測される場合、相手の意図を何とかおぼろげに読んだ頃には、すでに相手は目の前にいないでしょう。対人関係・社会性を育む経験ができなくなります。待ってくれる子どもがいれば良いのですが、いなければ待てる大人との社会性の経験を積み重ねる事が当面の課題となります。

イ）**認知的共感**：心の理論の不調な人には、「周囲の人・相手がどのような心（考え、感情）であるかを教える」必要、解説者がついて学習する機会を持つ必要があります。この学習過程がないと、心の理論不調者は周囲の人の理解ができず社会生活上で失敗をしやすく、結果として自信を失うでしょう。心の理論不調者にとり、「人はどう感じ考えているか」は、反復して教えて貰い学習する必要がある内容なのです。社会生活をスムーズにするために、人はどう考え感じているかの学習を通して、認知的共感を進めましょう。

また支援者は、「心の理論不調者が相手の心をおぼろげながらに読むスピードに合わせて、ゆっくりと対応する」ことを心掛ける必要があります。心の理論不調者が「大人とはやりとりできるが、子どもとはできない」状況はよくみかけますが、「人の心を読むスピードがまだ遅く、スピードを求められるとついていけない。大人は待ってくれるから、何とかなる。子どもは待ってくれない」ことを意味します。ですから、情報処理スピードの速い子どもとではなく、ゆっくりタイプの子どもとの付き合いの練習の場を設定することが有用かつ現実的となります。

直感的共感ができない人へは、多数派の集団が作り上げてきた文化（考え方、感じ方）を教え、反復して学習してもらうことが必要です。多数派の文化を「理屈として」教えることになります。「○○すると多くの人は△◇と感じたり考えたりします。ですから、□△とした方が良いのです」との形式論理・理屈です。認知的共感の学習です。

ウ）道徳と認知（理屈・論理）（図 25）

「形式論理を学習しても、本当の所・意味を理解するまでに至ってない」ことを、自閉スペクトラム症の診療の中でよく経験します。例えば、以下のような例です。

ある児童の話です。幼少期より万引きを繰り返していました。中 1 時に、万引きで、お店の人に捕まりました。本人は「お父さん、お母さんに言わないで」と泣いて懇願したわけですが、そうも行かずで、お店の人や父母より怒られます。その過程で反省文を書きました。立派な反省文です。いかに父母、お店の人などに迷惑をかけ、周囲の関係者を嫌な気持ちにさせたかを書いています。そして文章の最後に「もう二度としません」と結んでいました。そして翌週に再度万引きをしたのです。支援者である大人側はがっかりさせられたわけですが、「スリルあった？」との医師の質問に、嬉しそうに頷きました。そして、「まだ別に余罪はあるでしょ？」との質問に、彼は目を輝かせつつ、かなりの余罪を話してくれました。

この情景は、「論理の学習は成立しているが、それらの理屈に道徳的感情が付随していない、学んだ形式論理と道徳感情が未だ一致していない、道徳的感情が育っていない。認知＝理屈の言葉上の学習は成立したが、認知的共感は成立していない」ことを意味しています。周囲の人は落胆するわけで

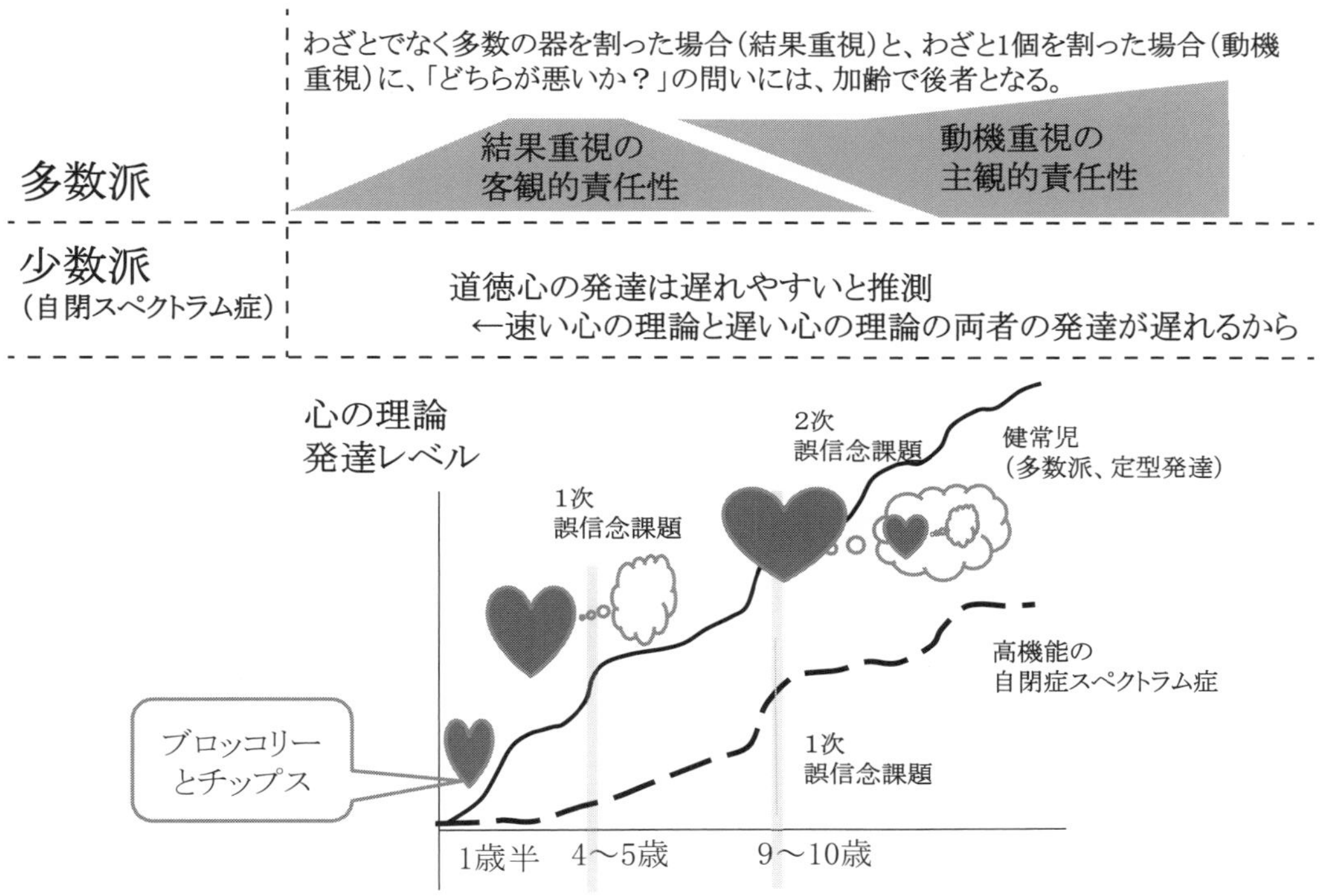

図 25　道徳を構成する、ある部分の発達

すが、心の理論システム不調がある中では、想定内の話となります。

学習して覚えたはずの形式論理・理屈が、道徳感覚と一致して真の認知的共感に至るまでには、時間がかかるのです。形式論理が道徳感覚と一致し、理屈が心にストンと落ち納得する・真に共感するまでは、大人である他者が多数派の感じ方・考え方＝理屈を教え、そして支援者が「認知が成立しているか」「どこまで到達しているか、理解しているか、自分のものとしているか、共感が成立しているか」の確認・検討をする必要がある事を教えているのです。

多数派も社会生活をするために、直感的にも認知（論理）的にも相手の心の中を読むことはします。論理的に理屈っぽく分析するのです。人の気持ち（感情と考え）の標準的な内容を、長年の中で経験を通して学ぶのです。そして多数派が作り上げて来たそれまでの文化内容を、自らも身につけるわけです。

効率の良い学習者である多数派がいつの間にか学習するような文化内容であっても、少数派である特に自閉スペクトラム症の人にとっては、いつの間にかに学習することが困難ないしはできないことが多いのです。

少数派である自閉症スペクトラムの人に、社会的常識や社交スキルを教えること（ソーシャルスキルトレーニング SST と言われます）、人の心の中を教え学習してもらうことを通し認知的共感を目指すことは、適応的行動を身につけて貰うための自閉症支援での必須内容です。

エ）不安を取る工夫は必要です。事例 1、2 での説明を参考にして下さい。

オ）感情コントロール練習をしましょう。事例 1、2 での説明を参考にして下さい。

カ）自己評価を上げる算段をしましょう。69〜72p での説明を参考にして下さい。

「本児は心の理論不調と感情コントロール不調が強い中で、不安を減少させる工夫が必要なケース」と言えます。

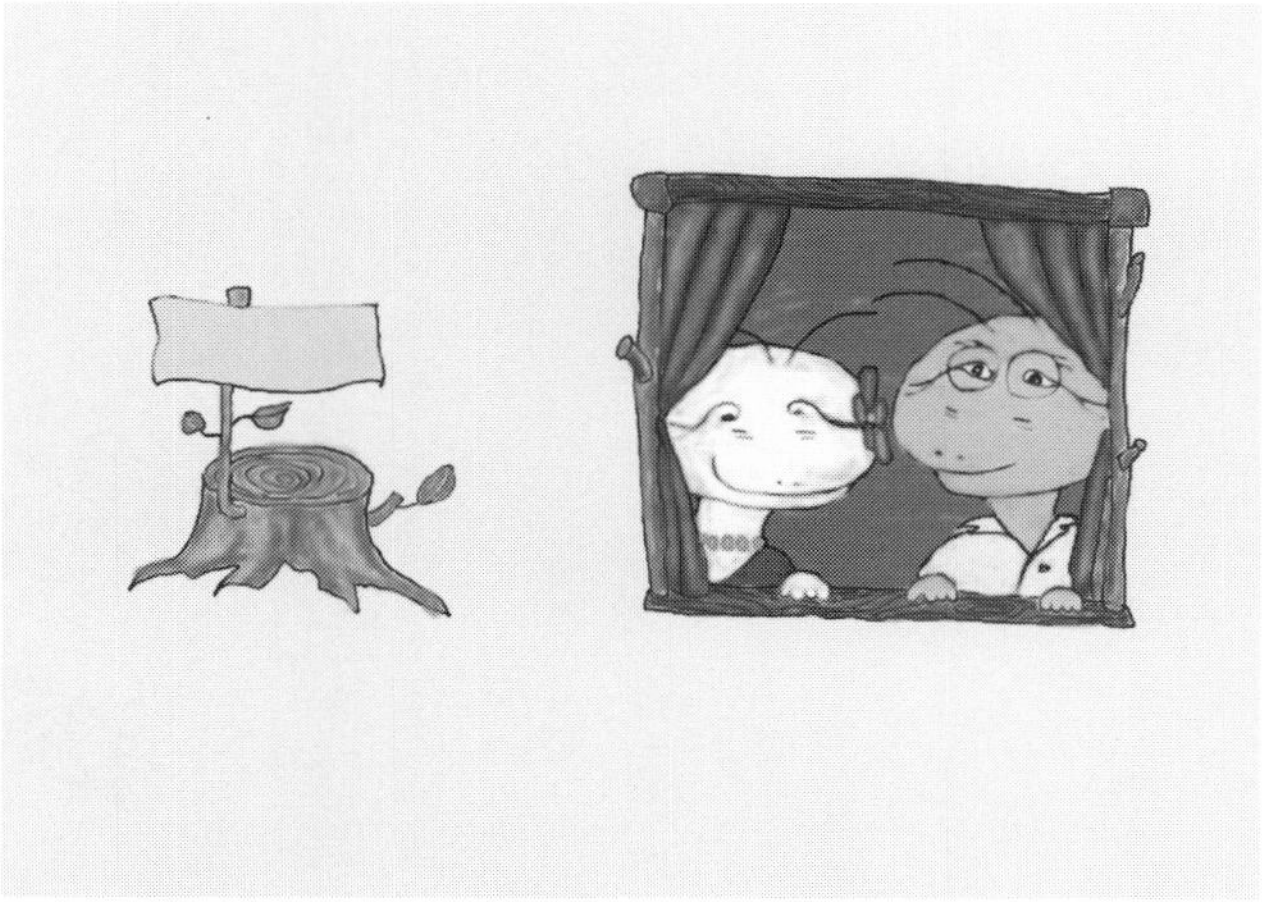

ちょっと一言一休み 17　白黒思考について

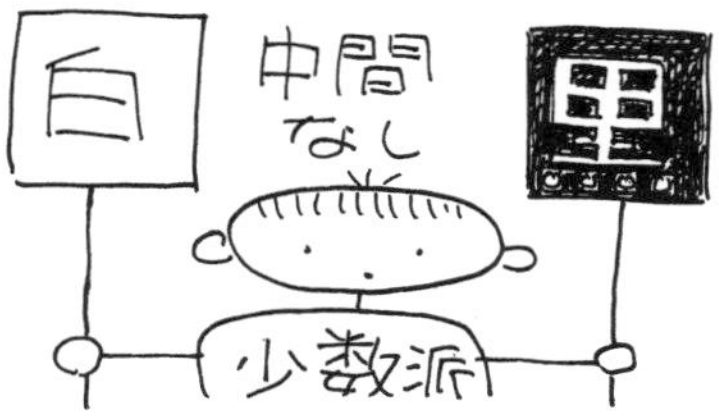

自閉スペクトラム症では、一見飄々としていても、「追いつめられ感」を持ちやすく、「不安が強い」と推測できます。不安を強めると、安心を求めてのお守り行動の出現や強化が現れたり、生命体としてサバイバル（生き残り）する上で有利な「白黒思考」をはじめるでしょう。白黒思考、百ゼロ思考、二極分化思考とは、「敵ならば闘うか逃げるか、味方なら安心と判断し、この二つの中間はない。中間は迷うことになり、サバイバルに不利」というもので、サバイバルに必要な考え方です。「味方かもしれないし…、いや敵かも…、よくわからないなあ。大丈夫かなあ」などと、中間的思考をして迷っていると、サバイバルはできません。

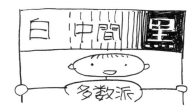

中間を作らないということは、「中間が理解できない」「中間として処理できない」となります。例えば、あの人の言うことには建前と本音の二面性があると言われても、混乱し理解できないでしょう。それぞれを行う人は同じ人であっても、別人にしか感じられなくなるでしょう。また、その様な人は「信用できない」、「付き合わない」対象となるでしょう。また、例えば「あの人のこういう面は好きだが、ああいう面は嫌いだ」との評価はできずに、「あの人は嫌いだ」となるでしょう。曖昧さを残すと、上手く動けなくなるわけです。上手に二極に振り分けができないと、脳システムは固まる（フリーズをする）しかないことになり、サバイバルの上で不利になります。

二極に振り分けることは、簡単に人をバッサリと切り捨てる言動につながり、多くの友人関係を作れません。このような人を白黒思考が少ない多数派がみたら、「シンプル・短気・情緒を解さない・不自然で余裕のない振る舞いしかできない人、時に動きが止まり行動ができなくなるのでおかしな人、挙動不審の人」と評価するでしょう。

白黒思考からの脱出の方向性の一つは、「選択肢を提案し、答えが一つしかない訳ではないことを理解・学習してもらう」ことでしょう。「A ならば B しかない」と思っている人に、「B も C も D もあるよ」と伝え、「B だったら△という対応、C だったら◇という対応、D だったら○という対応」と提案し、「なるほど、答えは一つでないのだ」と学習を積み重ね、応用できるように導くことが必要と考えます。

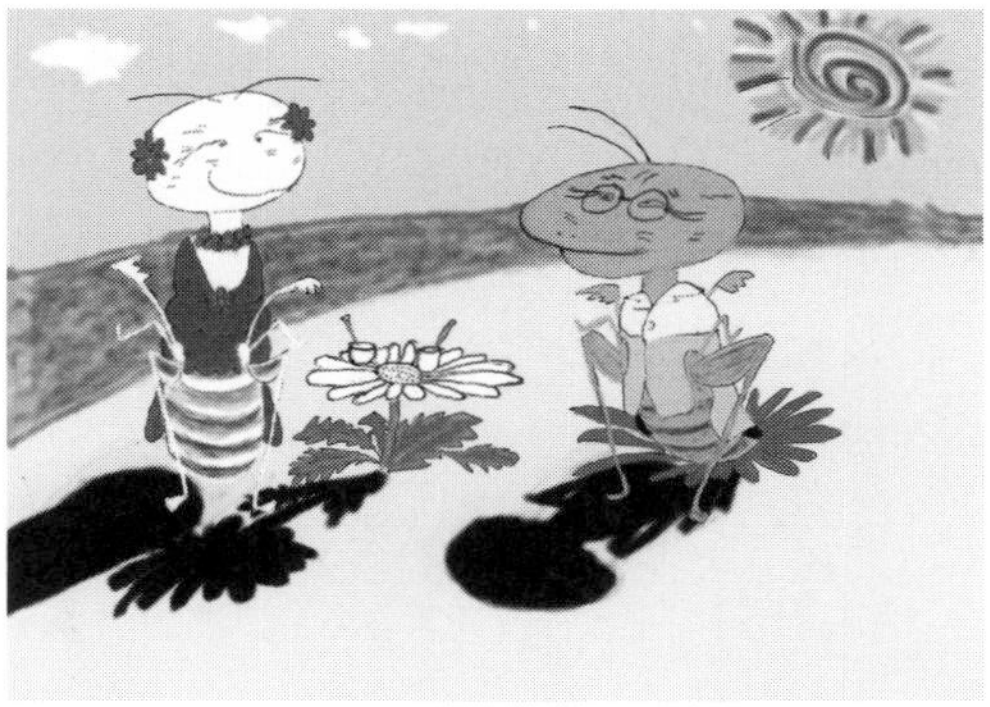

4　事例 4

12 歳　中学 1 年生　男子　　診断　高機能自閉スペクトラム症、注意欠如多動症、学習困難（学習拒否）

1）相談に至る大まかな経過

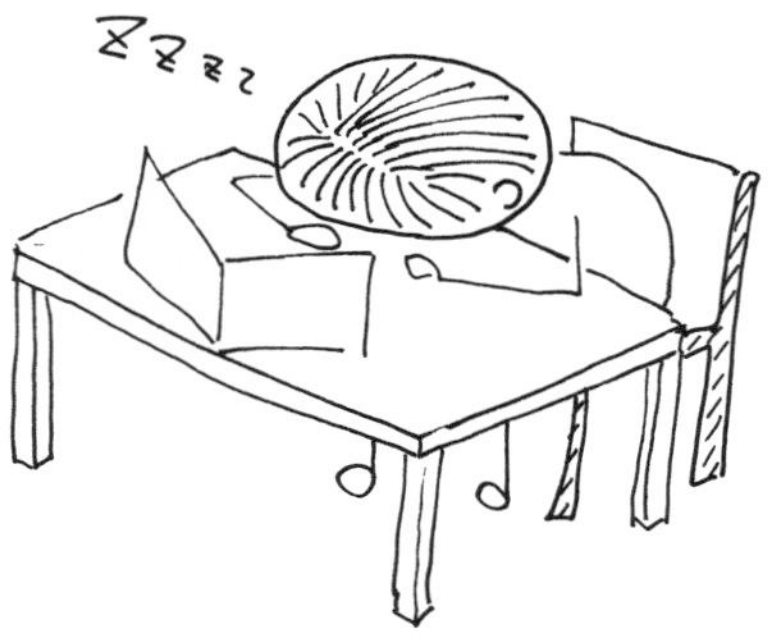

小学校 4 年から学習に参加しなくなり、支援学級に移ってからも、学習時間は読書しているか、机に突っ伏して寝ているかの日々です。集中は 5 分と持たなく、現在の学力は、漢字の読みは小学校 3 年生レベル、書きはもう少し良くなく、小学校 2 年生レベルとのことです。塾や家庭教師は本人が拒否し、家庭でも学習しない状況です。不登校ではないのですが、教科学習などの積み重ねに関して展望が見いだせないでいます。

知能テストを小学校 4 年生と 6 年生でしています。6 年生の結果は、全検査 IQ92、言語理解指標 86、知覚推理指標 100、ワーキングメモリ指標 97、処理速度指標 96 で、健常範囲と考えられました。

父母は、支援級で学習不足を取り戻し、何とか通常級に戻れないかとの思いです。現状では、定時制・通信制などの高校の他に、特別支援学校の高等部（職業科）への入学と、高等部時代に就労へ向けての準備をする（職業実習）ことが選択肢に入ってくる状況と思われます。が、父母はまだそこまでは居直れておらず、通常高校への進学を考えています。学校教師側は病院受診を勧めたかったのですが、学習の遅れにのみ不安を持ち、学力をつけて欲しいとの父母の願いの前で、この間言えずに来たとのことです。

人間関係では、マイペースでこれまで来ているのですが、幼少期より四人兄弟の三番目として、家庭内では大きなトラブルなく育ってきた印象を、母は持ってきていました。近年の家庭生活では、本児は母以外と付き合おうとはしていませんでした。

2）支援者の困り事をまとめる視点

本児の状況は、極めて厳しい状況です。集中力が 5 分ともたなく、自分の世界に入る傾向が強く、心の理論を使って人の気持ちを読みつつ人と協調しようとの姿勢が育っておらず、全くマイペースで自己中心的です。本児の状況を、分析視点・切り口を記したシート A－1 に書き入れてみます（102〜103p）。

3）本児の心の中のストーリー

脳内コンピューターの動きでは（36、38p）、心の理論システムは△です。これでは今後も多くの人と交流しての社会生活は困難と言わざるを得ません。次に抗 ADHD 機能ですが、現在は学習をしておらずで大きな問題になっていませんが、集中は 5 分と持たず、△と思われます。感情コントロールは不良で△です。不安感知システムは△でしょうか。人への信頼感・愛着の育ちは△でしょう（図 26、104p）。

1 対 1 の静かな環境、情報の少ない状況下での WISC 知能テスト結果は意外に良い結果ですが、数字の高さに目を奪われるわけには行きません。彼の脳コンピューターの動きは全体に不調で、情報処理に極めて難ありと判断できます。

彼の特徴は、学校生活への拒否と学習不振が目立つことです。勉学で頑張ることを強いれば、近日不登校になってもおかしくはありません。かろうじて学校に行く理由としては、これまでの中で、「自分は学校に行く人だ」という強固な「枠組み」が入っていることを意味しますが、これが崩れれば不登校になるでしょう。

個別支援計画を立てるための脳システム論　シートＡ－１
特性や状態を見極めるための項目

事例４　12歳　中学生　男児

①社会性（心の理論）

	【見立ての材料（質問例）】	特記事項（本人状況、質問への反応等）
心の理論＝人の気持ち（考え・感情）が読めるか。	自己中心的？　自分の考えにこだわる？ 母父兄弟の気持ちは分かる？　分からない？ 友人の気持ちは分かる？　分からない？	苦手意識が出ると教室内を歩きはじめる。支援級の友達の気持ちを理解するのに時間がかるようで、そのために誤解をしてトラブルになるが、最近は減ってきている。
	友人いる？　親友いる？　みんなと遊ぶ？ 人に寄り添おうとする？　人との関係を回避する？	
	他者の目ある？　他人の評価を気にする？ 自他境界はどう？　他人との距離感どう？ 顔や体が近い？　他者意見に支配される？	周囲の人の目が気になり、教室に入れないとか、下校できないとかが見られる。
	自己開示？　困り・悩みで相談する？	１人で考えて動くようだ。失敗もあるが、人に相談するスタイルはないようだ。

・心の理論とは、人の気持ちを読んで調節する力。自閉スペクトラム症の本質問題であり気づいた多くの点を記載すべし

②落ち着き注意力

	【見立ての材料（質問例）】	特記事項（本人状況、質問への反応等）
実行機能	計画・段取りはできる？　修正Ａ→Ｂ→Ｃは？ 片付けはできる？	物事の切り替えが苦手で時間がかかる。
	二つ同時処理はできる？ 「もしも〇〇だったら」は考えられる？	指示は聞いていないか、最後の指示しか入らない
	記憶：過去を生かせる？　日々同じ過ちを反復？	
	注意：多注意（好奇心旺盛）？ 一つ一つは不注意？　情報を入れない？	学習は５分くらいしか持続できない。
報酬系機能	我慢ができる？　待てる？	
言語能力	言葉で順序立てて説明できる？ 会話力はある？	会話はできるが、一方的な話し方が多く、人の話は聞いていないことが多い。

③感情コントロール

	【見立ての材料（質問例）】	特記事項（本人状況、質問への反応等）
イライラ、かんしゃくの調節・制御	クラスメイト・教師・保育者へのあたりちらし、暴言、暴力は？	５分学習しては、すぐに飽き、おしゃべりを始めたり、好きな読書を始める。読書を止めるようにいうと、机に突っ伏してしまう。怒って大声は出すが、暴れたり、物を投げたりはしない。
	自分に対して、思い通りにできないことがあるとイライラし、かんしゃくは？	時にあり、癇癪を起している。家族に対しての当たりちらしはほぼない。
	家族に対して、あたりちらし、暴言、暴力は？	

④不安のシステム

	【見立ての材料（質問例）】	特記事項（本人状況、質問への反応等）
不安を持つ事	「先の見通しが分からない、経験したことがない、新しい」ことは不安？	人の目を気にしており、少しでも友達の姿を見かけると、隠れるようにすることが目立つ。自分のペースを守ろうとする。予定に合わせることは、気にしていないようだ。
	予定の変更や環境の変化は、苦手？	
こだわり	場所、順番へのこだわり、儀式的なことがあるか？	
	マイブームがあるか？（以前あったか？）	
パニック	パニックになることがある？　頻度は？	感情コントロールができなくなると、大声をまれに出すが、物を投げることはない。
	フリーズすることがある？　頻度は？	自分の意に沿わないことが起こると、まずは一瞬固まり、その後にはその場所からいなくなろうとする。
白黒・百ゼロ思考	一番や、勝負にこだわるか？	
	白黒・百ゼロ思考で考えることが多い？	新しいことをさせようとすると、拒否することが多い。

・パニックとは本人が思い込んでいる予定とは違った時、変更が起こった時に適応できず泣き叫んだりすること。
・フリーズとは、体が瞬間的に止まり、頭の中で何も考えることができなくなっているであろう状態。人によっては、時間が５分とか、それ以上とか、長い場合がある。
・白黒、百ゼロ思考とは、「一番でないと許せない」「95点は０点と同じだ」とパニックを起こしたり、人には嫌な点と良い点があると考えずに、「あの人は嫌い・顔も見たくない」と、二つの極にわけたり、パニックを起こす状態。程度問題はあるが、二極分化思考と言われ、感情に支配された硬直した思考と言える。

⑤愛着パターン

	【見立ての材料（質問例）】	特記事項（本人状況、質問への反応等）
家族との関係（良い、ケンカばかり、無関心）	父母と仲は？	食後はすぐ自分の部屋に行き、家族と交わろうとはしない。
	兄弟姉妹と仲は？	兄弟とも交わろうとしない

	推測される愛着パターンの型（※1）【①安定、②不安定（不安型）、③不安定（回避型）、④その他】	反抗挑発症の頻度【高い、時々、ほとんどない】
家族との関係		母にはまとわりつくことが多いが、時に母とケンカ。
家族以外との関係（※2）		友だちはいない。幼少期は友と群れていた時期もあったが、最近は一人でいることが多い。

※1　不安定型とは、母と離れると過剰に不安となり、再会しても過剰に反応する状況。回避型は母への無関心状態。
※2　愛着パターンや状況によっては、家族以外との関係に波及する可能性も。

⑩四角い窓の利用状況

	平日	土日
テレビ・動画	（　　）時間　合わせて4時間くらい	（　　）時間　合わせて8時間くらいか
ゲーム	（　　）時間	（　　）時間
中止勧告への反応は？	素直　反発若干　反発強く暴言　暴力	素直　反発若干　反発強く暴言　暴力

⑦家族の愛着スタイル

	【見立ての材料】	特記事項（質問への反応等）
母	母は厳しいタイプか	母は過干渉気味で、口数が多い。父は本児に関して放任で、母親任せ。本人は兄弟とは交流しなくなっている。
父	父は厳しいタイプか	
兄弟・姉妹、祖父母、その他	家族の中で厳しい養育スタイルの人はいるか	

⑧集団での適応

	【見立ての材料（質問例）】	特記事項（本人状況、質問への反応等）
核家族中で	【左記項目の中で】居心地はいい？	一人でいる時間が多い。
大家族中で	〃	
家族外の小グループ	〃	体育や音楽の授業に参加しない。授業中に読書をしていて、授業に参加しない。苦手な授業は受けたがらない。時に怒り出し、大声を出したり、物に当たる。休み時間は、図書室で本読みをしており、本人は「ここが落ち着く」と。
特別支援学級	〃	
大集団（集団保育）	〃	
大集団（学校）	〃	
特別支援学校	〃	
休み時間の居場所	〃	
休み時間の遊び内容	〃	
	【見立ての材料（質問例）】	特記事項（本人状況、質問への反応等）
サバイバルグッズの使用	グッズを使っていますか？	いつも、ポケットに小さなナイフを持ち歩いてる。
サバイバルスペースの使用	スペースを使っていますか？	

⑥学習の入り方

	【見立ての材料】	特記事項（本人状況、質問への反応等）
生活・ライフスキル	生活を送る上で必要な日常基礎的な能力はありそうか	家では、時にインスタントラーメンを自ら作って食べている。母以外の家族とはほぼ話さない。食事も時々自分の部屋に持っていて食べている。
コミュニケーションスキル	他者との会話等の意思疎通能力の程度は？	
常識	常識理解の程度は？	学習を促すと、机に突っ伏す。ほおっておくと、好きな本の読書を始める。1対1であれば、学習はしてくれるが、10分と持続が持たない。学習は小学校中学年程度となっている。部活はコンピューター部に所属しているが、出席したことがほぼない。
ソーシャルスキル	集団や社会生活上で適切に振る舞う能力の程度は？	
集団保育（学校）での学び	国語・算数への適応での問題は無いか	
	宿題量の問題は無いか	

【ライフスキルの見立て】　例えば、以下の項目はできるか？
・片付け　・衣類準備　・着替え、整容　・洗濯（洗い、干し、たたみ）　・風呂掃除　・食事作り

⑨自己評価・自己肯定感

	【見立ての材料】	特記事項（本人状況、質問への反応等）
否定的	以下のような発言はある？ 「自分はみんなから好かれていない。」 「良いところは一つもない。」 「自分はダメな子。」	「どうせ僕なんか」ということが口癖となっている。
揺れ動き	↑↓　上記・下記の中間	
上向き	回復傾向あり…上向き	
肯定的	上記の発言がなく、自信を失ってない状態か？	

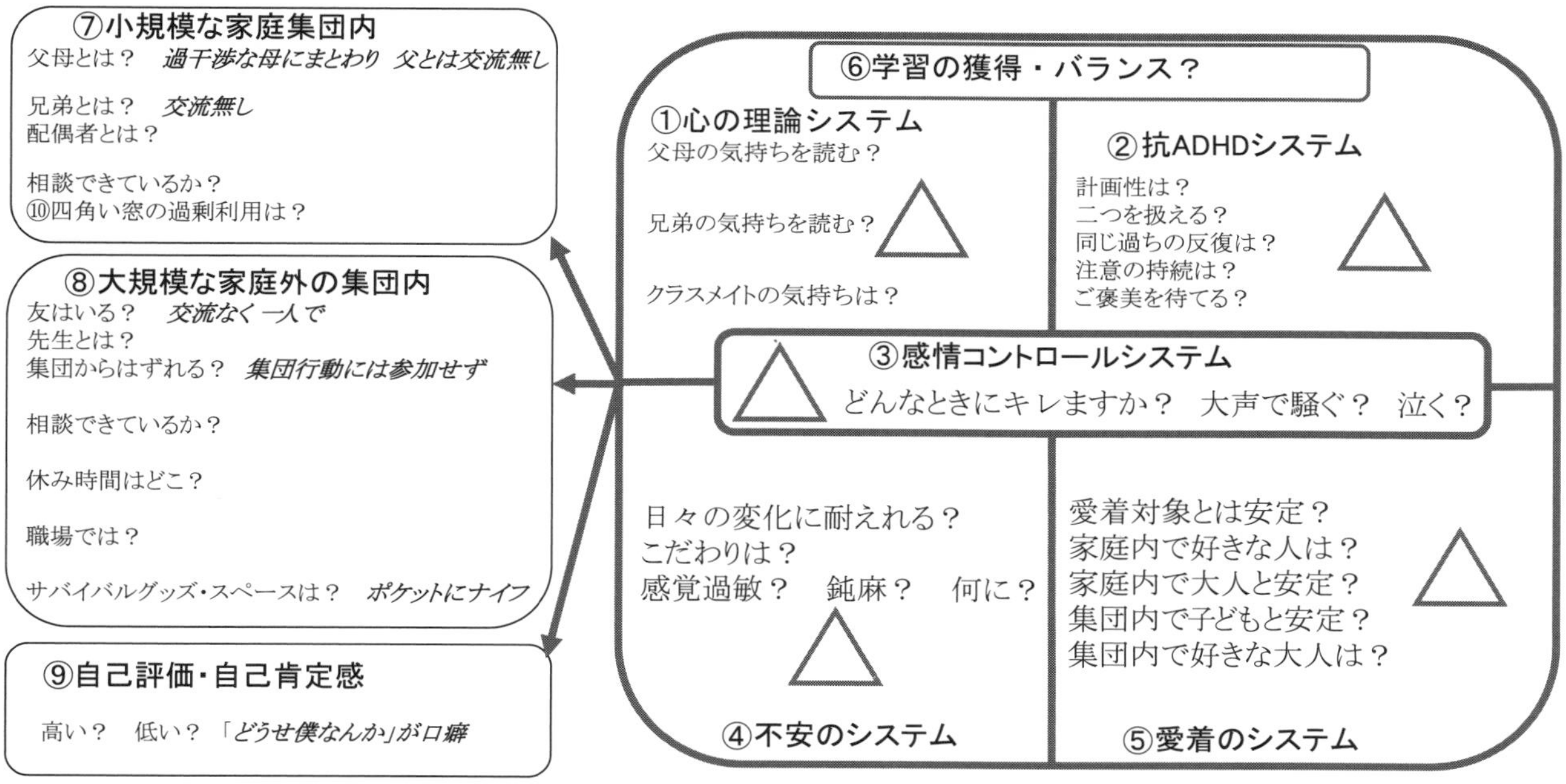
⑦小規模な家庭集団内
父母とは？　過干渉な母にまとわり　父とは交流無し
兄弟とは？　交流無し
配偶者とは？
相談できているか？
⑩四角い窓の過剰利用は？
⑧大規模な家庭外の集団内
友はいる？　交流なく一人で
先生とは？
集団からはずれる？　集団行動には参加せず
相談できているか？
休み時間はどこ？
職場では？
サバイバルグッズ・スペースは？　ポケットにナイフ
⑨自己評価・自己肯定感
高い？　低い？　「どうせ僕なんか」が口癖
⑥学習の獲得・バランス？
①心の理論システム
父母の気持ちを読む？
兄弟の気持ちを読む？
クラスメイトの気持ちは？
②抗ADHDシステム
計画性は？
二つを扱える？
同じ過ちの反復は？
注意の持続は？
ご褒美を待てる？
③感情コントロールシステム
どんなときにキレますか？　大声で騒ぐ？　泣く？
日々の変化に耐えれる？
こだわりは？
感覚過敏？　鈍麻？　何に？
④不安のシステム
愛着対象とは安定？
家庭内で好きな人は？
家庭内で大人と安定？
集団内で子どもと安定？
集団内で好きな大人は？
⑤愛着のシステム

図 26　事例 4　脳システムのバランス図　12 歳　男性　中学 1 年生

4）個別支援計画

抗 ADHD 薬の使用は、個人内環境＝脳内環境を整えることを担っていると考えています。本児では勉学への拒否が強く教科学習に乗せることは困難としても、抗 ADHD 薬による内服治療により脳内環境を整える＝脳コンピューターの構成要素の抗 ADHD 機能の稼働状況を整えることは、対人関係や日常生活のパフォーマンスの改善のために意味ある可能性はありましょう。

それ以外の支援の大枠としては、脳内環境調整として心の理論の学習を進めることと、個人外（脳外）の環境調整が考えられます。

①　心の理論の学習を進める

心の理論システムは不調ですが、「その都度人はどう感じ考えるか、どう振る舞えば良いかを教えていく」ことは、認知的共感が動きはじめるための支援として必要です。いわゆる SST ソーシャルスキルトレーニングを通して、人の心を教える作業です。彼があまりにも人の気持ちを気にしておらず、ソーシャルスキルが学べておらず、社会生活がなかなか成立しそうもないからです。まずは、「形式論理」「枠組み」を教え、認知的共感へ向けての基礎学習を進める必要があります。社会生活に必要な「枠組み」があまりにも入っていない中で、これらに主力を注ぐのが現時点であり、アカデミックスキルの学習は後方に退く段階と思えます。

そして、生きる上で必要なスキルである、「分からない場合には、質問をする」ことを可能にしておく必要があります（71p）。

②　感情コントロール練習をしてもらう

すぐには人間的脳・社会脳をレベルアップできない中で、「人間的理屈脳を使って本能的脳を抑制する」ことに失敗している状況では、具体的に「感情コントロール方法を教える」必要があります（49～50、80～81p）。

③　不安を減らすための薬物治療も考える

「不安を強めている」ことですが、不安解消に有用な特定の人への愛着が不十分、そこから他者へ信頼を広げていくことが不十分であるために、不安を解消できておらず、むしろ強めていると推測できます。不安解消には、家庭で特定の「母的存在」の人＝例えば母との愛着を深めること、家庭外で愛着対象の先生と信頼関係を築くことが必要でしょう。状況は、教師、母への愛着、母の子への愛着が削れているようです。また視覚支援や構造化、小集団化での不安減少の試みも必要でしょう。

人間関係や環境調整で不安解消を試みることが基本ですが、時間のかかる話となります。本児は周囲からの刺激に敏感であり、結果として集団参加を拒否しています。このような場合には、薬物療法の併用が有用な場合があります。抗精神病薬が有用だった事例をそれなりに経験しています。

④　家以外で、自分以外の人とのやり取りすることの喜び・必要性

家以外で、自分以外の人とのやり取りすることの喜び・必要性を再度獲得し、その中で学ぶ喜びを知ることが必要です。マズローのいう承認欲求・自己実現欲求の方向性（図 7、21p）を本人が現在持ってない程に、外の世界を拒否し自分の世界に入って自己防衛をしているように思えます。

学校内では、通常クラスに限定せず、支援級、適応指導教室、通級指導教室など、いろいろな場面を使ってみて、どの場が本人の「心を動かせるか」の検討をすべきです。現状の通常クラスに毎日通っているが机につっぷしているという生活を続ける意味はなかなかみい出せません。学校では、通常クラスの中でのサバイバルスペース、別室、保健室など、学校外では、フリースクール、放課後等デイサービス、学校外の適応指導教室、医療界ではショートケア・デイケアなどがありますが、いくつかの所で「居場所」を確保し、そこで心が躍る活動ができれば、まずは成功だと思います。教科学習の前にするべきことがあり、再度生活を立て直すこと、心が動く日々を作ることが必要と考えます。

⑤　社会の中での子の振る舞いのありようには、いくつかのタイプがある

本児の生来の特徴として考えておくべきであろう自閉スペトラム症では、孤立型－受動型－積極奇異型の 3 つの表現型がよく言われます。「孤立型」と言われる状況は、幼少期の心の理論の不調故に周囲が不安対象であり、自分の世界に入っていなければ安心できない状況と言えます。次に周囲への不安が取れつつ周囲を理解するようになり大人の指示を理解し、動くようになる「受動型」と言われる状況が知られています。そして、3 つ目として、「おしゃべりタイプの明るい性格」とみられやすい「積極奇異型」が知られています。人にすり寄り話しかけますが、心の交流が困難で、大人側は「あれれ…」と感じるでしょう。そして、より適応力を付け、社会的な適応が好転している人を「適応型」と呼ぶ人もいます。これらは、目の前の児・者の状況理解をしやすくする言葉です。本児は、孤立、受動、適応型のミックスした状況とも想像されましょう。

本例は病院受診に至っていない例で診断がなされていないわけですが、教師側が脳システム論での見方・評価を養育者に示し、支援の方向性を一緒に考え個別支援計画を作成することはできると思います。また、これらの経過の中で病院受診に至り、診断名などの医学界用語を使っての説明にたどり着くことができると思われます。

脳システム論で問題点や支援内容が見通せれば、いかに大変な状況かを理解できるでしょうし、支援の方向性がみえてくることで、支援者側（教師、養育者）が支援に動き始めることができるでしょう。

5）個別支援計画の追加―自己理解を進める

本例では、いずれ自己理解を進めることが是非とも必要であり、具体的対処が必要です（69～72p）。

三部　脳システム論－レーダーチャートでの経過観察－幼児 3 例

1　はじめに

脳システム論の項目立て（①社会性－心の理論に相当、②落ち着き注意力－抗 ADHD 機能、③感情コントロール、④不安のシステム、⑤愛着パターン、⑥家族の愛着スタイル、⑦集団での適応、⑧学習の入り方、⑨自己評価・自己肯定感）を使いつつ、個人の療育経過を追うことができます。各項目についての要支援状況を、主観的に評価･数値化し、それを元にレーダーチャートを作成します。そしてレーダーチャートを使って経過をみるわけです。療育の成果や時間の経過に伴う状態変化・改善を「見える化」するのです。どこが改善したかが分かり、母、保育者、教育者など、子どもの支援者を励ますことにもつながり、有用です。

それでは、脳システム論－レーダーチャートで、どのように経過を追えるか、幼児 3 例を報告します。

2　方法について

「支援の必要性の主観的な評価基準」は図 27 の通りです。「かなり支援が必要」を「1」△、「支援を要する」を「2」□、「やや支援を要する」を「3」⬠、「ほとんど支援を必要としない」を「4」○とします。この判断は、父母、そして支援者（保育士、教師、療育スタッフなど）の主観的な評価となります。

項目は、①社会性－心の理論に相当、②落ち着き注意力－抗 ADHD 機能、③感情コントロール、④不安のシステム、⑤愛着パターン、⑥家族の愛着スタイル、⑦集団での適応、⑧学習の入り方、⑨自己評価・自己肯定感です。

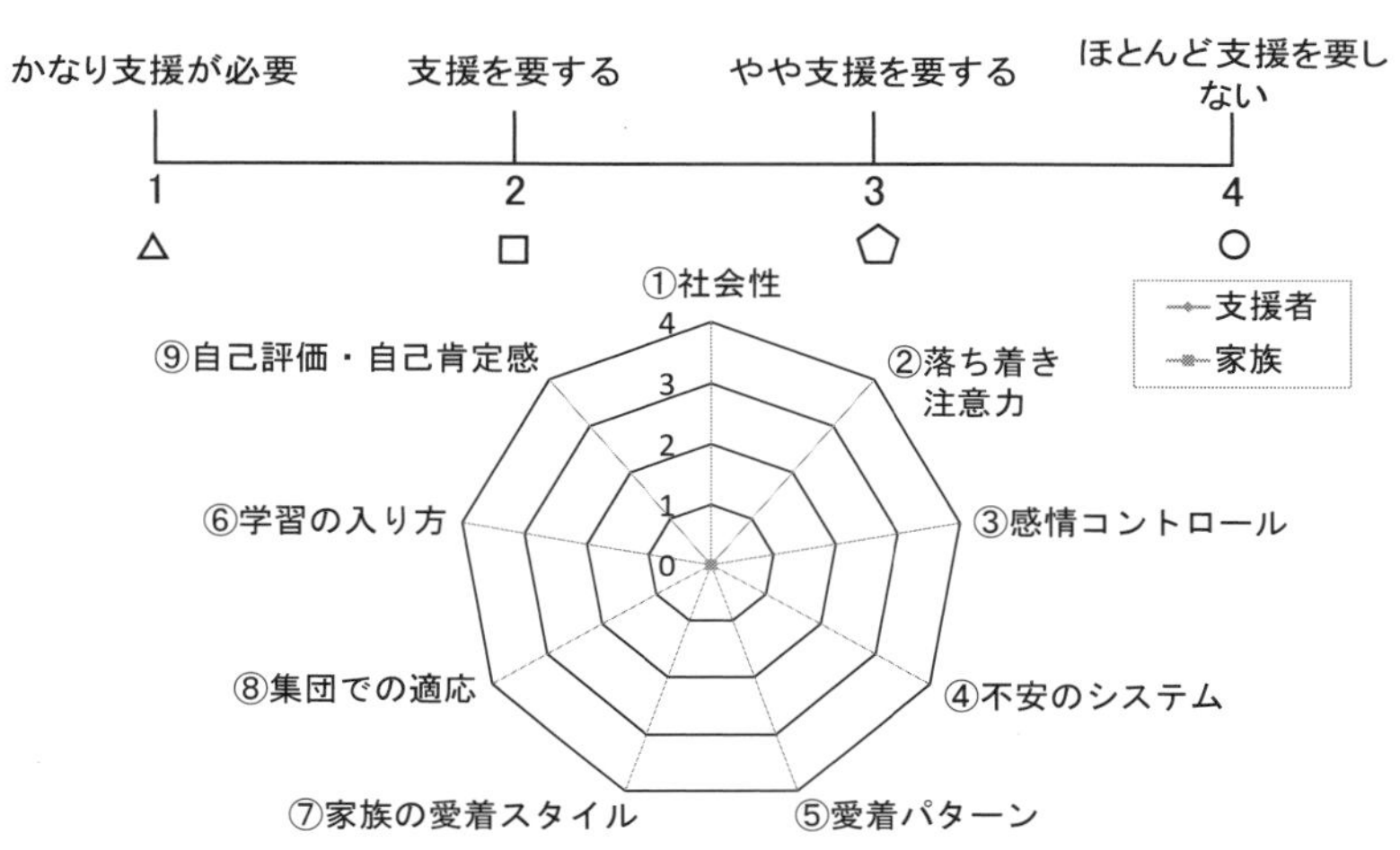

図 27　支援の必要性の主観的な評価基準

・脳システム論シート A － 1 の①から⑤は脳システムの各要素であり、それぞれの脳システムへの支援の必要度を、家族以外の支援者と家族（主に母）が判断します。

・脳システム論シート A － 1 の⑥家族の愛着スタイルと⑦集団での適応は、個人をとりまく周囲との関係性における支援の必要度を、家族以外の支援者と家族（主に母）が判断します。

・脳システム論シート A － 1 の⑧学習の入り方は様々な学習（アカデミックスキル－教科学習、ソーシャルスキル－社交技能、コミュニケーションスキル－会話技術、ライフスキル－生活技術、余暇スキル、常識・知識など）への支援の必要度を、支援者と家族（主に母）が判断します。

・⑨自己評価・自己肯定感ですが、「個人の脳システム」と「個人を取り巻く周囲との関係性」の中での本人の意識（周囲へ不安を感じるか、自信を失っているかどうかなど）を評価しておくことは、支援を組み立てる上で有用・必要であり役立ちます。

再度ですが、「支援の必要度の判断」は、家族または家族以外の支援者それぞれの立場での主観的評価です。しかし、本レーダーチャートは、どこに支援の力を注ぐのかを「見える化」し意識することに役立つので、支援を組み立てる上で有用な見方と考えます。

3　事例A　現在6歳3カ月　男子　年長

診断名：高機能自閉スペクトラム症　注意欠如多動症（混合型）
小集団療育開始時：5歳7カ月より、集団保育以外に児童発達支援施設へ週1回通所（母子通園型少人数保育での療育）。「初めてのことが怖いようだ。スーパーマーケットへ買い物に行った時、歩こうとしないなどがみられる。人が恐いと言う。母から離れようとしない」とのことだった。その後、6歳から抗ADHD薬の服薬を開始したケース。
8カ月後（6歳3カ月）：笑顔が増え、「よせて」と自分から小集団療育に入るようになり、「やりたい人？」と問うと、自ら一番に手を上げて表現するようになってきた。また自分で決め、行動することが多くなり、活動範囲が広がってきた。

レーダーチャート（図28）では、支援者は①社会性、⑧集団での適応、⑨自己評価・自己肯定感の改善が目立ったと評価していることが分かる。家庭では全ての項目で状況が好転と評価されていた。

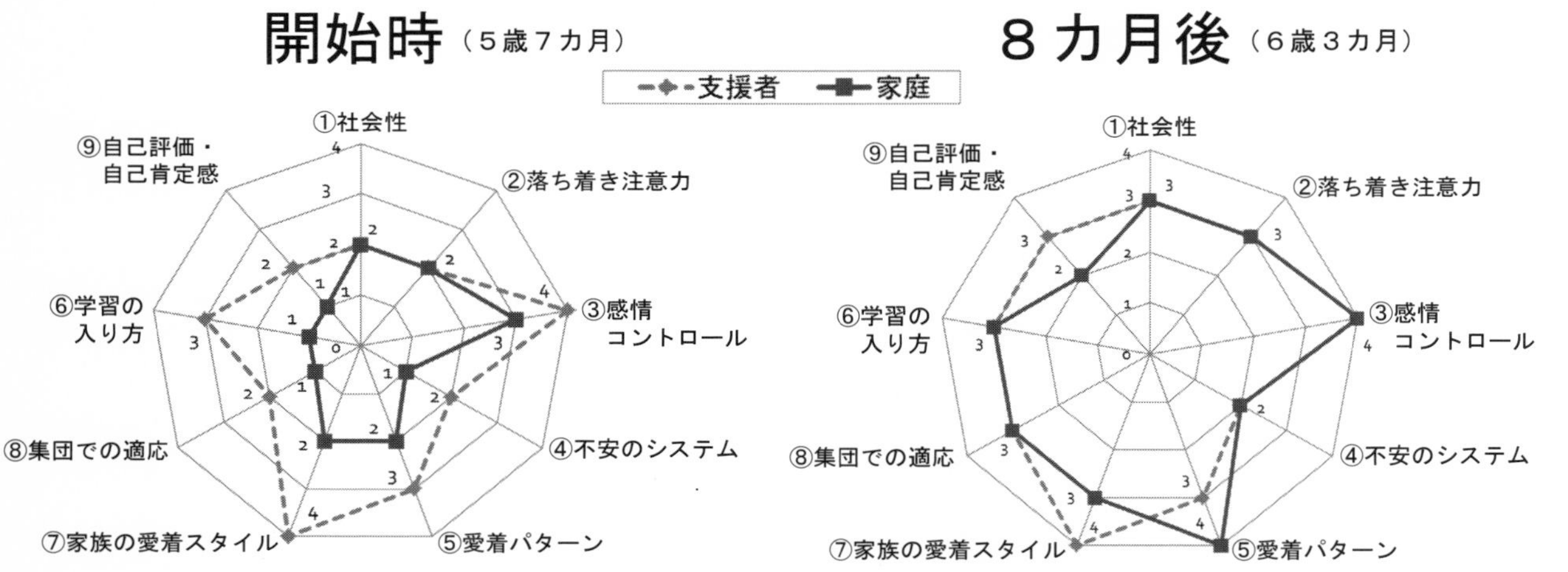

図28　事例A　6歳3カ月　男児

4　事例B　現在6歳1カ月　男子　年長

診断名：ADHD注意欠如多動症（混合型）
小集団療育開始時：5歳4カ月より、週1回通所（母子通園型少人数保育での療育）。思い通りにならないと、泣くことや怒ることが多かった。また失くし物、落し物が多かった。外出時には飛び出しがあり、毎回親はひやひや、ドキドキしていた。園や外出先での問題行動に親は困り果て、心身ともに疲れ切っていた。
6歳で抗ADHD薬（徐放型メチルフェニデート）の内服を開始した。
9カ月後（6歳1カ月）：自ら感情を抑え、言葉で要求を伝えられるようになり、人とのやり取りで待てるようになった。自分の得意な折り紙をすることで、友だちと仲良く遊んだり、教えあったりできるようになってきた。注意欠如多動症の症状は改善している。

レーダーチャート（図29、108p）では、③感情コントロール、④不安のシステムが安定し、かつ⑧集団での適応が改善したと、支援者より評価されていた。

5　事例C　現在6歳9カ月　男子　年長

診断名：自閉スペクトラム症、ADHD注意欠如多動症、知的障がい？

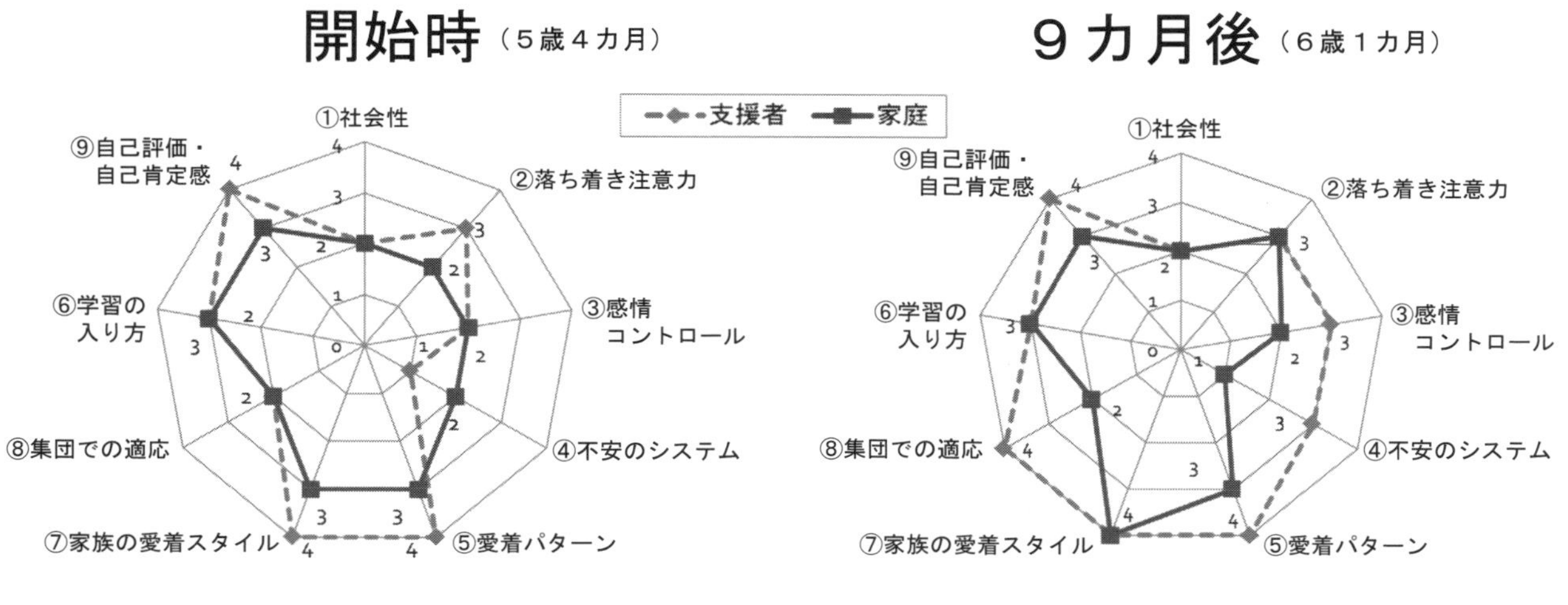

図 29　事例 B　6 歳 1 カ月　男児

開始時：5 歳 2 カ月より、週 1 回母子通所型児童発達支援施設へ通所を開始した。思い通りにならないと頻繁に癇癪を起し、暴言・暴力がよく出ていた。やってはいけない事をした場合に、強く叱ると癇癪（暴言・暴力）が強く出るので、親や支援者側は子の顔色をうかがうようになっていた。園ではクラス内に留まることができず、飛び出す事が多かった。

6 歳で抗 ADHD 薬（徐放型メチルフェニデート）服薬を開始した。

内服開始 9 カ月後（6 歳 9 カ月）：思い通りにならない時の癇癪が減ってきた。自宅で感情コントロールが不良になりそうな時には、表情カードを出す事で気持ちを伝える事ができるようになってきた。園でもカードを持っていき、担任と決めたルールを守れるようになり、癇癪が減ってきた。また園の発表会の場で表現できるようになってきた。

家族（母）記入のレーダーチャート（図 30、実線）では、要支援状況が強まっているかの如くになっていた。①社会性、⑤愛着パターン、⑦家族の愛着スタイルなどが低くなっていたが、母がこれらの点で家庭内での対応を修正すべきと強く意識してきた表れと考えられた。一方、支援初期に支援の必要度が小さかったのは、そこまでは考えていなかったことを意味すると考えた。このような母の問題意識の持ち方をみることができる場合もあり、有用と考えた。

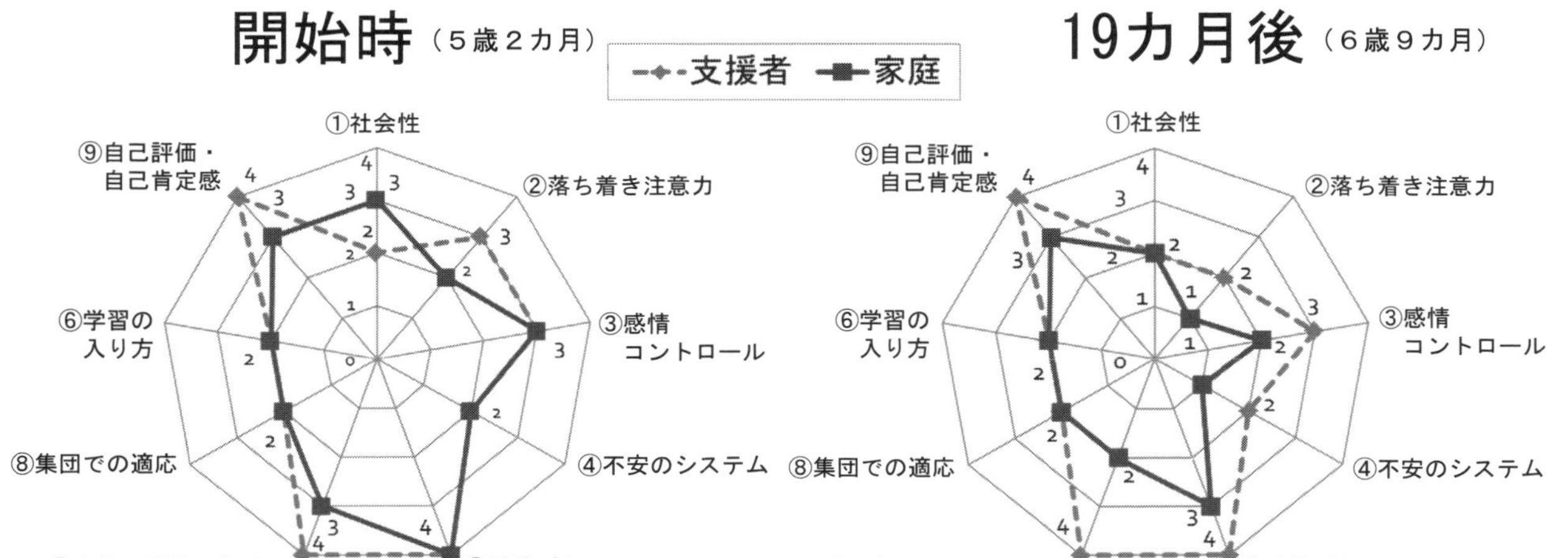

図 30　事例 C　6 歳 9 カ月　男児

四部　不登校を考える
―「脳システム論＋ネットワーク視点＋自己肯定感」の論点で

1　何故子どもたちは学校に行けるのか

不登校に関しては、まずは「何故子どもたちは学校に行けるのか」を考えることが有用でしょう（文献4－a)。考えてみれば、不思議です。集団保育終了までに、「学校に通うのが当たり前」「集団参加して生活するのが当然」という「強力な枠組み」が学習されているようです。そして、その動機付けを専門学校ないし大学卒業まで持ち続ける人が多いわけです。身につけてしまった動機づけ・枠組みを、取り外すことに潔くないわけです。「行く・行かない」とは、道徳的、倫理的な響きを持って子に迫っており、「行かない」ことは社会的了承がとれない（？）という内容が、小学校入学後に多くの子が持ち続ける枠組み・考えのようです。

そして入学後には、学校という集団生活が面白いと感じる程に、心の理論を使いながら、他人への愛着・思い・寄り添う姿勢が育っていくと思われます。そして情報処理ができる程度の学習の量と質が子側に提案され、それをこなす中でそれなりの心地よさを感じる（「僕やれた」「わかった」など）故に、小学校生活を送ることができると思われます。大多数の子どもたちは、集団への所属欲求、そして集団の中での承認欲求が満たされ（21p)、徐々に様々な分野（41p）の学習の積み重ねをしつつ、学校生活を楽しいと感じ、大人が設定したレールの上を走ると思われます。

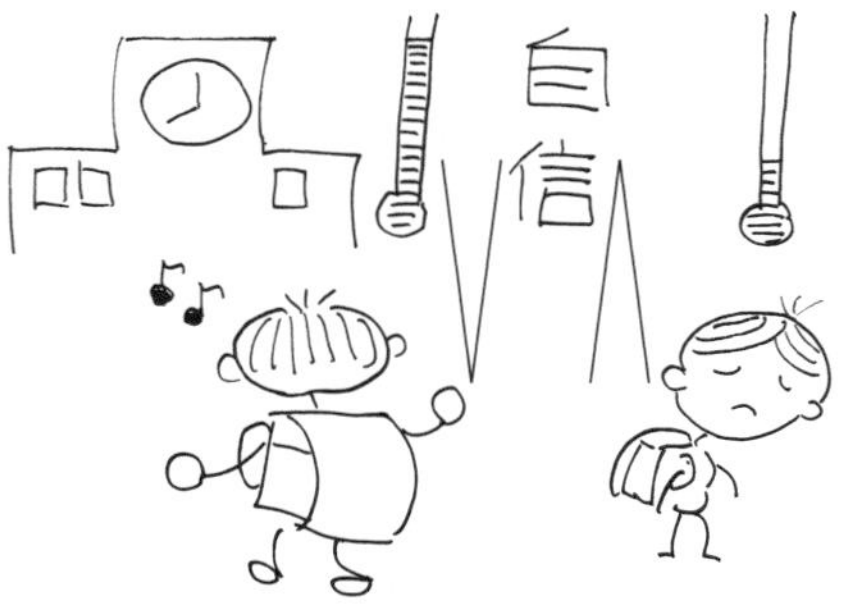

学習内容が高度化し、子どもたちにとり情報処理上での困難度が増す中で、小学校時代は0.5%の不登校が、中学校では6倍の3%へ増加するのでしょう。不登校の増加理由は、教師との間、生徒どうしの人間関係での悩み、学習の難易度が上がる中で学習不振・不適応がより出ること、そして「上手く表現できないけれども、学校という存在を不安・恐怖対象と感じてしまう」、「それまでの間で、徐々に気分や意欲が低下し、環境に不適応を起こしてきた」「何をやっても上手く行かないと感じる中で、学習性無気力（文献4－d）が育ってしまった」ことなどが、考えられます。

「学校に通う」ことは、社会常識として多くの人が納得している多数派側の一般常識です。社会デビュー前のモラトリアム（猶予）として、「大学や専門学校卒業まで学問や趣味活動を十分にしてくださいね。その時間は保障しますよ」と、親や社会が子どもたちに提案し、「よく分からないけれど、それに乗っていけばと良いみたい」と多くの子どもたちは考えるのでしょう。このような中にあって、「学校に通わない」という「多数の動きから外れる」不登校者は、アウトロー・異端として扱われることになります。

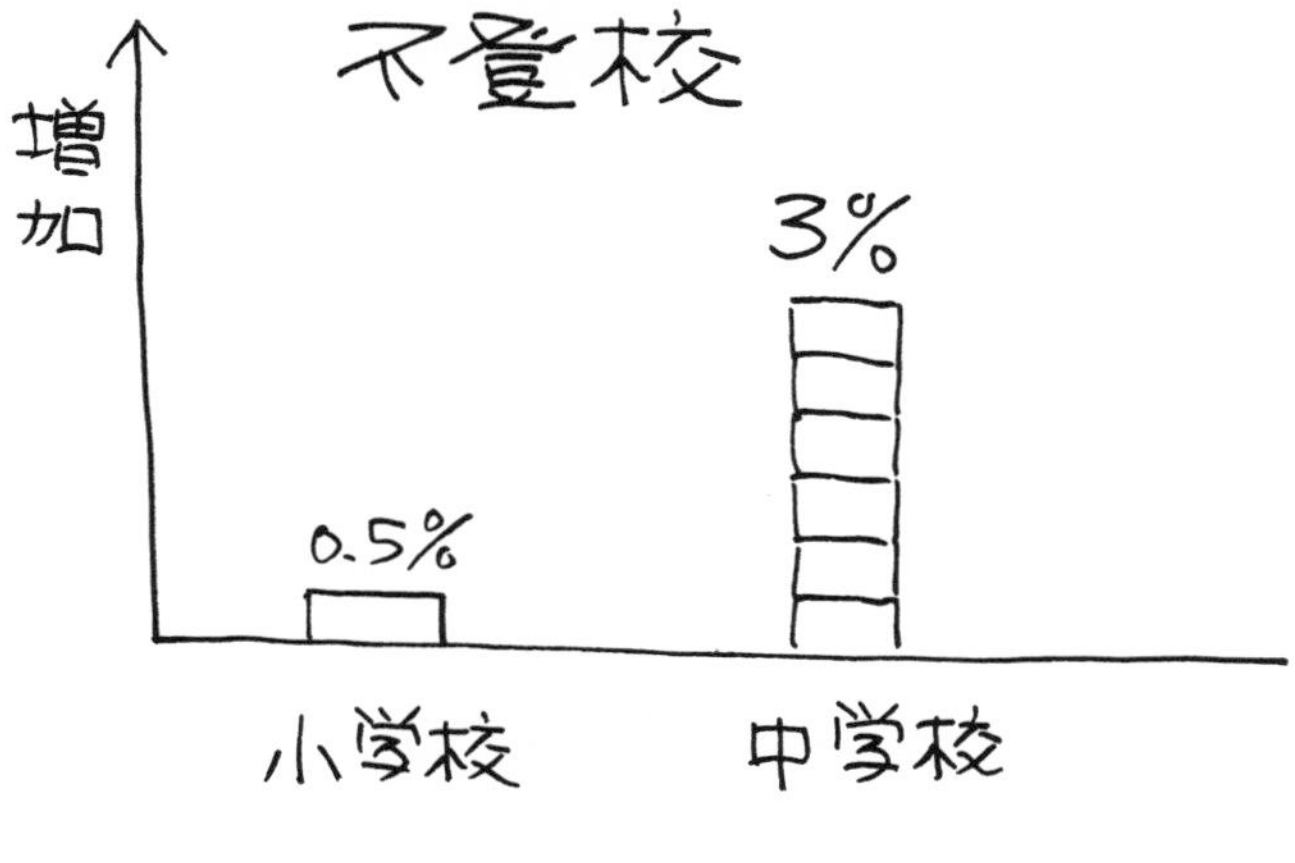

2　不登校を脳システム論的に考える

不登校には、様々な論点があるようです（文献 4－a、b、c、e、f）。一方、脳システム論で人間への支援を考える筆者にとり、「不登校を脳システム論的に検討する」ことは当然・自然の流れです。以下で、「不登校」の個人の脳内システムの動き・ストーリーを、脳システム論的に考えてみます。

1）不登校例の脳システム状況をモデル的に考える

不登校時期の脳システムは、以下と推測できます（図 31）。

多数派の不登校でも少数派自閉スペクトラム症の不登校でも、脳システム 6 分野の不調は、程度の差はあれ、同様な動きを示すと推測されます。

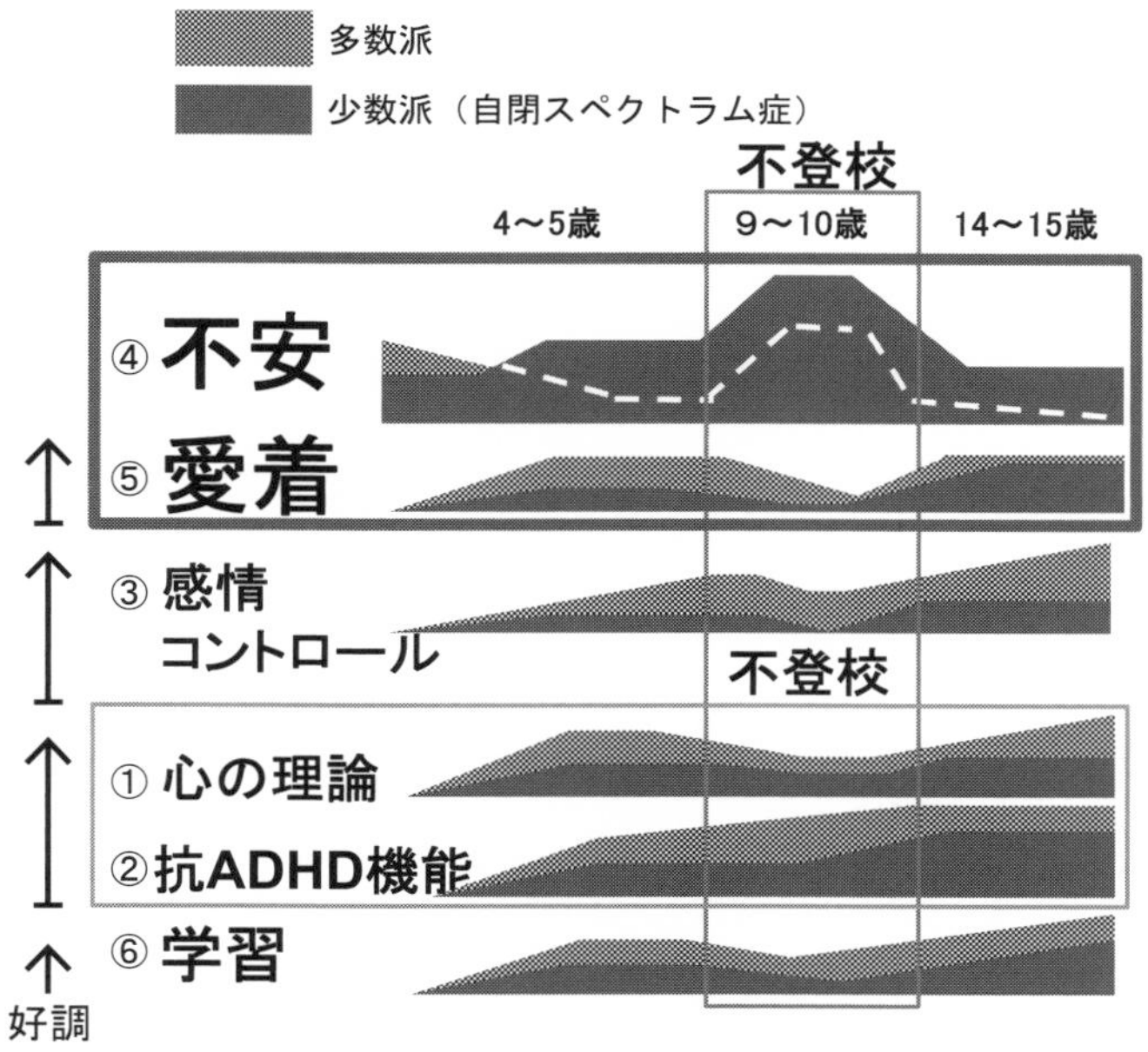

図 31　多数派と少数派での不登校児の脳システム状況

登校しぶりや不登校では、まずは不安の増大があるでしょう。特に少数派の自閉スペクトラム症者では、それまでの周囲への適応の不調のための慢性的不安に比し、より一層不安が大きくなるでしょう。不安を払拭してくれる、人への愛着・信頼・寄り添いも上手く働かなくなっているでしょう。不安が強まっても、不安をどう解消したら良いかの相談を、母などの養育者にほとんどの自閉スペクトラム症の方は相談しません。心の理論が不調であると、人に悩みを伝え悩みを共有してもらいつつ、助言を得るために自己開示することはできにくいのです。この状況では、感情コントロールは不調になっているでしょう。

不登校で不安が高まり、日常生活が順調でなく、気分変調をきたし抑うつを強める中、情報処理上での余裕を失います。この状態では、心の理論システムの動きも悪化するでしょう。

心の理論システムの不調は、他者の目を持たない状態、つまり自分の姿が他人にどう映っているかを想像することをしない中で、より一層マイペース・自己中心的振る舞い（家の中でわがままに振る舞うなど）になるでしょう。一方、抗 ADHD 機能は、不登校によりそれほど大きな影響を受けないかもしれません。

これらの脳システムが不調な不登校では、学校に行かない中で、他児童の振る舞いと自分の振る舞いを比較検討する機会がなくなるので、より一層自己中心的に振る舞うことになり、結果として様々な分野の学習は進みません。アカデミックスキルの学習はますます遅れ学習不振になる中で、「自分はだめだ」と感じ、「学習性無気力」（文献 4－d）になり、不登校からの脱出は一層困難となります。

以下に代表的な二つのモデルを取り上げてみます。

1）少数派の不登校

―自閉スペクトラム症＋ ADHD の子どもが登校しぶりや不登校になった場合（図 32）

各種脳プログラムが不調です（図 2、図 32）。結果として、情報入力も情報分析も、出力としての言動も、不適切になるでしょう。学校に毎日通う上での条件が不調だからです。そして、学校生活では人間関係数や学習量が多い中で、結果として情報処理が困難になり、情報処理の作業現場である学校から遠ざかる＝本格的不登校を選ぶとのストーリーになるでしょう。

学校に通うには、「学校に毎日行く」との強力な枠組みが入っている必要があり、これを支える気力・体力・動機付けが必要です。大人が設定した「毎日学校に通うべし」との枠組みに疑問を大きく持たずに乗り続けるのが多数派です。大人の価値観を受け入れやすい人々が、多数派の子どもと言えます。表現は良くないかもしれませんが、ある意味で、大人から「のせられ、のせられて学校に通う」のが、多数派の子どもたちと言えるかも知れません。

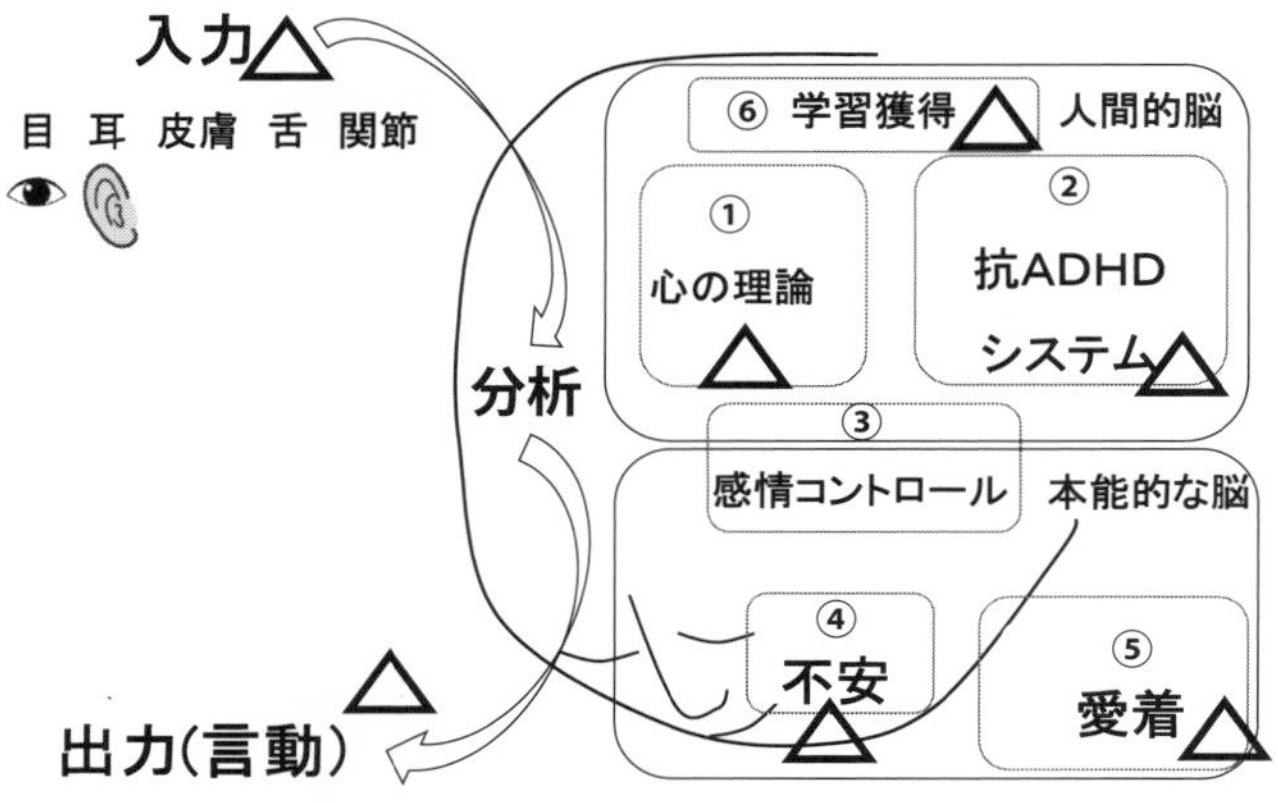

図 32　高機能自閉スペクトラム症＋ ADHD ＋不登校では

多数派が小学校に通う上での動機は、「親が学校に通うことを望んでいる」「親の希望に沿って振る舞うと親が喜ぶ」などで、自らの将来のため、自己実現のためにという動機づけは主ではないでしょう。つまり他者（親や教師などの大人達）の気持ちを読みつつ、自分の行動指針を決め強固にすると推測されます。

一方、自閉スペクトラム症では、心の理論が不調な中で、自己中心的に自分で判断をして生きようとするでしょう。心の理論が不調な中では、他者の目を持ちにくい、つまり他人が自分の事をどう評価しているかに無頓着になりやすいでしょう。しかし、一旦他者の目に気づけば（おそらく、その他者の心の中は推測せず、見られていることまでは分かるという段階でしょう）、不適切な程に気にし出し、他者の目に過敏になり怖れる事もあるでしょう。結果として、不安感知システムが敏感になります。しかし、不安を解消できる程には人への愛着が育っていないので、不安は慢性的に続きます。周囲に対する不安が強まる中で挙動不審となり、出力（言動）が不適切になるでしょう。これに、教科学習をすることへの動機づけを失えば、最終的には、自分を守るためには「学校集団へは参加しない、学校へ行かない」と決意するに至るでしょう。そうすれば脳システムが、何とか温存され、破綻することを避けることができると判断すると推測されます。

2）多数派の不登校
＝不安そして抑うつを強める～不安神経症～抑うつ傾向のお子さんが不登校になった場合（図 33）

本能的脳を抑制する力を構成している、上位脳を構成する心の理論そして抗 ADHD 機能は、それなりに順調に動いてきたのですが、自分の考えによる振る舞いが社会との間で軋轢を起こし上手く振る舞えないと感じる中で、本能的脳である不安感知システムが動きやすくなり、かつ愛着形成システムが不安定＝不調になるのでしょう。特に不安のシステムが暴走し不安を強く感じる中では、周囲に配慮しつつの情報処理はできなくなるでしょう。本状況では、学校で人間関係の情報処理や教科学習を行う余裕はなく、それらを避けることで自滅を避けようとするのでしょう。登校しないことを決め、安心できる自宅＝域内平和の中で生きることを選ぶのでしょう。これは自閉スペクトラム症も同様構造と思われます。

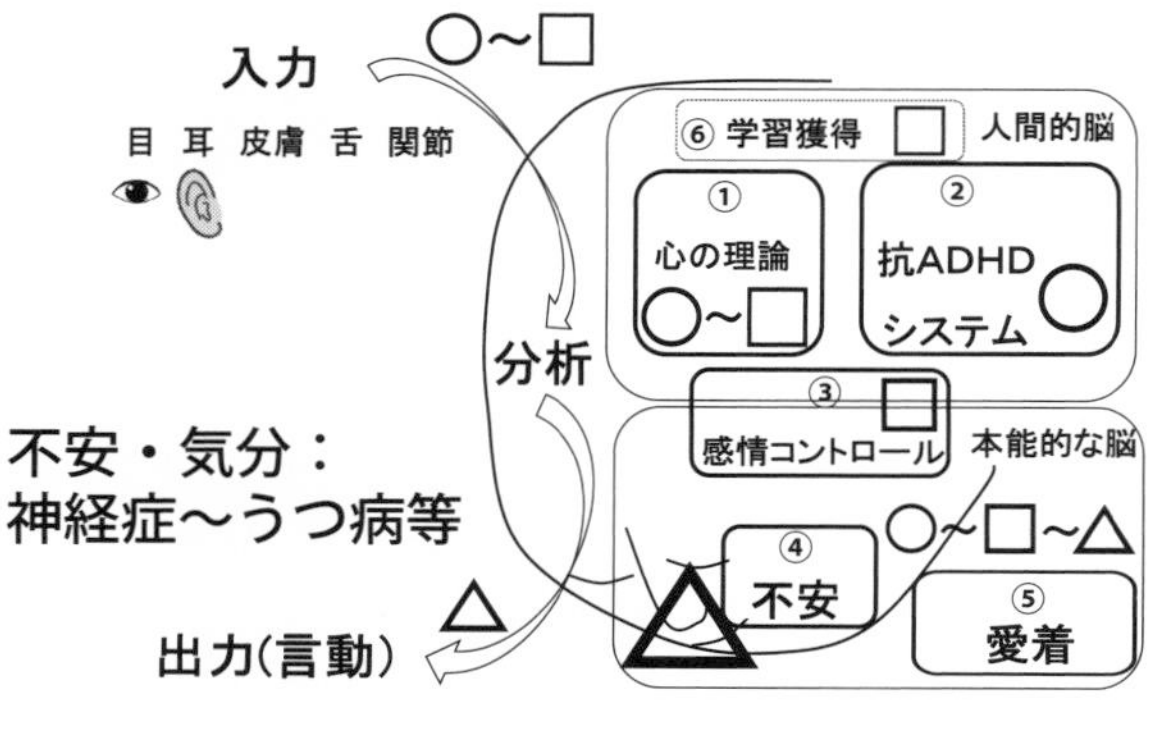

図 33　多数派の不登校では

そして不安や抑うつを強める中で、上位にある情報処理システムからの抑制が機能しなくなり、不安感知システムは暴走し、二次障がい（不安神経症、抑うつなど）を悪化させるでしょう。

二次障がいとしては、精神症状（うつ病などの気分障がい、強迫性障がい・パニック障がいなどの不安障がい、視野狭窄、スモールフォーカスなど）、行動化（攻撃的行動、多動、寡動、フリーズ、パニック、泣

き叫びなど）が起こってくるでしょう。また、身体症状（頭痛、腹痛、食欲低下、睡眠障がい、過呼吸など）が起こり、いわゆる心身症、身体表現性障がいを呈してくることもあるでしょう。

不登校に至るとは、脳システム不調が多方面で起こり、それらが絡み合い情報処理が困難になり、周囲や社会への不適応を起こし、不登校に至ることで自分の気持ち・生命・脳の情報処理システムの破綻に至らない条件を守ろうとしていると推測されます。

不登校とは複合的要因の結果でしょうから、多方面の不調さに対して、それぞれの支援が必要でしょう。単純に「登校刺激をすべきか否か」という問題ではないはずです。または、「お子さんが学校に来てさえくれれば何とかします。登校してくれれば学習を教えることができます」といった問題の立て方は、的外れで、部分的な支援（⑥学習支援のみ）の発想で、全く不十分となります。または、「自信をつけるように褒めれば、不登校は解消する」とのシンプルな対応も一面的過ぎることになり、支援の主力に据えるのは不適切となるでしょう。

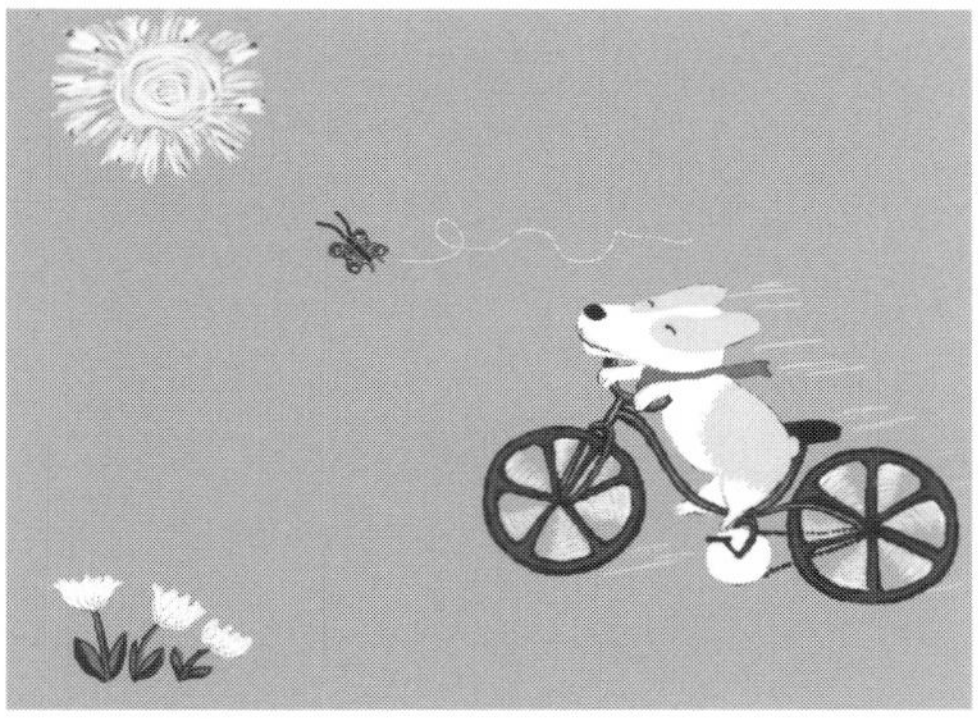

コーギーの自転車こぎ

コーギーワンコが自転車をこいでいます

ギーコギーコーギー

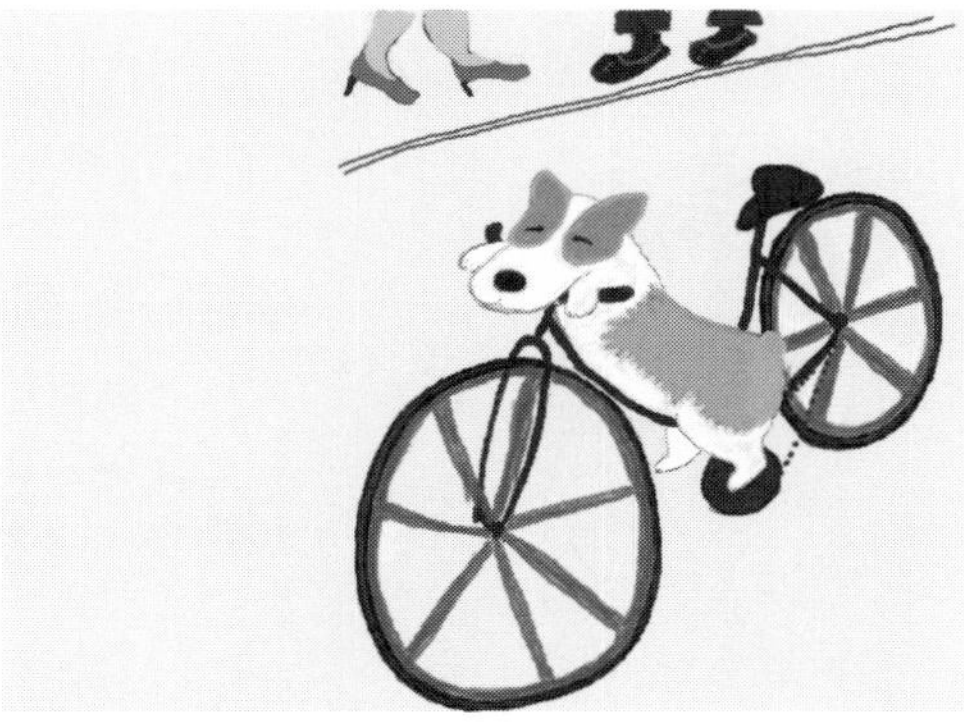

でも足がうまくとどきません

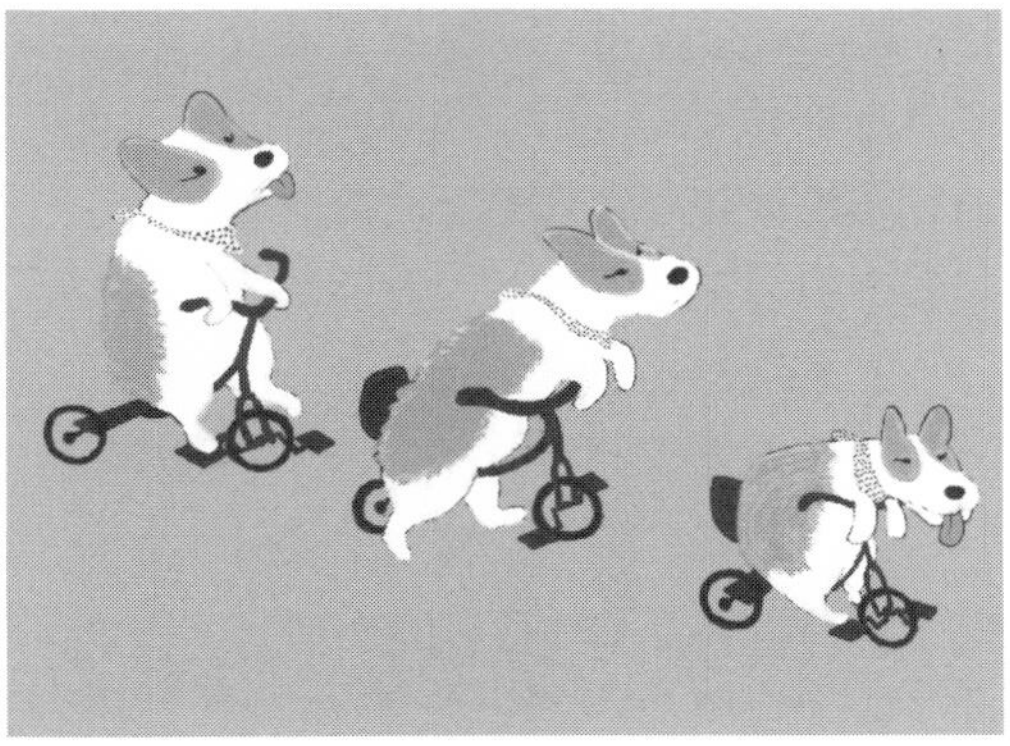

これは足の短いボクにもぴったり…

3　不登校を「脳システム論＋ネットワーク視点」で理解する

1）不登校の理解

不登校をどう理解するかについて述べます。

①　脳システム論の限界

心の理論を使って社会生活をする個人は、他人とのネットワークの中で生きています。ある人はその範囲を狭め、ある人はその範囲を広げ、生きています。脳システム論は、その個人の脳システムを主に問題にしています。ですので、他人とのネットワークの問題を直接扱っていないという、問題の立て方の狭さがあることになります。ここに、「脳システム論＋ネットワーク視点」をもちだして、不登校を理解する必要があるわけです（図 34）。

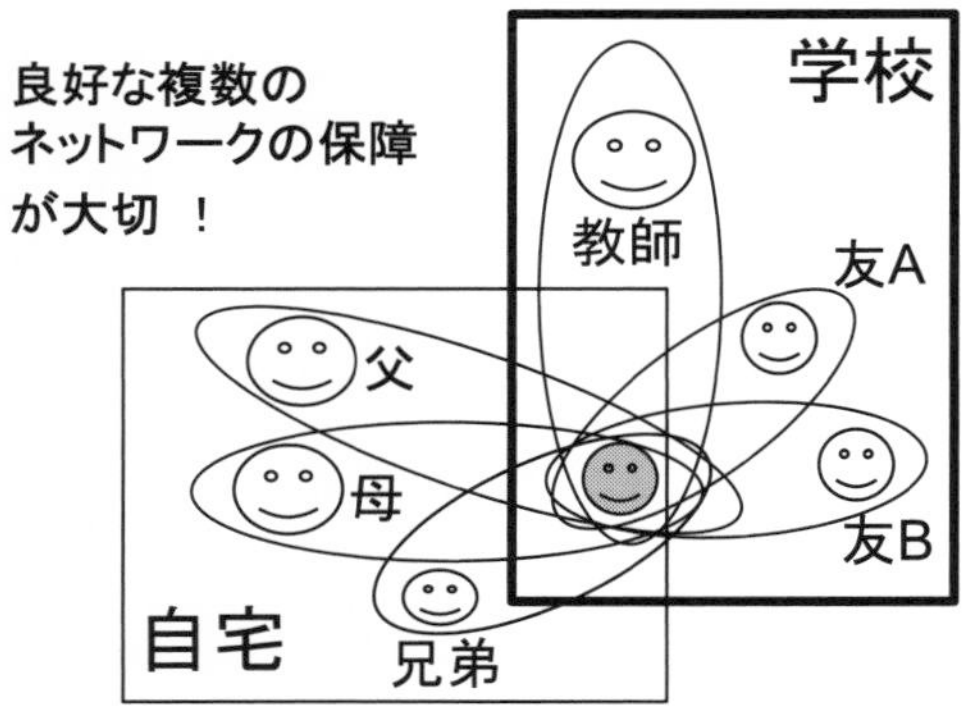

図 34　人はネットワークの中で生きる

②　脳システム論＋ネットワーク視点の導入

ネットワークの中で生きる人は一人では生きることができません（図 34）。家族そして他者集団の中でのネットワーク、年齢が上がれば趣味集団とのネットワークなど、様々なネットワークの中で生きることを通し、安定して人生を送ることができるようです。

一方で他人とのネットワークを好まない人々がいるのも事実です。例えば、心の理論不調の自閉スペクトラム症の方々、回避型愛着障がいスペクトラムの方々、うつ病など抑うつを強める中で社会生活をするエネルギーが目減りしている方々、引きこもっている方々の多くの部分で、その様な状態はみられます。馴れ親しんだ家庭内というネットワークしか許容しない人も出てきます。

多くのネットワークを作っての生き方はできないけれど、少数の小規模のネットワークの中で生きようとする人々もおられます。自閉スペクトラム症の幼少期ではおそらくそうです。家の中での母親とのネットワークで何とか生活しているという子もいるでしょう。

③　人はネットワークの中で生きる

一つでなく、複数のネットワークの中で安定できる力があってこそ、多数派がこなしているような社会生活が成立すると想像されます。ネットワーク網の意識的形成や人への慣れに向けての動きを、支援者側は心がける必要、仕掛ける必要があります。様々な小集団場面を作り、一緒に体を使った遊びや静かな遊びを共有し、時間と空間を共有する中で、いくつかのネットワークを経験する中で、人への信頼感・愛着が好転するでしょう。これは幼児や学童児だけではなく、引きこもりの成人も同様構造と推測します。

2）不登校児をとりまく各種情報と不登校要因（図 35）の分析を、脳システム論＋ネットワーク視点で

不登校に至る要因は、図 35 と表 17（114p）における　❶❷❸❹❺とまとめることができます。

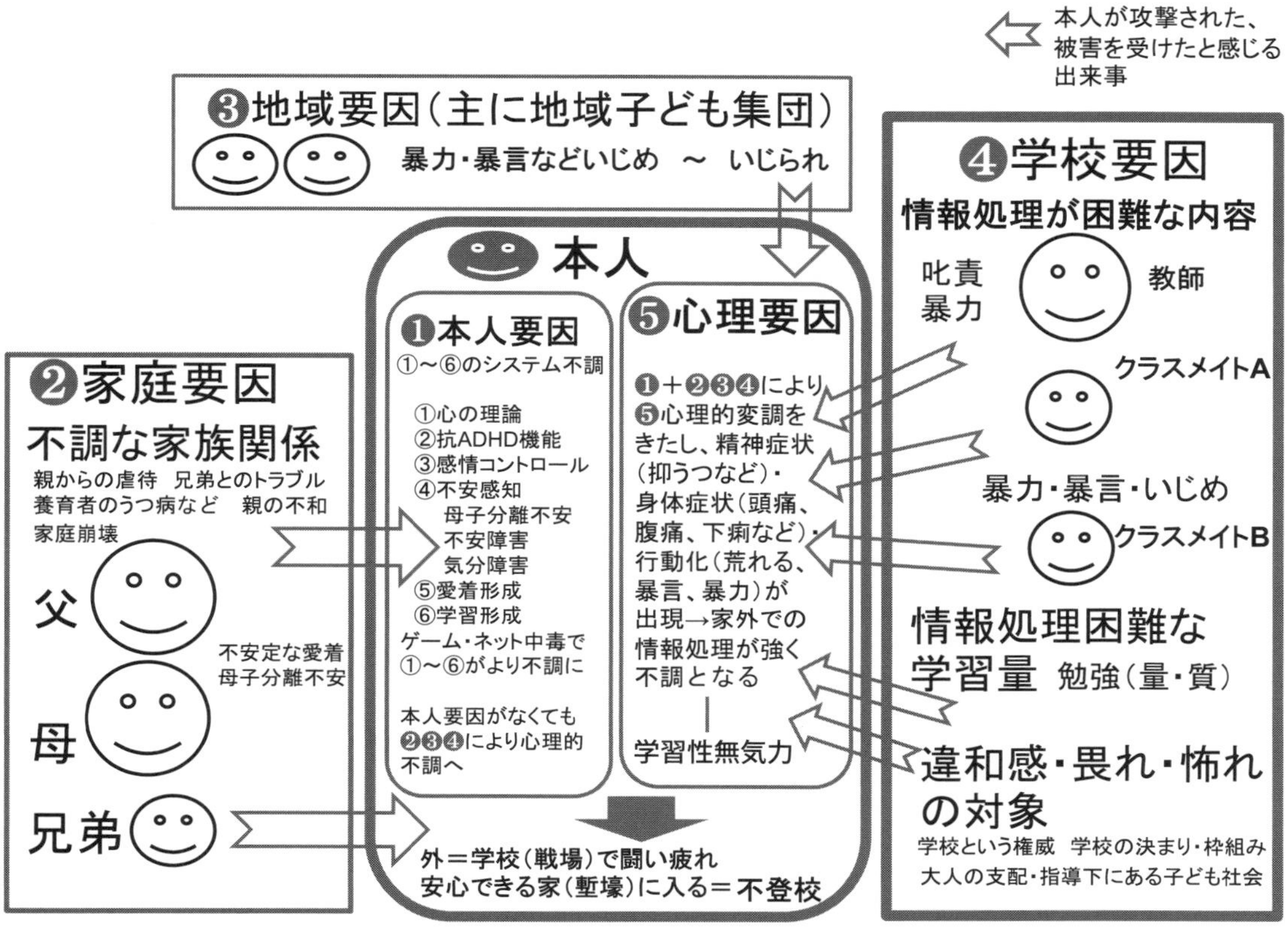

図 35　不登校の支援に必要な「脳システム論＋ネットワーク視点」

表 17　不登校に至る要因

❶　**本人要因**：脳システム論で論じた 6 つのシステムのある部分ないし全体の不調
❷　**ネットワーク－家庭要因**：家族構成員と本人との間の関係性の不良さ（例：虐待環境や電子メディアの過剰使用、家族間の不仲など）、親の健康状態（うつ病など）や家庭の経済状態（困窮など）による子への心理的影響など
❸　**ネットワーク－地域要因**：地域子ども集団での受け入れ状態（いじめ・いじられ状況）と本人のいじめられ感・不適応感の増大
❹　**ネットワーク－学校要因**：教師との関係性の不良さ、クラスメイトとの関係性の不良さ、本人の脳システムの情報処理能力に対して不適切な教科学習の量と質が与えられた結果の学業嫌いや拒否状況、学校に対する畏れ・怖れ（学校という場・決まり・枠組への違和感など）の醸成
❺　**心理要因**：❶本人要因＝脳システム 6 つの動きの不調さと、❷❸❹との関係性の中で、本人の気持ち・心理状態が社会に適応しにくい方向になる事

表 17 を、より詳細に説明します。

❶　**本人要因**では、脳システム不調＝情報処理の困難さを抱えつつ周囲に対し不安を強めている姿が、不登校では多くみられます。不安の強い中で、ささいな刺激でも敏感に感じ取ったり、自分に攻撃的な情報と誤認したりで、それらがある学校に行きたくないとの思いにつながるでしょう。安定した母子愛着形成の遅れや不調の中では、これらの不安は払拭されず、不安感知システムが強く動くでしょう。

❷　**ネットワーク－家庭要因**では、虐待・経済的困窮・養育者のうつ病などの精神疾患・子育てに不適切な家庭環境が挙げられます。これらの状況では、子は不安を強め、愛着障がいは深まり、感情コントロー

ル不良となり、心の理論を動かそうとしないための不調等のストーリーが考えられ、外への適応力の低下、不登校の基礎がつくられます。または十分な愛着形成が成立していない＝愛着障がいスペクトラムを背景にした中で、母子分離不安が解消せず、それを強めての不登校も起こります。

❸ **ネットワーク－地域要因**　地域での子ども間のいじめや他児よりのいじりは、子どもの心の健全な育ちへのマイナス要因になり、自己評価の低下につながるでしょう。そして、学校への適応低下を来し、不登校の道へと子を歩ませるでしょう。

❹ **ネットワーク－学校要因**　学校の問題として、教師やクラスメイトとのトラブル、それらへの対処が不適切だった中での学校への信頼感の喪失・拒否、結果としての不登校例が目立ちます。また、学校とは処理しなければならない情報（人間関係、教科学習）の多い場所であり、知的に高くない子にとっては、勉強量の多さや勉強の質の難易度は不登校に至る大きな要因になります。これを新聞紙上では「教育虐待」とまとめた言葉が使われていました。また入学式や卒業式等の厳粛とされる儀式は、子どもたちにとり理解しがたい非日常的な雰囲気であり、不安をかきたてる時間と空間と推測され、不登校要因の醸成につながる可能性はありましょう。これらの学校要因は、子に対する「スクールハラスメント」との表現も散見されますが、なるほどと思います。

❺ **心理要因**では、❶～❹が入り混じる中で、最終的に本人は「行かない」と決意します（決意タイプ）。また「行きたいけれど、行けない」「行こうと思うと腹痛・頭痛が出て、体調不良になり行けない」という状態（逡巡タイプ、心身症タイプ）になるわけです。このように二つに分ける分類も、臨床的判断や支援の判断上で意味があると思います（121p）。

以上、不登校を考える時には、❶～❺の視点を検討し、それぞれのシステム状況を評価し、それぞれの視点での支援を考える、個別支援計画を考え作成することが、重要かつ必要です。これを「脳システム論＋ネットワーク視点」と呼称しています。

ちょっと一言一休み 18　不登校と生活リズム

生命体として毎日外へ出るリズムは大事にしましょう。生命体は、日中は外に出て活動（食事をするなど）をし、夜は自分の安心できる住処に帰って寝るのです。白鳥などの鳥類、ライオンなどの哺乳動物、そして人間も同じです。このリズムが、不登校や引きこもりでは崩れます。また抑うつを強める中で、自分の住処から出ようとしない人が出てきます。

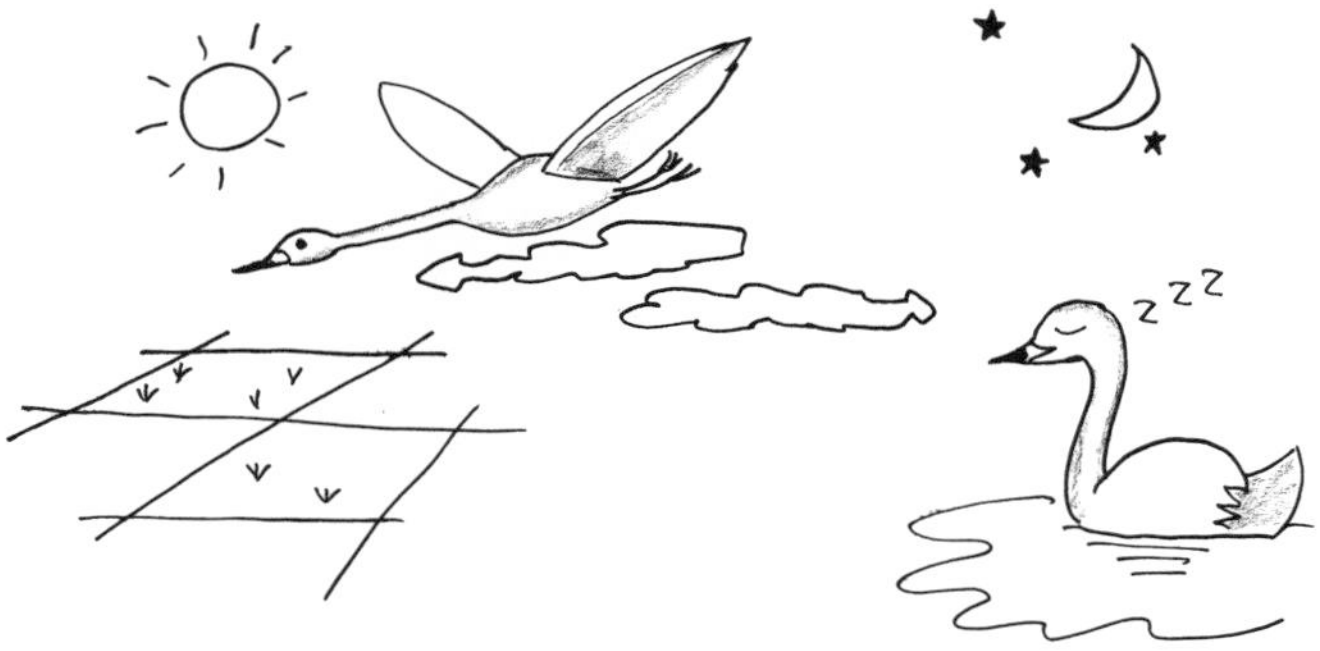

何とか、生活リズムを保つことは、生命体としては必要かつ自然な事と考えます。うつ病の改善期には、朝は窓のカーテンを開け、太陽の光を浴び、散歩などでリズミカルな生活をすることが推奨されていますが、不登校でも大事な視点でしょう。もちろん入眠前に電子メディアを止めて脳をクールダウンし、夜更かしをしないで寝ることも、より良い朝や一日の生活内容の改善のためには大事です。

4　不登校への支援＝合理的配慮に向けて

1）「脳システム論＋ネットワーク視点」からの不登校への支援

図 36 に、「脳システム論＋ネットワーク視点」からの支援のアウトラインを述べました。詳細を以下に述べます。

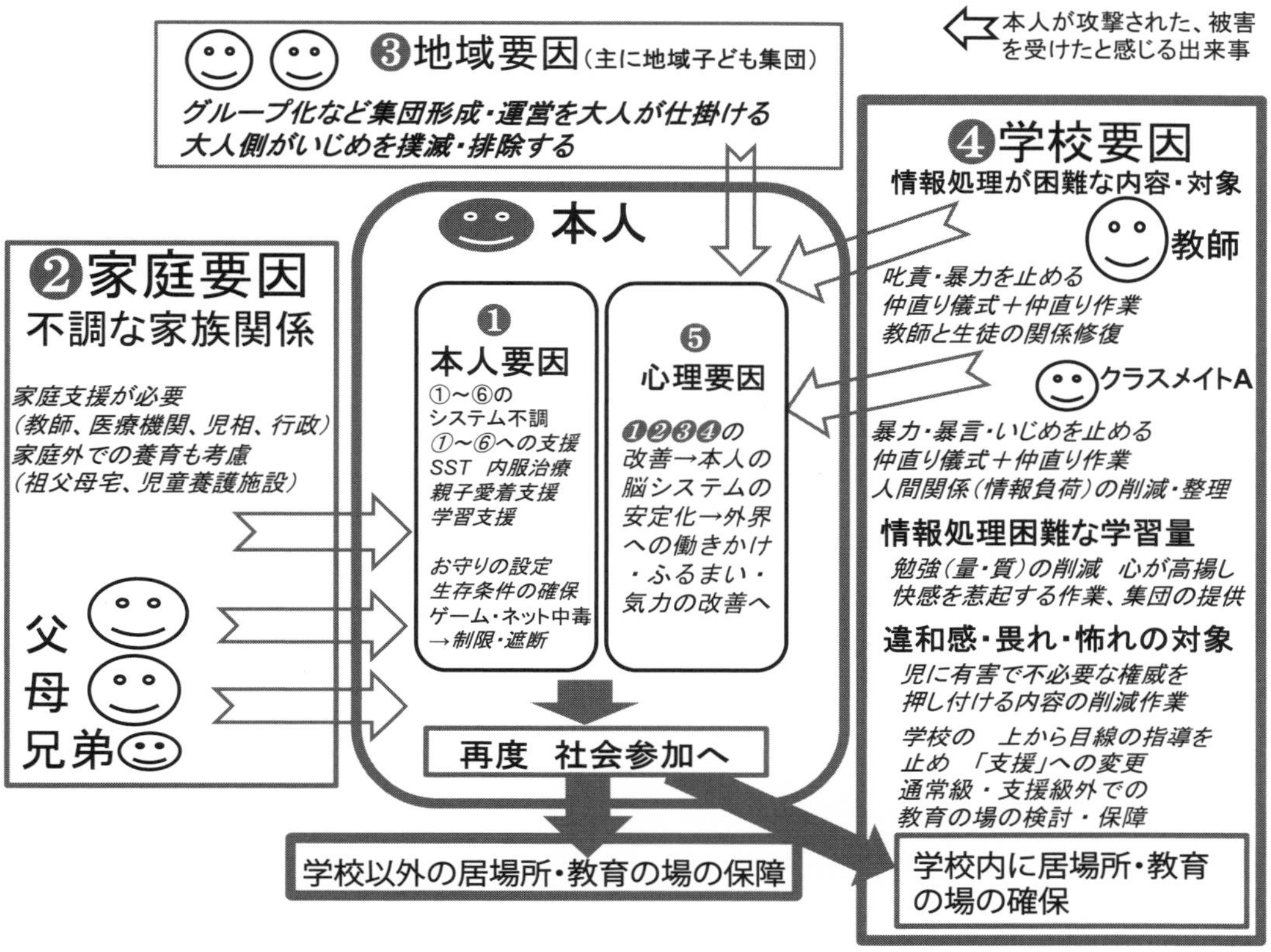

図 36　不登校の支援－「脳システム論＋ネットワーク視点」から支援者・大人が配慮すること
SST：ソーシャルスキルトレーニングのことで、社交技術、会話技術などを学ぶこと。

❶ **本人要因**：脳システム論で論じた 6 つのシステムの不調への支援は、前記（39〜72p）の通りです。不登校の中でゲームやネットに中毒的ならば、大人側としては、子どもの生活の中でのゲーム遊興時間を制限ないし禁止し、生活リズム・内容の立て直しをすべきとなります。

❷ **ネットワークー家庭要因**：家族構成員と本人との間に関係性の不良さがあるならば、家族もですが改善への努力を大人側（教師、医療側、児童相談所、民生委員など相談支援者）がするべきです。社会的養育をする時代にあっては、学校も家庭生活に助言をする立場性や使命があり、教師から家庭環境の改善をめざす助言や支援はあってしかるべきでしょう。父母や兄弟へ、どのように家庭で当該児童と付き合ってほしいかを助言すること、不適切な付き合い方とは何かを指摘し支援することは、学童期には教育側の仕事の範囲と考えます。これは医療機関も同じ任務を持ち、社会的養育の一部分を担っている立場として、養育実践者（父母など）に助言をする立場にあります。児童相談所や行政（保健師、民生委員など）も同様と考えます。努力しても改善が困難で、強度な虐待環境など、余りにも養育環境として不適切な家庭環境であれば、虐待通告が児童相談所になされ、家庭外（児童相談所への一時保護、児童

養護施設など）での養育が選択される必要があり、児童相談所など行政の関与が確実に必要です。

❸ **ネットワーク－地域要因**：地域子ども集団への受け入れ状況の悪化（いじめ・いじられ状況）と本人のいじめられ感・不適応感の増大があるならば、心地よい小グループ化などで受け入れられる経験を積んでもらう、かついじめからの防衛・見守りを大人側がするなど、集団形成・運営を大人が仕掛けるべきでしょう。「大人側が子ども間のいじめを撲滅・排除する」ことは、大人の義務です。

❹ **ネットワーク－学校要因**：教師による不必要な叱責などの言葉の暴力や身体への暴力を止め、また過去にこれらの出来事があれば、そのことを子に謝罪し、教師は子と仲直りする必要があります。謝罪・仲直りの儀式がなされ、子ども側が「許した」と表現しても、なかなか関係性は修復されないことは多いでしょう。教師と子どもが一緒に運動や遊びなどの共同作業を通して、子ども側において教師への安心・学校での安全を再確認してもらい、そして先生への良き思いが芽生えるように誘導する（愛着の再建）には、それなりの時間が必要になります。教師と子が気持ち・感情を共有するといった時間のかかる共同作業をする必要があるのです。

このプロセスが個別支援計画で重要となるケースは多々あるのですが、教師側が、そのように認識していない場合が多いです。

クラスメイトとの関係性の不良に関しては、大人側が子どもの間の暴力・いじめの排除をすることがまずは必要です。いじめが排除できても、当該の子とクラスメイトとの関係修復には、かなりの時間が必要でしょう。子ども同士が学校内外で一緒に遊ぶ機会を作る支援を、教師・父母・大人が作る必要があります。天敵関係ないし感覚的嫌悪感に育っている場面には、物理的に離すしかありません。「仲良くしましょう」は、一般的多数派文化の押しつけでしかなく、無理解な対応となります。

本人の脳システムへの容量オーバーになる勉強の量と質が与えられ、結果として学業嫌いに至った場合には、勉強量の削減・支援級の利用などを通して、子ども側に自信を取り戻してもらう必要があります。また心が高揚し快感を惹起できる作業・プレイ・集団の提供が、学校集団現場で子に対してなされる必要があります。

学校への違和感・畏れ・怖れ（学校という場・決まり・枠組への違和感など）を通り越し、恐怖・拒否が醸成されてしまったならば、何らかのリセットをして再度関係性を修復・再建する必要があります。所属のクラスを変えたり、転校することも視野に入るでしょう。そして、子ども側に不安を感じさせる学校原因を、教師側が排除・変形させる必要があるでしょう。式典での厳粛さを醸し出すための大人側の服装・振る舞いを含めての、卒業式・入学式の非日常的な雰囲気は、自閉症タイプの子では忍耐の限界を超え情報処理が不可能になり、パニックを起こしたり拒否が起こることもあるでしょう。多数派の子は、何か違和感はあるが許容するしかないと思い込んでいる、または情報処理に耐えられる範囲と判断しているのでしょう。卒業式・入学式の雰囲気や服装をカジュアル化することや式の短時間化の検討は、拒否感の減少と耐えられる範囲の模索としては必要でしょう。それらを通して、学校に対する、畏れ・怖れが減少方向に向かうでしょう。

また通常学校という場を選択しない子どもには、別の場所で教育を受け成長できる場所を学校内外に、社会的に保障すべきとなります。

❺ **心理要因・変調**：❶本人要因＝脳システム 6 つの動きの不調と、ゲーム・ネット中毒にて学校や親兄弟などへの興味が減少している状況と、❷❸❹との関係性の中で、本人の気持ち・心理状態が、社会適応から外れる方向に行くのでしょう。

登校しぶりや不登校の初期で決定的に学校を拒否していない場合には、登校刺激が有用な場面はあるでしょう。背中を押されると登校できる段階、人間関係の処理や学習といった情報処理がなんとかできる段階があることを意味します。「がんばろう。もう少し！」、ないしは表現は良くないですが「だまし

だまし」の登校刺激をすることが、まだ子どもの気持ちを学校に向ける上で有用な段階と言えます。

はげます事、ないしは「だましだまし」の登校刺激が通用しなくなり、決定的に登校を拒否する時点が来ます。学校という戦場で無理を押しての情報処理はしないと子が決意し、戦場での塹壕に当たる、安心できる家という場所に自分の身を置くことを決意した結果が、不登校と理解できます。この段階では、完全不登校でしょうし、登校刺激は無意味でしょう。学校外の居場所そして教育を受ける場をつくる必要性が、社会側にあります。現在の学校という教育システムでは、確実に不登校はコンスタントに出現しているからです（小学生 0.5%、中学生 3%）。

2）自信を付けるために

脳システムの不調へのアプローチを支援者が行う中で、本人の脳内状況はある程度は改善するでしょう。そして、本人の気分・意欲・抑うつ感などは改善するでしょう。そして、周囲に働きかけ、周囲からの情報を受け取る中で、自らの成長を望むことにつながれば、集団に参加することが可能になるでしょう。

「自信」と言われるものは、あいまいな言葉ですが、「自信のコップに水をためる」との表現をし、「コンプリメント＝褒める」ことを主体として不登校支援をしようという不登校対応への主張もあります（文献 4－e）。脳システム論での各方面での支援を通して、最終的には「本人が周囲に働きかける自信やエネルギーを蓄積する」ことにつながらないと、外部に働きかけてみよう、学校に行ってみようとの意欲・動機づけは成立しないと推測できます。「心が動けば体は動く」のですが、「心が動かねば体は動かない」のです。

環境調整をしつつ、言葉による認証（認める）・コンプリメント（褒める）を強化しましょう。「あなたは△□○する力がある」という表現が推奨されています（文献 4－e）。なるほどと思います。「あなたは、お母さんを幸せにする力がある」「あなたは、友達と仲良くなれる力がある」「あなたは、漢字で日記を書く力がある」「あなたは、人にやさしさを届ける力がある」などですが、改めてこのような言葉かけを本人にシャワーのように与えることは、確かに有意義と思います。

3）不登校児が即ショートケアにつながらない現実の中で（図 37）

不登校のお子さんにクリニックの外来で出会い、小集団（精神科ショートケアなど）への参加を呼び掛けても、ストレートに参加できる事は困難です。それまでの不登校になる経過の中で、集団への拒否感や他人への不信感が払拭できず、小さな集団だとしても安心できないと判断するようです。参加すると自分にとって不必要な情報処理が迫ってくる、無理難題が降りかかってくると感じ、大いなる不安を感じるのでしょう。そして不安と緊張を高め、小集団参加すら避けるのでしょう。その意味では、直接的に小集団への参加誘導を即行うことは不適切でしょう。

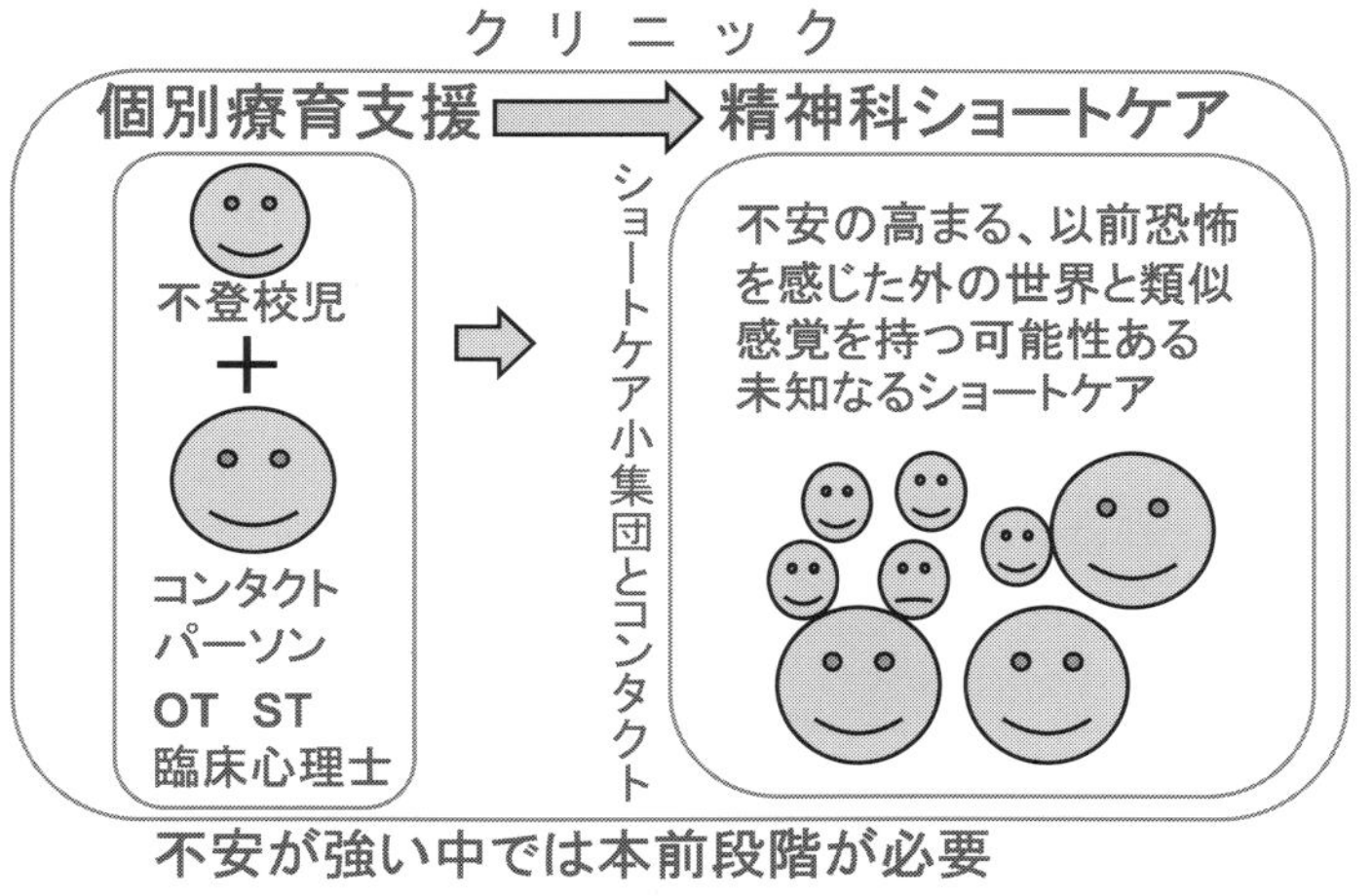

図 37　ショートケアへ直につながらない中、準備が必要
OT：作業療法士　ST：言語聴覚士

まずは、そのお子さんがクリニックに慣れ、「クリニックのスタッフは、あなたの敵でなく味方であり、あなたに寄り添う存在」である事を体感的に知ってもらう必要があります。小集団に入るにあたっての、社会との接触を支援する役割を持つコンタクトパーソンとして、クリニックスタッフが動くことが必要です。個別支援を何回か繰り返して、スタッフと

気持ちを共有することを通して人に慣れたら、その次は一緒にショートケアの場に短時間参加をします。その後、本人が場に慣れ、納得し、参加への気持ちが高揚するのを待ちます。不安を強め他人への愛着が削れている中では、このような援助付きの小集団参加の準備プロセスは必要です。

4） クリニックに来ることができない方もおられる現実の中で（図 38）

家から出たがらない不登校児が多い中で、クリニックに来ること、クリニックに足を踏み入れることができない人も、それなりにおられるわけです。何とか親子で車に乗ってクリニックの駐車場に来たのですが、車から降りることができない、またはクリニックの建物に入れないのです。車まで会いに行っても拒否する人も出てきます。外の世界は不安がいっぱいで、安心できないのでしょう。

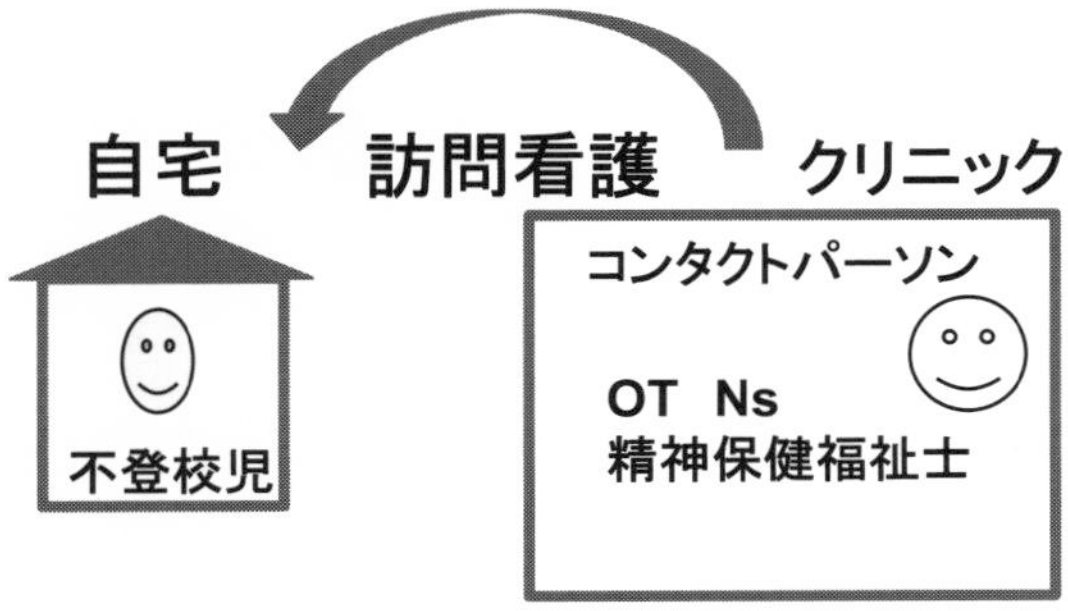

図 38　クリニックに来れない方へ
OT：作業療法士　　Ns：看護師

不登校児が安心できている家の中にスタッフが訪ね入り、本人と会い安心してもらうことから始める必要がある人もおられます。いわゆる「精神科訪問看護」制度を使って、アプローチをすることになります。

5） 不登校へのアプローチにおいて通常校で乏しいと思われる視点（図 39）

・通常学校／通常級の不登校対応の典型の一つ

通常学校／通常級の不登校対応の典型の一つは、次のような内容が未だにあるのが現実のようです。「ともかくも、短時間でも学校に来ていただければ何とかします。学習が遅れないように配慮することができます」。もしこれだけだとすると、ここには何故不登校になったかの視点、そして不登校に至った子の心の中の不調状態を把握しようとの視点がないことになります。①心の理論、②抗 ADHD 機能、③感情コントロール、④不安感知システム、⑤愛着形成システムでの問題点を考えずに、それらの順調な動きを背景に成立するはずの「⑥学習」の入り方だけ、学業の遅れの解消だけを問題にしていることになります。

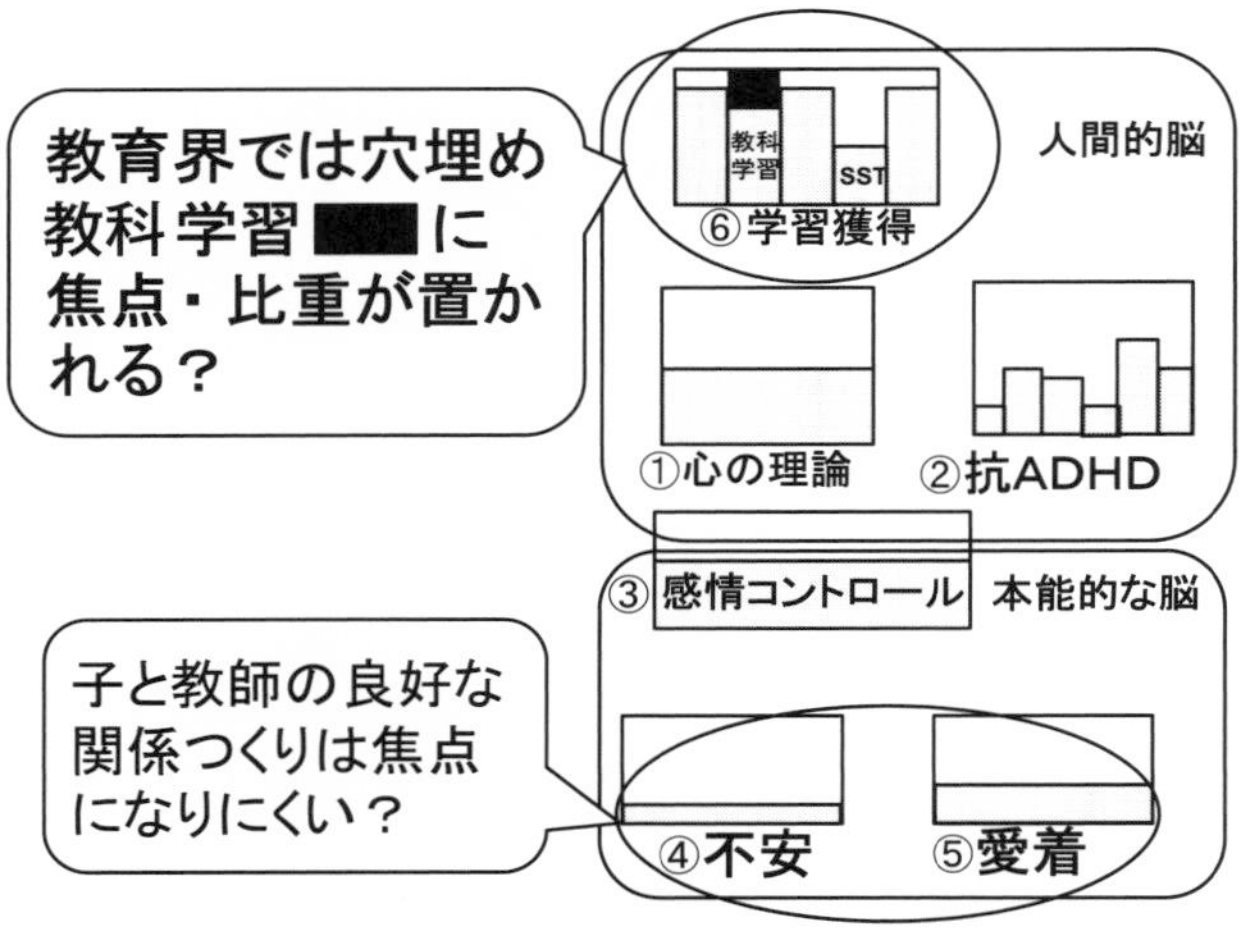

図 39　支援の焦点はどこに？

多くの不登校児では、この「学習の遅れを何とか穴埋めしようとする学習支援」のみでは再適応（再登校開始）はもちろん不可能であり、本対応のみでは不登校が長引くことを助長することにもつながります。脳システム論で不登校児の状況評価をし、各方面への支援を組み立てる中で、より良い方向性がみえるでしょう。「脳システム論＋ネットワーク視点での評価をし個別支援を考える」視点が必要と考えます。

・学習システムが上手く動くために一まずは不安の払拭

⑥学習システムが上手く動くためには、脳全体を安定化させておく必要がありましょう。まずは下位脳＝本能的脳を安定化させる、つまり不安感知システムと愛着形成システムを安定的に動くようにしておく必要がありましょう。不安をとる工夫を考え、「あなたを見守っている親や先生を頼って良いのだよ」と伝え理

解してもらいましょう。支援者と子の良好な関係性を作るために、一緒に遊ぶ時間を共有しましょう。いったんできあがった「学校に行かない」という「決意」を溶かすには、長い時間がかかるはずです。

教師が子の愛着対象として自らを位置づけ、子どもと一緒に楽しく互いに快感を感じる時間を共有することを通して、子は教師などに対する不安を払拭することができ、感情コントロールシステムも安定化させることができるでしょう。脳の下部システムが安定すると、上部にある心の理論や抗 ADHD 機能が安定して動く基礎ができるでしょう。その後に脳システム全体が安定する中で、各種の「学習」を進めることができるでしょう。

教科学習の遅れだけを問題にし、それへの対応を考える事だけでは、あまりにも上辺だけの支援となり上手く行かないでしょう。それなりに上手く行く人がいるとすれば、6 つのシステム不調は極めて軽い人と推測・理解できます。

・通常級と適応指導教室の間に中間がないのでは？　不登校対応理念の共有がないのでは？

適応指導教室は、通常校での不登校対応とは、かなりかけ離れたスタンスで不登校児に対応していると理解しています。当クリニックのショートケア（精神科の 3 時間滞在型ケア - ホームページ参照）と同様のスタンスと推測しています。ですが、通常校／通常級と適応指導教室の中間がないと感じます。中間としては、通常校での保健室、別室、支援級などが使いうる資源と推測しますが、通常校での不登校対応の理念が登校児仕様であり、不登校児仕様になっていない中では、避難場所＋α以上のものではないと感じます。

通常校での小集団の中で、教科学習でない時間・空間を演出して欲しいのです。教師と一緒に、料理をしたり、作品製作をしたり、農作業をしたりといった活動を通し、「学校って面白い」という思いが子に沸き上がる仕掛けを通して、不登校児の心が動く、体が動く、心が学校に向く仕掛けをしていただきたいのです。200 人中 6 人の中学生の不登校、200 人中一人の小学生の不登校という全国的な統計の現実は、教科学習でない「生きる力を育む教育」支援システムを、文科省を含む行政や社会が作り上げるべきであることを、私たちに教えてくれています。

まずは、現場のトップである校長の意識の変容が必要でしょう。現場のコーディネーター中心に、個別支援計画をつくる中で、少しずつ学校が変わることが期待されます。そしてその内容を校長の了承のもとで、現実化や校内で汎化（一般化）することへ進んでいただければと思います。例えば、44 ページに紹介した通常クラスでの衝立（ついたて）を 4～6 人グループのための掲示板として利用しつつ、クラスを 4 つの集団として割けての授業風景をたくさん現出させることもありでしょう。支援級でよく使われる衝立ですが、「通常クラスでも衝立を利用するのが当たり前で、ユニバーサルデザインである」とする時代でしょう。常々でなくても、必要時に即使えるように常にクラスに置いておくようにしたらいかがでしょうか。これだけでも一歩前進と思います。また、学級崩壊を阻止できる方向になりうると推測しています。

「人が集まる学校が　安心の場に！！
そして、できれば　心踊る楽しい場に！！」

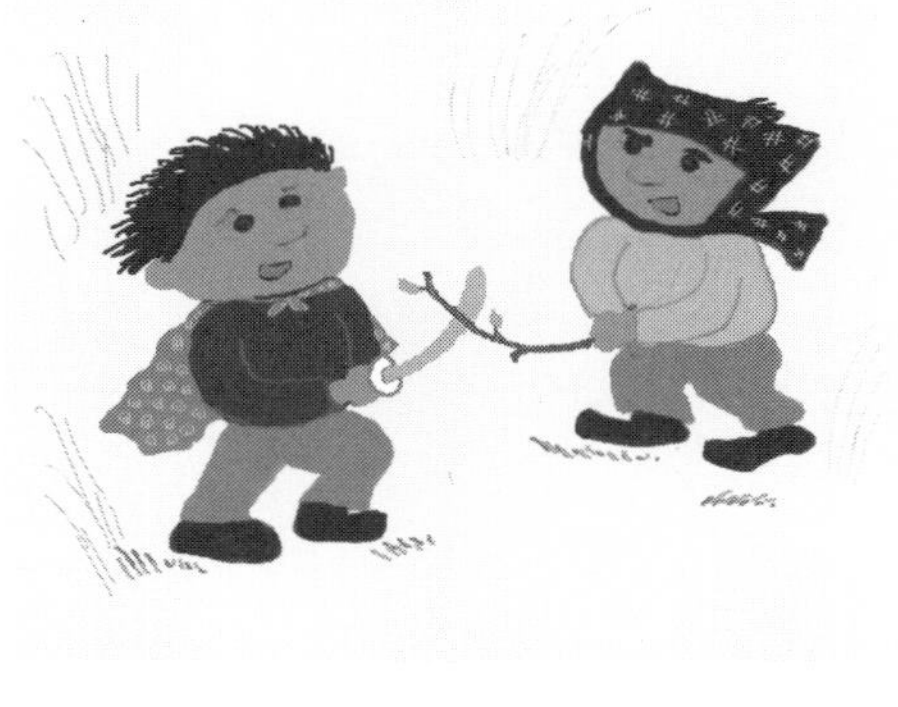

5　不登校の 2 つの表現型

不登校は、表現型として 2 つに大別される様に思います。①から⑥の 6 つの脳システムの稼働状況の不調、稼働バランスの不調を背景に、1）「行きたいけれど学校にいけない人」（逡巡タイプ）、2）「学校には行かないと決めた人」（決意タイプ）の 2 つのタイプに、分かれると想像しています。

1）**逡巡《しゅんじゅん》タイプ**：このタイプは、「学校に行きたい（?）。でも行けない。おなかが朝に痛くなるし…時には頭痛や吐き気も…」を繰り返す状態です。自らの脳システムの不調はまだ何とかなる段階と本人は認識している（?）中で、周囲が「頑張ろうね。まだ頑張れるよ」と励まし背中を押し、登校刺激をし、「だましだまし」学校に適応させようという試みが成功する場合もあるかもしれない状態、つまり「軽度の不登校病理」と言うことができます。もちろん心身症や身体表現性障がいというような症状が出現することで、登校できないお子さんも多く出てきます。学校や社会参加時間を削減するなどの環境調整や医療支援はおそらく必要です。

2）**決意タイプ**：これは、逡巡することを止めたタイプです。「学校へは行かない」との結論を出し、堅く決意することで、情報処理上の混乱を避けようとしている、自分を守ろうとしていると推測できます。この決意を翻すことは当面困難で、登校刺激は不登校を好転・改善させる刺激とはならないでしょう。

子どもは「行こうか、行くのを止めようか」と悩むのではなく、「学校に行かない」と決め、ストレスを避け脳機能の温存をしていると言えます。そして、それはある程度成功するわけです。うつ病になって仕事が困難になった大人では、ドクターストップで社会参加を一時制限してもらい、情報を少なくして脳システムへの負荷を避ける（休養してもらう）ことは一般的対応ですが、これと同様なことを自主的に本人自ら行っているのが「不登校」と言えます。

この段階では、「学校」とは決定的に不安を感じる対象であり、畏れ・怖れを感じる学校に近寄らないのが正解と判断しているでしょう。学校に行きなさいと言われても、自分を守るためには拒否をするわけです。「君子危うきに近寄らず」です。この状態では、登校刺激は、無意味となり、親子にとってトラブルのもとでしかないでしょう。むしろ、ストレスが大きい学校へは「行かなくていいよ」と支援者は判断し、子どもに告げ、「他の居場所、学びができる場所を探そう」と指針を示してあげたいものです。

もちろん。1）と 2）の状態を行ったり来たりもあるでしょう。

支援としては、脳システムでの不調全体を修正・改善することにまずは力を注ぐべきであり、特に本能的脳システムである不安感知システムの安定化、家族関係や教師・友との愛着形成の活性化・再建をまずは進め、並行して家庭外の「居場所の確保、教育を受ける場所の確保」が必要でしょう。

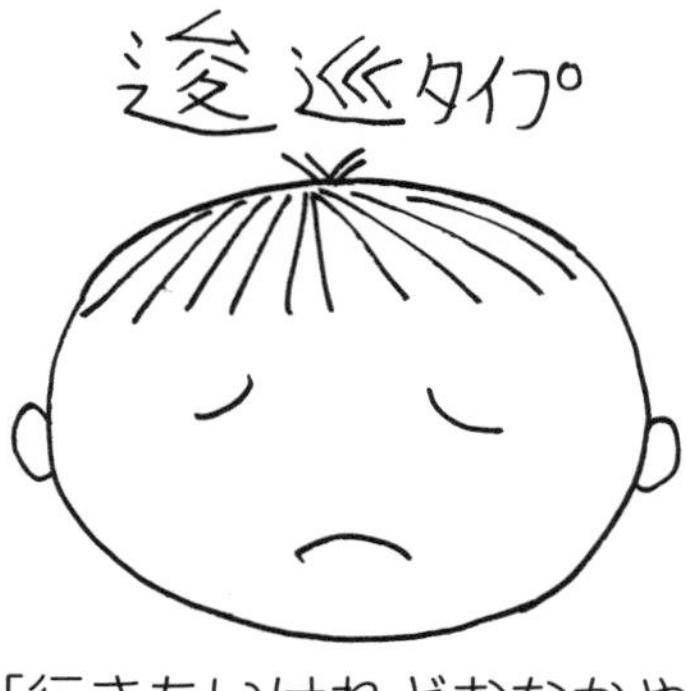

「行きたいけれどおなかや頭が痛くて気持ち悪くてつらい。行けない」

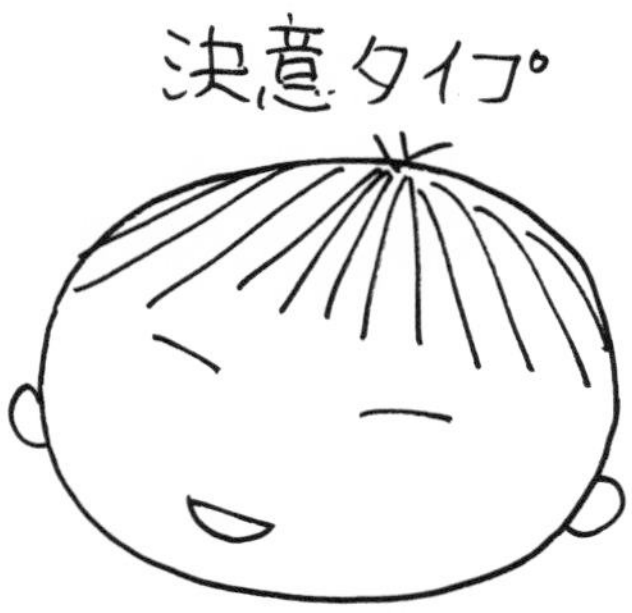

「学校とは大きな距離をとったので安心！」

6　自信・意欲・自己肯定感がないと、人は外界に働きかけません

「脳システム論＋ネットワーク視点」だけでは不登校支援として不十分

これまで、「脳システム論＋ネットワーク視点」で、不登校支援を考えてきました。しかし、これだけでは、不登校支援の考え方としては不十分で、人は再度社会に向かって動き出しません。「人は、外からの刺激を処理する情報処理マシン・ロボット・コンピュータではなく、自信に裏打ちされた外界への思い、何かしらをしたいという意識・意思・意欲を持つ生命体」だからです。「脳システム論＋ネットワーク視点＋自信・自己肯定感」の論点が必要となります。

外界に不安がなければ、外界に出ていくのが、生命体です。外界には、自分が生きていく上で必要なものが多くあるからで、自分の慣れ親しんだ住処にはそれがないからです。外に対する不安が払拭されたら、外界に打って出て行き、食べ物を外で得ないと生きていけないのです。これが動物としての基本です。動物である人間も同様なはずですが、高度に分業化された社会・生活の中で、社会の中での自分の位置を見失っていくようです。社会の中で自分が何をすれば良いのかといった思いが出る程に、社会と関わった経験がない不登校・ひきこもり状態の人には、無理もないことでしょう。

「自信に裏打ちされた外界への思い」をつくることが必要になります。

社会と関わった経験がない不登校・ひきこもり状態から、動物・生命体としての基本的な生活スタイル・リズムにどう脱出できる・戻れるでしょうか？　いくつか可能性ある場所・場面を以下の表に記載してみます。これは、より自然や大地に触れる農業や漁業など現業部門に近い内容がある場面、または人間生活の基本的な流れを見聞きし触れることができる場所ではないでしょうか（これは私の感覚で、読者の皆様からの良いアイデアをご教示いただきたいと思います）

表 18　人が動物・生命体としての基本的な生活スタイル・リズムに戻れるであろう場面

最も可能性のある場所？

・農業（稲作、野菜栽培、果物栽培）の現場で、農業体験と食がイメージできる場所
　　田植え、稲刈り、草取り、種の植え付け、野菜の収穫など

次に可能性のある場所？

・社会の流れをみることができる場所
　　漁港における魚の水揚げ、セリ市場、そして出荷される場面
　　農産物が生産された後に農産物が集まる集積場、そこから出荷される場面
　　商品の生産工場、その後の販売店への商品の搬入と売り場への品出し作業場面
・アウトドア体験、文明化されていない地域・場所での生活を組み立てる作業
　　キャンプ、一人旅（バックパッカー）

その他ー家庭の中で

・米、野菜、果物などを使って、生きるための食事を作る
・衣服を洗濯し乾燥のために干す、乾いた洗濯物をとり込んでたたむ
・風呂や部屋の掃除
・部屋の整理整頓
・食後の食器洗い　　　　など

その他も候補に入りますが、分業が進んでいるのが、食品を含む生活必需品の生産分野であり、現代の多くの人は、直接生命体・動物である人間にとっての「生き死に」が問われる場面からは距離が遠くなっています。そのために不登校・ひきこもりの方の心への、表 18 のような場面が及ぼす影響力は弱いと推

測できます。家庭であれば、これらは親や他人がしてくれると考え甘える事ができる内容だからです。

不登校・ひきこもりといった、家庭の中で親・家族から守られ衣食住を保障されている内は、外界に打って出なくても良い事になります。しかし、これは他人に依存しているという意味で、限界つきの特殊な状況です。余裕ある社会である場合、家族から守られている場合、一人では生きていけない生命体として、要保護が必要な生命体として承認されていることになります。寝たきりで移動できず、食事が自分で摂れないなどの状況があれば、社会や家族から要保護対象として認識され、生活支援を受ける事になるのと同じです。

おそらく不登校や引きこもりも、心の状況が要保護対象であると認識されると（心の状態が抑うつを深めている、不安を強めている、身体症状があり起き上がれない・動けないなど）、家庭内そして社会によって不登校・ひきこもり状態は了承・許容される事になるでしょう。ただし、それは、家族に不必要な迷惑（家庭内暴力などによる家族構成員への迷惑）をかけないという条件がある範囲でしょう。

これらの状態では、確かに医療の関与で心の治療をしつつ社会参加への復帰を目指す事は妥当でしょう。そのためには、不登校引きこもりにおける「学習性無気力」（文献4－d）からの脱出を試みる必要があります。いつまでも保護下ではいられないのと、他人に依存した生き方からの脱出を準備することは、生命体としては自然かつ妥当な話でしょう。

これには、意思・意欲・動機づけ・外に対する自信・自己肯定感・自己評価・自尊感情といった言葉で表される生命体としての「命の発露」が必要です。衣食住が満たされた生活の中からは「命の発露」としての、「何かをしようという意思」が出てこないように思います。やはり満たされていないハングリーな状況や実体験が必要なのでしょう。ある程度気持ちと体が動ける人は山林留学も意味あることは想像できます。

学校に「行きたいけれど行けない」という状況は、登校意欲としてはある事を発語内容上は意味します。一方で、学校に行こうとする意欲を失い、自分の安心できる狭い範囲である、自宅ないし自宅の自室に閉じこもる人が出てきます。ゲームや動画視聴には体と心が動きますが、その他に対しては「無気力」に思える人々です。ゲームや動画視聴は、「学習性無気力」状態の自分という存在をごまかすための「デジタル麻薬」だと筆者には思えます。人間の報酬系がこれらの「デジタル麻薬」により乗っ取られている－ハッキングされている－ことで、不登校・ひきこもり状態の心は、ある面としてのバランスをとっている（ごまかされている）とも言えましょう。デジタル麻薬とはネット上で使われている言葉ですが、納得できる言葉であり、使いました。

四角い窓から脱出する事、不登校・ひきこもりから脱出する事が容易ではない一群の人々がおられます。なかなか脱出は難しいわけですが、やはりどこかでリセットをするしかない事になります。

リセットする上での条件・状態として考えられる事は以下でしょうか？

表19　集団不参加から、リセットし再度集団参加を始める事ができる条件とは…

・条件
- ・小集団　・情報やストレスが少ない　・「デジタル麻薬」なしの環境
- ・生きるために必要な食物や住居の意味を認識できる環境（食物の生産場面により近いこと、自分でなんとかしないといけない居住環境、ぷれジョブや豊富な職場体験）

・リセットする場
- ・集団寄宿生活を体験してのリセット（病院、施設、学校）
- ・学童期であれば、親子共で、または子のみで田舎（？）に疎開、または山村留学での学校生活を経験

7 「社会参加への自信・自己肯定感・やる気・意欲・動機づけ」をどうつくるか？

周囲・社会・人への怖れを強く感じずに社会参加していた人が、様々な理由でその社会に対し相入れない程の不安を感じ、折り合いをつける事ができず拒否に至った結果としての不登校という構図、励ましやだましだましの登校刺激がすでに通用しない段階を想定してみます。必要なことは以下と思われます。

表 20 「社会参加への自信」をどうつけるか？

① 生命体として、自分自身の体や心の傷を癒す算段・試みをまず行う。この中には、不登校や自分の家や部屋に引きこもることが入る一これらが必要な段階があり、単純に批判対象にすべきでない段階がある。

② 体の傷、心の傷がある程度癒されたら、外との接触・やり取りをし、体と心が使えるレベルか＝外界と闘える自分かの確認・検証をする。自らこれを設定することは困難で、支援者が設定する必要があろう。

③ 練習の場、治療的場としての小集団の中で徐々に活動を開始し、闘えるかどうか試してみる。

④ 徐々に以前の生活リズムに持っていき、60～70%のイメージでこなすことができたら、自分に関係性のあるコミュニティー（家族、親族、友人、習い事、学校）に短時間参加をしてみる。

⑤ コミュニティーに短時間参加をしてOKならば、参加の時間延長となるが、コンタクトパーソン、サバイバルスペース、サバイバルグッズ、リラックスタイムは保障される必要があろう。

⑥ 後は外界と闘えるエネルギーの備蓄状況により、社会参加＝闘う時間の長さ、闘う内容を決める。

⑦ 社会参加に入るまでには、自信・自己肯定感・自尊感情・自己評価・意欲・動機づけを育てておく・修復しておく事が必要になる。かなりの日時、期間が必要だろう。

⑧「いかにしたら自信が削れない、意欲を失わない状況を保て、外界と接触・やり取りをしつつ何がしかを得るというスタイルを維持できるか」を、常々考える。そのためには、自信が削れることを避ける、自信を失わない算段をすることが必要だろう。これは本人と支援側両者が考えることになる。

⑨ これらの経過では、当人を見守るコンタクトパーソンが、家庭内外で必要になっているだろう。「一人で考え・段取り・実行しなさい」は、まず困難と考えておく。

自信をつけるプロセスは、社会的システムとして必要です。うつ病の場合に、「休業→心と体の改善→リワーク→短時間からの職場復帰」へのプロセスが一般的ですが、これと同様です。不登校の場合には、不登校初期は「怠けもの」として評価され、登校刺激にさらされている場合が多いと推測され、治療的環境には程遠くなっていると思われます。

さて、どうやったら、意欲と自信を育てることができるのでしょう。分かっていることを、野生動物に引き寄せて、考えてみます。

夜は自分の住処で眠り、日中は外で食べ物を得るという生活は、動物も人間も同じ構造です。日本でも、縄文時代以前は（？）、人間も他の動物と同様だったのでしょう。弥生時代（？）に農耕生活が出てきて、備蓄できる食料が増えて以来、狩猟生活や刹那的な生活から離れてきたと理解できます。この時代以降最近まで、「働かざる者食うべからず」の原則が社会を貫き、体が動く人は全員働いていたでしょう。一方働けない人へは、社会の余裕に応じて、相互扶助が働き、支援してきたのでしょう。

このようなイメージが崩れている生活が、現代の不登校児や引きこもりの方々の生活です。自然とのやり

取りと直結しているのが私たちの生活である、労働をしないと生きていけないのが私たちであるというイメージを家庭の中でも作らないと、子どもたちは「何もしなくても生きていける」「回避型愛着パターンをとって、人との関係を回避しても生きていける」と誤解を始めるでしょう。また労働をするまでの猶予（モラトリアム）としての学生である間、働かないのが子どもであり、遊んでいて良いのだ、ゲームをしていて良いのだと誤解を始めるでしょう。開発途上国の子どもの生活は、大人の生活に準じたもので、労働力として家庭を支える労働をしています。人との関係を回避しては生きていけないので、先進国のように回避型愛着パターンを他者に対し示す人は少なくなるはずです。これはそれ以外に選択肢がない中の話ではありますが、「有機的自然に働きかけ何がしかの物を得ていく」人間の基本を忘れていない子どもの生活であり、子どもたちが生きるスキルを獲得し、生きる意味を考える良い場となっているでしょう。これらの意味で、長々と不登校や引きこもりの生活を続けると、コミュニティーの中で自分の位置を確認できなくなり、パラサイト（寄生）的生活環境に依存することになり、より一層以前の状態に戻りにくくなるでしょう。ですから、早めの対応が必要とご理解いただけると思います。この対策として、6（122〜123p）に述べました内容が少しでも役に立てばと思います。

現在、日本では「ぷれジョブ」という活動が、ボランティアに支えられながら行われています。小中高校生徒達が、社会デビューする前に、週1回程度、1時間程の社会活動にボランティアつきで参加し、社会の流れを知り、他者と交流し、生きるイメージ、生きる自信をつけていく方向を目指している活動と認識しています。ここで言う社会活動の一例としては、スーパーマーケットのバックヤードで品出しを手伝うなどの労働体験のことです。「労働と教育」の直接的な融合は困難としても、10歳以降に労働の擬似体験を積み重ねることは、人という生命体にとり、社会から疎外されない存在として社会に生きるために必要なことです。現在の教育課程では余りにも不足している故に、方向性を見失う子ども達が増加しているのではないでしょうか。

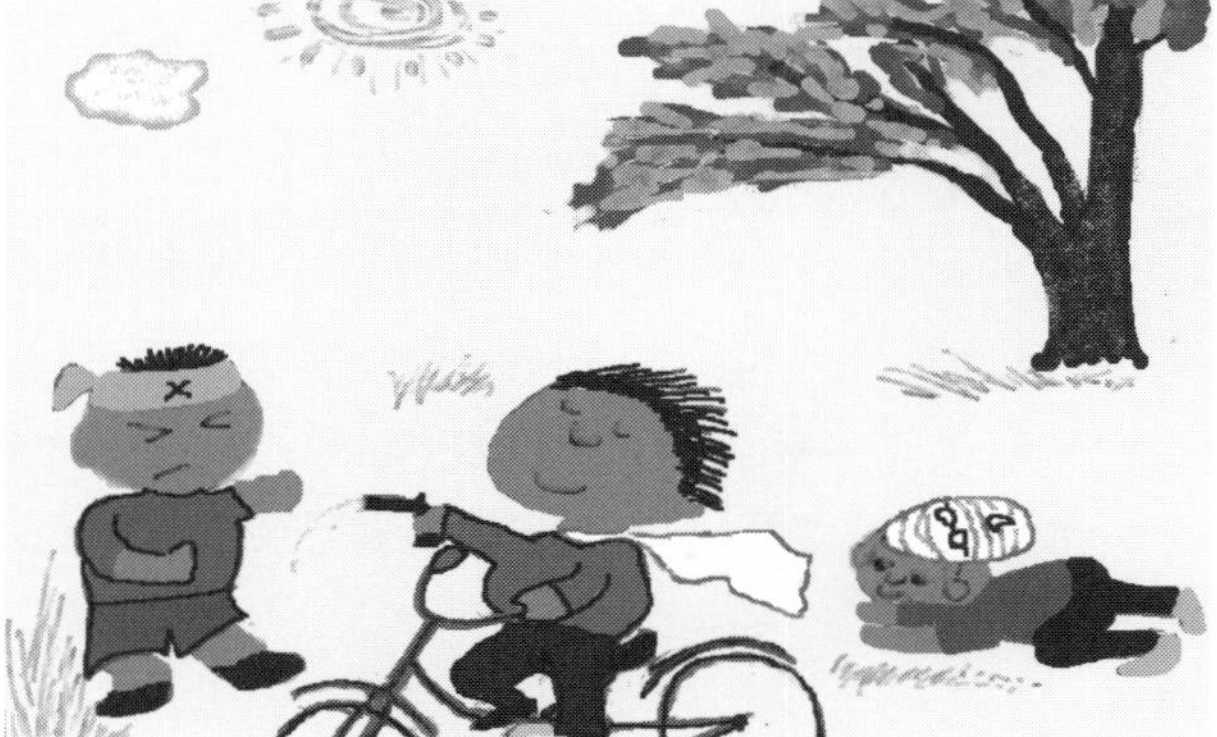

8　事例─個別支援計画作り─「脳システム論＋ネットワーク視点＋自己肯定感」での分析と支援

10 歳の高機能自閉スペクトラム症、注意欠如多動症、不登校児

支援級においても、すぐトラブル（キレて喧嘩をし激しく暴れる）を起こす中で、学校生活が送れなくなった方です。不登校になり、2 年が経っていた例です。学校を「人が多く、うるさい」と表現し、他児からの関わりは攻撃と勘違いし、喧嘩し闘う・暴れる事を繰り返していました。学校で暴れた時は数人の大人が必要となり、支援の人員の確保ができずで、入院を勧められ、当座の対応を求めて当クリニックに紹介されてきた方です。彼にとっては、学校は何かをさせられる嫌な場、抑圧を感じる場、闘うしかない場として認識してしまったようです。

クリニックで関わりを持ち始め、外来診療にて情緒の安定をはかる内服療法をしつつ、作業療法士との 1 対 1 の関係作りを行い、その後小集団ケア（3 時間滞在型精神科ショートケア）に入っていただきました。ショートケア利用後 1 年が経った時点で、今後の事を考えるために、個別支援会議を開催しました。クリニック主治医として、脳システム論に沿った個別支援計画作りとして、1）脳システム論で考える、彼の脳システムのストーリーを考える事と、それに基づく 2）個別支援の中身のストーリー、3）個別支援計画（案・骨子）を作成してみました。参考にしていただける部分があろうかと思い、掲載します。ご家族に了解していただいた内容です。個人が特定できないように、変更を加えました。

本児の状況に関する、脳システム論シート A－1、シート A－2、シート A－3 を載せました（127～130p）。

1）脳システム論で考える、彼の脳システムのストーリー

①　心の理論関連

・人の気持ちが上手く読めず、自己中心的に振る舞いやすい（心の理論の不調）彼は、気持ちの共有を含め人と上手く付き合えず、孤立しやすいだろう（対人関係障がい）。→人との会話ややり取りが一方的になりやすいなど、上手くコミュニケーションがなされていないことが目立つ（コミュニケーション障がい）

・その結果、一人の狭い世界にいることが多くなり、ファンタジーの世界に入りやすく、ぶつぶつと独り言を言うこともあるだろう。

・目でいろいろな物、特に人の顔・表情をみると情報が多すぎて辛くなり疲れると推測されるので、視線は合わせないようにすることはあるだろう。

②　ADHD 関連

・興味ある事は順序立てることができ、一生懸命に取り組む（動画の編集とネット上へのアップ）。一方、興味ない事（勉強など）には意欲がわかず、取り掛かろうとしないことが多くなるだろう。

③　感情コントロール関連

・①②での論理で不安を抑えこむことが不調な中で、「キレやすい」、感情コントロールが不調な状況になっている。自分で許容したもの、許容できないものを、明確に分けての二極分化思考にもとづく行動が目立っている。不安を強めないためだろう。ショートケアの中でも、やりたいことのみで、不安を感じると新たなことには手をつけずで、また攻撃的な雰囲気を感じると、闘う姿勢をみせることがそれなりにある。

④　不安感知システム関連

・心の理論不調の中で、彼は周囲の人の考え・動き・言動の意味を上手く理解・把握できなくなり、不安が高まりやすい状況に日々いると推測できる。ちょっとした変化・刺激で動揺しやすい状況。

個別支援計画を立てるための脳システム論　シートＡ－１
特性や状態を見極めるための項目

①社会性（心の理論）

	【見立ての材料（質問例）】	特記事項（本人状況、質問への反応等）
心の理論＝人の気持ち（考え・感情）が読めるか。	自己中心的？　自分の考えにこだわる？ 母父兄弟の気持ちは分かる？　分からない？ 友人の気持ちは分かる？　分からない？	自己中心性が強い。母以外の周囲の人は風景の一部として認識していれば闘いにならないわけだが、自分に不必要に執拗に絡んでくる人と認識しているようで、周囲の人に対し攻撃的になったりキレやすくなる。
	友人いる？　親友いる？　みんなと遊ぶ？ 人に寄り添おうとする？　人との関係を回避する？	友だちと言える程、仲良く遊んできた人はいない
	他者の目ある？　他人の評価を気にする？ 自他境界はどう？　他人との距離感どう？ 顔や体が近い？　他者意見に支配される？	他人の目は気にしていないようだ。自他境界はあるようで、他人を避けようとするが、時に近づき過ぎることがある。他者の意見は受け付けない
	自己開示？　困り・悩みで相談する？	困り事は相談するスタイルは無く、自分一人で判断し行動する。

・心の理論とは、人の気持ちを読んで調節する力。自閉スペクトラム症の本質問題であり気づいた多くの点を記載すべし

②落ち着き注意力

	【見立ての材料（質問例）】	特記事項（本人状況、質問への反応等）
実行機能	計画・段取りはできる？　修正Ａ→Ｂ→Ｃは？ 片付けはできる？	好きなことは自分で計画して行える
	二つ同時処理はできる？ 「もしも〇〇だったら」は考えられる？	好きなゲームには過集中し、ルールなど知っている。興味ない事には取り組まないし、知識がない。
	記憶：過去を生かせる？　日々同じ過ちを反復？	記憶はしっかりしており、過去を生かせているようだ。
	注意：多注意（好奇心旺盛）？ 一つ一つは不注意？　情報を入れない？	ゲーム以外では、注意の持続ができない。
報酬系機能	我慢ができる？　待てる？	長期的なご褒美を待つことはできず、目先の褒美を求めることが多い。
言語能力	言葉で順序立てて説明できる？ 会話力はある？	

③感情コントロール

	【見立ての材料（質問例）】	特記事項（本人状況、質問への反応等）
イライラ、かんしゃくの調節・制御	友だちに対して、あたりちらし、暴言、暴力は？	穏やかな時もあるが、感情が高まり、自分を守るために闘おうとする。母は本児の怒りをスルーできるのでまだ関係は良いが、母以外の父や兄弟とは時々暴力沙汰になる。
	自分に対して、思い通りにできないことがあるとイライラし、かんしゃくは？	
	家族に対して、あたりちらし、暴言、暴力は？	結構頻繁にある

④不安のシステム

	【見立ての材料（質問例）】	特記事項（本人状況、質問への反応等）
不安を持つ事	「先の見通しが分からない、経験したことがない、新しい」ことは不安？	心配と感じると、避けることで安心しようとしていることが目立つ。新しい事には手を出そうとしない。
	予定の変更や環境の変化は、苦手？	
こだわり	場所、順番へのこだわり、儀式的なことがあるか？	ゲームをすることが多い以外に、目立ったこだわりはないようだ。
	マイブームがあるか？（以前あったか？）	目立つものは無し
パニック	パニックになることがある？　頻度は？	激しく暴れることが、時々あり
	フリーズすることがある？　頻度は？	フリーズは大きいものはないが、一瞬止まることが多い
白黒・百ゼロ思考	一番や、勝負にこだわるか？	まあいいかという発想はないようで、そのような納得の仕方はしない。パニック時は、全て切り捨てる印象。
	白黒・百ゼロ思考で考えることが多い？	攻撃されたと感じた時には、その者を敵とみなすことになる。

・パニックとは本人が思い込んでいる予定とは違った時、変更が起こった時に適応できず泣き叫んだりすること。
・フリーズとは、体が瞬間的に止まり、頭の中で何も考えることができなくなっているであろう状態。人によっては、時間が５分とか、それ以上とか、長い場合がある。
・白黒、百ゼロ思考とは、「一番でないと許せない」「95点は０点と同じだ」とパニックを起こしたり、人には嫌な点と良い点があると考えずに、「あの人は嫌い・顔も見たくない」と、二つの極にわけたり、パニックを起こす状態。程度問題はあるが、二極分化思考と言われ、感情に支配された硬直した思考と言える。

⑤愛着パターン

	【見立ての材料（質問例）】	特記事項（本人状況、質問への反応等）
家族との関係（良い、ケンカばかり、無関心）	父母と仲は？	父とは関わろうとしない。母とならば聞く耳を持つ。しかし、母に寄り添うことは少ない。
	兄弟姉妹と仲は？	兄弟とも関わろうとしない。

	推測される愛着パターンの型（※1）【①安定、②不安定（不安型）、③不安定（回避型）、④その他】	反抗挑発症の頻度【高い、時々、ほとんどない】
家族との関係	不安型～　回避型	結構あり、日に2～3回母以外と闘う
家族以外との関係（※2）	不安型	教師に対しても暴言・暴力で、歯止めはないようだ

※1　不安定型とは、母と離れると過剰に不安となり、再会しても過剰に反応する状況。回避型は母への無関心状態。
※2　愛着パターンや状況によっては、家族以外との関係に波及する可能性も。

⑩四角い窓の利用状況

	平日	土日
テレビ・動画	（　4　）時間　　不登校で在宅時	（　5　）時間
ゲーム	（　6　）時間　　不登校で在宅時	（　10　）時間
中止勧告への反応は？	素直　　反発若干　　反発強く暴言　　暴力	素直　　反発若干　　反発強く暴言　　暴力

⑦家族の愛着スタイル

	【見立ての材料】	特記事項（質問への反応等）
母	母は厳しいタイプか	母はペアトレを学び、それなりに児の行動に即反応せずにスルーもできている。父は本児と取っ組み合いの大げんかをしてからは、本児とは没交渉となっている。兄弟とも関わろうとしていない。
父	父は厳しいタイプか	
兄弟・姉妹、祖父母、その他	家族の中で厳しい養育スタイルの人はいるか	

⑧集団での適応

	【見立ての材料（質問例）】	特記事項（本人状況、質問への反応等）
核家族中で	【左記項目の中で】居心地はいい？	母以外とは、交流しようとしない。
大家族中で	〃	
家族外の小グループ	〃	学校でも、一人でマイペースに遊んでいたとのこと。少数の教師とは、情緒が安定していれば短時間プレイを共にする。籍は支援級にある。現在は放課後に支援級に通い、教師との時間を30分過ごすことを週2回している。以前は休み時間は図書館に行っていた。
特別支援学級	〃	
大集団（集団保育）	〃	
大集団（学校）	〃	
特別支援学校	〃	
休み時間の居場所	〃	
休み時間の遊び内容	〃	
	【見立ての材料（質問例）】	特記事項（本人状況、質問への反応等）
サバイバルグッズの使用	グッズを使っていますか？	ゲーム機を持ち歩かないと不安のようだ。これ以外には、特別な物はなさそうだ。
サバイバルスペースの使用	スペースを使っていますか？	

⑥学習の入り方

	【見立ての材料】	特記事項（本人状況、質問への反応等）
生活・ライフスキル	生活を送る上で必要な日常基礎的な能力はありそうか	家では、インスタントラーメンを作り、母の手伝いを気が向けばする。しかし、食事作り、洗濯、掃除の基本はまだ学んでいない。情緒安定時は、何とか会話可能。
コミュニケーションスキル	他者との会話等の意思疎通能力の程度は？	
常識	常識理解の程度は？	常識は少なそうだが、難しい言葉、ことわざなどを使った話をすることがあり驚かせられる。勉強はこの間してなく、小学校低学年の学力があやしい。特に漢字の書きと、算数が困難。
ソーシャルスキル	集団や社会生活上で適切に振る舞う能力の程度は？	
集団保育（学校）での学び	国語・算数への適応での問題は無いか	
	宿題量の問題は無いか	

【ライフスキルの見立て】　例えば、以下の項目はできるか？
・片付け　・衣類準備　・着替え、整容　・洗濯（洗い、干し、たたみ）　・風呂掃除　・食事作り

⑨自己評価・自己肯定感

	【見立ての材料】	特記事項（本人状況、質問への反応等）
否定的	以下のような発言はある？ 「自分はみんなから好かれていない。」 「良いところは一つもない。」 「自分はダメな子。」	まだ怖いもの知らずのような印象で、周囲に対し強気で対応していることが目立つ。　自己否定的な言動はないようだ。
揺れ動き	↑↓　上記・下記の中間	
上向き	回復傾向あり…上向き	
肯定的	上記の発言がなく、自信を失ってない状態か？	

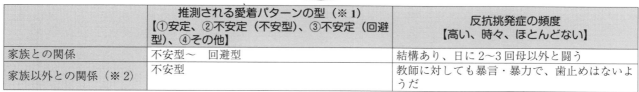

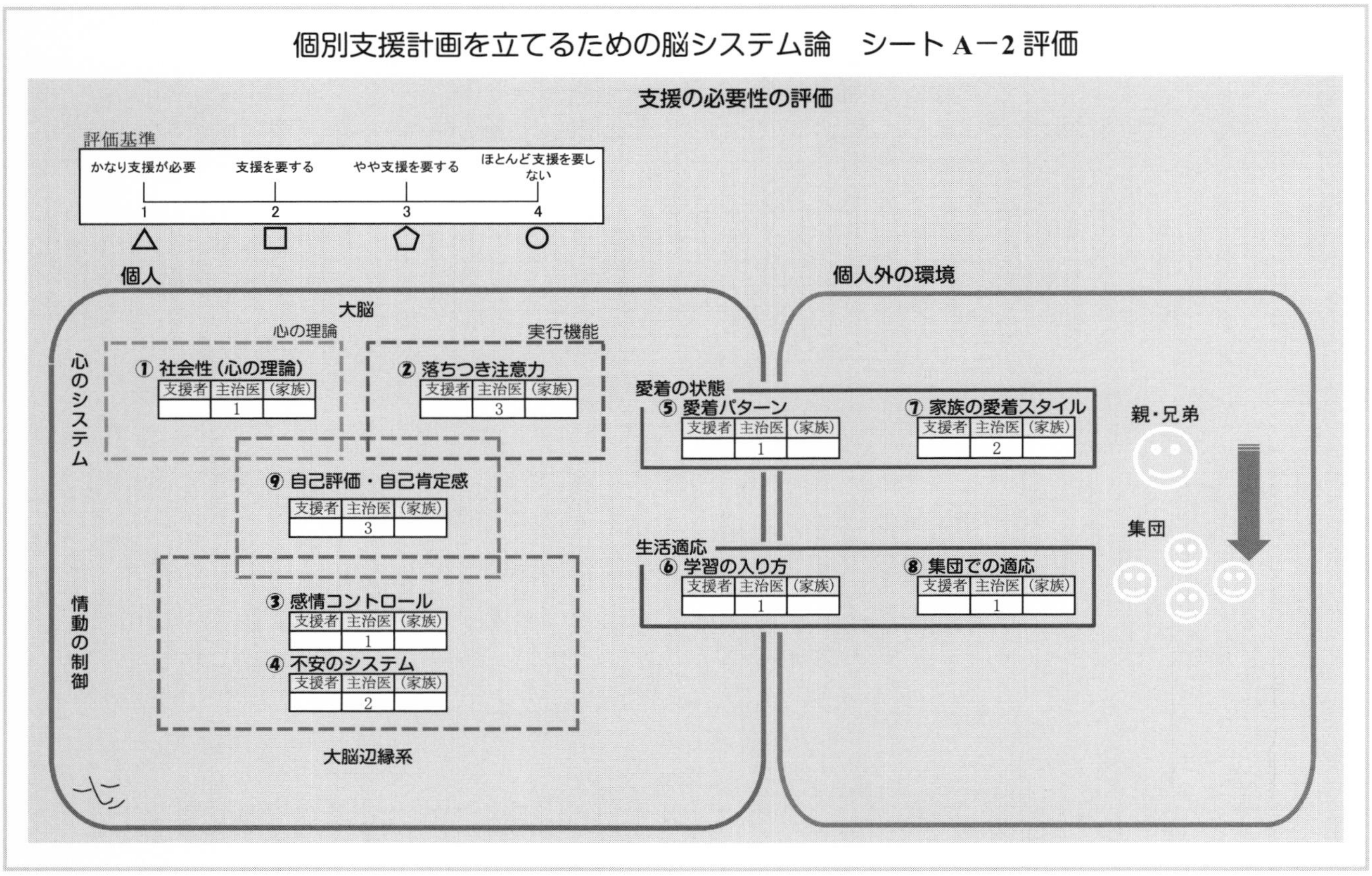

・周囲への不安が強くなると想像される中で、周囲へアンテナを多く張ることで情報を取り過ぎることになり、感覚過敏（音がうるさい、光が辛い、皮膚感覚が敏感など）が出てくるだろう。また情報が多すぎる中でストレスを避けるためには、情報をザックリと遮断することも起こしやすいだろう。そうなると多くの人を無視することになり、見えない・人の話が聞こえない・痛みや尿意を感じないなど、感覚鈍麻も起こしうるかも知れない。今の所、音への過敏を訴えている以外、これらは目立たないが・・・。
・不安解消のためにこだわり（同じ行動を繰り返す、場所・順番・儀式にこだわるなど、お守り行動として）や、これさえあれば大丈夫というサバイバルグッズやサバイバルスペースを持とうとこだわるかもしれない。今の所これらで目立ったものはないが、遊びとしては一人遊びの電子ゲームばかりとなっている。
・一見不安そうにみえないが、不安を感じやすいと推測される中で、サバイバル（生き残り）のために、中間的考えや中途半端さを残さないようにしたがるようだ。その表れとして、二極分化思考（白黒思考、百ゼロ思考）をし、悩まないようにする思考が目立つのは理解できる。人に対しても、「あの人は駄目な人、嫌いな人」とバッサリと切り捨てるだろう。現在周囲の大人や子に対して、この状態が目立っている。

⑤　愛着形成システム関連

・彼が攻撃的だと感じる態度を、周囲の人が彼に対してとってしまうと、彼は周囲の人を拒絶し闘うことしかできないようだ。攻撃しないことが分かれば、周囲の人を許容し、やり取り・コミュニケーションをしてくれる。許容範囲を狭めているようだ。安心できる範囲が小さいようだ。

⑥　学習システム関連

・学習興味のわかない科目には取り組まず、様々な分野の勉強は遅れやすいだろう。分かりにくい人の心への興味より、分かりやすい物体に興味が行き、物にこだわるかもしれない。現在は不登校の中で、友への関心はなく、人とのつき合いを必要としない電子ゲームに一日中夢中になっている。
・耳学問などでの「いつの間にかの学び」に関しては、興味のない事は学ばないようだ。嫌と思っても万遍

個別支援計画を立てるための脳システム論　シートA－3チャート

状態分析のためのレーダーチャート

○　全カテゴリ別

	支援者	主治医	(家族)
①社会性	0	1	
②落ち着き注意力	0	3	
③感情コントロール	0	1	
④不安のシステム	0	2	
⑤愛着パターン	0	1	
⑦家族の愛着スタイル	0	2	
⑧集団での適応	0	1	
⑥学習の入り方	0	1	
⑨自己評価・自己肯定感	0	3	
平均	0.0	1.7	

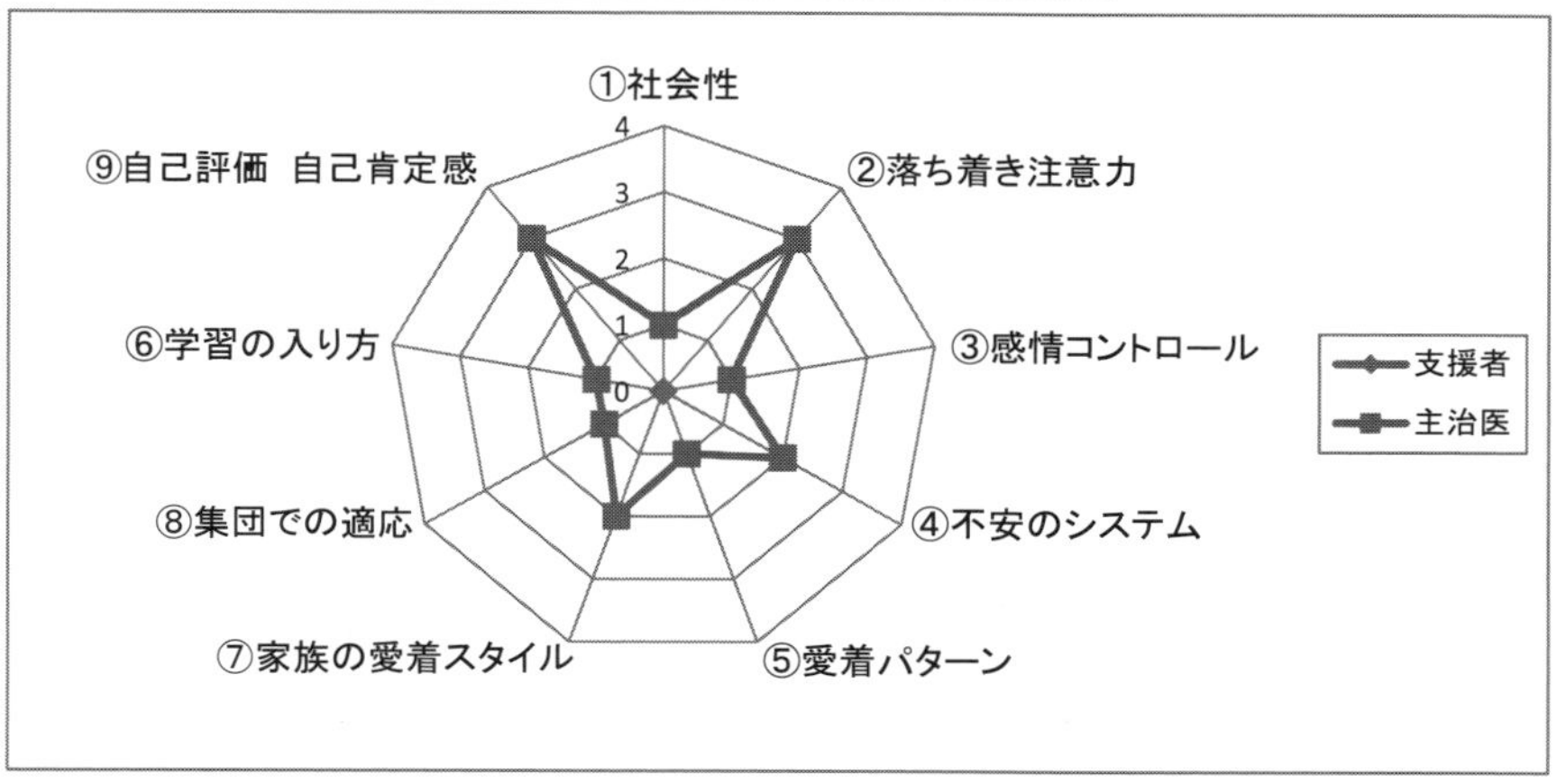

○　大項目に分類

分類	元データ	支援者	主治医	(家族)
心のｼｽﾃﾑの発達	①社会性 ②落ち着き注意力	0	4	
情動の制御	③感情コントロール ④不安のシステム	0	3	
愛着の状態	⑤愛着パターン ⑦家族の愛着スタイル	0	3	
生活適応	⑧集団での適応 ⑥学習の入り方	0	2	
肯定感	⑨自己評価・自己肯定感（×２）	0	6	

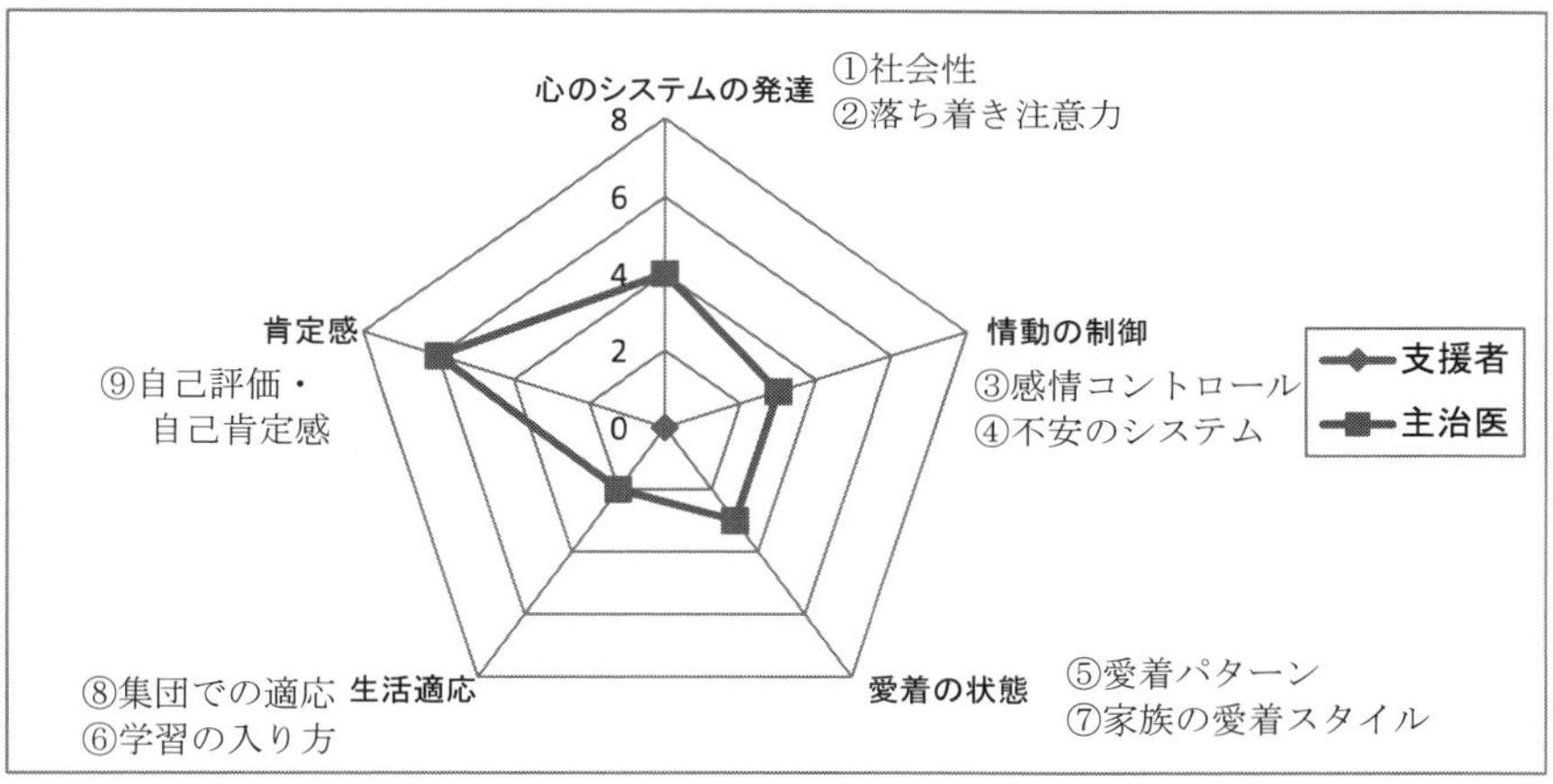

無く学ぼうとする多数派に比し効率の悪い学習者と推測できるが、偏りながら学習は少しずつ進むだろう。語学に興味がないと、語義語用の問題（言葉の意味を取り違えたり、言葉の用い方がこなれていない中で、話し方ややり取りが上手く行かなくなる）・比喩慣用句やことわざの問題（字義通りに理解しようとして失敗し、意味を取れない）などを抱えやすいと思われる。が、彼は比較的学習が入っているようで、会話の中で適切に比喩・皮肉・慣用句・ことわざを使うことができていた。意外に難しい表現をすること

があって、びっくりさせられる場面が結構あった。おそらく、興味を持つか持たないかで、学習が入るかどうかが決まっていくのだろう。

本児に限らず、多くの高機能自閉スペクトラム症＋ ADHD ＋不登校の場合、図 41 のようなの脳システムの不調状況である事が多いと推測しておく必要があるでしょう。

2） 個別支援計画の中身のストーリー（図 40、41）

脳システムの各構成要素の各々での不調を推測・理解する中で、支援側の成すべきこと＝個別支援計画の中身がみえてくる。まず支援が必要な項目は、以下だろう。

①不安の削減：視覚支援・構造化などを利用して不安を減らしつつ、予定などの情報を本児の脳内に、そして周囲が安心できる対象である事の入力に努める事になろう。

②愛着形成システムを動かす：大人が本児と一緒にプレイすることでの共有体験をする事で、本児に人に寄り添う事の心地よさを感じ、人への思いを強化することが最も重要だろう。

③感情コントロール：具体的方法を教え、自身による感情コントロールが可能になる方向へ導く。人の気持ちを教え、かつソーシャルスキルなどを学んでもらう事も役に立つだろう。

④アカデミックスキルの学習：教科学習への誘導は、①②③の後になろう。

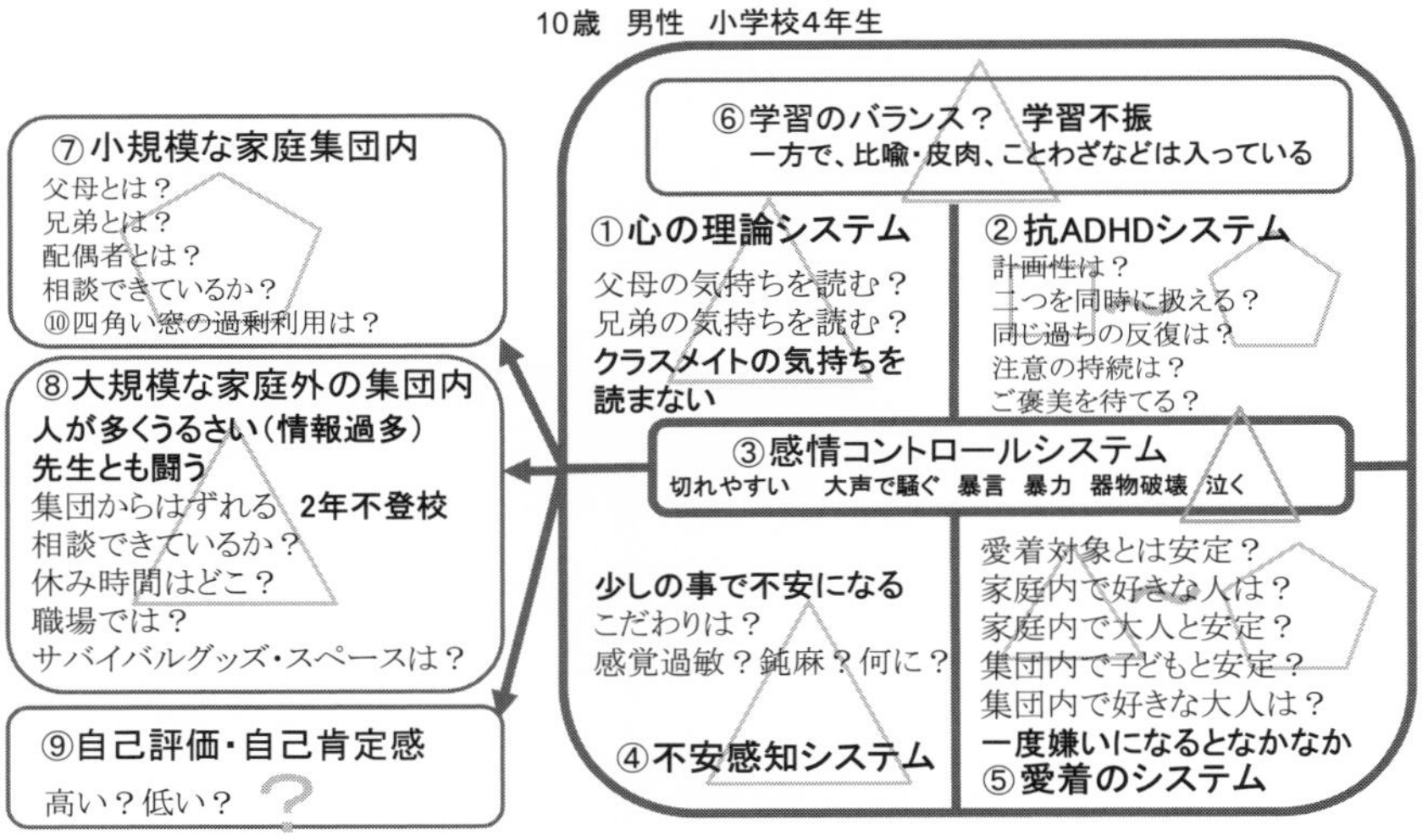

10歳 男性 小学校4年生
⑥学習のバランス？ 学習不振
一方で、比喩・皮肉、ことわざなどは入っている
⑦小規模な家庭集団内
父母とは？
兄弟とは？
配偶者とは？
相談できているか？
⑩四角い窓の過剰利用は？
①心の理論システム
父母の気持ちを読む？
兄弟の気持ちを読む？
クラスメイトの気持ちを読まない
②抗ADHDシステム
計画性は？
二つを同時に扱える？
同じ過ちの反復は？
注意の持続は？
ご褒美を待てる？
⑧大規模な家庭外の集団内
人が多くうるさい（情報過多）
先生とも闘う
集団からはずれる 2年不登校
相談できているか？
休み時間はどこ？
職場では？
サバイバルグッズ・スペースは？
③感情コントロールシステム
切れやすい 大声で騒ぐ 暴言 暴力 器物破壊 泣く
少しの事で不安になる
こだわりは？
感覚過敏？鈍麻？何に？
④不安感知システム
愛着対象とは安定？
家庭内で好きな人は？
家庭内で大人と安定？
集団内で子どもと安定？
集団内で好きな大人は？
一度嫌いになるとなかなか
⑤愛着のシステム
⑨自己評価・自己肯定感
高い？低い？

図 40　脳システム論による個別支援計画を！　脳システムのバランス図

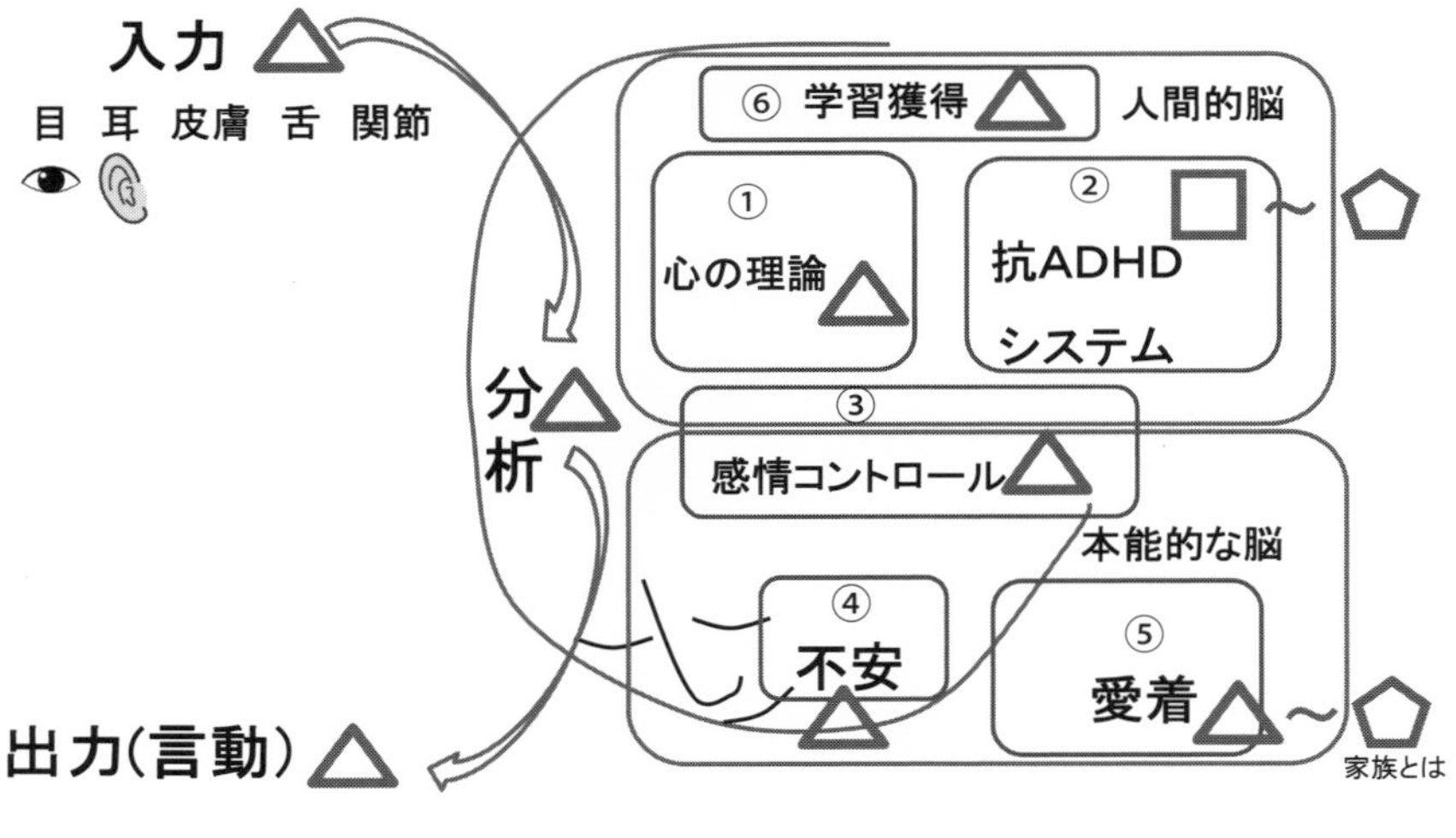

入力
目 耳 皮膚 舌 関節
⑥ 学習獲得
人間的脳
① 心の理論
② 抗ADHD システム
分析
③ 感情コントロール
本能的な脳
④ 不安
⑤ 愛着
出力（言動）
家族とは

図 41　高機能自閉スペクトラム症＋ ADHD ＋不登校のモデル

⑤生命体として自然なリズムの保障：「早寝早起き朝ご飯」。日中に外出し太陽光を浴びる。

⑥長期目標の設定：高卒後の社会デビューとして就労支援施設につなげることや、その前段として特別支援学校中～高等部的環境下での、各種スキル学習、ならびに人への愛着の安定化をはかることが目標設定に入ってくることの現実性を検討しておく。

⑦短期目標の設定：人への愛着再形成小集団の中での生活の組み立て、その上での各種スキル学習。

追加として、もう少し詳細に述べます。

①　不安削減

・まずは「如何に不安をとるかが重要」。「不安を減らす環境」を作る中で、気持ちが安定し闘わない自分を感じてもらう必要がある。その場として、参加できている精神科ショートケアや、学校の一部分の場所がなるべきだろう。その中で他者とのやり取りで安心感を感じることを再獲得し、少人数の子集団に参加できることで自信を持てるように支援する（認知－行動の強化）。

・自閉スペクトラム症の半数以上で ADHD 症状がある中で、視覚支援・構造化というキーワードは、支援の要。情報の質を分かりやすく、受け取ってもらい情報処理しやすくしておく事を意味する。予定や行うべき事を視覚的に提示しての不安削減への努力は、日々なすべき事となる。「時間の流れの構造化」と共に、「空間の構造化」は支援の要となる（40～46p）。

・他者の目を避けての情報削減には、衝立は必要だろう。別室や支援級の利用も必要であろうが、通常級・支援級・別室の中での衝立の利用は試みる価値がある。広い部屋は不安をあおる可能性があろう。一方、狭い空間は守られているとの感覚を持ちやすいのが、生命体の常だろう。

・家以外で参加する場所（教室やショートケアの場を含む）では、サバイバルスペース（戦場における塹壕のような安全な場所）を用意する必要があろう。具体的には、衝立でスペースを作るなどであろう。持続的な適応をより保障するには、これらの工夫が必要不可欠と考える。

・彼が受け取る情報量を適切にし、受け取り側である彼が情報処理をしやすくする事に、支援者側は力を注ぐべきだろう。4 人程の小さな集団になるように衝立で仕切ると、安心できる場に変わり、本児への情報負荷量を減少させ、情報処理（入力、分析、出力）をより容易にするだろう。

・小集団の中で、上手く振る舞えた自分を見い出すことができて、1 対 1～数人の中での上手く過ごせた感覚を経験すると、その分本児は前へ進めるだろう。

・学校に短時間参加の場合、または放課後等デイサービスや当クリニックのショートケアへの参加を考える場合、喜び・楽しさを感じることができる、心が動く作業（料理や折り紙とか）などを豊富にし、本人にとり快適と感じることができる課題・時間が流れるように用意されるべき段階と考える。

②　愛着形成システムを動かす

・現在の本児にとっては、大人 1 対本人 1 の中で、人への慣れや不安解消をはかりつつ、他人と関係性を結ぶことの心地よさを学ぶこと、すなわち集団参加への基礎作りが、当面の目標だろう。

・大人側である教師は、まず彼との安定した信頼関係を構築する努力が必要。この間、暴れた彼を抑えつけてきたのが大人という関係性がある中で、リセットにかなりの時間とエネルギーが必要だろう。これには、本児の心が動く必要があり、「体が動けば心が動く。心が動けば体が動く」仕掛けが必要で、本児との気持ちを共有できるプレイを通すことが必要だろう。これが、支援の根幹だろう。

・アカデミックスキルの学習は、後景に退くことになる。この間本児への理不尽な攻撃（暴れる本児を大人が押さえつけてきた事は、彼にとって攻撃と認識しているだろう）があり、本児がそのことをトラウマ的に覚えているならば、謝罪の儀式そしてその後のフォローを行うことが必要となる。

・興味を、物・ゲーム以外の「人」に向けて貰えるように、参加できているショートケアや放課後等デイサービスでの経験を豊富にするように持っていきたい。人との気持ちの共有時間を保障し、「他人と群れる事の喜び」「人の中に居る心地よさ」を感じてもらいたい。「人間とは他人と感情交流し安心する生命体」である事を実感して貰いたい。これは心の理論の不調な自閉症である彼には、すぐには困難かもしれないが、部分的にでも経験できるように、大人と本児が感情交流できるように、教育を含む支援側が様々な仕掛けを準備することを望む。

③　生命体として自然なリズム

・生活のリズムとして、夜は安心できる自分の住みか（家）で過ごし寝て、日中は家の外に出るという、生命体としての当たり前の生活リズムを保障すべきだろう。過剰な不安を持つ場合には、刺激の少ない環境・

安心を感じる環境を支援者側は準備し、そこに来て滞在してもらい、精神の安定を感じてもらう、喜びを感じてもらう事が必要だろう。

・現在は、週 2 回他児のいない放課後の校舎で、1 時間の短時間滞在を時々行っているが、少しずつ拡大したい。

④　今後の長期目標の設定

・長期目標は、いずれくる社会デビューに向けての準備だろう。対人関係では 1 対 1、ないしは、少し多い人数がせいぜい対応できる範囲と、現状では推測される。そして、攻撃されたと勘違いしない状況・集団の中で、安定したリズムある生活を組み立てる事が必要と考えられる。いずれ来る社会デビューは、就労支援や自立訓練などの場と想像され、就労を直接目指す事には残念ながら現時点ではみえてこなく、その前段階の準備であると考えている。家族以外の他者を安心材料として認識し感情交流ができるといった状況は、現在極めて部分的に到達できている状況以上ではなく、残念ながらその先はまだみえていない。また、長期にわたる各種スキル学習の保障が必要である（40〜41p）。

⑤　短期目標の設定

・2 年後の中学は、子どもの人数に比し「個人のペースに合わせられる大人の支援者が多い支援学校」での小集団生活が妥当ではなかろうか。地域の通常学校における支援級といった数人規模の中に、彼の安定できる場所を作ることが可能かの検討はすべきではある。しかし、これまでの経緯や現時点の対応可能な支援級での大人の人数を考えても困難性が大きいだろう。

・中学時代も、大人との 1 対 1 ＋ α 位の小集団で、攻撃されたと彼が感じない環境の中で、人への信頼・愛着関係の成立を目指すことが当面の目標と思える。これは社会デビュー後も継続すべき課題となろう。それ以上の社会・集団への適応状況になることを望むが、地域の中学校支援学級での支援の内容では極めて対応困難と推測され、特別支援学校（中学、高等部）の中で人の愛着の改善や各種スキル学習などが保障するべき内容と思われる。就学支援委員会での検討がなされ、方向性を出す事が望まれる。

・中学へ移行する前には、支援学校中学部への事前訪問を頻回にすることは、必要不可欠だろう。また小学校と中学校での情報交換ないしは個別支援会議をそれなりの回数を開いて情報交換をし、彼が安定して生活できる条件作りを探る必要がある。

3）個別支援計画　（案・骨子）（図 42、43）

①　毎日、家以外の場所（学校やその他）に通うリズムを保障する。短時間参加であっても。

②　家庭内でも、また学校でも、視覚支援・構造化で当日の予定を示し、不安の軽減をし、安心してもらう。

③　支援者は、彼と一緒に課題（プレイ）を行い、楽しいと思える心の動きが彼と支援者の両者に出て、心・感情を共有することに努力を傾けることを第一目標にしたい。寄り添ってくれる人への思い（他者意識）が育つことを目指したい。そのためには、教科学習は極力少なくするか当面無しにせざるを得ないだろう。

④　人はどう感じ、考えるかを伝える作業＝ソーシャルスキルトレーニング（SST）は、できれば毎回楽しさを感じる題材を通して行いたい。

⑤　「あなたの事は好きで、あなたの事を私は見守っている」ムードを醸し出す言動は、支援者に日々求められる。

⑥　本人が怒った時の大人側の対応は、「優しく見守る」ことが中心となる。支援者が危険を感じれば、本人から離れての見守りが基本となる。押さえつけることはすべきではない段階。「感情は受容し、不適切な行動は受容しない」ことが基本だろう。暴れた後で、クールダウンし大人しい状態に戻った時にはそのことを褒め、物を投げた後であれば一緒に片づけをし、片付けができれば褒めることになるだろう。

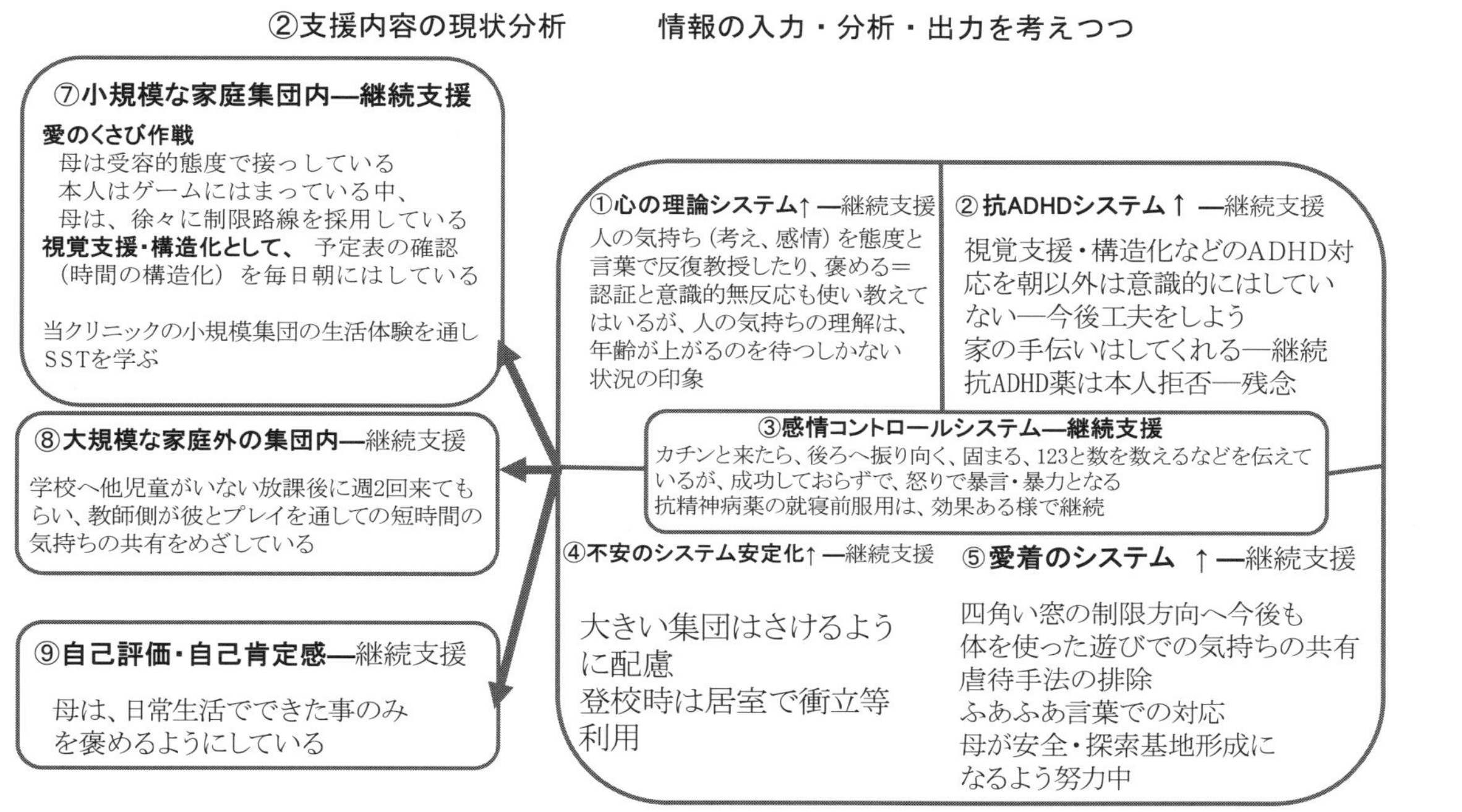
②支援内容の現状分析　　情報の入力・分析・出力を考えつつ
⑦小規模な家庭集団内―継続支援
愛のくさび作戦
母は受容的態度で接っしている
本人はゲームにはまっている中、
母は、徐々に制限路線を採用している
視覚支援・構造化として、 予定表の確認
（時間の構造化）を毎日朝にはしている
当クリニックの小規模集団の生活体験を通し
SSTを学ぶ
⑧大規模な家庭外の集団内―継続支援
学校へ他児童がいない放課後に週2回来てもらい、教師側が彼とプレイを通しての短時間の気持ちの共有をめざしている
⑨自己評価・自己肯定感―継続支援
母は、日常生活でできた事のみ
を褒めるようにしている
①心の理論システム↑―継続支援
人の気持ち（考え、感情）を態度と言葉で反復教授したり、褒める＝認証と意識的無反応も使い教えてはいるが、人の気持ちの理解は、年齢が上がるのを待つしかない状況の印象
②抗ADHDシステム↑―継続支援
視覚支援・構造化などのADHD対応を朝以外は意識的にはしていない―今後工夫をしよう
家の手伝いはしてくれる―継続
抗ADHD薬は本人拒否―残念
③感情コントロールシステム―継続支援
カチンと来たら、後ろへ振り向く、固まる、123と数を数えるなどを伝えているが、成功しておらずで、怒りで暴言・暴力となる
抗精神病薬の就寝前服用は、効果ある様で継続
④不安のシステム安定化↑―継続支援
大きい集団はさけるように配慮
登校時は居室で衝立等利用
⑤愛着のシステム ↑―継続支援
四角い窓の制限方向へ今後も
体を使った遊びでの気持ちの共有
虐待手法の排除
ふあふあ言葉での対応
母が安全・探索基地形成に
なるよう努力中

図 42　脳システム論による個別支援計画を！　脳システム不調－現状図

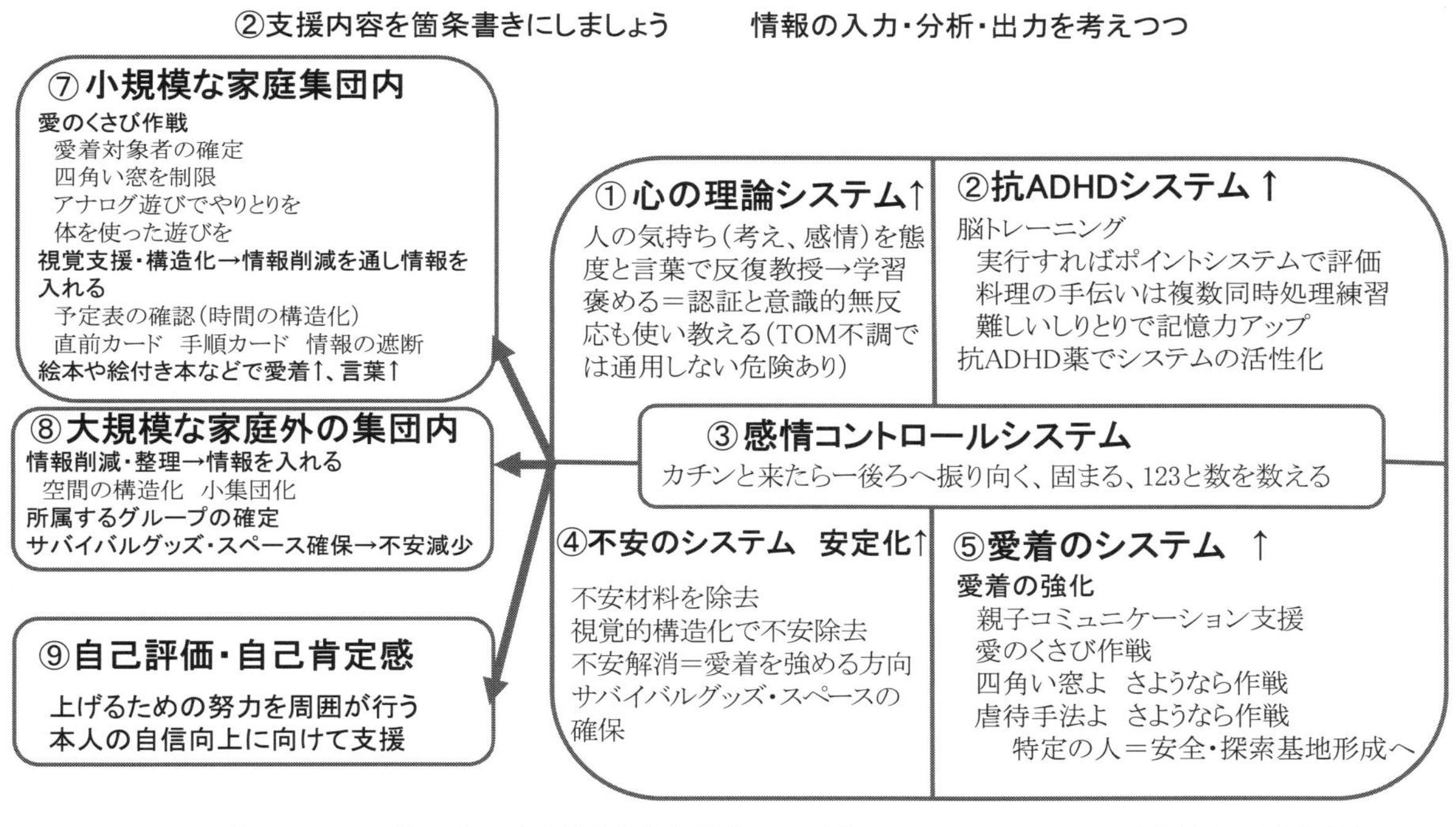
②支援内容を箇条書きにしましょう　　情報の入力・分析・出力を考えつつ
⑦小規模な家庭集団内
愛のくさび作戦
愛着対象者の確定
四角い窓を制限
アナログ遊びでやりとりを
体を使った遊びを
視覚支援・構造化→情報削減を通し情報を入れる
予定表の確認（時間の構造化）
直前カード　手順カード　情報の遮断
絵本や絵付き本などで愛着↑、言葉↑
⑧大規模な家庭外の集団内
情報削減・整理→情報を入れる
空間の構造化　小集団化
所属するグループの確定
サバイバルグッズ・スペース確保→不安減少
⑨自己評価・自己肯定感
上げるための努力を周囲が行う
本人の自信向上に向けて支援
①心の理論システム↑
人の気持ち（考え、感情）を態度と言葉で反復教授→学習
褒める＝認証と意識的無反応も使い教える（TOM不調では通用しない危険あり）
②抗ADHDシステム↑
脳トレーニング
実行すればポイントシステムで評価
料理の手伝いは複数同時処理練習
難しいしりとりで記憶力アップ
抗ADHD薬でシステムの活性化
③感情コントロールシステム
カチンと来たら一後ろへ振り向く、固まる、123と数を数える
④不安のシステム　安定化↑
不安材料を除去
視覚的構造化で不安除去
不安解消＝愛着を強める方向
サバイバルグッズ・スペースの確保
⑤愛着のシステム　↑
愛着の強化
親子コミュニケーション支援
愛のくさび作戦
四角い窓よ　さようなら作戦
虐待手法よ　さようなら作戦
特定の人＝安全・探索基地形成へ

図 43　脳システム論による個別支援計画を！　脳システム不調への支援図の基本型

そして、不適切だった振る舞いの内容、他者がどう感じたかを教えることは必要だろう。

⑦　本人の行動・興味が安定したら、「それがあなただね」と評価し褒め認めることは、自己評価を上げる上で有用だろう。

⑧　彼の怒りを買う言い方をしないように配慮し、大人の価値観として必要なこと、社会的にどう振る舞うことが妥当かを、穏やかに本人に伝える場面を多く作る。文字など視覚支援も多用すると良いだろう。

⑨　彼の人への愛着・信頼は急速には育たないが、攻撃してこない安心できる人に囲まれ見守られることを感じてもらうことのつみ重ねで他人を信頼するに至るであろうことを、周囲は確信し肝に銘じておきたい。このことが、愛着障がいの修復・再建の根幹と考える。

⑩　この「愛着の修復・再建→他者への信頼→共生の成立へ」は年余にわたり行うべき課題と言える。支援学校高等部卒業まで、そして、その後も必要な支援の根幹と推測している。

＊「脳システム論＋ネットワーク視点＋自信・自己肯定感」の論点を利用しつつ
　個別支援会議を開催し、個別支援計画をつくろう！
＊支援者（保育士、教師など＋家族）と本人が納得できる状況で、支援が展開されるよう！
＊鳥の目を持ち、全体を俯瞰して、支援を考えよう！

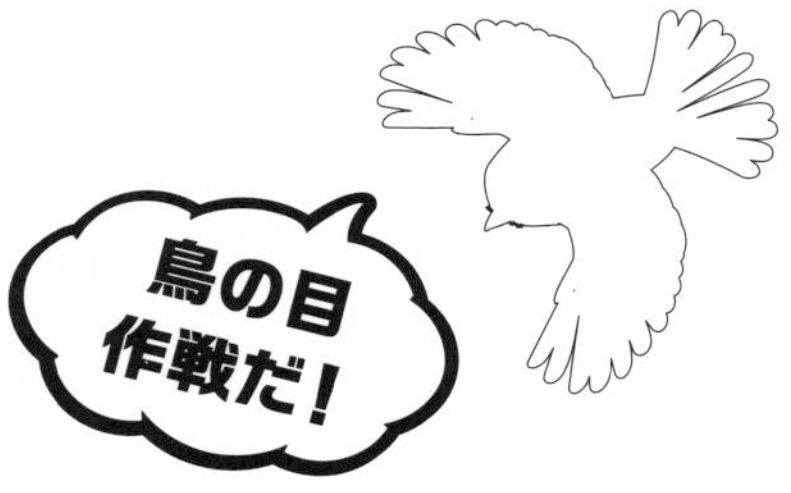

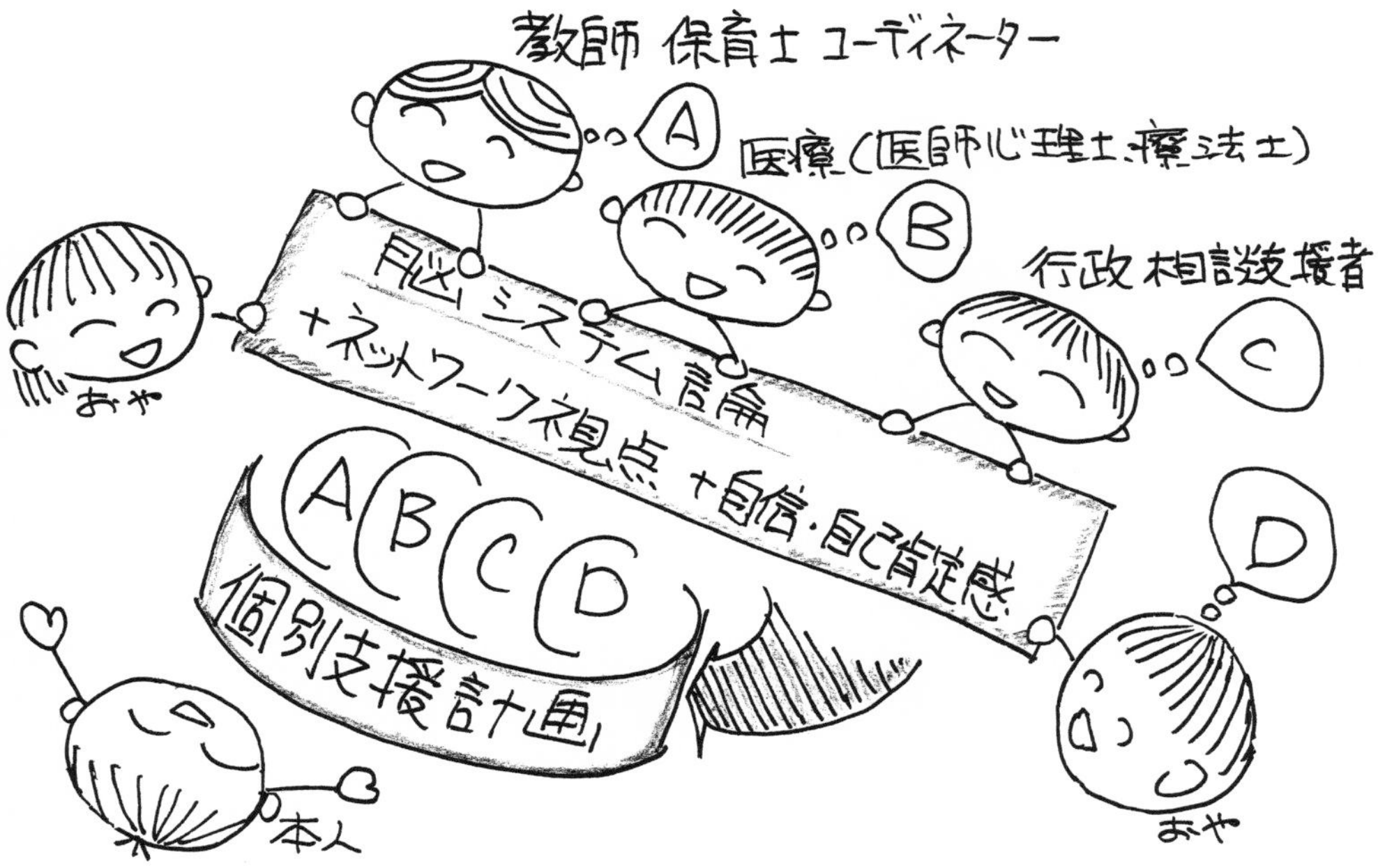

最後に

脳システム論による分析と支援の組立、そして実践をしていただくことを通し、医療・保育・教育・福祉・カウンセリング現場で、より一層有用な個別支援が組み立てられること、目の前の人がより良い人生を生きるうえで、より有用な支援が組み立てられることを期待しています。

読んでいただけた方には、「人が行う様々な言動の一部分としての『問題』行動を直接どう修正しようかという前に、『全体を俯瞰して、状態・問題の分析をし、支援の方向性を考える』という作業が必要である事、そのためには『脳システム論』を使う事が有用」と理解していただけると思います。この作業を「鳥の目作戦」と称しています。鳥は空から城の全体像を見る＝俯瞰することができます。その様と似ているので、これらの作戦を「鳥の目作戦」としましたが、いかがなものでしょうか？

不十分な点などご指摘いただければ幸いです。改めるべきところは改めたいのです。現場でたたき上げてきた療育医・臨床家としての現時点での精一杯のまとめです。本書が出版に至るまでには、多くの人の協力があったこと、またこのような考え方・支援の組立が有用と共感して下さり、支持・実践していただけた支援者の方々に感謝致します。それらの経験のまとめが本書です。

本書が、関係者の皆様に少しでもお役に立てれば、そして子どもたちの幸せにつながれば、また支援内容が少しでも良いものとなり、支援者と支援される側の皆様の人生が輝くことを願っております。最後まで、お読みいただき、ありがとうございました。皆様の人生が有意義になりますよう、祈っております。

謝辞

ご校閲いただいた中島秀晴氏（前県教育庁義務教育課特別支援教育推進室長、現上越市立大町小学校校長)、発達クリニックぱすてるの同僚医師である和田有子氏、発達と療育支援研究ぐぐーんの仲間である長谷川勝教諭、そして「ぐぐーん」の仲間の皆様、私を育ててくれた数多くのゲストの方々、父、母、姉、妻、子ども達、そして我が家の次男としてのコーギーワンコ楽俊に深謝する次第です。

2020 年　春

桜咲く　コロナ禍の中

全ての命が大切に守られますよう

① 「発達と療育支援研究所ぐぐーん」名で SNS での発信を開始しています。徐々に情報（勉強会資料、勉強会案内など）を、発達クリニックぱすてるホームページ上と共に、掲載します。ご覧下さい。

② 2020 年秋以降には、ネット上に脳システム論に関する動画を徐々に載せる予定です。検索ワードは「脳システム論」です。内容は以下です。脳システム論による個別支援（計画）が普及することを目指して、脳システム論の全体像、脳内の情報処理の各脳システムについての解説、脳システム論による事例検討・支援の実際等に関する事です。本書の内容理解をより進める事ができると思います。動画で先に学んでいただき、後に本書で文字から学んでいただく事、または本書を辞書的に使う事もできるかと思います。

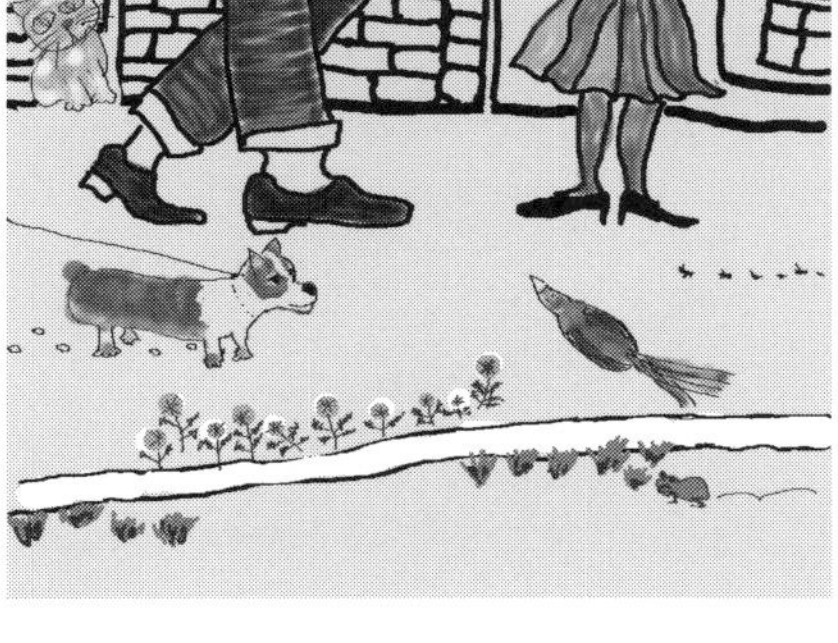

参考文献

1 愛着障がいスペクトラム・ペアレントトレーニング・子育てに関して

a 発達障がい・愛着障がい　現場で正しくこどもを理解し、こどもに合った支援をする
「愛情の器」モデルに基づく愛着修復プログラム　米澤好史　福村出版

b 読んで学べる ADHD のペアレントトレーニング　むずかしい子にやさしい子育て
シンシア・ウィッタム　明石書店

c 子育てで一番大切な事　愛着形成と発達障害　杉山登志郎　講談社現代新書

d 発達凸凹の子をどう育てるか？　―怒りんぼパパママ さようなら　四角い窓さん さようなら―
東條恵　考古堂書店（2019 年）

e 愛着障害　子ども時代を引きずる人々　岡田尊司　光文社新書

f 子育て親育ち　とどけ！　親と子への応援歌　東條恵　考古堂書店（2010 年）

2 発達障がいの自己理解について

a 変光星　自閉の少女に見えて居た世界　森口奈緒美　花風社

b あなたがあなたであるために　自分らしくいきるためのアスペルガー症候群ガイド
吉田友子　中央法規出版株式会社

c アスペルガー症候群・自閉症のあなたへ　東條恵　考古堂書店（2004 年）

d 自閉症・アスペルガー症候群 「じぶんのこと」の教え方―診断説明・告知マニュアル―
吉田知子 Gakkken

3 視覚支援・構造化に関して

a 自閉症子のための TEACCH ハンドブック　佐々木正美　学研

4 不登校に関して

a 学校へ行く意味・休む意味：不登校ってなんだろう？　滝川一廣　日本図書センター

b 不登校・いじめ　その背景とアドバイス　五十嵐隆編集　中山書店

c Primary Care in Psychiatry and Brain Science 4　子どもの発達と構造　編集　飯田順三

d 無気力のメカニズム　その予防と克服のために　宮田加久子　誠信書房

e コンプリメントで不登校は治り、子育ての悩みは解決する
子どもの心を育て自信の水で満たす、愛情と承認の言葉がけ　森田直樹　小学館

f 不登校　親の心配子の不安　冨永祐一　筑摩書房

5 自閉スペクトラム症・心の理論について

a 知っておきたい発達障がいキーワード　東條恵　考古堂書店（2010 年）

b 自閉症と感覚過敏　熊谷高幸　新曜社

c 子どもの社会的な心の発達　林創　金子書房

d 日本発達心理学会編　社会的認知の発達科学　発達科学ハンドブック　9　新曜社

e 日本発達心理学会編　自閉スペクトラムの発達科学　発達科学ハンドブック　10　新曜社

f『心の理論』から学ぶ発達の特性　子安増生　ミネルヴァ書房

g 社会脳ネットワーク入門　社会脳と認知脳ネットワークの協調と競合　苧阪直行　越野英哉　新曜社

h 岩波講座　コミュニケーションの認知科学　共感　岩波書店

i 自閉症裁判 レッサーパンダ帽男の「罪と罰」　佐藤幹夫　朝日文庫

j 心を生みだす脳のシステム「私」というミステリー　茂木健一郎　NHK ブックス

6 脳神経システムに関して

a 生理神経学と精神生理学　第Ⅲ巻　注意と意欲の神経機構
日本高次既往障害学会　教育・研修委員会

b 越境する認知科学　1　脳のなかの自己と他者　身体性・社会性の認知脳科学と哲学

嶋田総太郎　日本認知科学会編　共立出版

7 良寛について

a 絵童話りょうかんさま　考古堂書店

b 良寛さまってどんな人　　谷川敏朗　考古堂書店

c 良寛はアスペルガー症候群の天才だった　　本間明　考古堂書店

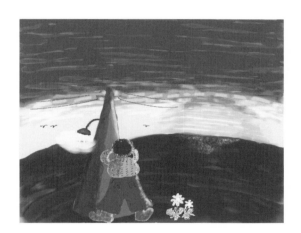

著者紹介

東條　惠（とうじょう　めぐむ）

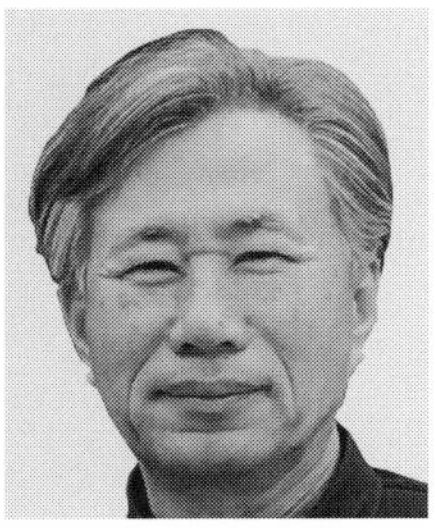

医療法人社団こども輝き 発達クリニックぱすてる　院長
児童精神科、神経小児科、小児科、リハビリテーション科担当。
発達障がい療育医。
1951年３月8日　柏崎市に生まれる。3歳より高田市（現在の上越市）で育つ。
1944年　新潟県立高田高等学校を卒業。
1977年　鳥取大学医学部卒業後、東京都の武蔵野赤十字病院で、小児科と麻酔科を研修。
1979年　国立武蔵療養所小児神経科に勤務。
1984年　新潟県立中央病院、大学病院、国立療養所新潟病院重症児病棟勤務。
1988年　新潟県はまぐみ小児療育センターに勤務。最後の６年間は所長。そして県発達障がい者支援センター（ライズ）のセンター長を務める。
2016年　28年間のはまぐみライフを卒業し、発達クリニックぱすてるを開業。現在に至る。

【著書】
「発達障害ガイドブック」（2004年）
「アスペルガー症候群・自閉症のあなたへ」（2004年）
「自閉症スペクトラムものがたり　『心の理論』の不調を知るために」（2006年）
「どうすればいい？　発達障がいの気づき・見たて・支援」（2008年）
「発達障害ガイドブック　改訂新版」（2008年）
「知っておきたい発達障がいキーワード」（2010年）
「子育て親育ち　とどけ！　親と子への応援歌」（2010年）
「発達凸凹の子をどう育てるか　―おこりんぼパパママ さようなら　四角い窓さん さようなら―」（2019年）
以上、いずれも考古堂書店刊
「脳性まひの療育と理学療法　上田法およびボツリヌス療法による筋緊張のコントロールと評価」（2015年）
診断と治療社刊

趣味：二胡・馬頭琴を40歳過ぎから始め、愛好中。ピアノ・キーボードとの二人ユニット「琴人（ことびと）」で演奏活動中。「いつか絵本になれるかな」をテーマに、思い立ってはパソコンで絵を描き、絵本らしきものを手作りし楽しんでいる。

イラスト　表紙デザイン　東條惠、東條悠史

脳システム論で発達凸凹・はったつ障がい・人《ヒト》の理解　そして個別支援計画つくりへ

2020年６月17日　初版発行
2023年１月20日　２刷発行

著　者　東條　惠
発行者　柳本和貴
発行所　㈱考古堂書店
〒951-8063
新潟市中央区古町通四番町563
TEL　025-229-4058　http://www.kokodo.co.jp
印刷所　㈱ウィザップ

ISBN978-4-87499-887-8

「著者略歴」

寺木　良巳　てらき　よしみ

1929年　福島県に生まれる
1945年　福島県立会津中学校卒業
1949年　東北薬学専門学校卒業
1952年　岩手大学学芸学部修了
1956年　岩手医科大学医学部卒業
1956年　新潟大学大学院医学研究科入学
1957年　米国マ州聖ルカ病院研修医
1959年　米国マ州聖アン病院レジデント
1967年　医学博士、学位授与
1970年　大森赤十字病院産科副部長
1976年　聖マリアンナ医大助教授
1984年　日本歯科大学教授
1992年　岩手医科大学客員教授
1994年　日本解剖学会名誉会員
2012年　日本薬理学会永年会員

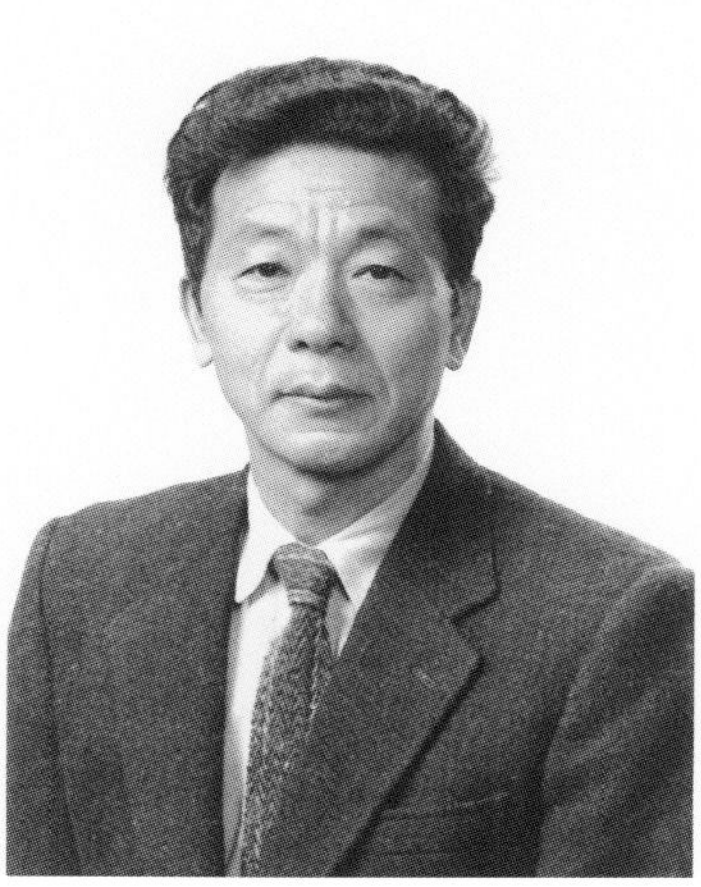

日本歯科大にて

産科医療補償制度の崩壊

2021 年 11 月 10 日発行

著　者　寺木良巳
発行者　柳本和貴
発行所　㈱考古堂書店
〒951-8063　新潟市中央区古町通四番町563
TEL　025-229-4058　http://www.kokodo.co.jp
印刷所　㈱ウィザップ

ISBN 978-4-87499-895-3

二部　脳システム論を使った個別支援計画─事例におけるストーリーと支援

三部　脳システム論─レーダーチャートでの経過観察─幼児 3 例

四部　不登校を考える─「脳システム論＋ネットワーク視点＋自己肯定感」の論点で

目　次

脳システム論で発達凸《デコ》凹《ボコ》・はったつ障がい・人《ヒト》の理解 そして個別支援計画つくりへ

東條 惠 児童精神科・神経小児科医
発達クリニックぱすてる 院長
発達と療育支援研究所ぐぐーん　主幹

開業5周年記念

こう」と別の事へ誘いましょう。先手を取るのです。また問題行動には反応
る）事は、親に主導権があることを示す事になり、よい親子関係のバランスが

六　お釈迦様（母）の　手のひらの上　孫悟空（子）

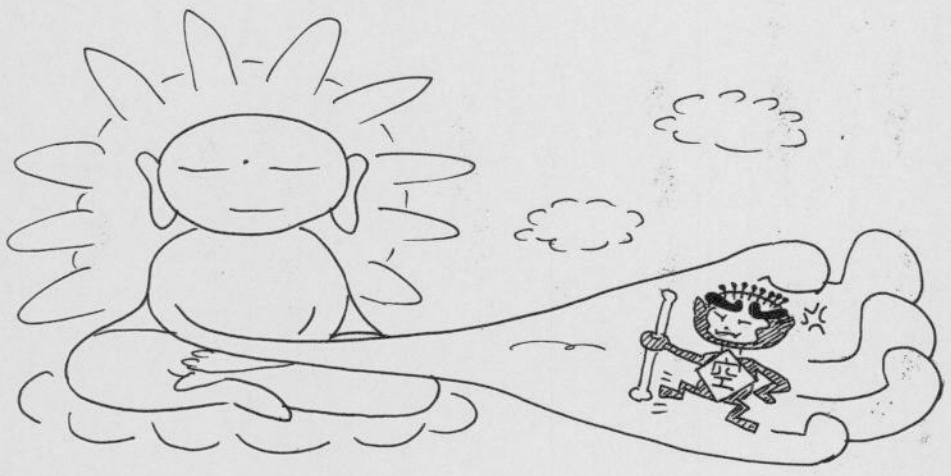

母の前で暴れる子を見た時には、子の振る舞いと親子の立場を、こう理解しましょう。外では良い子を振る舞うけれど、家では甘えの構造の中で我儘放題です。でも、子は大好きな親の手の平の上で騒ぐのです。「大好きなはずの、親分である私の注目をひこうとして騒いでいるのね。その手には乗りませんよ」という親の姿勢は大事です。「あーいえば、こーいう」も同じで、子の仕掛ける罠と思いましょう。その場面になったら「さよならしますと宣言します」と、子どもと決めておきましょう。間違っても「大人の知恵で子の言い分を論破しよう」と思わない事です。

七　激しい兄弟喧嘩には　黙って子どもの間に仕切りを差し込みます

兄弟喧嘩に大声で「やめなさい」と親が介入するのではなく、黙って毛布やタオルケットなどを広げ、または段ボールの板や座布団を持って、兄弟の間に割って入ります。相手の顔・表情の情報を視覚的に遮断すると、感情コントロールしやすくなるのが人間です。暴れる子には、毛布でぎゅっと抱きしめるのも良いです。大きな表面積を圧迫されると安心するのが、人間です。そして泣き止んだら、すかさず褒めましょう。

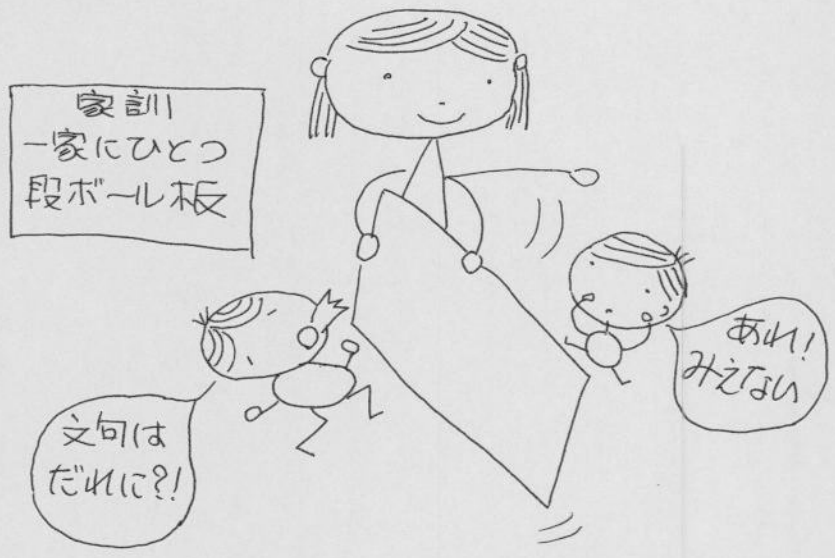
家訓
一家にひとつ
段ボール板
文句は
だれに?!
あれ!
みえない

八　朝は子と闘わない！

朝から親と子が気分を悪くしない！　外出する子の朝支度は、手伝って良いと考えます。

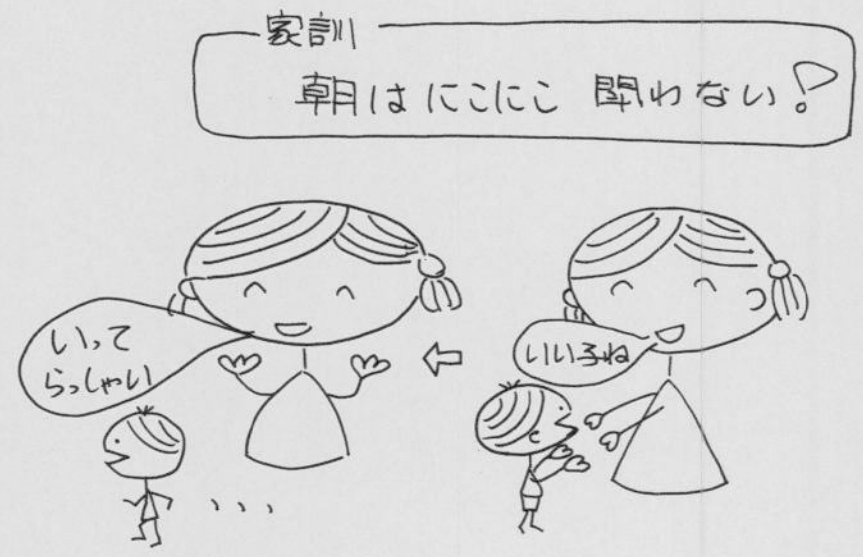
家訓
朝はにこにこ 闘わない!
いって
らっしゃい
いい子ね

九　感情は　受容し　　問題行動は　受容しない

「何やっているの、この子は！」と怒るより、「あなたは○だから物を投げているのね。辛いのね。分かったわ」と、子の感情を声に出し寄り添います。子は自分のもやもやとした気持ちに言葉で寄り添って貰うと、自分の気持ちを言葉で理解し始めます（感情ラベリング）。そしてその後に、養育側は、「でもその振る舞いを見ていると辛いよ」との評価（受け入れがたい事）を伝えます（文献1－a）。

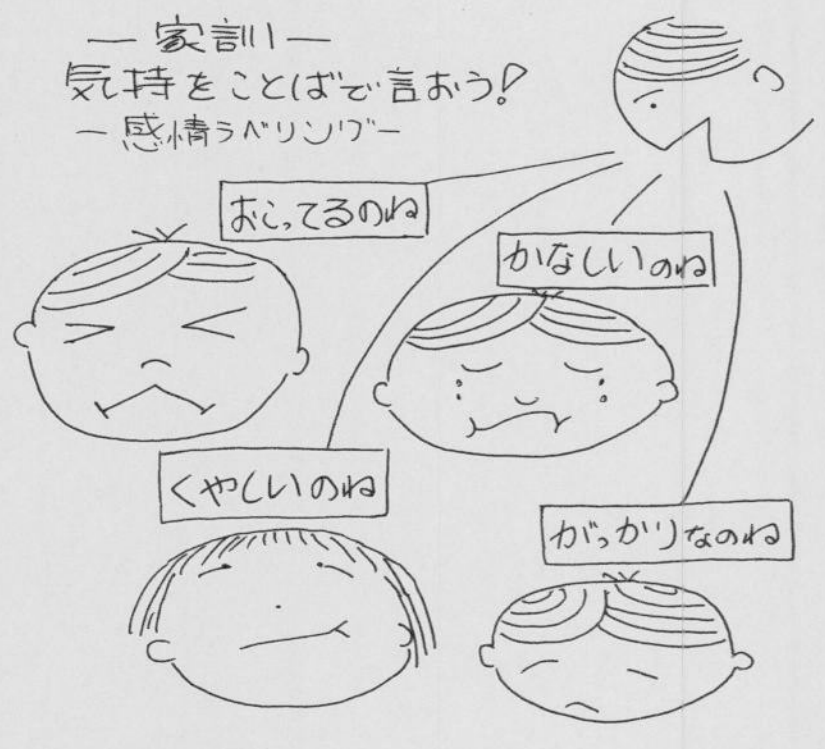
― 家訓 ―
気持をことばで言おう!
― 感情ラベリング ―
おこってるのね
かなしいのね
くやしいのね
がっかりなのね

十　ライオン　ワンコ　人間の子

訓練されたライオンやワンコは、シンプルな枠組みや声かけであれば、何を求められているかを理解し人に従います。ライオンやワンコは、異文化である人間との共生で、人間との約束＝枠組みを守ります。しかし怒られた場合、その理由を理解しないことでしょう。人間の子は、言葉を理解します。何故怒られたかの理由を理解するのです。場面によって枠組みや怒り方を変えたりする（今回は許すが、その前は違ったり）のが親ですが、そうすると親子の「枠組み」は不安定になり、子側に分かりにくくなるでしょう。「どっちが本当なのだ！」と。ライオンやワンコでも枠組みを守るのですから、明確なシンプルな親子の「枠組み」「決まり事」作りを、大人は心掛け・仕掛けましょう。そうすれば子は理解し、「枠組み」を守るでしょう。

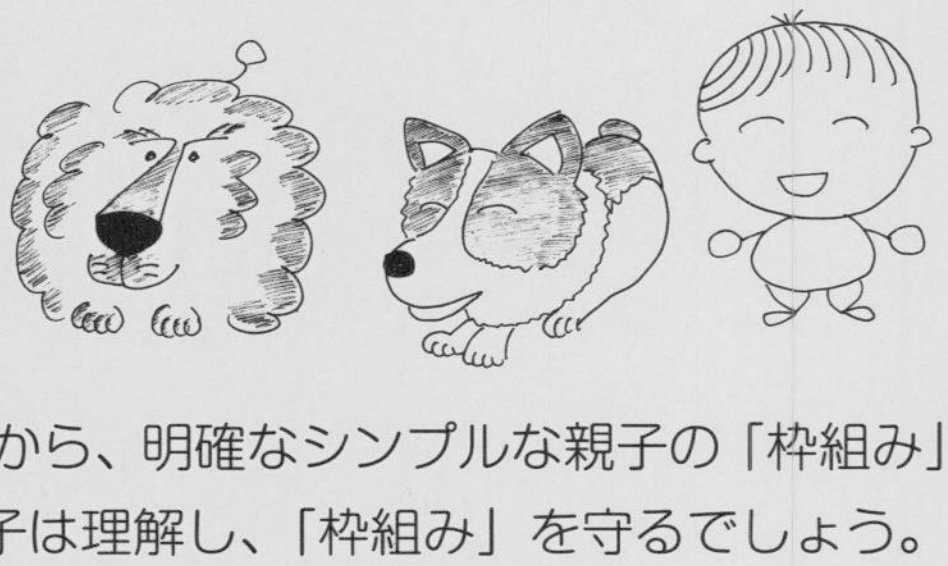

わかりました。西田文郎先生にそこまでおっしゃっていただけるなら、受けて立たないと女がすたるじゃありませんか。

私は腹を決めました。急きょ方針変更です。4冊目は宮本武蔵で行こう。出版社と相談してリスケジュール、この本の緊急出版が決定しました。もともと出そうと思っていた本は、5冊目として近々に出版することにもなりました。

怒涛の急展開に自分で目が回りそうになりながらも、私は幼い頃から父を通じて存在を感じ続けてきた宮本武蔵と、ふたたび向き合うことになりました。60歳になった武蔵が（私と同い年！）この書を残すことで後世の人たちに何を伝えたかったのか、私なりに解析し、私の言葉で伝えようと、毎日パソコンに向かいました。その時、気がついたのです。

宮本武蔵が伝えていることは、私がもともと4冊目に書こうとしていた内容と、ものの見事にリンクしていることを。

それが勝ち方の普遍の法則だからかもしれません。『五輪書』が380年経ってなお世界のビジネスパーソンを魅了する、究極の「自己啓発本」だからかもしれません。突き詰めれば突き詰めるほど、宮本武蔵の説いていることは、自分の脳を使って人生を爆速させ、幸せに生きる方法そのものでした。強運に選ばれ、強運を味方につけ「勝つ」、いや絶対に「負けない」で、しなやかに生きるための具体的な行動の取り方や心のありようが、びっしり詰まっていたのです。

「パパ、わかったよ。これだったんだね・・・」

父の想いが時空を超えて私の身体の中に入ってきたような気がしました。すると、私自身は感傷的でもなんでもないのに、自然に私の眼から涙が溢れてきました。きっと父が嬉しくて泣いてるんだと思いました。

父が私に後を継がせたいものは、たくさんあったと思います。病院とか、家とか。父の期待に応えようと思うが故に苦しんだ時期もありましたが、今はその経験が血肉となって私に沢山のギフトを贈ってくれていると断言することができます。そうして経営者となり、還暦を迎えた私のところへ、父がここまで長い間しまっておいた、とっておきの、とびきり大きな願いを送ってきたのです。

宮本武蔵野田派二天一流第19代師範 大浦辰男の娘として、現代を生きる人たちに、人生の普遍の法則を伝えてほしい、と。

これが、私が今回、この本を書くことになった理由です。そして、私にしかこの本が書けない理由でもあります。また、今の世の中は男も女もありませんが、女性の私が宮本武蔵と『五輪書』から人生術を読み解くというところに、新しさがあると思っています。

そして、本のタイトルは「強運に選ばれる人になる」としました。

仕事でもプライベートでも、この数年、悔しい思いをしてきた人はたくさんいると思います。自分ではどうすることもできないような局面に立たされたことも少なくないでしょう。運に見放されたと思うようなことがあったかもしれません。勝ちたい、負けない、負けたくない、そう強く思ったら自分の人生をどうにかして変えたいと願うでしょう。

そう、「強運」でありたいと。

思ったら、やるんです。しのごの言わず、強運を手に入れるんです。私は自分が最高に強運だと信じていますし、その方法をずっとお伝えしてきました。今回は武蔵くんを相棒に、それをお伝えすることにした、そういうことなのです。

宮本武蔵は生涯で60回戦って、全勝したからこそ60歳の天寿を全うしました。もちろん並外れた身体能力と心身の鍛錬があったから勝ち続けたのであり、そのノウハウが全て書かれたのが『五輪書』なのですが、とにかく絶対に断言できることは、武蔵は

めっちゃ強運

だってことです。なにしろ一度も負けてないんですから。

あやかりたいと思いませんか?

宮本武蔵はよく知らないなあ、という人でも、強運になる方法なら知りたいですよね。

しかもできる限り、手っ取り早く。

この本は、そんなあなたのために書きました。
これは『五輪書』の現代語訳ではありません。大浦敬子による「超訳」で、あなたがいま自分を取り巻く社会の中ですぐに実践できる方法をお伝えします。

また『五輪書』の原著は、それほど分厚い本ではなく、現代人でもなんとなく意味がわかるような平易な言葉で書かれています。今は便利なことに、朗読を聴くオーディブルもあります。興味があればもちろん、一度は原著に目を通してもらいたいですが、それすらマストではありません。

なんでも「時短」の世の中です。深く理解することと、イチから物事にあたることは、案外、比例しないものです。少なくともこの本を読めば、まずは、宮本武蔵が『五輪書』で伝えたかったエッセンスを確実に吸収することができます。
原著は、その後にでもゆっくり、宮本武蔵自身の美しく無駄のない言葉の数々を味わってみてください。まるで380年の時を超え、武蔵があなたに語りかけるかのような感動とともに、新たな発見があると思います。

それではご一緒に、この本で、戦国時代から江戸時代初期を駆け抜けた、最高に強運な男の頭の中をひも解いていきましょう。読み終えた時には、あなたは、強運に選ばれる人としての素養をたっぷり身につけていることでしょう。楽しみです！

2023年3月　大浦　敬子

目次

第4章 水の巻 五つの『ととのえ』で鍛錬する

第5章 火の巻『強運経営道』三位一体活用必勝法

参考文献

宮本武蔵 著『五輪書 原本』教材社・昭和14・国立国会図書館デジタルコレクション
大浦辰男 著『宮本武蔵の真髄』マネジメント社・平成元年

（本書における『五輪書』引用部分は、『五輪書　原本』（教材社・昭和14）を底本としつつ、現代人が読みやすいような平仮名の使用、送り仮名の変更、句読点付け、改行などを独自に行い掲載しました）

第1章

宮本武蔵ってどんな人？

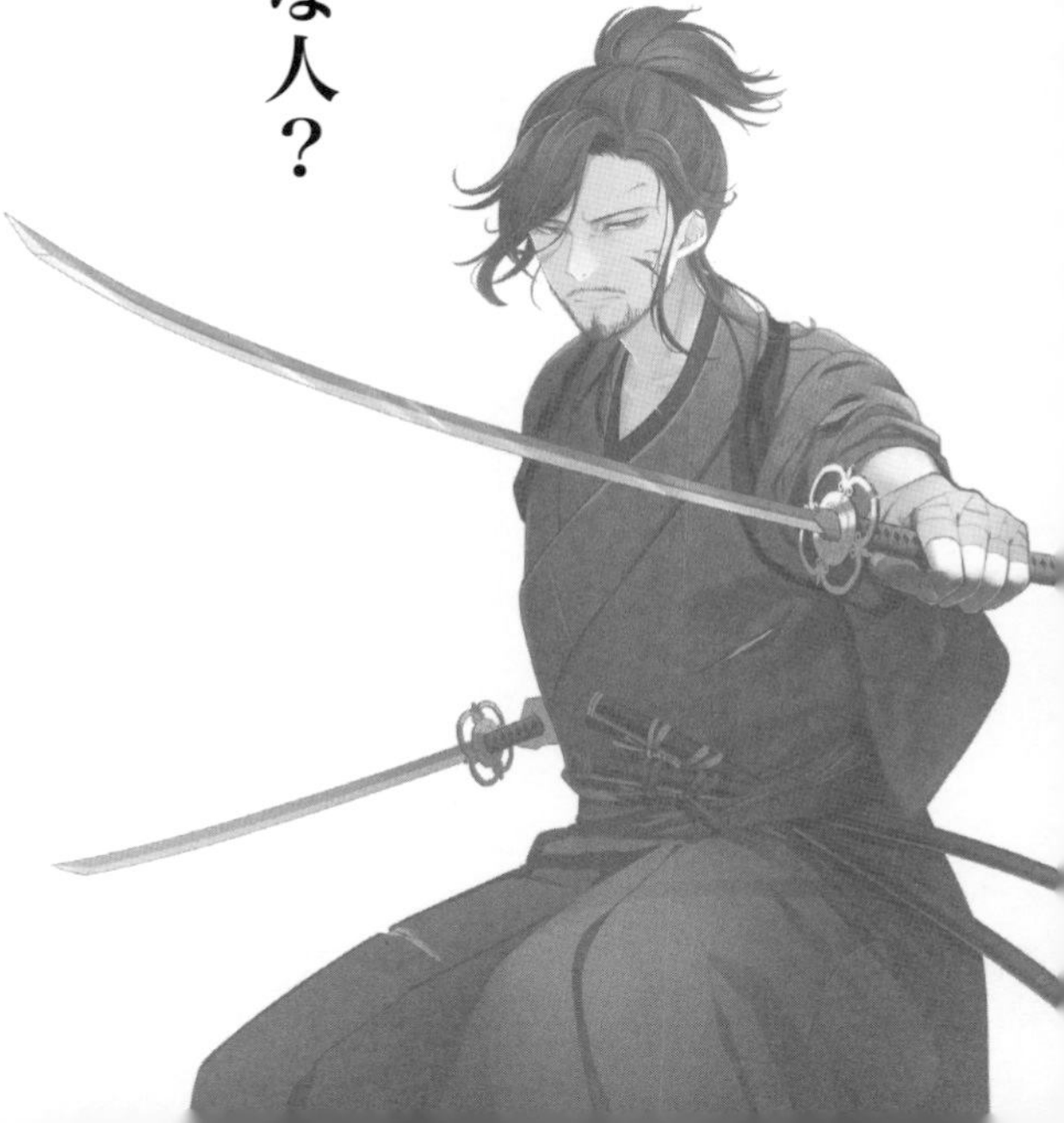

ドラマやマンガは、フィクションです

宮本武蔵を有名にしたのは、吉川英治氏による小説『宮本武蔵』です。1935年から1939年までの4年間、朝日新聞に連載されました。時は日中戦争から太平洋戦争へと向かう「戦時下」、剣の道を求め続ける武蔵の生き様に人々は胸アツになり、激烈な高揚感とともに国民的な人気を得たのです。当時の時代背景から察するに、それはある意味、国民感情を統制する役目もあったのではないかと思われます。

それからというもの、戦中はもちろん戦後もなお、映画・ラジオドラマ・テレビドラマ・演劇・漫画、ありとあらゆる作品形式で、吉川英治原作の『宮本武蔵』が世に登場しました。特に、佐々木小次郎との巌流島での決闘シーンは、物語のクライマックスとして多くの人の脳裏に焼きつけられています。

井上雄彦氏による大人気漫画『バガボンド』をご存知のかたも多いでしょう。1998年から2015年まで『モーニング』（講談社）で連載され、累計発行部数は8000万部以上を記録した、超人気作品です。実はこの『バガボンド』も、原作は吉川氏の『宮本武蔵』

です。思わず惹き込まれていく武蔵の人物像や、周辺の人物とのエピソードなど、さらに新たな脚色が加えられています。

ですが・・・残念ながらというかなんというか、この吉川英治氏による『宮本武蔵』は、かなりの部分が吉川氏の創作によるものです。もちろん小説ですから、創作は悪いことでもなんでもありません。

たとえば、武蔵が29歳で行なった、佐々木小次郎との巌流島での決闘では「武蔵が試合にわざと遅れた」というストーリーがおなじみとなっていますが、それも実は吉川氏の創作です。武蔵は『五輪書』の中で、心理戦についてかなり詳しく解説しています。その中で「わざと遅れて行く」「誰よりも早く着いて待つ」ことの意味について述べていますが、小次郎との試合に遅れたという記録は残っていません。おそらく吉川氏が『五輪書』からヒントを得て、創作をされたのでしょう。

また、吉川氏は、佐々木小次郎を涼やかなイケメン青年として描きました。しかし、実際に小次郎についての数少ない文献を照らし合わせると、どうやら武蔵との決闘当時は中年以降、ひょっとしたらお爺さんと言っても過言ではないぐらいの年齢に差し掛かっていたという説があります。

もし、あの「巌流島の戦い」が、剣豪として脂の乗りきった29歳の武蔵と、人生夕暮れ時の中年小次郎の決闘だったのだとしたら。

果たして、読者は勝敗に手に汗握りハラハラすることができたでしょうか。そして武蔵が勝ったとして、強者の勇姿に胸をわしづかみにされるような展開になりえたでしょうか。

ドラマやマンガは、読者の心をつかんでこそ価値が生まれます。そのためのフィクションなのです。

ちなみに、自分が創作した宮本武蔵像が、まるでひとり歩きをするかのように後世に影響を与え続けたことを、吉川氏は「心苦しい」と話したというエピソードも残っています。いずれにしろ、それほど大きな影響を日本中に与え続けた小説『宮本武蔵』は、やはり偉大な作品だったといえるのでしょう。

宮本武蔵を知るうえで、このことはぜひ頭に入れておきたいものです。

そもそも宮本武蔵の生涯は、自身が『五輪書』に書いている経歴ぐらいしか、はっきりした手がかりはないのです。

たとえば、いつどこで生まれたかすら、客観的な記録はありません。1645年に亡くなる前に「歳つもりて六十」と『五輪書』に書いてあるので、そこから数え年で逆算して生まれは1854年（天正12年）であろうと推察されました。そんな感じです。

「13歳で初めて試合をし、その後29歳で佐々木小次郎と戦ったのを最後に、生涯の試合数は60数回」と『五輪書』に自己申告?していますが、それについては周辺の記録からも間違いがないようです。

また、『二天記』という、武蔵の死後130年にわたって家族や二天一流師範が武蔵について語り継いできた話をまとめた書物があります。しかし、それも長い間の口伝で一部創作が混ざってしまったと考えられています。

また、江戸時代の浄瑠璃や芝居でも武蔵が題材として取り上げられることもありました。ここでも、あからさまに大衆ウケするような見せ場をつくることが繰り返され、ますます武蔵の虚像が作りあげられていったと思われます。

では、本当の武蔵はどういう人物だったのでしょう。何を考え、どのように生きていた人だったのでしょうか。

それは、自身の集大成といえる『五輪書』で、武蔵自身が書いた言葉の数々に耳をすますことによって、感じることができます。

武蔵の言葉

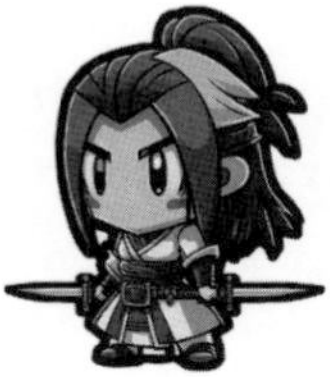

『五輪書－水の巻』より

千日（せんじつ）の稽古を鍛（たん）となし、
万日（まんじつ）の稽古を錬（れん）となす。

武蔵は、アスペルガー症候群だった？

『五輪書』は、ひと言でいうと、宮本武蔵が「稽古」と「吟味（考えろ、改善しろ）」について語った書です。29歳の佐々木小次郎との決闘を最後に、それから50歳まで鍛錬を重ね、ついに二天一流を極めた、と書いてあります。執念すら感じる稽古と吟味の日々はもはや常人とは思えません。

私は、武蔵はアスペルガー症候群だったのかもしれない、と思っています。

アスペルガー症候群というのは古い症状名で、現在は、自閉スペクトラム症に分類されます。自閉スペクトラム症のうち、知能や言語の遅れがないものがアスペルガー症候群です。社会性やコミュニケーションにかかわる障がいのため、周囲からは「変わり者」のレッテルを貼られることが多いです。特定のものごとに強い興味やこだわりを持ち、一度興味を持ったものには時間を忘れてのめり込みます。一方で、興味のないことはなかなか実行することができません。

また、日常生活の行動や習慣においては、自分の決めたルールにこだわり、ルーティン化することを好みます。一方で学業成績はよく、著名人や成功した経営者の中にもアスペルガー症候群は多数います。アインシュタイン、トーマス・エジソン、レオナルド・ダ・ヴィンチ、織田信長などがそう言われていますね。イーロン・マスク氏は自身がアスペルガー症候群と診断されていることを公表していますし、スティーブ・ジョブス氏もアスペルガーではないかと報道されています（大きなお世話ですが）。

つまり、人とは違う感性やこだわりを持って興味のあることに集中してきたからこそ、世界が驚くような事を成し遂げた、と考えることができると思います。

宮本武蔵も「人を斬って勝つ」という事にこだわり続け、毎日毎日、自分を鍛え続けました。『五輪書』の中に、もっとも有名な武蔵の言葉があります。
「千日の稽古を鍛となし、万日の稽古を錬となす」
これが「鍛錬」です。

お風呂に入らなかった、という記録も（本当かどうかわかりませんが・・・あり得そう）ありますので、鍛錬に集中するあまり、他の生活習慣は毎日のルーティンから外れていたのかもしれませんね。

一方で、芸術的な才能も発揮していました。剣豪として名を馳せながら、彼の絵や書は非常に高い評価を受けているのです。おそらく、それらは高値で売れたでしょうし、武蔵は生涯、生活には困らなかったのではないかと思います。佐々木小次郎との巌流島の決闘の後、それから60歳で生涯を終えるまでの30年間、彼はひたすら身体の鍛錬、心の鍛錬を続けました。最終的に肥後（熊本）の細川のお殿様に客人として迎えられ、その極意を人生の最後にまとめたものが『五輪書』なのです。

武蔵はアスペルガー?なんていう書き出しをしましたが、確かめる術はありませんし、どっちでもいいことです。ただ、武蔵の行動パターンや才能の現れかたから考えると、この『五輪書』には、世界に名を轟かせ、歴史に名を残すような事を成し遂げた人たちに共通するポイントが書かれていると思うのです。

武蔵が生きた時代

宮本武蔵は、１５８４年に播磨（現在の兵庫県）に生まれたとされます。一部、岡山で生まれたという説もあります。

１５８４年というと「小牧・長久手の戦い」があった頃です。私は歴史が大好きなのですが、あまり興味のない方のために超カンタンに説明しますね。信長が本能寺の変で倒れた後、秀吉が大阪城に入って天下人のような振る舞いをしていました。それを快く思わなかった織田家が徳川家康に声をかけ、戦いを起こしたのが「小牧・長久手の戦い」です。

これを機に、家康の「秀吉包囲網」は全国に広がっていきました。そして、１６００年、天下分け目の「関ヶ原の戦い」へとつながっていくのです。そして徳川家康がついに江戸幕府を興し、戦国時代は終わりました。

天下統一へ向けた大きな時代の流れの中で、播磨の武士の子として生まれた武蔵は、幼少より父親の手ほどきを受け、兵法の道を心がけました。13歳で初めての試合をしたと自ら書いています。1600年の関ヶ原の戦いの頃は、おそらく16歳。父親と一緒に西軍で戦ったとみられています。

ついに天下泰平の世が訪れた時、武蔵は自分の存在価値（アイディンティティ）をどこに見出したでしょうか。武蔵だけではなく、多くの武士たちが、そして日本のすべての人が、「戦いのない世界」を初めて体験したのではないかと思います。生き方を変える人も多かったことでしょう。その中で、宮本武蔵という人は、ひたすら自分自身の兵法の道を追求し続け、次々と果たし合いを挑んでいったのです。

宮本武蔵には兵法を極めることしか頭になかったのでしょう。負ければそこで死ぬ戦いです。全国の兵法者に挑んだり挑まれたりしながら60余戦を勝ち抜いていく「武蔵ブランド」は、天下泰平の世の中に轟いていきました。その姿は奇異にも映りながら、どこかで大衆の血を湧きたたせる一面もあったかもしれません。

しかし、武蔵自身は、そんな世の中などまるで関心がないかのように、『五輪書』の中で自分の来歴をとても淡々と、短い言葉で書いています。自分がいかに強かったかという昔話や、自身を称賛するような姿勢は一切みえません。ただひたすら、30歳からの50歳までの20年間、己を鍛錬することによって自らが編み出した「二天一流」と名付けた兵法の道の極意を伝え、それを後世に残そうという想いだけが、全編を貫いています。

私は、そんな一途な武蔵だったからこそ、その生き様にこうして３８０年の時を超え、多くの人が普遍の原理原則を見つけ出せるのだと思っています。

武蔵の言葉

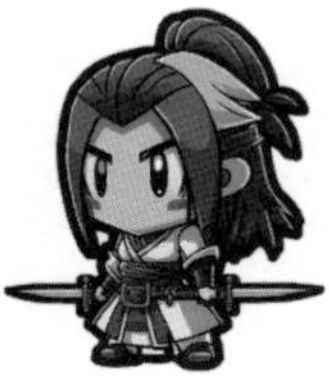

『五輪書―地の巻』より

我、若年のむかしより、兵法の道に心をかけ、十三にして初而勝負をす。その相手、新当流・有馬喜兵衛といふ兵法者に打勝ち、十六歳にして但馬国秋山といふ強力の兵法者に勝ち、二十一歳にして都へ上り、天下の兵法者にあひ、数度の勝負をけつすといへども、勝利を得ざるといふ事なし。其後国々所々至り、諸流の兵法者に行合、六十余度迄勝負すといへども、一度もその利を失はず。其程、年十三より二十八、九迄の事也。

第2章

『五輪書』ってどんな本？

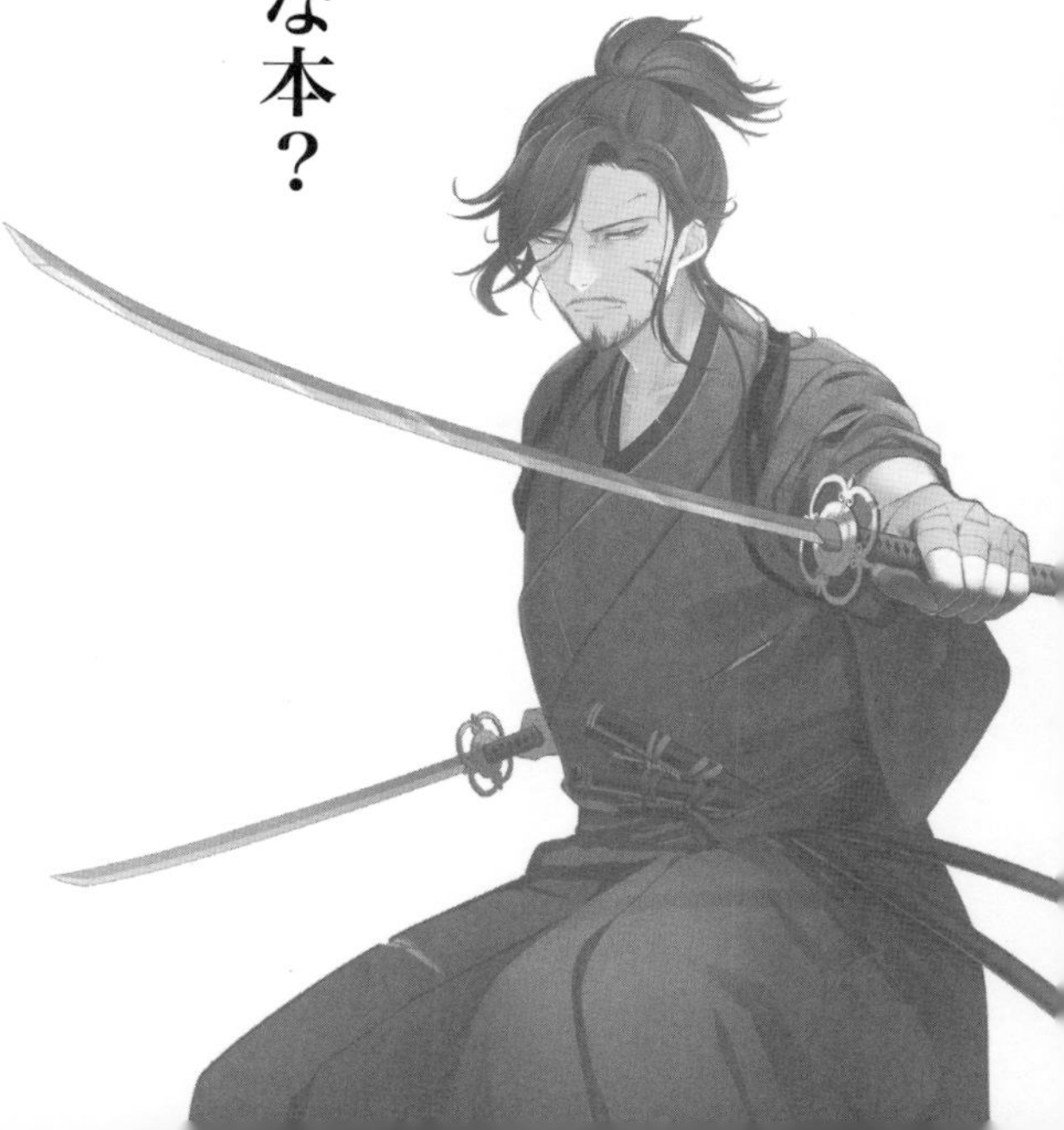

宮本武蔵ってこんな人

俺、失敗しないから。

兵法に則ってないのに、自分の体力・才能の高さとか相手が弱いから勝てたのかも。それでは、本物ではないな。
(自分で弱いやつ選んだけど)

千日の稽古をもって「鍛」とし
万日の稽古をもって「練」とする
鍛錬したら何回やっても兵法に則った剣が出せるようになったぜ。

後悔?何それ?
我、事において後悔せずって言ってるじゃん。

兵法に秀でれば、他の芸事にも秀でることができる。 書画で稼いでお金持ち。
ブランド力は無敗決闘で作ったし。

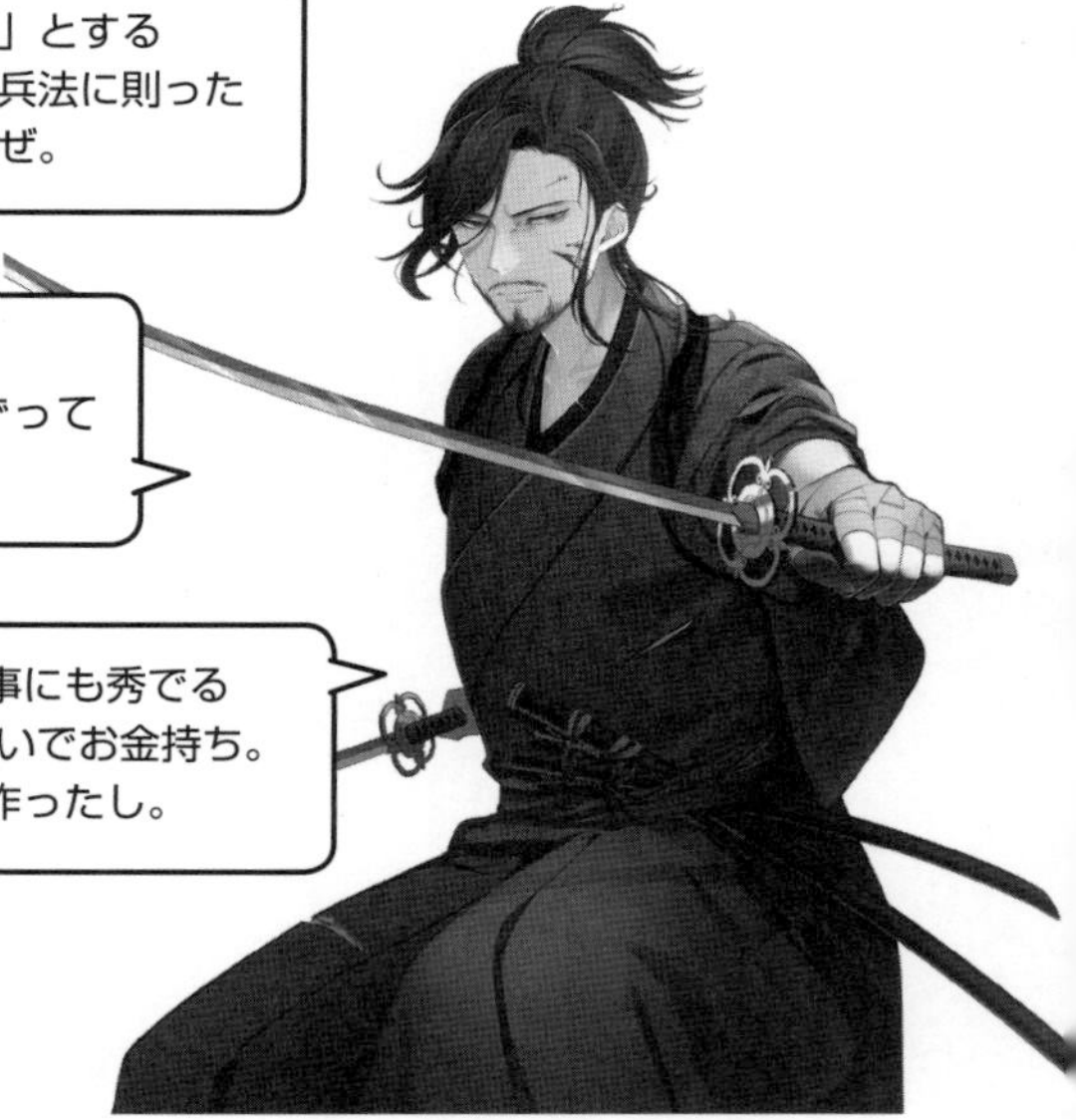

五輪書の由来は、宇宙を構成している「五大」

『五輪書』をはじめとする彼の遺した文書、数少ない記録から、私にはこんな宮本武蔵くん像が浮かび上がってきています。どうでしょう? 少し彼を身近に感じることができるでしょうか。

『五輪書』は彼が60歳の時に、熊本の霊巌洞という洞窟で執筆したと伝えられています。霊巌洞は今も全国から武蔵ファンが訪れる観光スポットですが、金峰山の裏側の絶壁にぱっくりと大きく口を開けた洞窟です。周囲は古木に囲まれ、本当にこんなところで書いたのかしらと思うようなところですが、誰も寄りつかない洞窟で一心不乱に人生の集大成を記していたのかもしれません。熊本にお越しの際は、ぜひ行かれてみてください。

その『五輪書』は、仏教でいう「五大（ごだい）」の思想に基づいて書かれました。「五大」という言葉をご存じでしょうか。サンスクリット語では「panca-dhatavah」、英語では「five elements」です。五大とは、宇宙（あらゆる世界）を構成しているとする地（ち）・水（すい）・

火（か）・風（ふう）・空（くう）の5つの要素のことを指します。

そしてもうひとつ、ご紹介したいものがあります。お寺に行くと、このような供養塔を見たことはありませんか。

これは「五輪塔（ごりんのとう）」と呼ばれるものです。五大を地（四角）、水（丸）、火（三角）、風（半月）、空（宝珠）の形で表し、下から5つの輪を積み上げた形をしています。それぞれ「地輪（ちりん）」「水輪（すいりん）」「火輪（かりん）」「風輪（ふうりん）」「空輪（くうりん）」と呼びます。5つあわせて五輪です。

五輪塔

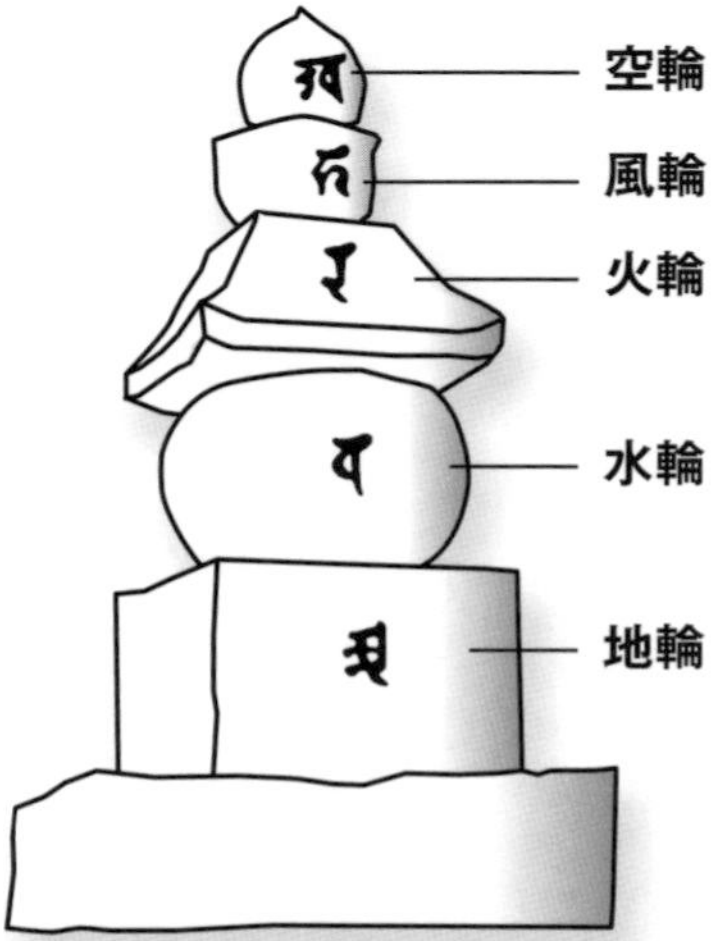

宮本武蔵は「地の巻」「水の巻」「火の巻」「風の巻」「空の巻」の五巻を書き上げました。実は、これらをまとめて本人がどう呼んでいたかは定かではありません。武蔵が亡くなる一週間前に原本を譲り受けた寺尾孫之丞という人が、写本の奥書に「地水火風空之五巻」と記していました。地水火風空が五輪であることは世の人の良く知るところだったので、18世紀初期頃から、これらを『五輪書』と呼ぶようになったのだそうです。

ちなみに、オリンピックを日本語で五輪といいますが、この５つの輪を重ねた「五輪塔」から命名されました。

大浦敬子流『五輪書』読みかえ術

宇宙を構成する五大の本来の意味と、『五輪書』で武蔵がそれぞれの巻にまとめた事柄をかんたんに表にしてみると、以下のようになります。

	本来の意味	『五輪書』の内容
地	大地・地球を意味し、固い物、動きや変化に対して抵抗する性質	兵法のあらまし
水	流体、無定形の物、流動的な性質、変化に対して適応する性質	鍛錬・刀の使い方
火	力強さ、情熱、何かをするための動機づけ、欲求などを表す	戦術・心理戦
風	成長、拡大、自由を表す	他流の研究
空	サンスクリット語：आकाश, Ākāśa（アーカーシャ）の訳。虚空	目に見えぬ境地

『五輪書』を読み解くにあたって、この「五大」の思想の本来の意味に、武蔵が兵法の道の何を投影していたのかということを感じながら読んでいけると、より深い理解を得られるように思います。

この本を読み進めながら、折にふれ、この「五輪の塔」を思い出して、下からひとつずつ積み上げるイメージを持ってください。

そして、私は、この『五輪書』を私なりに読み解いた結果、私ならではの視点で、武蔵の言葉を読みかえることに決めました。

それは、宮本武蔵が追求し続けた道とはなんだったのか、考えた末の結論です。

武蔵の兵法の道は、ひたすら「勝つ」ことだけを目指したものでした。勝つことこそ、道そのものです。そしてそれは鍛錬し続けることによってのみ、叶えられるものでした。

私はそこに、経営者として勝ち続けていく原理・原則を見たのです。

そこで、私は今回『五輪書』全５巻を、『強運経営道』と名前をつけ、経営者が実践して取り入れていけるヒントと共にご紹介する形にしました。

「地の巻」では『強運経営道』の3つの原則をお伝えします。

「水の巻」では、『強運経営道』の具体的な鍛錬について。

「火の巻」では、いよいよ実践の戦術、特に心理戦で勝っていくノウハウについてお伝えします。


もし、自分は経営者ではないから関係がないかも、と思うかたがいらっしゃっても、大丈夫です。関係ないなんてことは、絶対にありません。

あなたが、もし、組織に属して部下がいる立場なら、マネジメントの役に必ず立つでしょう。極端な話をいえば、仕事を持っていなくても、今は学生だったとしても、あなたという人の経営者はあなたです。そして、この人生を勝っていきたい、負けたくないと思うなら、宮本武蔵の言葉のすべてがヒントになるでしょう。

世界が畏れた「ジャパンアズNo.1」の時代と『五輪書』

ところで、宮本武蔵の『五輪書』がなぜ、海外のトップビジネスマンに人気を誇っているのでしょうか。

最初にハーバードビジネススクールで、優れた経営書として取り上げられたのは、1986年だという記録があります。この時代といえば「ジャパン・アズ・ナンバーワン」と言われた頃です。

「ジャパン・アズ・ナンバーワン」とは、1979年に社会学者エズラ・ヴォーゲルがかいた著書のタイトルです。日本の高度成長の要因を研究し、日本型経営を高く評価して紹介したものです。日本でも発売され、爆発的なベストセラーとなりました。

日本の80年代の安定成長期からバブルまでの黄金時代を象徴する言葉として、よく使われていました。

この頃のアメリカ経済は、敗戦国から立ち上がって驚くほどの急成長を遂げた日本経済を、畏れと共に眺めながら、そこにある要因を探っていたのでしょう。そこで、どこの誰がきっかけかはわかりませんが、宮本武蔵の『五輪書』を見つけたのです。

これは私の想像ですが、その頃のハリウッド映画に登場する日本人といえば、武士か忍者か、こずるい感じのメガネの男、というイメージだけではなかったでしょうか。まだまだ当時は、日本人に対して、ミステリアスを通り越してちょっと不気味なイメージを持っている人も多かったのではないかと思うのです。

そこに、こんな本がある、ということがわかります。日本人は識字率が高く、誰もがよく本を読んでいるらしい。しかも３００年以上前に、60回以上も決闘して一度も負けなかった武士の本を。

オー！　サムライ！　ニンジャ！　ジャパン・アズ・ナンバーワン！

ムサシ・ミヤモト「Five Rings」に学べ！

と…。最初はおそらく、こんな感じで始まったのではないかと思うのですが、いかがでしょうか。

まあ冗談はさておき、実際にそれ以来、これほど長い期間、海外のビジネスマンに読まれているには、それだけの内容があることは、もう疑いようがありません。

ここで、当の私たち日本人が、どれだけ宮本武蔵や『五輪書』について、知っているかというと、とても恥ずかしい状況なのではないかと思います。

でも、世界が畏れたジャパン・アズ・ナンバーワンの時代の日本の強さを、今の私たちこそが学び、誇りを取り戻す時ではないでしょうか。

元気だった頃の日本をお手本にしようと、日本の武士の真髄にジャパニーズビジネスマンの強さを探ろうと、海外のエリートビジネスマンが『五輪書』を読んでいるのだから、私たちが学べないはずはありません。私たちはいまようやく、時を超えて、格好の教材に出会うことができたのです。

さあ、いよいよ『五輪書』のページをめくり、「超訳」して『強運経営道』をお伝えしていきたいと思います！

第3章

地の巻『強運経営道』三つの原則

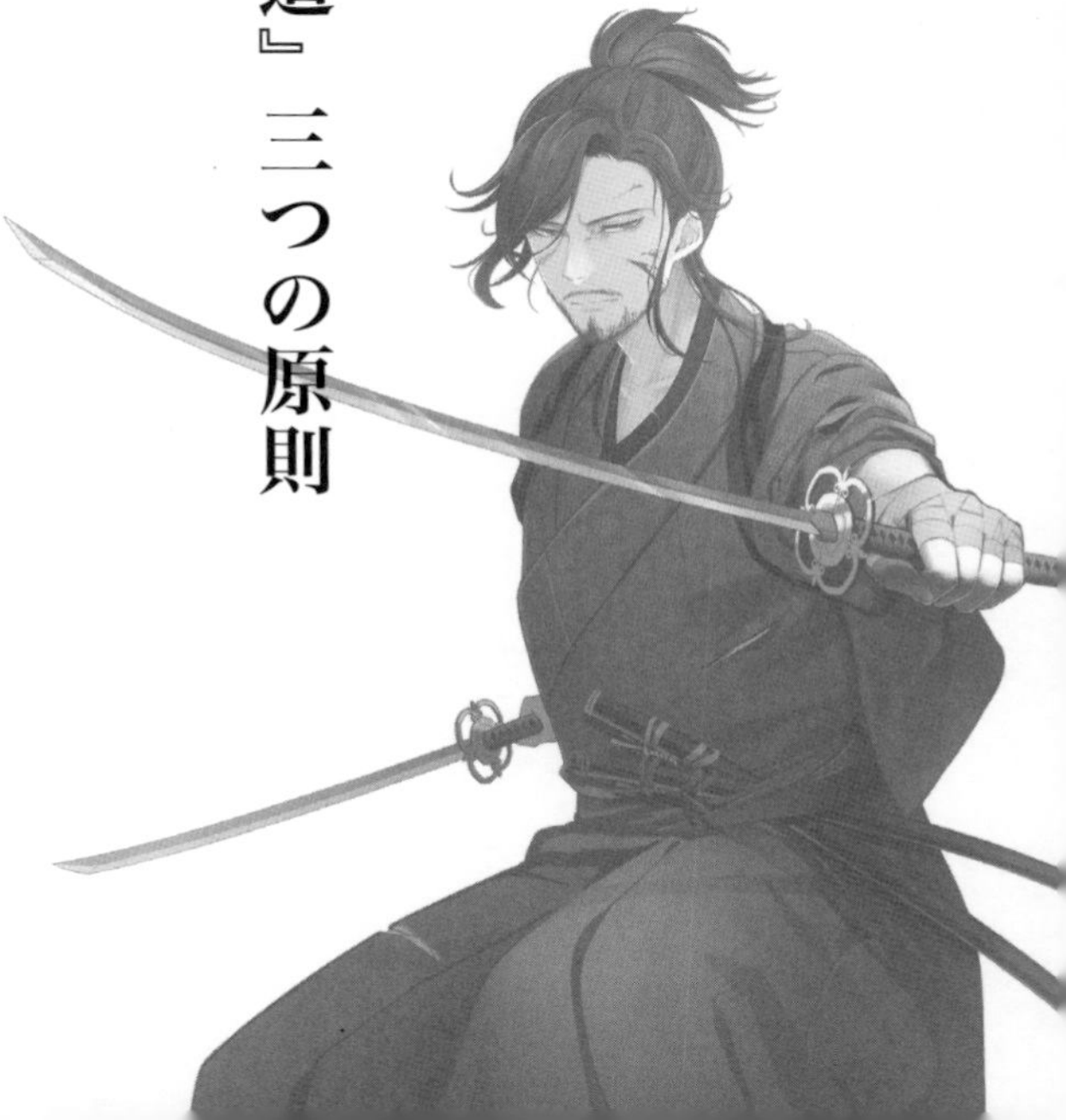

武蔵の言葉

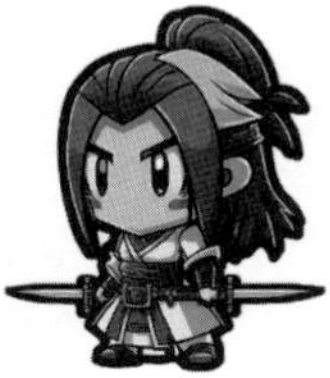

『五輪書―地の巻』より

武士の兵法をおこなふ道は、何事に於ても人にすぐるるところを本とし、或は一身の切合にかち、或は数人の戦に勝ち、主君の為、我身の為、名をあげ身をたてんと思ふ。是兵法の徳をもつてなり。

又、世の中に、兵法の道をならひても、実の時の役にはたつまじきと思ふ心あるべし。其儀に於ては、何時にても役に立やうに稽古し、万事に至り、役に立様に教る事、是兵法の実の道也。

『強運経営道』という「道」

『五輪書』の第一巻である『地の巻』は、武蔵自身の来歴を記した序文と共に、「兵法の道」について書かれています。

私は、武蔵が『五輪書』で伝えたかったのは、この「道」とは何か、ということの一言に尽きると思います。武蔵はこう言います。

「今の世の中に、兵法の道をしっかりわきまえている武士がいない」

戦のない江戸時代が始まって40年が経っていました。武蔵の目からは、武士たちが、存在として、あるいは職業人として、芯を失ってしまっているように感じていたのかもしれません。

「兵法は武家の法なので、大将はもちろん、一兵卒であってもこの道を知るべきだ。道というと、仏の法として人を助ける人道、儒道の文の道、医者の諸病を治す道、歌道者は和歌の道、あるいは数寄者、弓法者、その他諸芸・諸能まで思い思いに稽古し、各々心を寄せている。だが兵法の道には心を寄せる人が稀だ」

そして武士はまず「文武両道」が大切だと言っています。

「二つの道を嗜むこと、これ武士の道である」

と。たしかに、宮本武蔵は絵や書の才能にも長けていました。そして、何より、とっても文章が上手なんです。この『五輪書』も、序文に

「仏教や、儒教などの言葉を使わずに、自分の言葉でなるべく伝える」

と宣言し、全編を通してオリジナリティにあふれる魅力的な文体が貫かれています。

また、兵法の道について「大工の仕事」にたとえて解説するなど、いたるところにたとえ話が登場します。たとえ話のうまい人って単純にお話が面白いですが、実は、聴き手の立場で本質を理解できるように導いていく技術があるんですよね。つまり、相手の概念レベルを一段ポンっと上げてあげるような伝え方ができる人なんです。これは、なかなかできることではありません。

そして、面白いのはここからです。

「おおかた武士の思ふ心をはかるに、武士は只死ぬると云ふ道を嗜む事と覚ゆる程の儀也」

つまり、おおかた武士ってヤツは、戦って死ぬことこそ道だと思っているフシがありはしないか？　と言っているんです。そして、死を覚悟するなんてものは別に武士に限ったことではなく、出家者であっても、女でも、百姓以下に至るまで、義理を知り、恥を思い、死するべきを思い切ることにその差はない、とズバッと断言しています。

たしかに、戦って死ぬことが武士の道ならば、天下泰平の世の中に武士が道を追求していくことは、苦しみでしかないでしょう。そして武蔵自身も、29歳の佐々木小次郎との試合を最後に、自分を鍛錬し、道を求め続けたに違いありません。

そして、武蔵が見つけた「道」とは、こうです。

「武士が兵法を行う道は、何事においても人に優れるところを本とし」

何事においても、他者・相手より優れていることが基本であり、

「あるいは一身の斬り合いに勝ち、あるいは数人の戦に勝ち」

サシでの勝負に勝ち、大勢との勝負にも勝ち、

「主君のため、己の身のため、名を上げ身を立てようと思う」

主君のため、我が身のために、名を上げ身を立てる。

それが兵法の道であると武蔵は言っています。また、世の中には、兵法の道など習っても実際に役立つことなどないと思う向きもあるかもしれないけれど、それこそ、いつでも役に立つよう稽古し、万事にわたって役立つよう教える事こそ兵法の実の道なのだと、この節を結んでいます。

戦って死ぬことではなく、「勝つこと」が道だと言い切った宮本武蔵。まさに、60戦無敗、人生勝ち続けてきた武蔵が実践してきた事そのものです。そして、それは、日々の鍛錬で兵法を極めることによって可能だと言っています。そして、**万事にわたって役立つようにそれを教える**のが自分の道だと言っているのです。

私は、この『超訳』を書くにあたって、ここに、人生の勝ち方の**原則**があると考えました。

それは

勝ち続ける勝ち方＝「強運」

です。

強運とは、他人よりさほど努力しているわけではないのに棚ボタ的にラッキーが舞い込むといったものではありません。経営を志している皆さんならば充分おわかりでしょう。人の知らないところで薄紙を一枚ずつ積み重ねるような努力をしてきたはず。それこそ「千日の稽古を鍛とし、万日の稽古を錬となす」鍛錬ですよね。そんな鍛錬をしてきたからこそ、ここぞという時に勝ち、力を発揮できることは、多くの人が体感していることだと思います。それでも、時に「やみくもな努力」や「方向性の違う頑張り」に、時間や労力を費やしてしまうことがあるのではないでしょうか。それはおそらく、原則を知らないからです。

原則とは、時代が変わり、国が変わり、環境や状況が違っても変わらない、普遍の法則です。ましてや現在の時代と世界は、天下泰平とは真逆といってもいい。そして今後も予測可能な困難、予測不可能な困難がさまざまに待ち受けているでしょう。

私たち経営者は、その勝負に勝ったり負けたりしている場合ではありません。一度の負けが命取りになるやもしれない、そういう時代に生きているのです。

武蔵は「主君のため、我が身のため」と言いましたが、主君とは言い換えると、顧客と会社のため、そして何より社会のためです。これからを生きるすべての人たちの幸せのために、私たちは絶対に勝ち続ける、決して負けない戦いをしていこうではありませんか。

私が考える『強運』とは、「勝ち続ける勝ち方」の原則です。宮本武蔵の教えに学び、私はこれを『**強運経営道**』と名づけることにしました。そして、この「地の巻」に書かれた内容を読み解くことで、そこに3つの原則を見出しました。

強運経営道　3つの原則

一．すべての仕事は同じ原理で動いている

一．それを当てはめれば、事の性質・大きさは関係なく、すべてうまくいく

一．成功には徹底した努力、終わりなき追求、つまり「鍛錬」が必要

第３章
地の巻『強運経営道』三つの原則

ここからは、この３つの原則について、「地の巻」に書かれた武蔵の言葉を味わいながら、しっかりと身体の中に落とし込んでいきましょう。

武蔵の言葉　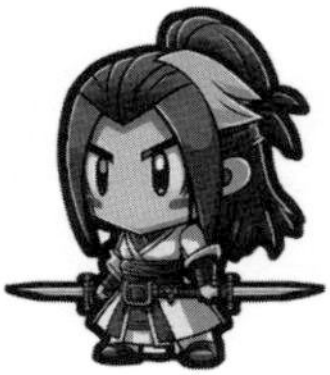　『五輪書ー地の巻』より

一．兵法の道、大工にたとへたる事

大将は、大工の統領として天下のかね（矩）をわきまえ、其国のかねを糾し、其家のかねを知る事、統領の道なり。大工の統領は、堂塔・伽藍のすみかねを覚え、宮殿・楼閣のさしづを知り、人々をつかひ、家々を取立る事。大工の統領も、武家の統領も、同じ事也。

家を立つるに木配りをする事。直にして節もなく、見つきのよきを表の柱とし、少し節ありとも、直につよきをうらの柱とし、たとひ少しよわくとも、節なき木の見ざま良きをば、敷居　鴨居　戸　障子とそれぞれに使ひ、節あり共ゆがみたり共強き木をば、其家の強み強みを見分けて、よく吟味して遣ふに於ては、其家久しくくづれがたし。

すべての道は、同じ原理で動いている

「地の巻」の前半部分で武蔵は、くりかえし、兵法の道は一般に思われているような剣術の道ではなく、武家の法（原則）全般に関わるものだと強調しています。

剣術がひと通りできるだけで「兵法者」を名乗って世を渡り歩くような風潮を、武蔵は痛烈に批判しています。芸を飾り立ててあたかも花のあるように見せ、ハデに道場を開いて教え、そこで習うことによって「利を得よう」という付け焼き刃な考えは、文字どおり「生兵法はケガのもと」だぞ、と警告しています。

武蔵は、たとえ話を巧みに使って、相手にわかりやすく伝える能力に長けていたとお伝えしました。この『五輪書』の中でも、ものごとの本質をさまざまな事柄にたとえて書いていますが、その最たるものが、兵法の道を「大工の仕事にたとえる」くだりです。

50ページに原文を紹介していますが、これを『超訳』しながら、武蔵の真意を探ってみたいと思います。

武蔵は、武家の大将のあるべき姿を、大工の棟梁が寺院の堂塔や伽藍の寸法を覚え、宮殿や楼閣の設計を知り、部下を使ってそれぞれの建物を建てる様子にたとえました。そして、その意味では「大工の棟梁も武士の棟梁も同じ」だと言っています。

家を建てる時、まずは材木を適材適所に割り振る「木配り」をします。

まっすぐで節がなく見映えの良い木を家の表の柱にし、少しは節があったとしてもまっすぐで強い木であれば裏の柱とします。さらに、多少弱くても節がなく表面が美しい木であれば、敷居や鴨居、戸や障子に使います。節があって曲がっていても強い木であれば、その家の強さが必要なところによく吟味して使うことによって、その家が長く崩れにくいものとなるのです。

どうでしょう。これを「適材適所の人材登用・人事配置」に置き換えてみると、組織のリーダーにとって格好の教科書ではないでしょうか。

また、棟梁が大勢の大工を使う時には、それぞれの大工の技量の上中下を知ることが大事だとも言っています。下手な者には床下の横木を張らせ、もっと下手な者には楔（くさび）を削らせるように、人を見分けて使うことで手際良く仕事が進むと言っています。うまくはかどるように手際良く進めることと、いい加減なことを許さないことが重要だと言っていますが、これはとにかく「徹底する」姿勢の必要性を教えてくれていますね。

また、「気の上中下を知ること」が大切だとも言っています。単なる技量の上手下手ではなく「気」という言葉を使っているところに、一人ひとりの「やる気」「マインド」にも思いを至らせていることが伝わります。このように、仕事（プロジェクト）全体に勢いをつけること、無理なことは察知すること、それが棟梁として心に置くべきことであり、武士の棟梁が心がける兵法の道理もまさしく同じだと言っているのです。

さらに武蔵のリーダー論は続きます。

棟梁とは違い、士卒（兵士）は、ヒラの大工のような者なので、ヒラ大工としての心構えが必要だといいます。ヒラ大工は、自分で自分の道具を研いだり、いろいろな補助道具を作って、それを道具箱に入れて持ち歩いています。棟梁から指示を受けたら、すぐに柱や梁（はり）を手斧で削って、床や棚もかんなで削って、透かし彫りなどもして、設計どおりに隅々まで上手く仕上げるのがヒラ大工の仕事です。そうして大工の技をよく覚え、建て方をよく知ることで、のちに棟梁となれるのです。

だから、今はヒラの大工であっても、心得としてよく切れる道具を持って、時間があればそれをよく研ぐことが大事だと言っています。これはつまり、一兵士であっても、同じように武具を手入れし、武術を鍛錬しなければならないということです。大将のほうは、そうした個々の兵士の実力を的確に見分け、適材適所に配置して国を治めるべきだということなのです。

私は、武蔵はこの書を、若い藩主や家老が読むことも念頭に置いていたのではないかと思います。

武蔵自身は、どこか特定の藩に仕えることなく生涯を終えていますが、少年時代に出会って養子に迎えた宮本伊織は、20歳で播州明石藩の家老となり、最終的には小倉藩の筆頭家老になるまで出世を遂げました。伊織はおそらく、父・武蔵からこの兵法の道を直々に手ほどきを受けたことでしょう。実力を磨いて武功を上げることによって立身出世を遂げることができなくなった武士たちに、江戸時代における「サムライドリーム」を示したとも言えるのではないでしょうか。

また、この「大工の仕事」のたとえによって、気づけることがあります。それは、**すべての仕事は同じ原理で動いている**ということです。

皆さんの仕事も、この武蔵の持論を読めば、これまでの経験のどの場面を切り取って振り返ってみても、同じ原理が働いていたのではないでしょうか。そして、この武蔵のわかりやすい表現の中に、強運の土台となる原則を見い出すはずです。

第１章でご紹介した「五輪の塔」の一番下の部分に、四角く大きな「地輪」があったように、どっしりと「強運経営道」の道の基礎を、自らの体の中にずっしりと据えてください。

事の性質や大きさは関係なく、すべてうまくいく

『強運経営道』の3つの原則。ひとつ目はここまでお伝えしたとおり、

一．すべての仕事は同じ原理で動いている

ということでした。

そして、それに続くふたつ目の原則は

一．それを当てはめれば、事の性質・大きさは関係なく、すべてうまくいく

です。

私はここで「原則」と「原理」という言葉を使い分けています。

「原理」とは、ものごとや事象の認識を成り立たせる根本のしくみを言います。おもに存在や認識に対して使います。

「原則」とは、共通に適用される基本的な決まりごとです。活動に関係して使用します。

武蔵のように、わかりやすくたとえてみますね。地球最速の動物「チーター」が時速

100キロ以上で走る原理は、身体のつくりにあります。背骨がバネのように柔らかく、胸と足の筋肉が強く、頭が小さく風を切り、出たままの爪がスパイクになっている、このチーター特有の身体構造が原理です。

これに対して、チーターが時速100キロを出す原則は、それらの筋力が発達していることと、身体に不具合がないことだといえます。

「原理原則」は根本的なしくみに則った決まりごと、という意味になります。原理と原則、どちらも互いに関係しあっています。そして、原理を理解しそれに則った原則で行動するならば、いつでもチーターのように地球最速のパフォーマンスを出せるということなのです。

武蔵が『五輪書』の冒頭で、兵法の道を大工の仕事にたとえることができたのも、それが「原理」だからに他なりません。

そしてこの原理は、**仕事の大小や性質に関わらず、あてはめることができ、そのことによって全てがうまくいく**のです。

これを知ることが、『強運経営道』ふたつ目の原則です。

武蔵は、それらを「地」「水」「火」「風」「空」の五巻であらわしたと、この「地の巻」の中盤で説明しています。

これについては、我が父・大浦辰男も、自著「宮本武蔵の真髄」で解説していました。医師であり医療法人の経営者でもあった父ですが、スポーツの振興に努め、日本ソフトボール協会会長などの役員を数多く引き受けていたこともありました。そんなこともあり、父も自著の中で『五輪書』に書かれていることを、経営やスポーツの現場にあてはめて考察しています。「地水火風空」全五巻の概要についても、その書きっぷりがなかなか面白いので、ここでは父の言葉を抜粋引用してご紹介します。

◆

「地」の巻では、兵法のあらましや考え方を述べ、浅いところから深いところまでと技能を磨くことの大事さを述べている。人間はそれを感じとることができないので、初歩から奥義に至る過程をまっすぐな道を歩き進むことになぞらえ、「地」の巻という表現にしたと述べている。

「水」の巻は、心が水にならなくてはならない。水は四角い器では四角になり、丸い器では丸くなる。人間も水のように、身も心も臨機応変に社会に対応しなくてはならないことを説いている。

水は一滴でも水であり、水が集まると大海にもなる。これは、**一人の力だけではなく、大勢の力を合わせると強力なものになる**ことのたとえであり、また、水は青々と澄んだ清い心を持ち合わせており、武蔵は、自分の編み出した二天一流を水に例えて「水」の巻として書いている。

剣術の道を身につけると、一人の敵に勝つことは、世界を相手に戦っても勝つことである。**一人のお客を獲得する熱意は、世界の万人の客を獲得する熱意に通じる**と読み換えても良いのではなかろうか。会社の社長たる者は、ささやかなことでも大局を判断する。一事を持って万事を知ることは商法に益をもたらすものである。武蔵は、二天一流の兵法について、水の巻に戦いに勝つことの道理を書くと述べている。その道理とは、スポーツの世界においても一般の社会でも**すべてのことに勝つ**ことである。

「火」の巻には戦いのことを書く。火は大きくも燃え、小さくも燃える強い力を持っている。戦いの道は**一対一の勝負も、万人相手の合戦も所詮戦いには違いなく**、同じ心で接しなければならないとしている。スポーツの世界で個人戦と団体戦があるが、**監督は武蔵の心で選手を指導すべき**である。また、瞬間に決まる勝負に常々の訓練で慣れておく必要があると説いていて、戦いもセールスも同じで社員の特訓に力を入れることこそ、武蔵の教えである。

「風」の巻。他流のことを書く。これは相手をよく勉強し、知り尽くしてこそ本当の兵法がわかる。よそを知ってこそいろいろな対策が考えられ、その会社は繁栄するのである。

「空」の巻。空というからには物事にこだわらないようにしたいと説いている。

大浦辰男著「宮本武蔵の真髄」（マネジメント社　平成元年初版発行）より一部抜粋

◆

人を斬って勝つための書である『五輪書』を、スポーツでの勝負や、経営での戦いになぞらえて平成元年の時点ですでに解説しているあたり、父の発想は本当に面白いなあと思います。そんな父ですが、海外で翻訳版が読まれている状況には少々疑問を持っていたようです。

◆

武蔵の心は「五輪の塔」に思いをかけ、地水火風空の巻で表現した心が理解できないと、武蔵を論ずることはできない。

◆

との一文で、この著書のあとがきを結んでいます。要するに、「ファイブリングス」などという直訳で、武蔵の真髄がわかるものかということです。

「別の機会に英文で自分が外国人にわかるように書きたい」

「二天一流を継承し、鍛錬した者でないと、世界の人に本当の武蔵の心を紹介できないと思う」

とも書いているので、父はなんなら自分自身で、その役目を買って出たかったのでしょう。残念ながら、その後、父がそれを英文で著すことはありませんでした。

武蔵が人生の勝ち方という「道」を五輪に込めて記した「思い」を正確に伝えたい、という父の意志を感じます。それは、一部だけを取り上げたり、地水火風空の順序を読み飛ばしたりするのではなく、地から空まで、下から上へ原理原則をしっかり積み上げてこそ、武蔵の真髄に至り「道」に至るのだと教えてくれています。

私は二天一流を受け継いではいませんが、その父の思いはしっかり受け継いでいます。そして、武蔵の心を経営の道として、こうして皆さんにお伝えしています。それは「原理」「原則」なので、どの時代であれ、どの国であれ、すべてにあてはめることができ、それによって、すべてがうまくいくのです。

鍛錬ということ

武蔵の有名な言葉「千日の稽古をもって鍛とし、万日の稽古をもって錬とす」は、「水の巻」に書かれていますが、武蔵は「地の巻」でも、その前提としての鍛錬の心得を色々と述べています。

まず、「二刀流」で知られる宮本武蔵ですが、武蔵自身はそう呼ばれることにあまり納得していなかったようなのです。宮本武蔵といえば二刀流、というほど、世の中にはすっかりトレードマークになっていたにも関わらず、本人的には「ちょっと違うな」と感じていたようです。

武蔵が言うには「そもそも武士というのは二刀を腰に差している。だから、戦う時にこの二刀を使っていかに勝ちを得るかを考えるのは、当たり前のことだ」と。

そして、二刀を使うためには、刀をそれぞれ片手で扱えるようにしなければならないと言っています。「人間には2本の腕があるのだから、どちらの腕でも片手で使えるように、二刀で2本の腕を鍛えるのだ」と。

なるほど、とても理にかなった、むしろ当たり前のことを言っているかのように感じますよね。しかし、実際には、片手で刀を扱うのは誰にとっても重くて重くて、最初はうまく扱えるものではありません。ましてや片手で人を斬るなど。それを日々の鍛錬によって、その重くて扱えなかった刀が、軽く扱いやすいようになるというのです。

そして、その刀も、使う場所によって太刀の時がよいこともあれば、脇差のほうが使える時もある。長い刀だろうが短い刀だろうが、どっちが有利かなんてことは考えない。常に「勝つ」ことを考えるのが、私の二天一流だ。武蔵はそんなふうに言い切っているのです。

さらに「こんなこと、いちいち説明するまでもない。一事をもって万事を知ってくれ。私がいう兵法の道を修得したら、わかるはずだ」と言っています。二刀流と安易に呼ばれることに、若干キレ気味なのかも・・・。

武蔵はとにかく「勝つ」ことを追求し、その思想はこの『五輪書』を貫いています。そして、いざ実戦という時に、臨機応変に持てる武器を最大限使いこなして勝利をおさめるために、必要なのが鍛錬だと言っているのです。

この思想を『強運経営道』に置き換えます。三つ目の原則は、すばり鍛錬です。それもただ鍛えろというのではありません。

一・成功には徹底した努力、終わりなき追求、つまり鍛錬が必要

目指すのは勝つことです。成功と言い換えてもいいでしょう。そこには、ショートカットは存在しません。徹底した努力と、終わりなき追求。鍛錬なのです。

そんなこと、今さら武蔵に言われなくても当たり前じゃないの、と思うかもしれません。よくあるノウハウ本にいくらでも書いてありそうな言葉にもみえます。

でも、これこそが、60戦無敗を遂げた宮本武蔵が見出した、勝つための「原則」なのです。

そして、ここで学べるのは、ただ基礎的なトレーニングを積めと言っているのではないこ

とです。あらゆる仕事に通じる原理と原則を理解した上で、いつ何時、どんなことが起きようとも対処し、勝てる自分であるために、日々鍛錬しろというのです。

ここまで厳格なノウハウ本が他にあるでしょうか。しかも、すべての言葉が、宮本武蔵の「強運な実体験」に基づいているのですから、圧倒的な説得力があります。

武蔵の言葉

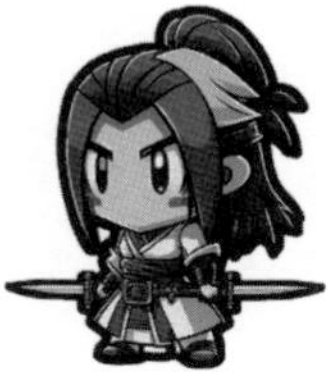

『五輪書―地の巻』より

まず片手にて太刀を振り習はん為に、二刀として太刀を片手にて振覚ゆる道也。

人毎初めてとる時は、太刀重く、振回しがたきものなれども、万初めてとり付け時は、弓も引がたし、長刀も振りがたし。

いずれも、その道具道具に慣れては、弓も力つよくなり、太刀も振りつけぬれば、道の力を得て振りよくなるなり。

強運経営道「生きかた九ケ条」

「地の巻」に武蔵が書いたこととは、自ら二天一流と名づけた兵法の道のあらましであり、その原理と原則でした。

そして、武蔵はその最後のくだりに「兵法の拍子」について触れています。どんなものごとにも「拍子」というものがあるというのです。

舞踊や演奏などで拍子があっていることがとても大事なのと同じように、武芸において、弓を射たり、鉄砲を打ったり、馬に乗ることなども全部、拍子や調子に乗っていることが大事であると言っています。武蔵お得意のたとえ話ですね。

また、人生のさまざまな場面にも拍子があると武蔵は続けます。武士ならば、出世する拍子、失敗に持っていかれる拍子があり、商人ならば、儲かる拍子、儲かっていたものが絶える拍子がある。ものごとには盛りの拍子と衰えの拍子があるから、よく見極めろと言っています。

それはまさしく人生そのものですね。人生ずっと永遠にのぼり調子なんてことはありません。山もあれば谷もある。その時に大事なのは「拍子」だというのが、武蔵らしいユニークなたとえです。

そして、兵法の道においても、拍子の大切さを説きます。拍子とは、「リズム」と言い換えてもいいかもしれません。

まず、自分にとってぴったりくるリズムというのを知り、それとは違うリズムがあることをわきまえろ、と。相手のリズムの中にも、大きい小さい、遅い速いがあり、その中に当たるリズムと、間のリズムと、背くリズムがあることを知るのが、兵法でまず修得することだと言っています。

この「背く」拍子をわきまえずに勝つことはあり得ない、と武蔵は言います。敵それぞれの拍子を知って、敵の思いもよらないところから拍子を打って勝つのだと。具体的なことはそれぞれの巻に書いていくから、よくよく吟味して鍛錬しろと。

「地の巻」の結びには、これらのことを朝な夕な鍛錬する上で、心がけるべき法則があると書かれています。意訳ですが、私はこれを『強運経営道』生き方九ヶ条と名づけました。

強運経営道「生きかた九ケ条」

1. ずるくなるな
2. 鍛錬し続けろ
3. 何にでも興味を持て
4. ハイスペックな人材とつきあえ
5. 儲けすぎるな
6. 美学を持て
7. 目に見えぬ力を使え
8. 細心の注意を払え
9. 意味のないことはするな

原文は次のページに掲載しました。ぜひ見比べてみてください。

武蔵の言葉

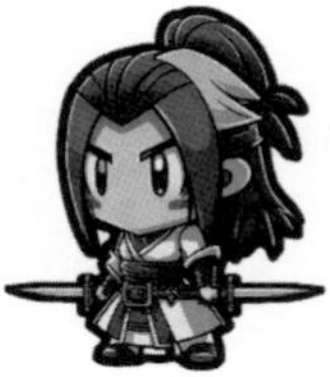

『五輪書―地の巻』より

我兵法を学ばんと思ふ人は道を行ふ法有り
第一によこしまになき事を思ふ所
第二に道の鍛錬する所
第三に諸芸にさはる所
第四に諸職の道を知事
第五に物毎の損徳を弁ふる事
第六に諸事目利を仕覚る事
第七に目に見えぬ所をさとつて知る事
第八にわづかなる事にも気を付る事
第九に役に立ぬ事をせざる事

これらの九ヶ条が、それぞれどんな意味を持っていて、具体的にどうすればいいのかということが、ここから先に『五輪書』で詳しく書いてあります。

今の時点では、わかりやすい「スローガン」として、眺めていただくだけでも結構です。あとからこの九ヶ条を振り返ってみることで、武蔵がここになぜこの言葉を書いたか、改めて感じることができると思います。

武蔵は、この九ヶ条の法を心がけて日々鍛錬を行うようにと言っています。この法則を身につけた後は、たとえ身ひとつであっても20、30の敵に負けることはない、と。心にこの兵法の道を絶やさず、まっすぐに道を追求したならば、手で打ち勝ち、目を利かせることにも勝ち、鍛錬で身体が自由に動くようになれば身体でも人に勝ち、また、この道に慣れれば精神的にも人に勝つ。ここまで来たらどうして人に負けるなんてことがあろうか、と。

とにかく「勝つ」「勝つ」のシャワーを浴びせてくる武蔵の文章に、心の底から勇気が湧いてくるような気がしませんか。

さらに武蔵は、大勢の兵法の道についても「勝ち」のシャワーを続けます。この心がけをしながら鍛錬すれば、良い人材を持つことにおいて勝ち、大隊を使うことに勝ち、身を正しく治め、国を治めることに勝ち、民を養うことにおいて勝つのだと。どんなことがあっても人に負けない方法を知ることが、身を助け、名を助けてくれる。それが兵法の道であると、武蔵は「地の巻」を結んでいるのです。

経営者にとって、これほど心強い指針があるでしょうか。

さあ、「五輪の塔」の地輪のように、一番下にどっしりと「強運」の基盤ができました。次の「水の巻」は、その上に自分がどんな鍛錬をどのように積み上げていくのかについて書かれています。次章も、今を生きる経営者の皆さんがすぐに役立てられるように解説します。私の『超訳』をお楽しみくださいね。

武蔵の言葉

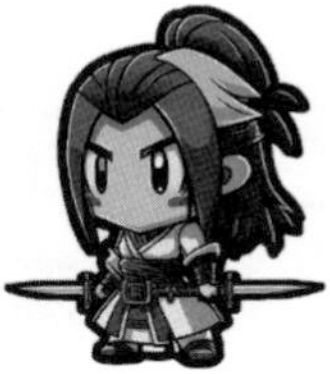

『五輪書―地の巻』より

まず気に兵法をたえさず、直なる道を勤ては、手にて打ち勝ち、目に見る事も人に勝ち、又鍛錬を以て総体自由なれば、身よりも人に勝ち、又此道になれたるなれば心を以ても人に勝ち、此所に至てはいかにとして人に負くる道有んや。

又大きなる兵法にしては、善人をもつ事に勝地、人数を遣ふ事に勝地、身を正しく行ふ道に勝ち、国を治る事に勝地、民をやしなふ事に勝ち、世の例法をおこなふに勝つ。

何れの道に於ても、人に負ざる所を知りて、身をたすけ、名をたすくる所、是兵法の道也。

第4章

水の巻 五つの『ととのえ』で鍛錬する

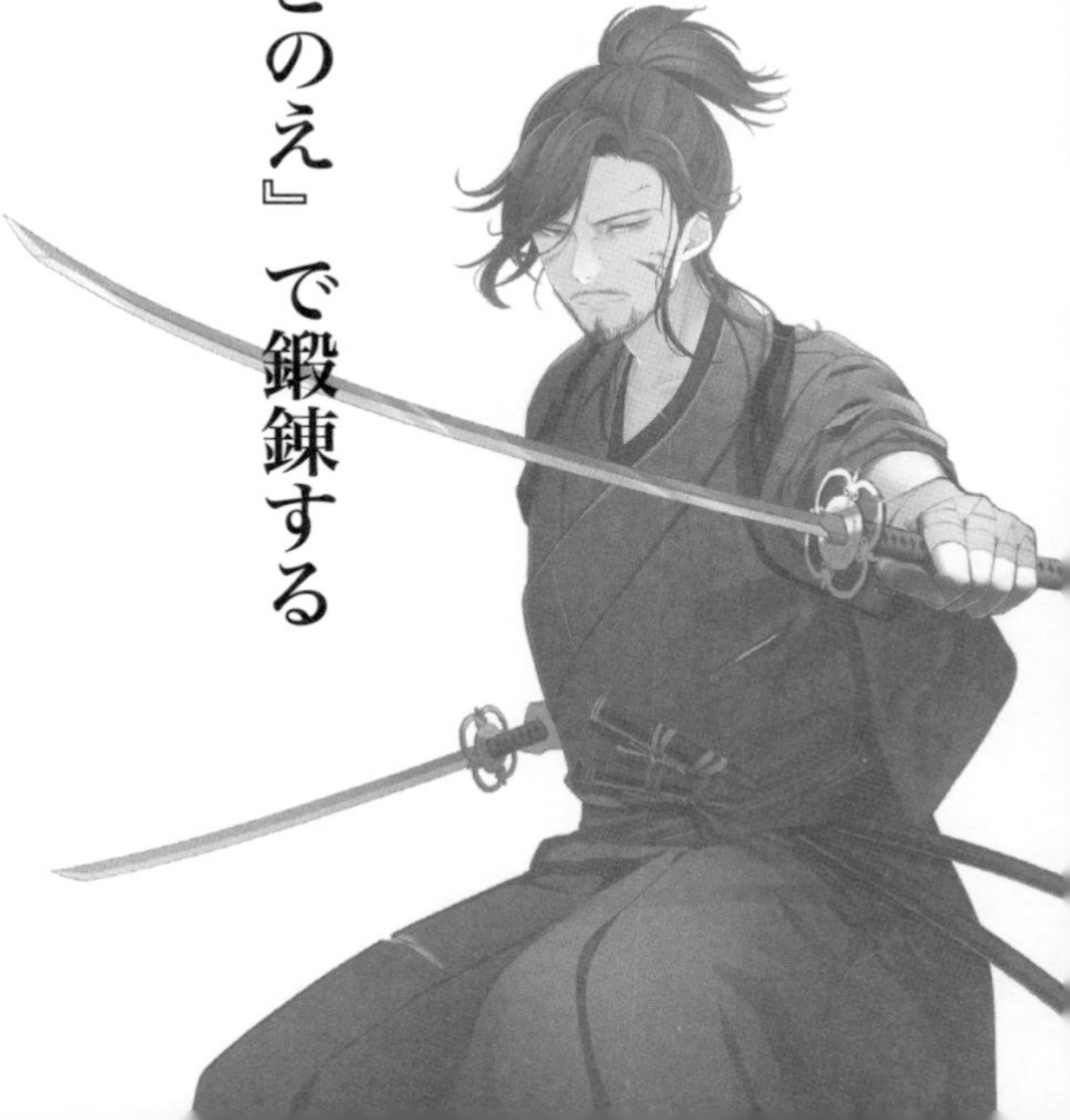

水のように流れ、水のように自在に

『水の巻』は、道を極めるための鍛錬の具体的な方法について書かれています。冒頭の一文は

「兵法二天一流の心、**水を手本として**、有利な方法を行うことを「水の巻」として、太刀筋をこの書に書きあらわす」

とあります。

水が手本、とはどういうことなのでしょうか。

前章でご紹介した、父・大浦辰男の解説文には「水は四角い器に入れれば四角く、丸い器に入れれば丸くなる」とありました。たしかに、経営者はいかなる時も、水のような存在でなければならないと思います。

常に水のように流れの中にいるからこそ、時代の波をつかまえることができ、水のように

自在に形を変えながらビジネスを展開していけるのです。「時流に乗っている」とはまさに、水のように生きる経営者の姿です。それを繰り返していけるのが、強運な経営者といえます。

しかし、ろくに鍛えもしない体で水に飛び込んでいったらどうでしょうか。あたりまえに溺れてしまいますよね。ただ流されて終わりです。やはり必要なのは、日々の鍛錬なのです。

水のように自在にビジネスを展開していくために、どんな鍛錬を積むと良いのかということが、「水の巻」にはびっしり書かれています。

宮本武蔵は『五輪書』の中でもこの「水の巻」に最も多くページを割いています。その内容はおもに、刀の持ち方から姿勢、対決の際の打ち方です。二天一流を学ぼうとする者にとっては具体的な指南書になりますが、刀を持って人と斬りあいをしたことがない現代の私たちにとっては、うっかり読み流してしまいそうな部分でもあります。

ですが、何度もくりかえしお伝えしてきたので、読者の皆さまはもうお分かりでしょう。この「水の巻」を経営者の強運経営道に読み替えることによって、経営者が水のように生き、自在に流れをつかまえてビジネスを展開するための「鍛錬」の方法が、具体的に浮かびあがってきます。

強運経営道における「水の巻」を、私は「五つのととのえ」と読み替えました。

一．心をととのえる
二．姿勢をととのえる
三．目線をととのえる
四．動きをととのえる
五．環境をととのえる

昨今は空前のサウナブームですよね。サウナーの皆さんがよくお使いになる「ととのう」という言葉にあやかって「五つのととのえ」なんていうネーミングをしてみました。380年前の武蔵の教えすら、水のように、時代に合わせて形を変えるというわけです。でも、なぜそんなことができるかといえば、そこに「原理」「原則」の土台がしっかりあるからです。

どんなに形を変えようが、真髄が変わることはありません。

改めて「地」の上に「水」があるということを、感じてください。「地の巻」でご紹介した『強運経営道　三つの原則』『生き方九ヶ条』の土台の上に、この『五つのととのえ』があります。

「ととのえ」の心がまえ

また、武蔵自身も、こんなことを言っています。

「この巻に書くことは、いずれも細やかに心のままを表現しがたい。だが、文章に続きがなくてもどこに利があるかは、おのずと理解できるだろう。この章に書いた内容を一言一句に至るまで思案してほしい。大ざっぱにとらえてしまうと、道を間違えることが多くなるだろう」

ここに書いた境地に至る細かな心象を文字につづることは難しいと言っています。あるいは、言葉にならない「目にみえぬもの」のことを、最後の「空の巻」への序章として伝えているのかもしれません。とにかく、言葉で全部説明していなかったとしても、この道をわきまえたなら見えてくるはずだとしています。

いっぽうで、書いたことについては一言一句の中に何があるのかを、よくよく考え抜いて欲しいとも言っています。そこが大ざっぱになってしまうと、道を誤ることが多くなるぞ、と。とっても大事な注意喚起です。

この本は『超訳』ですから、武蔵の言葉を思いきって読み替えることで、経営者が今すぐ「使える」指針にしています。私がこの本を書きながら何をしているかというと、武蔵の一言一句をかみしめながら、その一言一句をなぜ武蔵が選んでそこに書いたのか、あるいは書ききれなかったけれど胸にある想いはどんなものだったのか、心の底から理解しようと努めながら書いている感じです。時には『五輪書』に書いてある順番どおりではないこともあります。それは、武蔵が本当に言いたかったことを現代の皆さんにわかりやすくお伝えするためです。

まるで、時空をとびこえて、宮本武蔵が私の目の前に立っていて、私は自分の肩口と、武蔵の肩口をあわせて、すうーっと体の中に入っていくようなイメージを持っています。あるいはその逆で、武蔵のほうが私の脳内にどんどん入り込んできて「あれも書いてくれ、これも書いてくれ」と言ってきているのかもしれません。

とにかく、表面に著されている言葉だけをなぞって、こねくり回して『超訳』しているのではないということです。大事なのは「何が書かれてあるか」という本質をとことん追求すること。そして、お読みくださっている皆さんも、どうかその姿勢を持っていただきながら、ととのえを実践していただきたいと思っています。

武蔵もこのように続けています。

「この書ばかりを見て兵法の道に達することはない。
この書に書きつけたことを、おのれの中に取り込め。
書いてあることを見ようと思わず、習おうと思わず、借りて似せるのでもなく
すなわち、おのれの心から見つけた利だと信じて、よくよく工夫しろ」

ここからは「水の巻」にある武蔵の言葉を引用しながら、「五つのととのえ」を解説していきます。ぜひ「おのれの心」からそこにある利を見つけ、ご自身の中に取り込んでください。
主役は「あなた」です！

武蔵の言葉

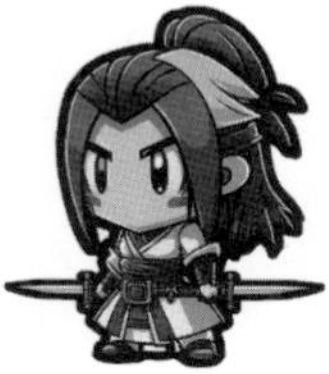

『五輪書―水の巻』より

兵法の道において、心の持ち様は、常の心にかわる事なかれ。

常にも兵法の時にも、少しもかわらずして心を広く、直にして、きつくひっぱらず、少しもたるまず、心のかたよらぬように、心をまん中に置きて心を静かにゆるがせて、そのゆるぎのせつなもゆるぎやまぬように、能々吟味すべし。

「五つのととのえ」1　心をととのえる

しなやかな平常心

武蔵は、いつも平常心を保つことの大切さについて書いています。前ページの武蔵の言葉の美しさが際立っています。

平常の時も戦いの時も「少しも変わらずに」心を広く、まっすぐに、きつく引っ張らず、少しもたるまず、偏らないように真ん中に置いて・・・。

果たして、武蔵がイメージする心の形や材質はどんなものだろう？　と想像してしまいます。さらに「静かに揺るがせて、その揺るぎもちょっとの間も揺るぎがやまないように、よくよく吟味すべし」とは。

逆さまにとらえてみると、武蔵は、人間の心がそのように変わりやすく、ともすれば縮まったり曲がったりしやすいものだと言ってるのですね。ついつい、ひっぱりすぎたり、弛んだりしやすいし、すぐ偏ってしまうもの。だから真ん中に置くよう心がけましょうと。そんなふうに読み取れます。

宮本武蔵という人は、もともと凡人を超越した精神力を持っていたというより、誰もが持つ「心の弱さ」をちゃんとわかっていたのでしょう。自分自身の心の中にもその弱さがあることを知っていた、だから、鍛錬したのです。ひょっとしたら宮本武蔵のような強靭な人物も、本当は私たちと同じ凡人だったのかもしれません。だったら私たちにも鍛錬できるはず、と思いませんか?

また「常に静かに揺るがせておく」というところは、まさに水がたゆたう状態を思い起こさせます。水が固まっている状態、たとえば氷のようになってしまっていたとしたら、何か衝撃を与えられると、すぐに欠けたり割れたりしてしまいますよね。常に揺らいでいる状態でいることで、突然起こる変化に対しても、上下前後左右すぐに動きを取ることができるのです。

経営者にとって、この「しなやかな平常心」は非常に重要です。経営していると日々さまざまな事が発生します。その時どれだけ素早く、的確な判断と決断ができるかが、勝敗を左右します。心の鍛錬の第一として、自身にとっての「しなやかな平常心」とはどのようなものか、まずは吟味してみてくださいね。

武蔵の言葉

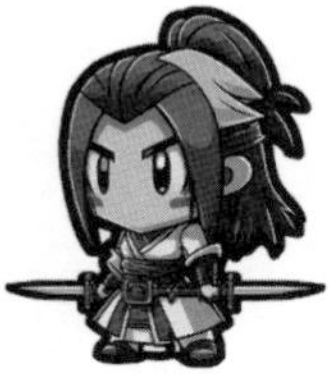

『五輪書―水の巻』より

敵も打ちださんとし、我も打ちださんと思ふ時、身も打つ身になり、心も打つ心になつて、手はいつとなく空より後ばやにつよく打つ事、是『無念無想』とて、一大事の打也。此れ打度々出合う打ち也。能く習ひ得て、鍛錬有るべき儀也。

無念無想

この一節は「水の巻」の中盤に記されているものです。

「心をととのえる」という時に、目指しておきたい心持ちだと私は思ったので、順番を入れかえて先にご紹介しました。

『無念無想』とは、仏教の用語です。辞書で意味をひくと「一切の邪念から離れて、無我の境地に達した状態」とあります。武蔵は『五輪書』冒頭で、なるべく仏教や儒教の用語を使わずに自分の言葉で書きたいと宣言して、実際にここまでオリジナリティのあるたとえ話を駆使し、わかりやすく解説をしてきました。それが、ここへ来て、『無念無想』という仏教の言葉をあえてチョイスしたところに、武蔵が伝えたいことが詰まっているように思います。

原文を訳してみます。

「敵も打とうとし、自分も打とうと思う時に、身体が打つ身体になり、心も打つ心になって、手がいつともなく自然に、素早く強く打ち出せる事がある。これを『無念無想』の打ちといい、最も大事な打ちである。そしてそれは、度々出会うことだ。よく習得して鍛練すべきである」

相手と見合って、まさに生きるか死ぬかの真っ向勝負のとき。

会社を経営していると、私にも経験があります。この一手を打つべきか、または別のほうから作戦を立てるのが最善か考え、すばやく結論を出さなくてはなりません。この時、身体と心がとても集中していると、一瞬にして視界がひらけたように「これだ!」と思う、いや、思うまでもなく手が打てている、そんな瞬間があります。

熟考して結論を出すというより、「身体が勝手に動く」と言われる状態に近いかもしれません。でも、そんな時ほど、短期的な損得勘定で捉えていては見えてこないような価値をしっかり見極めた決断であったと、あとになって思うものです。

これが、武蔵の考える『無念無想』の打ち方だと思います。そして武蔵は、これが最も大事なので、よく鍛錬するようにと言っています。一か八かの勝負の時に『無念無想』の境地で、素早く決断を下せるようになることが、「心をととのえる」うえでの、ひとつのゴールなのではないでしょうか。

そして、私がこの節の好きなところは、武蔵が『無念無想』に「度々出会う」と表現している事です。

まさに『無念無想』とは、一切の邪念がない無我の境地ですから、自分で探しに行ったり、見つけたりするものではないのです。それは、日々鍛錬して、しなやかな平常心を身につけ、常にととのった状態の心に、一瞬にして舞い降りる「出会い」のようなものなのだと思います。

『無念無想』の打ちに、出会い、一瞬にしてその技を繰り出せる。そんな心のありかたを目指していきたいですね。

武蔵の言葉

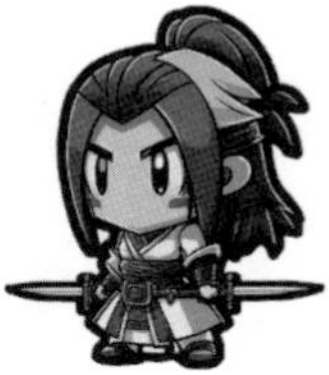

『五輪書―水の巻』より

身のなり、顔はうつむかず、あをのかず、かたむかず、ひずまず、目をみださず、ひたいにしはをよせず、まゆあいにしわをよせて目の玉のうごかざる様にして、またたきせぬ様に思ひて、目を少しすくめる様にしてうらやかに見ゆるかほ。鼻すぢ直にして、少しおとがひを出す心也。首はうしろのすぢを直に、うなじに力を入れて、肩より総身はひとしく覚え、両の肩をさげ、背すぢをろくに尻を出さず、ひざより足先まで力を入て、腰のかがまざる様に腹をはり、「くさびをしむる」と云ひて脇差のさやに腹をもたせて帯のくつろがざる様にくさびをしむると云う教え有り。総て兵法の身に於て常の身を兵法の身とし、兵法の身を常の身とする事肝要なり。能々吟味すべし。

「五つのととのえ」2　姿勢をととのえる

■どこにも力を入れない「自然体」

「水の巻」は、武蔵が長年の鍛錬で習得した、姿勢の保ち方や、太刀の持ち方、打ち方について詳細で具体的なことがびっしりと綴られています。

その中で『姿勢』について書かれている一節を、前ページにご紹介しました。武蔵のいうとおりに、顔や背筋をととのえながら読んでみませんか。面白いことに気がつきますので、ぜひやってみてください。

【顔】
うつむかない。あお向かない。傾かない。歪まない。

【目】
目に力を込めない。ひたいにシワを寄せない。
眉間にシワを寄せて、目の玉が動かぬようにする。
まばたきをしないように意識して、

目を少し細めるようにして、柔らかに見える顔をする。

【鼻とあご】鼻筋をまっすぐにして、少し下あごを出す感じにする。

【首】　首は後ろの筋をまっすぐにして、うなじに力を入れる。

【肩から腰】肩から下全体はつりあいが取れていることを意識する。両肩を下げて、背筋をまっすぐに伸ばし、尻を出さない。膝から足先まで力を入れて、腰が曲がらないよう腹を張る。

【立ち方】　脇差しの鞘に腹をもたらせ、帯がたゆまないように「くさびを締める」

どうでしょう。やってみると少し難しいですが、うまくできれば、どこにも力の入っていない自然体の状態が保てるのではないでしょうか。また、最後の「くさびを締める」というのは、帯をひねって腰を固定させることで、これによってお腹をひきしめ、胸を張り出すことになります。まるでウオーキングの先生の教えのようですね！

そして武蔵は、こうした姿勢について

「兵法の身において、常の身を兵法の身とし、兵法の身を常の身とすることが肝要」

つまり、これが人を斬る兵法の姿勢であり、普段からこの姿勢でいることが必要だと言っています。

これはこれで、普通の「良い姿勢」なので、実践されるのも非常に良いかと思います。でも、この本は、健康法の本ではありませんので、私はこれを『強運経営道』として読み替えてみます。この、何気ない姿勢のつくり方の中に、武蔵の心を探っていきましょう。

この姿勢、やってみるとわかりますが、あまりにもどこにも力を入れず自然に立っている状態です。でも、人を斬る時も基本はこの姿勢であり、普段からこの姿勢でいられるよう心がけなさいと言っていますね。また、【目】は少し細めて、「うらやか（原文）」に見える顔をするとあります。うらやかとは、はればれとのどかな、ゆったりした様子のことです。

そんな、「いいひと」の顔を作れと、武蔵は言っているのです。

およそ、人を斬るような人には見えない、力の抜けた姿勢でのどかにたたずんでいる人、それを目指しなさいと言っています。

つまり「気配を消せ」ということです。

気配を消す

経営者が「気配を消す」ことは非常に重要だと、私は思っています。

強運に選ばれ、勝ち続けていけば、おのずと注目を浴びるようになります。同業他社からは「敵」と認識されるようにもなるでしょう。頭ひとつ抜け出たら、出る杭を打とうとする勢力もあるかもしれません。

そんな時に、いつでもファイティングポーズで「受けて立つぜ!」と挑発するような姿勢を見せていたらどうなるでしょうか。それこそ、寄ってたかって攻撃され、常に足をすくわれる恐怖と戦い続けなくてはなりません。

また、これは会社のブランディング施策の面もあるので、一概にはいえませんが、経営者自身が芸能人・タレントのように前に出ていく時にも同じことがいえます。

人の興味はうつろいやすいものです。経営者のタレント性だけで売っていくと、飽きられた時が終わる時になってしまいます。

ただ、SNSで時折、誰に何を言われ炎上しようがまったく気にしない、強靭なマインドの経営者を見かけます。あれができる人なら話は別です。彼らにとってはそれがむしろ、どこにも力の入っていない「自然体」な状態ですから。

そうではない、私たち凡人経営者は、「気配を消す」のが、やはり実践的なのではないでしょうか。

別に目立つなと言っているのではありません。会社の経営戦略上、自分自身が前に出ていくのが必要な時も沢山あるでしょう。しかし、そんな時も、心を鍛錬してととのえ、姿勢をととのえて、晴れ晴れとのどかな表情でいたいものです。その陰で、いつ戦う時が来ても対処できるように爪を研いでおく。そして、いざという時はその姿勢を変えぬまま、ズバッと斬り込む。そんなイメージでしょうか。

これは、もしかしたら、女性経営者のほうが得意かもしれませんね。やわらかな笑顔の下に刀の気配を消して。私ですか？　もちろん、そのようにありたいと日々鍛錬しております！

武蔵の言葉

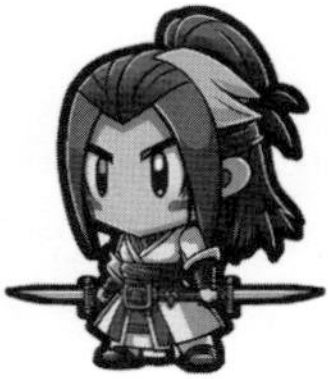

『五輪書－水の巻』より

目の付様は大きに広く付る目也。「観」「見」二ツの事。観の目つよく、見の目よわく、遠き所を近く見、近き所を遠く見る事、兵法の専也。敵の太刀を知り、いささか敵の太刀を見ずと云事、兵法の大事也。工夫有べし。

此目付、ちひさき兵法にも大きなる兵法にも同じ事也。目の玉動かずして両脇を見る事肝要也。

箇様の事いそがしき時俄にはわきまへがたし。此書付を覚え、常住此目付になりて、何事にも目付の替らざる所、能々吟味有べきもの也。

「五つのととのえ」3　目線をととのえる

「観る」と「見る」

『強運経営道』五つのととのえ、三つ目は「目線をととのえる」です。目線をととのえるというのは、ものの見方を習得するということでもあります。武蔵はこれまでと同じく、試合における敵を見る目つきについて述べており、その目を普段から養うことが重要だと説いています。

しかしこれは、読み替えるならば、世の中のことをどう観察するかということです。そして、武蔵は、目には「観る」と「見る」の2種類があると述べています。

視野を広くとって全体を「観る」ことが優先で、その次に「見る」だといいます。これは、一般的によく言われる

「木を見て、森を見ず」

にならないようにしろ、ということです。現象を見ることにとらわれず、全体の本質をつか

まえることが重要だということです。

これについては武蔵に限らず、多くの知識人が指摘してきたことでしょう。また、視野を広くとって、全体を「観る」ことによって物事の本質をとらえることが重要なのは、多くの人が知っていることです。

けれど、頭ではわかっていても、いつでもそのような視点でものごとを見極めるようになれるのは、難しい時も多いものですよね。たとえば、目の前に課題が浮かび上がった時、起こった出来事に動揺してしまったり、その事の対処に追われるうち、なぜそれが起こったのかという本質的な問題にまで思いが至らないことは、誰にでも経験があるのではないでしょうか。

武蔵自身も言っています。「こういう事は、忙しくしている時はいきなりわきまえるのは難しい」と。だからこそ、日頃からよく目配りをする工夫が必要だとのことです。

「観」の目を養うとは、まさに言うは易し、行うは難し。言ってる意味はわかるけど、なかなか会得できるものじゃない。そう思いはしませんか。

しかし、宮本武蔵がどういう人物だったかを、もう一度思い出してください。日々鍛錬して実戦に勝ち続け、その後も自らの心身を鍛錬し抜いて、その実践方法を『五輪書』にまとめたのでしたよね。

頭で考えた理論ではなく、自分の身体で実践したから見出したことしか、ここには書かれていないのです。

であれば、私たちは、武蔵の言うとおり

「まずは身体でやってみる」

ことで、コツをつかむことができるのではないでしょうか。

つまり、本当に「目の使いかた」を体験してみることによって、全体を見極める「観」の目で本質をとらえる時の感覚を、体感してみるのです。

武蔵は「観」る力を強くする、と言っています。いきなりそう言われても難しいものですよね。でも、同時に、「見」る力を弱くする、とも言っています。普通に見る力を弱くする…
これならば、できるかも?と思いませんか。

普通に「見」る力を、弱める

目線のととのえかたを、ここで実践してみましょう。いきなりヨリ目になったり、白目になったりして、周囲を心配させてしまうといけませんので、誰もいないところで実践することをオススメします。

まず、武蔵は言っています。

「遠き所を近く見、近き所を遠く見る」

普通は、見たいと思うものに焦点を合わせてものを見ますが、見たいところを見ながら全体を見るようなイメージです。

たとえば、この本。いま貴方が読んでいるこの部分を見る力を弱めて、視界にこのページ全体が入っていることを感じることはできますか？

見ているようで焦点があっていないような、でも全体が見渡せるような感じをつかむことができるでしょうか。

これは、まさに本をものすごいスピードで読む速読術でも使われている目の使いかたです。ぜひ何度か試して、感覚をつかんでみてください。

さらに武蔵は言っています。

「敵の太刀を知り、いささか敵の太刀を見ず」

敵の太刀さばきを眺めながらも、それを見て動きにとらわれないようにしながら、相手がどう動こうとしているのか、相手の考えていることを見極めろということです。

これも、目標物を見る目を弱めることで、体感することができます。

スポーツの試合での選手の動きや、動物や鳥の動きなどを観察しながら、見る目を弱めて、視界全体に入ってくる情報全体をとらえるようなイメージを持ってみましょう。

そして、一番わかりやすいのはこれです。

「目の玉動かずして両脇を見ること肝要也」

目玉を動かさずに両脇を見ていることを感じることができるでしょうか。これが「観」るという目配りに最も近いように思います。正面の目標物への焦点は少しぼんやりして、「見」る力は弱まっている状態です。それでも全体を見ている、という感覚を持つことができるでしょう。

この感覚が、ものごとの本質を見極める時の、目線のととのえかたです。

そしてこれは、小さい兵法にも、大きな兵法にも同じことだと武蔵は言っています。小さな相手であれ、大きな相手であれ、目の前の人や物事に対して、いち早くそこにある本質を見抜き、すばやい対処ができるよう鍛錬していきたいですね。

武蔵の言葉

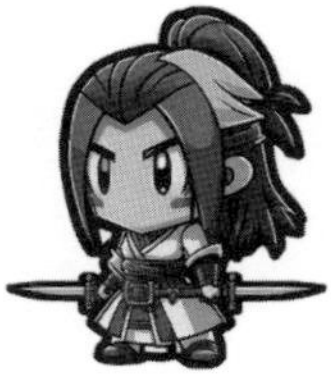

『五輪書ー水の巻』より

五方の構は、上段 中段 下段 右のわきに構ふる事、左のわきに構ふる事、是「五方」也。

構五ツに分つと云へ共、皆人をきらん為也。「構五ツより外はなし」何れの構なり共、かまふるは思はずきる事也と思ふべし。

構の大小はことにより利にしたがふべし。上中下は体の構也。両脇はゆうの構也。右左の構うへのつまりてわき一方つまりたる所などにての構也。右左は所によりて分別有。此道の大事に曰く、構のきはまりは中段と心得べし。中段構の本意也。兵法大きにして見よ、中段は大将の座也。大将につきあと四段の構也。能々吟味すべし。

「五つのととのえ」4　動きをととのえる

即時対応できるよう構える

武蔵は「水の巻」で、五つの構え方についてまず解説しています。構えは、上段・中段・下段、それに左右の脇を加えた「五方」であると言っています。そしてこの巻では、その構えの姿勢から、太刀の使い方、相手が斬りかかってくる時の交わしかた、一瞬で攻撃に転じる方法などを詳細に説明しています。

また、「構えというのはこの五方しかない」としたうえで、すべては人を斬るための構えなので、構えると思わずに斬ることだ、と言っています。

これはまさに、マニュアルは実践するためにある、ということですね。

業務に従事する人がマニュアルを忠実に覚えることや、忠実に実践することは、事業において、とても大事な「構え」です。しかし、何のためにその動きが必要なのかを現場が理解し、常に日々起こる状況に対応しながら実践していってこそ、生きたマニュアルであると言えるでしょう。

武蔵のこの「構え」の話は、マニュアルが形ばかりのものになってはいないか、現場がいつでも即時対応できるように「構え」ているか、改めて問い直すヒントになると思います。

また、武蔵はこの構えは五方あるとしながらも「基本は中段である」と言っています。

つまり、五種類あるのではなく、どまんなかの中段に構えながら、それが少し上にいけば上段になるし、下にいけば下段、右なら右、左なら左なのだと。構えの大小なども考えなくていいから、実践の利に沿って判断しろと言っています。

最も大事なことを真ん中に据えて、臨機応変に即時対応できるような構え。

複数種類の構えが並列にならんでいるのではなく、ひとつの場所から全方向へ、流れるように繰り出す構え。

そういう構えが、経営者自身と会社には必要なのだと思います。武蔵の言葉をヒントに、今の経営のしくみがそうなっているか、考えてみるのが良いと思います。

武蔵の言葉

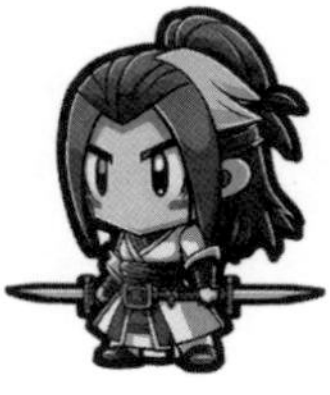

『五輪書ー水の巻』より

秋猴（しうこう）の身とは、手を出さぬ心也。敵へ入身に少しも手を出す心なく敵打、前身をはやく入心也。手を出さんと思へば、必ず身の遠のくものなるに依て、惣身をはやくうつり入心也。手にて受合する程の間には身も入やすきもの也。能々吟味すべし。

漆膠（しっこう）とは入身に能付てはなれぬ心也。敵の身に入時頭をもつけ、身をもつけ、足をもつけ強く付所也。人毎に顔足は早く入れども身ののくもの也。敵の身へ我身をよく付け、少しも身のあひのなき様につくもの也。能々吟味有るべし。

たけくらべと云ふは、何れにても敵へ入込時は、我身のちぢまざる様にして、足をも延べ腰をものべ首をも延べて、強く入敵の顔と顔とをならべ身のたけをくらぶるに、くらべ勝と思ふ程高くなつて強く入所肝心也。能々工夫すべし。

相手（＝仕事）に寄り添い、深く入り込む

前ページでご紹介した節は、三節にわたって「接近戦での斬り方」を解説しているくだりです。接近戦ともなれば決死の土壇場ですが、どこかその緊迫感とは場違いなほど、武蔵お得意の「たとえ」で、ユニークなネーミングをして解説しています。

「水の巻」の全文をご紹介することはページ数の都合上できないので、本書では、私が『強運経営道』のヒントとして特に役立つ箇所をピックアップしています。ですが本当は、この「水の巻」は、ぜひ全部を読んでいただきたいオススメの巻でもあります。

武蔵が長い年月をかけてまとめ上げた「勝つための動きかた」を、臨場感たっぷりの文章で説明しています。まるで武蔵が戦う時の息づかいが聞こえてくるかのようです。現代語訳を添えた書籍もたくさん出版されているので、訳を見れば意味もわかりますが、私は、前ページのような原著の言葉を何度も読んで味わってみることをおすすめします。古い言い回しも多く、昔の方言も含まれているので、すべてを解読できなかったとしても、武蔵の言葉のリズム＝「拍子」を浴びると、武蔵が勝つことにこだわり続けた兵法の道＝『強運経営道』の

極意に通じるような気がしてきます。

話を戻して、接近戦です。

秋猴（しうこう）の身とは、手を出さぬ心也。

秋猴（しうこう）とは、腕を短く縮めた猿のことです。本来、長いはずの手を、秋の寒さに縮めているようすを指しているといいます。その猿のように「手を出さない」ことの利について述べています。

敵の身に入り込む時には、手を出そうと思わずに、敵が打ってくる前に先に身体を寄せてしまうことに利があるといいます。手を出そうとすると、相手の身体は反射的に引こうとするので、その前に全身をすばやく移り入れてしまうということです。

これを経営にあてはめて考えてみると、目の前の相手や仕事にがっちり取り組む時には、まずはあれこれ手出しをする前に相手の懐にスッと入ってしまう、という意味にとらえることができます。

たとえば、ある部門のマネジメントの立て直しを図ろうと思った時、距離を置いたままあれこれ指示をしても変わるものではありません。また、従来の部門長の下で慣れ親しんだ「悪しき慣習」がある場合は、それを変えられたくない、という抵抗力も生まれます。
そんな時に、相手に抵抗させる間も与えずにスッと入り込むのです。相手に「寄り添う」と言ったほうがいいかもしれません。

そして、武蔵の次なるたとえ話です。

漆膠（しっこう）とは入身に能付てはなれぬ心也。

漆（うるし）や、膠（にかわ）のように粘りつけ、と言っています。いずれも江戸時代には接着剤として使用されていたものです。面白いですね。

敵の身に入り込む時には、頭をくっつけ、身体もくっつけ、足もくっつけろと。頭や足はくっつけやすいが、身体は相手が退きやすいので、少しの隙間もないように自分の体を相手にピッタリとくっつけなさい、と言っています。

密着することは、相手の動きを封じ込めることにつながります。先ほどの例でいうと、相手に寄り添ったままピッタリ離れないことで、さらに相手が反撃するチャンスを奪っていくということです。

そして、三つ目のたとえはこれです。

敵の顔と顔とをならべ、身のたけをくらぶるに、くらべ勝と思ふ程、高くなつて強く入。

武蔵は、相手の懐に間髪を入れず、入り込み、身体を密着させ、その後は「たけくらべ」＝「背比べ」のようにしろ、と言っています。こんな緊迫した時に「たけくらべ」という言葉を持ち出すところに、武蔵特有のユーモアを感じませんか。

たけくらべのように、自分の身体は縮まないように、足を伸ばし、腰を伸ばし、首も伸ばして強く入ること。そして、敵の顔と自分の顔を並べて、身の丈を比べて、比べ勝つ！という勢いで強く入ることが肝心だというのです。

昭和世代の私は、つい、１９８０年代のツッパリブームの「メンチ切る」という言葉を思い出してしまいました。しかし、当たらずとも遠からず、身体を密着させながら「威嚇」することを、武蔵は指しているのでしょう。経営も同じです。

「やるならやってみろ」

と、強い姿勢を相手に見せつけることも必要です。懐に入り込み、身体を密着させ、こちらの強い姿勢を見せる。先手必勝を決める大事な一手ですね。

また、これは、敵対する時だけに使える技ではありません。社員とじっくり対話をする必要がある時なども、同じ動きが使えます。相手の心に寄り添い、密着しながら、本気の姿勢をみせる。そのことで、相手の心が開き、口が開き、ものごとが好転していくということも多分にあるのではないでしょうか。ぜひ、心に留めておきたい動きです。

武蔵の言葉

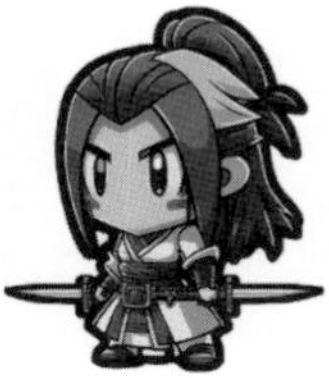

『五輪書－水の巻』より

有構無構（構えは有りて、構えは無し）と云ふは、太刀を構ふると云事有べき事に非ず。され共五方に置事あれば構へ共成べし。太刀は敵の縁により所によりけいきにしたがひ何れの方に置たり共、其敵きりよき様に持心なり。

（中略）先ず太刀を執ては何れにしてなり共敵を切る、と云心也。若敵の切る、太刀を受る、はる、あたる、ねばる、さはるなど云ふ事あれ共、皆皆敵を切る縁也と心得べし。受ると思ひ、はると思ひ、あたると思ひ、ねばると思ひ、さはると思ふに依て切る事不足なるべし。何事も切る縁と思ふ事肝要也。能々吟味すべし。

兵法大きにして人数たてと云ふも構也。皆合戦に勝縁也。いつくと云ふ事悪し。能々工夫すべし。

仕事の流れを自分の動きで誘導する

武蔵は「構えはあって、構えはない」と言っています。

構えには五つある、というものの、それは相手を斬る一連の動きの中でのとりあえずの置き場であり、そこからすぐに流動させることが前提であるというのです。だから、構えはあって、構えはないのだと。

いつでも、どのようにでも対応できる自然体を保つことの重要性を、ここでも武蔵は説いています。型は型であり、入り口でしかありません。型にとらわれるのではなく、その奥にある本質を突くことの大切さを、ここでも言っているのです。

また、前ページの後半でご紹介した部分では、面白いことを書いています。

「敵が斬りかかってくる太刀を、受ける、張る、当たる、粘る、触る、などということがあったとしても、それはすべて敵を斬るきっかけだと思うことだ。受けたと思い、張ったと思い、当たったと思い、粘ったと思い、触ったと思っていたら、斬る時に欠点が出てしまう。なにごとも斬るきっかけにする、そう思うことが大事だ」

私は『強運経営道』において、これはとても大事なことだと思っています。何かひとつ手を打ったら、反応があって当然です。それを「ああ、しまった」「やられた」などとネガティブにとらえていては、本来の能力が発揮できません。

強運とは、強運なできごとを次々引き寄せるというものではありません。**どんなことが降りかかっても強運に変えてしまう力**なのです。

そのためには、武蔵のいうように、起こったことに受け身になっていてはダメです。自分からすべての仕事の流れをしかけ、むしろ周囲の動きを誘導していくポジションを取ろうとしてください。

相手が反応を見せた時も、それはこちらが誘導したから起こったと考えると、冷静に受け止め、次の一手を考えることができます。

武蔵の言葉

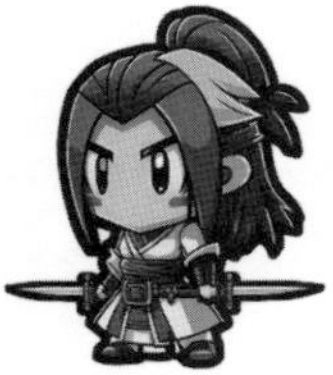

『五輪書－水の巻』より

敵を打つ拍子に、一拍子と云ひて、敵我あたるほどの位を得て、敵のわきまへぬうちを心に得て、其身も動かさず、心も付ず、如何にも早く直ぐに打拍子也。

敵の太刀、ひかん、はづさん、打たん、と思ふ心のなき内を、打拍子是一拍子也。此拍子、能習得て、間の拍子を早く打事鍛錬すべし。

気配を見せずに（商売がたきに）先手必勝

「気配を消す」ことの大切さは、前にお伝えしました。商売がたきに先んじて手を打つ時にもこの技が使えます。気配を見せずに先手必勝です。

武蔵は「水の巻」全体を通して、自分から打っていく「先手必勝」の技について述べていますが、その中で「一拍子」ということをご紹介します。前ページの訳です。

「敵を打つ拍子に『一拍子』というのがある。敵に自分の刀が当たるほどの距離があって、敵がまだ打つ心構えができていないのを読み取って、こちらは身体を動かさず、意識もせずに、できる限り早くまっすぐ打つことをいう。

敵が、太刀を外そう、引こう、打とうなどと思わないうちに打つ拍子、これが一拍子である」

敵がまだ打つ心構えができていないうちに、というのは、ひとことで言うと「不意打ち」ですね。なぜ心構えができていないかというと、こちらが気配を消して近づいていたから油断したのです。

商売がたきと対峙する時に、わざわざ合戦ののろしを上げて、大口上を述べて戦う必要があるでしょうか。武蔵のように絶対に「勝つ」と決めるならば、気配を消して一気に近づき、一拍子で打ち取る。そういう戦略もあるはずです。

「五つのととのえ」の四つ目である「動きをととのえる」では、武蔵の太刀の使い方の中に、強運な経営を行う秘訣を読みといてみました。今まで自分が正しいと思ってきた戦略も、ひょっとしたら転換の余地があるかもしれません。

すべては、絶対に勝つ、絶対に負けない経営を続けるためです。ぜひご自身にあてはめて、考えてみていただきたいです。

武蔵の言葉

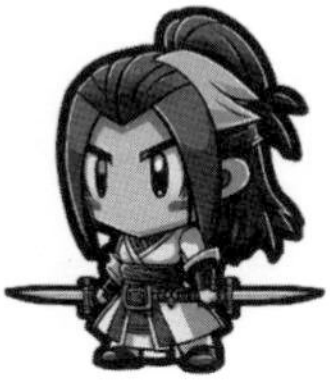

『五輪書ー水の巻』より

右書付る所、一流の剣術大形此巻に記し置事也。兵法太刀を取て、人に勝事を覚ゆるは、先五ツの表を以て五方の構を知り、太刀の道を覚えて、惣体自由になり、心のきき出て、道の拍子を知り、おのれと太刀も手さへて、身も足も心の儘にほどけたる時に随ひ、一人に勝ち二人に勝ち、兵法の善悪を知る程になり、此一書の内を一ケ条一ケ条と稽古して敵と戦ひ、次第次第と道の利を得て、不断心に雁いそぐ心なくして折々手に触れては徳を覚え、何れの人共打合、其心を知つて千里の道も一足づつ運ぶなり。

「五つのととのえ」5　環境をととのえる

仕事がしやすいように

いよいよ『強運経営道』「五つのととのえ」も最後の五つ目。

ここでは「環境をととのえる」ということについて、お伝えしたいと思います。というのも、ここまでお話ししてきたような「ととのえ」を実践していくためには、そもそも、仕事がしやすい環境がととのっているかどうかが最も重要です。ここぞという時に最高のパフォーマンスを発揮するためには、日頃の鍛錬が必要で、日頃の鍛錬をするための場所づくりや環境づくりが重要なのです。

ここでは、「水の巻」の「あとがき」にあたる一節をご紹介していきたいと思います。前ページの言葉から、訳してみましょう。

「右に書きつけた内容は、私の剣法の大方の術である。

兵法で太刀を取って人に勝つには、まず五つの構えを知り、太刀の道を知り、全身に自由を感じ、心がよく働いて、道の拍子を知り、おのずと太刀も手が冴えて、身も足も心のままに解けていく。

そうして、一人に勝ち、二人に勝ち、兵法の善悪を知るほどになる。

この書の一ヶ条一ヶ条を稽古して、敵と戦い、次第しだいに道の利を身につけ、絶えまなく心がけることだ。

急ぐ心なく、折々手に触れては徳をおぼえ、いかなる人とも打ち合い、その心を知って、千里の道も一歩から運ぶのである」

絶えまなく、千里の道を歩むからこそ、焦るな、と武蔵は言っているようです。

勝つための準備は、今、どれだけ出来ていますか。

勝ち続けると決めたら、この「五つのととのえ」を実践し、勝つ仕事をする環境をつくってください。それが出来ないまま斬り込んでいっても、大怪我をしかねません。必要なものはそれぞれに違うと思いますので、自分と自社にとって、何が必要か。洗い出してみてください。環境をととのえることは、何より重要です。

武蔵の言葉

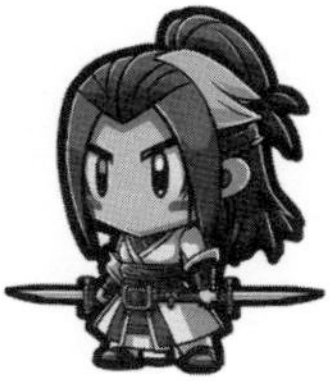

『五輪書ー水の巻』より

敵かかる位前後を見分て、先へ進む者に早くゆき合ひ、大きに目を付て、敵打出すくらゐを得て、右の太刀も左の太刀も一度にふりちがへて待事悪し。早く、両脇の位に構へ、敵の出たる所を強く切込み、おつくづして其儘、又敵の出たる方へかかりふりくづす心也。

(中略)又、敵の出るかた出るかたと思へば待心有りてはかゆきがたし。敵の拍子をうけてくづるる所を知り勝事也。折々相手を余り多くよせ、追込付て其心を得れば、一人の敵も十二十の敵も心やすき事也。

ひとつひとつ「カタをつけていく」

そして、もうひとつ、武蔵が強調していることに「ひとつずつカタをつける」ということがあります。

武蔵は一人で、何十人もの敵と戦ったこともありました。たった一人で大勢を相手にして全員を討ちとるなど、映画やドラマのシーンならまだしも、現実に成し遂げたとは信じがたいことです。

しかし、現実だからこそ、大いにあることだったのでしょう。敵はどんな手を使ってでも武蔵を討ちとらんとしています。向こうも必死です。大勢で切りかかれば、さすがの武蔵も手に負えないだろうと考え、多勢で打ち込んできても不思議はありません。

そんな局面において、武蔵は、冷静にひとつひとつカタをつけていく重要性について説いています。前ページにご紹介したのは、大勢の敵と戦う方法です。

「敵がかかってくる形勢や前後を見分けて、先に出てくるものに先に行き合い、大きな流れを見極めながら、敵が打ち出してくる位置をとらえる。

右の太刀も左の太刀も同時に振り違えるのは良くない。

そういう時は、急いで両脇の位置に構え、敵が出てきたらその都度強く切り込み、追い崩して、そのまま敵が出てきた方へ切り崩す。

どうにかして、魚を一列に繋ぐようにして追いやるように仕掛け、敵が重なると見たらすかさずなぎ倒して突っ込むべし。敵が固まっているところを追い回していると、効率が悪い。敵が打とうとしてくるのを待つのでは、待つ心ばかり先になってそれも捗らない。

敵の拍子が崩れる一瞬を狙うことが、勝つことにつながる。そのためには、折々に多くの相手を集め、多勢を追い込む稽古をしてその心を得ることだ。そうすれば、十や二十の敵でも安心して戦えるようになる」

どうでしょう。

ここまで武蔵が書いてきたことの「総決算」ともいえる内容ですね。

大勢と一人で戦う時も、「観」の目で全体を見極め、相手の拍子が崩れる一瞬をとらえて、先に打って打って打っていく。やみくもに大勢を追い回すのではなく、出てくる敵の一人一人を着実に斬っていく。そのような極意が書かれています。

私たちも現実の世界で、一度に大勢の敵（仕事）と向き合い、戦っていく時もあります。その時に、このような動きができるでしょうか。そのためには、普段から「動ける環境」をととのえていかなくてはなりませんよね。

ひとつひとつ「カタをつけていく」とは、順番に一個ずつ取り組んでいくというような、悠長な話ではありません。今まさに、大勢の敵が一気に押し寄せてきて、大ナタをふるってなぎ倒さなくてはならない！という緊迫した状況の中こそ、このスピード感でひとつひとつカタをつけていくのです。

その時のための「環境のととのえ」です。

あなたの環境は、ととのっていますか。

武蔵の言葉

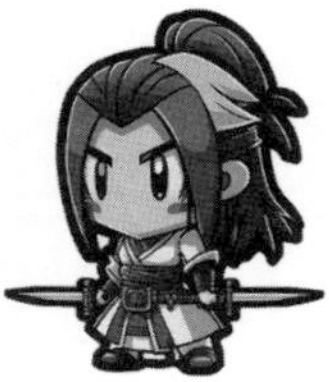

『五輪書ー水の巻』より

緩々と思ひ、此法を行ふ事武士の役也、と心得て「今日は昨日の我に勝ちあすは下手に勝ち後は上手に勝」と思ひ、此書物の如くにして、少しも脇の道へ心のゆかざる様に思ふべし。縦ひ何程の敵に打勝ても、習ひに背く事に於ては実の道に有べからず。此利心にうかびては、一身を以て数十人にも勝心の弁へ有べし。然る上は剣術の智力にて大分一分の兵法をも得道すべし。千日の稽古を「鍛」とし、万日の稽古を「錬」とす。能々吟味有べきもの也。

自らを鍛え続ける

「水の巻」もついに結びの言葉となりました。

兵法について書かれた『五輪書』の、特に刀の使い方について極めた内容なので、現代に生きる我々には無関係かと思いきや、経営者が学ぶところが非常に大きい章でもありました。また、経営者に限らず、生きていく上でのあらゆる局面で役に立つ考え方でもあったと思います。

前ページの「水の巻」最後の一節も、歴史に残る名文です。冒頭でもご紹介した

千日の稽古を「鍛」とし、万日の稽古を「錬」とす

はこの「水の巻」のラストを飾っています。

また、この一文も胸に迫るものがあります。

今日は昨日の我に勝ち、あすは下手に勝ち、後は上手に勝つ

今日は昨日の自分に勝ち、明日は自分より下の者に勝ち、その後は自分より上の者に勝つ。

これは、いつの時代も自分を高めるための普遍的な言葉のように思います。

武蔵は、29歳までの間に60を超える試合をし、その全てに勝ちました。それ以降は試合をせず、自らを鍛錬し続け、60歳になってこの『五輪書』に、自ら「二天一流」と名づけた兵法の道を著しました。

私は、武蔵という人は、人生の後半で、自分の戦いを充分に振り返ったのではないかと思います。そして

「自分は、いま思えばあの時は兵法に則らず、やみくもな戦いをしたこともあったなあ」

と、反省することもあったのではないかと思うのです。

「そもそも、俺、自分が勝てると思うヤツとしか、試合してないよな・・・」

なんてことも、ひょっとしたら思ったかもしれません。

決闘を申し込むも、受けて立つも、若き武蔵が勝てると思ったから、戦ったのだと思います。この『五輪書』に、俺は常に勝つぜ！というような自慢げな記述がないのも、武蔵はきっとこれまでの戦いを冷静に分析したのではないかと思うのです。分析して、反省するところはし、なおも鍛錬して道として極めようとした。たまたまの勝利ではなく、自分より弱い者だけに勝つのでもなく、いつでも昨日の自分に勝ち、自分より上の者に勝てる

自分を目指し続けた。それが宮本武蔵ではなかったか、と思うのです。
武蔵を、時には弱いところも人間らしいところもたくさんある、私たちとさほど変わらない「普通の人」だととらえることは、『強運経営道』を歩む私たちにとって、とても心強いことだと思っています。

武蔵に出来たんだから、私たちにだって鍛錬できる。

そう思えばいいのです。もともと強い人が「昨日の自分に勝つ」なんて言いません。武蔵はきっと、生涯「そうありたい」と願い続けたからこそ、鍛錬を続けたのです。

さあ、地輪の上に、水輪がしっかり乗りました。もう、基礎は盤石です。
次はいよいよ「火の巻」で、勝つための戦術をどんどん身につけていきます。
『強運経営道』は、楽しいですね。みるみる、自分が進化していくのを感じてください！

第5章

火の巻『強運経営道』三位一体活用必勝法

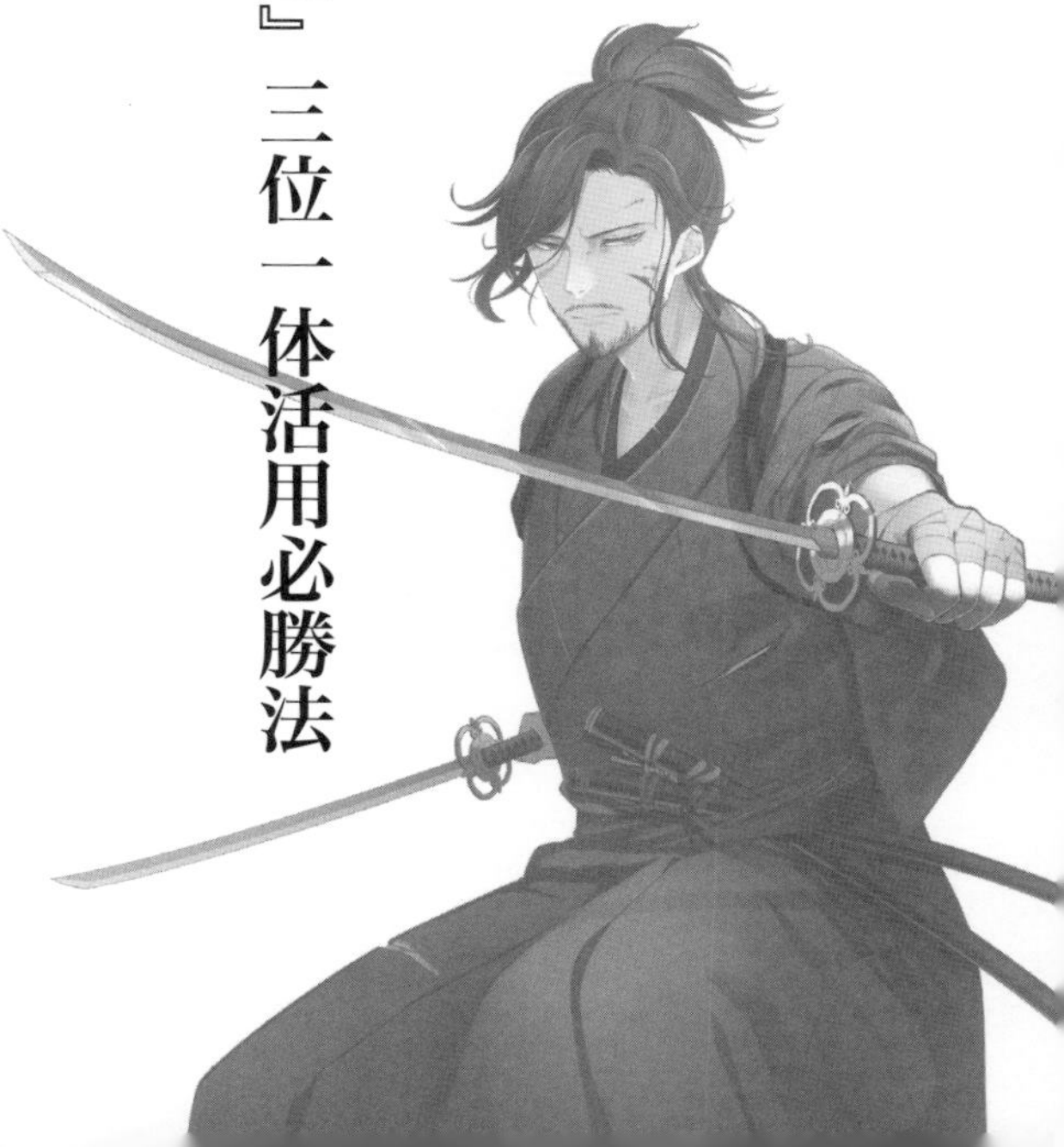

「自分」と「顧客」と「社会」

「火の巻」は、武蔵がこれまで自己の鍛錬に励んできたことを、戦の現場でどう実践して勝っていくかについて書かれています。戦を火にたとえ「火の巻」とした、と武蔵は言っています。

『強運経営道』も、ここからは、前章「水の巻」までにととのえてきた自分の心や動き、環境を土台にして、いよいよ、いかにして勝っていくかという「戦術」についてお伝えする段階に進んできました。

ここへ来て、武蔵の言葉というものは、やはり時代に左右されない原理と原則に貫かれていることを改めて感じます。いま、世の中はこれまでにないスピードで急速に変化しています。たとえば、対話型AI「ChatGPT」は史上最速の普及を遂げ、月間1億ユーザーをわずか2ヶ月で達成しました。他社も追随していますので、このニュースすら、この本が発売される頃にはもう古くなっていることでしょう。

２０４５年には到来するといわれてきたシンギュラリティ（ＡＩが人間の知能を超える「技術的転換点」を指す言葉）は、早ければ数年後にやってくると発言する専門家も増え始めました。この先に起こることを予測する間もないほど、人間と仕事を取り巻く環境は変化していくに違いありません。

実際に何が待ち受けているのかを予測することは、他の著者のかたに譲りましょう。私がこの本でお伝えしたいのは、いつ、どんなことがあっても常に「勝つ」宮本武蔵の教えを、経営者が実践する方法です。

いつの時代も、ビジネスとは「自分」と「顧客」と、それを取り巻く「社会」で成り立っています。それらは「三位一体」です。三位一体で勝っていくならば、そのどれもを余すところなく「使う」経営をしていかなければなりません。

私は、宮本武蔵『五輪書』「火の巻」を読み解く『強運経営道』において、これを**三位一体活用必勝法**と名付けました。

そのテーマは以下のとおりです。

強運経営道　三位一体活用必勝法

一．場を使え
二．顧客の心を使え
三．自分の心を使え

武蔵は「火の巻」の中で、自分が戦う「場」をどう作り、どう使うかということについて、多くの頁数をさいています。これは、私たち経営者が自分のビジネスの場をどんなふにデザインし演出するか、その場においてどうプレゼンし、どう決めていくか、ということと本質はまったく同じです。

続いて、武蔵は、戦いの場において「心理戦」を使うことの有利さを説いています。これはまさに、顧客の心をどうつかみ、どう活用していくかということです。人の心の揺れを巧みに操って勝ち続けた武蔵の戦術に、それを学びたいと思います。

そして最後は、自分の心をもコントロールして活用し、勝っていく方法です。

大事なことは、「三位一体」だということを常に意識すること、そしてそれらを、とにかく「余すところなく使いきるんだ」という気持ちを持つことです。

ここからは「火の巻」を、勢いよく読み解いていきます。

実践編です。スピードを上げて、進んでいきましょう！

武蔵の言葉 『五輪書ー火の巻』より

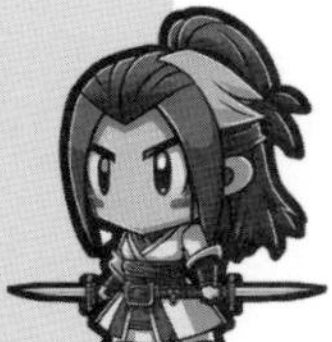

場の位を見分る所場に於て「日をおふ」と云事有。

日をうしろになして構ふる也、若所により日をうしろにする事ならざる時は、右のわきへ日をなす様にすべし。（中略）

「敵を見おろす」と云て少しも高き所に構ふる様に心得べし。座敷にては上座を高き所と思ふべし。扨戦になりて敵を追回す事我左の方へ追回す心難所を敵のうしろにさせ何れにても難所へ追懸る事肝要也。

難所は「敵に場を見せず」と云ひて敵に顔をふらせず油断なくせめ詰る心也。（中略）何れも敵を追懸る方、足場のわるき所又は脇にかまひの有所、何れも場の徳を用ゐて場の勝を得ると云ふ心専にして、能々吟味し鍛錬有るべきもの也。

「三位一体活用必勝法」 1　場を使え

顧客に自分だけを見てもらう場づくり

ビジネスの場を戦場と考えるならば、その場をどう作っていくか考えることはとても重要です。武蔵が前ページで具体的に述べていることは

・太陽を背にして構える
・太陽を後ろにできないときは、右脇にする
・夜も、灯りを背にする
・右脇をつめ、左側を広くとる
・高い所から見下ろす位置に立つ
・座敷では上座を高いところと考える
・敵に場を見渡す隙を与えずに追いつめることが大事だ

と、とても具体的なことばかりです。ひとつひとつ読むと、なるほどなあと感心しますが、武蔵が勝ってきたのは、ただの一度も偶然ではないことに気づかされます。戦いに挑む前

から、実に緻密な設計をして臨んでいるのだとわかります。

ここに私たちが学ぶことは

「自分がいまどういう状況に立っているかを、常に判断する」

ということだと思います。そして、相手を顧客に置き換えるならば、顧客にあちこち他を見回すスキを与えず、自分だけを見てもらう場づくりができているか、検証することです。

当然、場は常に流動します。一度整えたら完了なのではありません。常に、自分だけを見てもらう場づくりができているか、そういう視点で自分のビジネスを検証し、時と場合に応じて有利な場をつくり続けていく。それが、どんな時代と状況においても、必要な第一の必勝法です。

武蔵の言葉

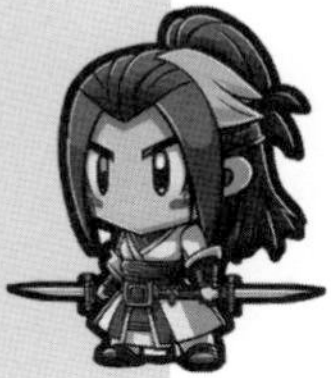

『五輪書－火の巻』より

「三ツの先」一ツは我方より敵へかかる先、「けんの先」と云ふ也。
又一ツは、敵より我方へかかる時の先。是は「たいの先」と云也。
又一ツは、我もかかり敵もかかりあふ時の先「体々の先」と云。
是三ツの先也、何れの戦ひ始にも此三ツの先より外はなし。

先手必勝

すばり、武蔵が明言しているのが「先手必勝」です。

先手には3つあると言っています。こちらが先に敵に斬りかかる時、相手が先に斬りかかる時、共に斬りかかろうとする時。先手をどう取るかによって早く勝ちが決まるのだから、兵法の第一は先手必勝と心得よ、というわけです。

こちらが先にかかる場合は、理解しやすいですね。静かに構えていて、いきなり斬りかかる時もあれば、素早く斬りかかりながらも気持ちには余裕を残している時、あるいは、気持ちを張りつめて一気に攻める場合もあると武蔵は言っています。また、時には、心を虚にして（何も考えず）初めから最後まで敵を打ちひしぐ覚悟で突き進むパターンもあるといいます。

次に、武蔵は、相手が先に斬りかかってくる時の先手もあると言っています。これはどういう意味でしょうか。

敵がかかってきても一切動じず、こちらが弱いように見せかけておいて、敵が近づいてきた瞬間にグンっと飛び退いて離れ、油断したところを一気に攻めて勝つやり方だといいます。あるいは、敵がかかってくるより更に強く出て、相手の拍子が狂ったスキを突いて一気に勝ちをおさめるやり方もあります。

そして、共に斬りかかろうとする時の先手です。敵がすばやくかかってくる時は静かに強く、近づいてきたら思いきって一気にかかり、相手が油断する一瞬を狙って打つ。または、相手が静かに打ってくる時には、こちらは身を浮かすようにして少し早くかかり、敵が近づいてきたところで揉みあって、敵の反応を見て強く打つというのです。

その場面を想像すると、実際にはまるで流れるような、一瞬の出来事でしょう。一瞬をとらえて相手のスキを突き、先手に転じます。

思うに「先手」とは、その場を一瞬にして自分中心に塗りかえていこうとする、心の持ちようなのではないかと思います。たとえ、相手に先に打って出てこられたとしても、そこには一切の動揺を見せずに、冷静に相手の油断や調子が狂ったところを見抜いて、そこに一気に先手を打っていく。あるいは、お互い打ちあっているような局面でも、相手の呼吸をみて、時には交わしながら、揉み合いながら、ここが先手と強く出る勝機を見抜いていくのです。

ということは、常に私たちは「先手必勝」を心がけ、どんな時も**ここから自分が先手に転ず！**と次々に手を打ち、自分の場に持ち込むことが重要なのではないでしょうか。

また、武蔵は「枕をおさえる」ことの大切さも言っています。文字どおり「頭を上げさせないよう抑えこむ」という意味ですが、相手が「打つ」の「う」で抑え、「かかる」の「か」で抑え、「斬る」の「き」で抑えこむ。つまり、相手が何かするのを抑えるのではなく、相手に何もさせないことです。受け身は後手に回ることになります。これも、いつでも活用できる必勝法ですね。

武蔵の言葉

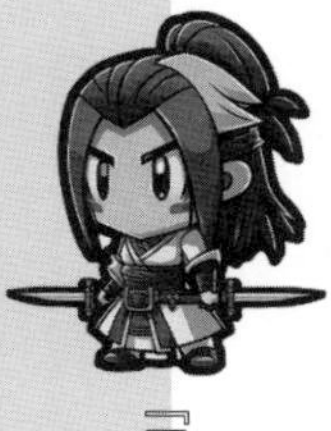

『五輪書―火の巻』より

「渡を越す」と云は、たとへば海を渡るに「瀬戸」と云所も有。又は四十里五十里とも長き海を越所を「渡」と云也。人間の世を渡るにも一代の内には「とをこす」と云所多かるべし。

船路にして、其との所を知り、船の位を知り、日なみを知りて、友船は出さず共其時の位をうけ、或はひらきの風にたより、或は追風をも受若し、風替りても二里三里はろかぢをもつても港に着を心得て、船を乗とり渡を越所也。其心を得て人の世を渡るにも一大事にかけて「渡を越す」と思ふ心有べし。

渡を越す〜困難を乗り越えろ

「渡（と）を越（こ）す」とは、武蔵がつくった言葉だと思います。要するに、過酷な状況を乗り越えることです。

海には「瀬戸」と呼ばれる、両側から陸地の迫る小さな海峡の部分があり、ここは狭いがために激しい潮の流れが生ずる場所です。また、武蔵の生きた時代には、長い海旅を越えることを「渡（と）」と呼んだりしていたそうです。

つまり、人生を渡るうえでも、「渡を越す」という局面は度々訪れるだろう。そんなことを武蔵は言っています。

船で行く時は、渡をよく知って、船をよく知り、風向きを味方につけ、たとえ途中で風向きが変わったとしても、どんなことがあっても漕いででも必ず岸に着くつもりで進まなくてはならないと。人生もそのようにして、困難に立ち向かえと、武蔵は言っています。難所を乗り切ることができれば、そのことが心持ちを強くします。それによって相手の心を弱くし、先手を打ちやすくなります。

私たちも、ビジネスにおいて度々「渡を越す」局面に立ち向かうでしょう。その時には、腕の良い船頭のように、自分の船を正しく認識し、風向きを読み、最後はオールを絶対に手放さずに向こう岸まで行くんだという気概で乗り越えるのです。

乗り越えた先に、先手必勝の機をつかまえる。

このイメージを明確に持って、困難をも乗り越えていきましょう。

武蔵の言葉

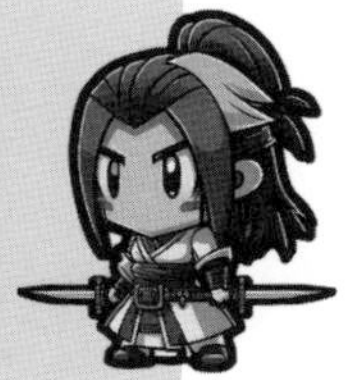

『五輪書ー火の巻』より

「景気を見る」と云は、大分の兵法にして敵の栄え衰へを知り、相手の人数の心を知り、其場の位を受け、敵の景気を能見受け、我人数何としかけ、此兵法の理にて慥に勝と云所をのみこみて、先の位を知て戦所也。又一分の兵法も、敵のながれを弁へ、相手の人柄を見うけ、人の強き弱き所を見付け、敵の気色にちがふ事をしかけ、敵のめりかりを知り、其間の拍子を能知りて、先をしかくる所肝要也。物事の景気と云事は、我智力強ければ、必見ゆる所也。兵法自由の身に成ては敵の心を能計て勝道多かるべき事也。工夫有べし。

正しくすばやく景況判断

武蔵がいう「景気を見る」とは、兵法において敵の様子をよく見極め、今後の成り行きを見通すことです。

大勢の兵法の場合は

・敵隊が盛り上がっているのか、衰えているのか
・敵隊の心を知る
・相手の態勢を知る
・自分の隊がどう仕掛ければ確実に勝てるかを読みこむ
・先の形勢を見越して戦う

と言っています。

また、一人で戦う時も同様に

・敵の流派を知る
・相手の人柄をわきまえる
・相手の強みと弱点を見つける

・相手が想定することとは違うことを仕掛ける
・その時の敵のようすをよく見る
・さらにその先を仕掛ける
と言います。

これは、そのまま、私たちの仕事にあてはめることができますね。ものごとを深く見極めて、すばやく景況判断することが、常に先手を仕掛け、自分が戦いやすい「場」を作っていくことになります。それらは、一連の流れです。宮本武蔵の戦いぶりを明確にイメージして、どんどん勝ち進んでいきましょう。

武蔵の言葉

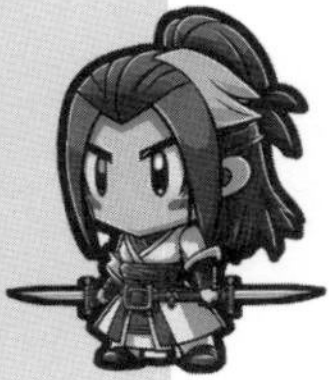

『五輪書－火の巻』より

「敵になる」と云は、我身を敵になり替て思ふべきと云所也。

世の中を見るに、ぬすみなどして家の内へ取籠る様なるものをも、敵を強く思なすもの也。敵になりて思へば、世の中の人を皆相手とし、にげこみてせんかたなき心也。取籠るものは雉子也、打果しに入る人は鷹也、能々工夫有べし。大きなる兵法にしても、敵といへば強く思ひて大事にかくるもの也。

「よき人数をもち、兵法の道理を能知り、敵に勝と云所を能うけては気遣すべき道に非ず」「一分の兵法も敵になりて思ふべし」

兵法能心得て道理強く其道達者なるものに於ては、必ず「まくる」と思ふ所也。能々吟味すべし。

「三位一体活用必勝法」2　顧客の心を使え

顧客の立場になって考える

「敵になる」という言葉で始まっている前ページの一節は、自分自身が敵の身になったつもりで、ものごとを捉えようと言っています。

たとえば、盗みを働いた者が建物の中に立てこもっているような時、と、武蔵は話し始めます。またまたお得意のたとえ話ですね。

大抵の人は、盗人のことを強いヤツだと恐れるでしょう。しかし、これを盗人の身になって考えてみたらどうか。世の中の全員を敵にまわしてしまったことにおののいて逃げ込み、極限の精神状態であろうというのです。立てこもっているのはキジであり、打ち果たそうと乗り込んでいく側は、鷹なのです。ここをよくわきまえなさいと言っています。

敵と見ると強いと思い込み、慎重になりすぎないことです。

良い部隊を持ち、兵法の道理をよく理解し、敵に勝つ呼吸を知ってさえいれば、別に恐れることはありません。これは、一人で戦う時も変わりはありません。

逆を言うなら、敵が兵法をよく心得て、道理に強く、その道が達者ならば、必ず「負ける」ことになります。

「やることやってれば恐るるに足らず」

と言うところでしょうか。

もう一つ、私たちはこの「敵」を「顧客」におきかえて見ることで、大事なヒントを得ます。それは「顧客の立場になって考える」ということです。

ものごとがこう着状態で動かない時、相手（顧客）をどう動かそうかと思い悩むことはありませんか。そんな時こそ、顧客の身になって、顧客がどんなことで困っているかに思いを馳せるのです。

一旦、落ちついて、相手の立場で見直せば、思わぬところに解決策が見つかるかもしれません。思い込みを排除することの大切さを、ここでは教えてくれていますね。

武蔵の言葉

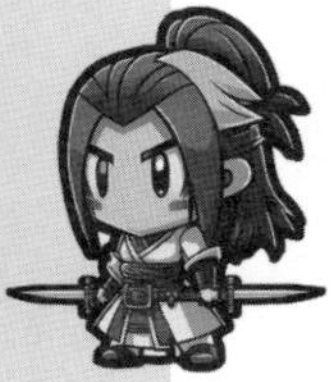

『五輪書ー火の巻』より

「四手をはなす」とは、敵も我も同じ心にはりあふ心になつては戦のはかゆかざるもの也。はりあふ心になると思はば、其儘心をすてて、別の利にて勝事を知る也。

大分の兵法にしても四手の心にあれば果敢ゆかずひとのそんずる事也。はやく心をすてて敵の思はざる利にて勝事専也。亦、一分の兵法にても四手になると思はば、其儘心をかへて敵の位を得て、各別替りたる利を以て勝を弁ふる事肝要也。能々分別すべし。

顧客の予想を裏切る斬新なアイディアで勝負

武蔵は「四つ手を放す」ということを言っています。敵と自分がガッチリ四つに組みあったようになっては、戦が立ち行かない状況になります。この時、パッと四つの手を放すように、それまでの状態を手放してしまうのです。そして、すかさず、相手が思いつかないような斬新な方法で新たな勝負をかけます。

これも、一見、こう着状態に陥ったと思われるような時に、一瞬にして「先手必勝」に転ずる、ひとつの方法といえるでしょう。

まっすぐ、真剣に取り組むことは、素晴らしいことです。でも、その真面目さゆえに、相手の正面からひたすらぶつかることだけでは、立ち行かない時もあるものです。そんな時は思い切って、四つに組んだ手をパッと放してしまいましょう。相手はきっと、意外な展開に思わずよろめき、バランスを崩します。その一瞬を突いて、思いもかけないような一手を打つのです。

さあ、どんな手が考えられますか? いけると思ったならば、やってみる時です。

武蔵の言葉　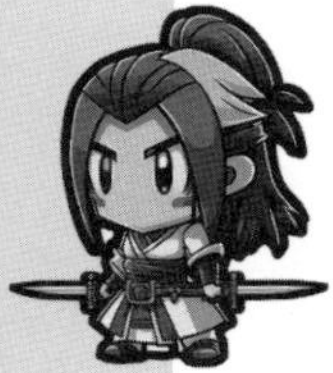　『五輪書ー火の巻』より

「陰を動かす」と云は、敵の心の見えわかぬ時の事也。

大分の兵法にしても何共敵の位の見わけざる時は、我かたより強くしかくる様に見せて、敵の手だてを見るもの也。手だてを見ては各別の利にて勝事やすき所也。

又一分の兵法にしても、敵うしろに太刀を構へ、脇に構へたる様なる時は「ふつ」と打んとすれば、敵思ふ心を太刀に顕す物也。顕れ知るるに於ては其儘利をうけて慥に勝を知るべきもの也。油断すれば拍子はぬくるもの也。能々吟味有べし。

顧客の反応で、商品・戦略を決める

敵が何を考えているかわからないような時に取る戦術を、武蔵は「陰をうごかす」という言葉で表現しています。

つまり、自分の影をふっと動かすように、少し動いてみたところで相手の反応を探り、その結果から相手が何を考えているかを判断して、次の手を打つということです。

少しでも油断すると、こちらが打つきっかけを逃してしまうことにもなりかねないので、よくよく吟味をしてほしい、と注意もしていますが、相手の考えていることが読めるようになれば、それに則って手を打てるようになるので、あとは恐れることはない、と言っています。

経営でいえば、さしづめ、まずは顧客の反応をとって商品・戦略を決めましょうということになります。これもまた、多くのマーケティングの教科書に必ず書いてあるようなことです。テストマーケティングをする。まずは小さく始める。当たり前のようにわかっていることかもしれません。

しかし、何度もくり返しになりますが、生きるか死ぬかの決闘を繰り広げてきた宮本武蔵が、実践してきたことだということを、いま一度、頭に置いておきたいのです。

功を焦るあまり、相手が何を考えているかもよく把握しないうちに、いきなりエイヤーッと大きく振りかざして立ち回ったりはしていないでしょうか。あるいは、手探り状態のまま、そろそろと白日の下に不用意に顔を出して、四方八方にスキを与えまくったりしていませんか。

「陰をうごかす」のです。

影が一瞬ゆらめくような、小さな動き。相手はあなたが動いたことに気づいて何らかのリアクションを起こしてくれるでしょう。それがヒントです。

相手が望んでいるものが、そこに込められています。それを見極めて商品や戦略を考えていくことが、宮本武蔵が勝ってきた方法論なのです。

武蔵の言葉

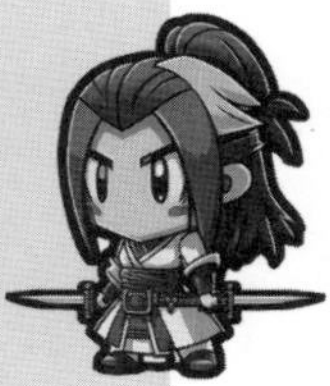

『五輪書―火の巻』より

「うつらかす」と云は、物毎に有もの也。或はねむりなども移り、或はあくびなどのうつるもの也。時のうつるも有。大分の兵法にして敵うはきにしてことをいそぐ心の見ゆる時は、少しも夫にかまはざる様にして、いかにもゆるりとなりて見すれば、敵も我事に受てきざしたるむ物なり。（中略）

「むかつかせる」というのは物毎にある

一つには、切迫した心

二つには、無理な心

三つには、思いがけぬ心

買いたい気分をつくる

ここでは「うつらかす」と「むかつかせる」という言葉を使って、相手の心を掌握し、あやつる方法について述べています。そこから『強運経営道』として読みとっていきたいことは、顧客の心を自在に動かすノウハウです。

「うつらかす」というのは、さまざまな場面であることだと言っています。ついつい移ってしまうこと、それは眠りだったり、あくびだったり。また、時もうつろう、といいますね。形には見えないけれど、ただよう雰囲気の中で相手の気分に伝達していく、というようなニュアンスだと思います。

たとえば、大人数の合戦において、敵がなんとなく気が急いでいる時には、こちらはまったくそんな様子がなくゆったりとしているように見せかけます。すると、敵にもその気分が移って、つい気が緩む。そこへ間髪を入れずに打ち込む、というわけです。

簡単にいうと「相手を油断させる」ということですね。そのためには、こちらが油断していると ハッキリわかるほど明確に「油断しているフリ」をしなければ成功しません。これは、なかなか演技力を要することですね。

もうひとつは「むかつかせる」というものです。

現代の言葉で書くと「ムカつかせる」ですね。兵法において、ムカつかせることが肝要だと武蔵は言っています。どんな時にムカつくのかというと、それは

切迫した心　＝危機を感じていること
無理な心　　＝不可能だと思っていること
思いがけぬ心＝予想もしていなかった！と思わせること

です。

戦いの現場で、相手をムカつかせることが大事だと言っています。敵が予想していなかったところへ強い勢いで仕掛けて、ムカついて切迫しているところに先手を打って勝つ。いずれも、相手の心理を読んで、仕掛け、相手の心が揺れた瞬間を利用するのです。

これを、顧客の「買いたい気分」を作るような心理合戦にあてはめてみるとどうでしょうか。

顧客が「何かに困って、危機を感じている」状況を察知できていますか?
顧客が「どうせ無理だと思っていたこと」を、あなたの商品なら解決できるとしたら。
「思いもよらず」あなたの商品が目の前にあらわれたとしたら。
顧客が買いたくなる気分を「うつらかす」ことも、試してみましょう。
60戦無敗の宮本武蔵の心理戦です。参考にしない手はありません。

武蔵の言葉

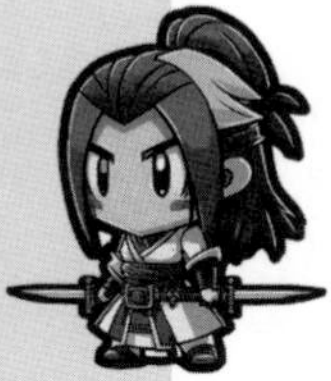

『五輪書ー火の巻』より

「おびゆる」と云事、物毎に有事也。思ひよらぬ事におびゆる心也。大分の兵法にしても、敵をおびやかす事眼前の事に非ず。或は物の声にてもおびやかし、或は小を大にしておびやかし、又かたわきより不斗おびやかす事是おびゆる所也。其おびゆる拍子を得て其利を以て勝べし。

一分の兵法にしても身を以ておびやかし、太刀を以ておびやかし、声を以ておびやかし、敵の心になき事をしかけておびゆる所の利を受て、其儘勝を得る事肝要也。能々吟味有べし。

買わなきゃ損！と思わせる

武蔵の心理戦の続きです。ここで武蔵は「おびゆる（おびえさせる）」ことで有利に戦いを運ぶことについて言っています。予想していないことに直面させて、恐怖心を煽り、そこにつけ込んで先手を打つということです。

大勢との戦いの時も、目の前で脅しをかけるわけではありません。ものの声で脅かしたり、少数を大勢に見せたり、横から突いて出て脅かしたり、とにかく相手の恐怖心を煽るようにと言っています。

ここで真っ先に思い出すのは「限定発売」ですね。

通信販売で有名になったあるケーキがあります。「予約半年待ち」という話題が話題を呼び、発売から何年経った今でも数ヶ月待ちです。

発売当時、メディアでも引っ張りだこになりましたから、作れば作るほど売れたはずです。それでもこの会社は「限定発売」を続けました。つまり、少量しか作らないから、予約待ちが続くのです。人気が出たからといってすぐに工場を拡大せず、希少性を高め品質を保持することを優先して、企業体力をつけていきました。現在では、実店舗の支店も拡大していますが、今度は「わざわざその場所に行って購入する」ということが、希少性を産んでいるのです。今でも「通販数ヶ月待ち」は続いています。

「すぐには手に入らない」ことで、顧客の心理を「おびやかす」ことに成功しているんですね。

また、「閉店セール」も同じです。

これまでも、セールはあったはずなのに「閉店」となると、なぜか「いま買わなきゃ損！」という気分になりますよね。普通のセールでは値段が下がらなかったようなものも在庫処分されるので、もしかしたら超お買い得商品に出会えるかもしれない。あるいは、閉店してしまったらもう買えなくなるから、今のうちになんとかしなきゃ、という意識が働きます。「今日が最終日！」というキャッチフレーズに、人は弱いのです。

わかりやすい例でご紹介しましたが、武蔵の戦術「おびやかす」は、脅しをかけるという意味だけにとどまらないことは、おわかりいただけると思います。

もしかしたら、もう手に入らないかも、いま決断しなければ後悔するかも、という不安感をあおることは重要な戦術です。自社の販売戦略を細かに見直して、この心理戦を使える場面はないか、よく見直してみてください。

武蔵の言葉

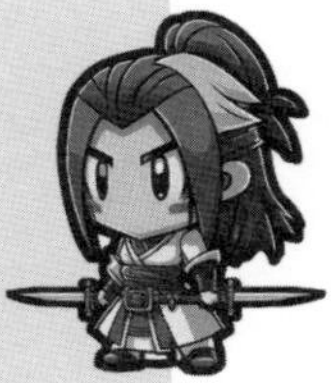

『五輪書―火の巻』より

「まぶるる」と云は、敵我手近くなつて互に強くはりあひて果敢ゆかざると見れば、其儘敵と一ツにまぶれあひて、まぶれあひたる其内に利を以て勝事肝要也。

大分小分の兵法にも敵我方わけては互に心はりあひて勝のつかざる時は、其儘敵にまぶれて互にわけなくなる様にして、其内の徳を得其内の勝を知りて、強く勝事専也。能々吟味有べし。

顧客と一体化する

「まぶれる」とは、「まみれる」と同じ意味です。

調べたところ、岡山県の方言であるようでした。宮本武蔵は播磨国で生まれ育ったとされていますが、地元の言葉だったのでしょうか。

「敵と味方の距離が接近し互いに強く張り合っていて、このまま立ち行かないと思うならば、そのまま敵とひとつにまみれて、まみれあっているうちに有利にもっていって勝つことが肝要である」

と、武蔵は言っています。

勝負がつかない時は、そのまま敵にまみれて互いに見分けられないようにすることだというのです。その中にまみれていることのメリットを得て、勝機を知り、強く勝つことが最も大事だと言っています。

私は、ビジネスにおいても、こういった場面は良くあると感じます。『五輪書』を超訳する上で、「顧客」を戦いの相手として読みかえてきていますが、顧客は、ビジネスをする上で何がなんでも攻略したい相手ではありますが、「敵」ではありません。

ビジネスの基本は、お客様に喜んでいただくことです。どうしたら喜んでいただけるかを追求し、喜んで払っていただける金額の一番高いところに価格を設定することです。

そのように顧客の心をつかもうとするならば、時には顧客と一体化し、顧客に「まぶれる」中でしか見えてこないものも、ありますよね。

「ウチは、お客さんに寄りそって、お客さんのことを誰よりわかっている」

そう言う経営者は多いものですが、果たして「勝つ」ための戦略として、それができているでしょうか。もう一度、武蔵の言葉を思い出してください。

其内の徳を得其内の勝を知りて、強く勝事専也。

その中にいることの徳を得て、その中の勝機を知って、強く勝つことが専一だと言っています。なんとなく、まみれていてはいけません。そこに何があるのかをしっかり見極めるための一連の活動だと言うことを深く意識して、取り組めているかを今一度、検証してみると良いと思います。

武蔵の言葉

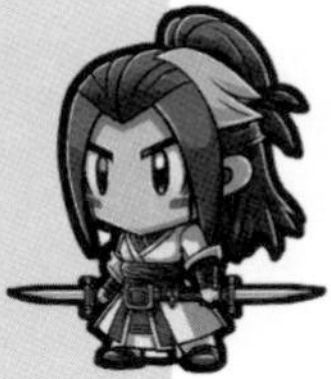

『五輪書ー火の巻』より

「うろめかす」というのは、敵に揺るがぬ心を保たせぬようにするところである。

大分の兵法にあっても、戦の場において敵の心を測り、こちらの兵法の知力を以て敵の心をそこここと弄し「どれか」「あれか」と思わせ、「遅い」「はやい」と思わせ、敵がうろめく心になる拍子に乗じて確実に勝つところをわきまえることである。

また、一分の兵法にあって、こちらの好機に臨んでは色々なわざを仕掛け、あるいは「打つ」と見せ、あるいは「突く」と見せ、または「入り込む」と思わせ、敵のうろめく気ざしを捕らえて自由に勝つところ、これ戦の専一である。よくよく吟味あるべし。

顧客の困りごとを解決する

『強運経営道』火の巻、「三位一体活用必勝法」の第二条、**顧客の心を使え**の最後の節となりました。

ここでも私は「超訳」で、武蔵の心理戦必勝法を、顧客との関係性に読みかえていきたいと思います。

武蔵が言う「うろめかす」についてです。

「うろめかす」というのは、「うろめく」の活用形と思われ、意味としては「おろおろと、うろたえさせる」というようなものだと思います。

戦いの場において、敵の知力を測り、相手が「ここか」「そこか」と迷わせてうろたえさせ、強い精神力を持たない状態に持っていって勝ちに行くのだと武蔵は言っています。

私はこの部分は、思いきり意訳して

「顧客の困りごとを解決する」

と読みかえました。

翻弄して不安をあおるべき、と読みかえる人も、もしかしたらあるかもしれませんが、それは『強運経営道』の流儀に反します。

強運に選ばれ、勝ち続ける人とは、顧客の役に立ち、従業員の人生に寄り添って、この社会を少しでも良くするために勝ち続けなければならない人です。むしろ、立ち向かわなければならないのは、この社会です。迷い、うろめき、不安にかられて、強い気持ちを持てなくなっている人の困りごとを一つずつ解決していくことによって、顧客の心をやわらげ、そこに勝機を見出していくのが、これからの勝ち方ではないでしょうか。

また、武蔵自身も、この『五輪書』を書き上げたのは1645年。江戸時代になってから40余年が経過し、この書にあるような数十人との斬りあいの実戦が頻繁に起こる時代ではなくなっていました。だからこそ、宮本武蔵はこの『五輪書』を、新しい時代の武士にとって、人心をまとめ統治するための指南書としても書き上げたかったのではないかと、私は思います。

それならば、「人を斬って勝つ」というところを、すべて「人のハートを射抜いて勝つ」ということに読みかえることによって、武蔵が言外にあらわしたかったメッセージが、際立ってくるように思うのです。

そして、武蔵の心理戦を読み解いていけばいくほど、宮本武蔵という人は、ああ、ここまで人間の心理を深く理解していたのだな、と、医師としても感嘆をおぼえます。

以前の章でも書きましたが、武蔵は生まれつき強靭な人間なのではなく、人の心の移ろいやすさや弱さを誰よりも知っている人だったと思います。自信がなかったり、焦ってみたり、油断したり、うっかり乗せられたり、大きく見せても実は怖くてたまらなかったり、そんな人間の感情を誰よりも察知できるから、それを揺さぶり、必ず勝つという結果を出し続けていったのだと思います。

そこには、人間というものに対する大きな愛情すら感じるのです。「顧客の心を使え」という三位一体活用必勝法は、顧客の心を知り、心に入り込み、その困りごとを解決することによって顧客の心をつかんで勝つ方法です。

書いてしまえばシンプルなことです。でも、武蔵がそうしたように、負けたら死ぬ戦いの中で、どれだけ毎回シビアにそれができているかを、考えてみてください。

くりかえしになりますが、宮本武蔵は60戦無敗です。日本で一番、運がいい人と言っても過言ではないと思います。剣の力も当然強かったですが、それだけで生涯一度も負けずにいることなどできたでしょうか。時には、形勢のよくない戦いもあったでしょうし、絶体絶命のピンチだってあったはずです。でも、どんな時も、些細な相手の動きを見逃さず、心を見通すようにして、スキを作り、機運をひらいて勝ちに行ったのです。

『五輪書―火の巻』に書かれている言葉は、日々戦う私たち経営者に、実践的なヒントと勇気をくれます。事あるごとに読み返したい内容ばかりです。

武蔵の言葉　『五輪書―火の巻』より

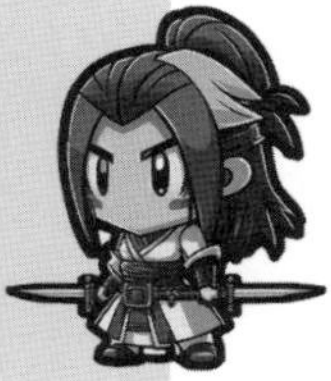

「三ツの声」とは「初中後の声」と云て、三ツにかけ分る事也。所により声をかくると云事専也。声はいきほひなるによつて、火事などにもかけ、風波にもかけ、声は勢力を見するもの也。

大分の兵法にしても、戦より初めにかくる声はいか程もかさをかけて声をかけ、又戦ふ間の声は調子をひきて底より出る声にてかかり、勝て後あとに大きに強くかくる是三ツの声也。

「三位一体活用必勝法」３　自分の心を使え

声で自分を鼓舞しよう

さあ、いよいよ『強運経営道』火の巻「三位一体活用必勝法」も、最後の第三条「自分の心を使え」をお伝えするところまで来ました。

三位一体、とは「自分」「顧客」「社会」の三位一体です。ビジネスは規模の大小や時代を問わず、すべてこの三要素でできています。これらを余すところなく使って必勝するのです。

第一条は「場を使え」。

自分のビジネスを取りまく環境を、素早く見極め、自分が動きやすいような場をつくっていく方法についてお伝えしました。

第二条は「顧客の心を使え」

顧客の心を読み、入り込み、つかんでいくプロセスと、その心理戦について述べました。

そして最後に使うのは「自分の心」です。

自分が、経営者として正しい判断ができているか客観的に分析することは、とても難しいことです。また、大きな目標に全社一丸となって突き進むには、「求心力」「推進力」も常に問われます。そのためにも、つねに視座を高める努力や、さまざまな分野での学びも続けていかなくてはなりません。

でもね、スーパーマンじゃないんです。

そんな能力をすべて持ち合わせている人なんていません。だからこそ私たちは『強運経営道』を志し、宮本武蔵が千日の稽古を鍛とし、万日の稽古を錬としたように、武蔵だって元はただの凡人だったんだからと言い聞かせながら、鍛錬を続けていくわけですよね。

それでも、どうしたって落ち込む時も、そりゃあります。それでも「強運に選ばれる人になる!」と決めた以上、自分を励まし、鼓舞し、我が身をねぎらいながらも

よーし、今日の大変な一日を、明日の強運に変えてやる!

と思うわけです。そんな時に、武蔵の言葉がまた響くのです。この「自分の心を使え」では、武蔵の珠玉の言葉を、いつも自分の心に聞かせる習慣をつけましょう。

174ページにご紹介したのが「三つの声」というくだりです。

武蔵は、戦いにおいて、「声」で自分や自分の軍を鼓舞することを重視していました。「声は勢いをあらわす」と言っています。

武蔵のいう「三つの声」とは、戦いの前にはできるだけ大きく相手を威圧する声を出し、戦いの最中は、低いところから突き上げるような声でかかり、勝った後に勝ちを表す大きな声を出すということです。

この時の声とは、味方どうし鼓舞しあうものだったり、自分自身の集中力を高めたり、自分自身を励ましたり、勝利を表明したり、さまざまな意味を持ちました。人の心理に「声」がさまざまに影響を及ぼすことに、武蔵は注目していたのでしょう。

経営者も、「声」の使いかたを、もっと活用できると思います。

「声」とは、文字どおり発声して音としてあらわす、「メッセージ」です。経営者が表明するメッセージとは、会社の理念や思いです。それを表明していますか。会社のホームページで目ざわりのいい言葉をならべた代表挨拶を掲載しているぐらい（それがあるだけマシですが）であれば、いまの時代にまったくそぐわないといえるでしょう。

私は毎朝の習慣として、無料の動画つきメルマガと有料のFacebookライブを行なっています。月曜から金曜まで、どんなことがあっても毎朝です。その日の出来事について思うことをラフに配信していますが、必ずその直前に、たとえ短い時間でも「今日はこういう事を話そう」とプレシンキングをしてから話すようにしています。

これは、自分の脳を一日一回、切り替えることに非常に役立っています。そして何年も続けていると、もうすっかり習慣化してしまいました。

いつも視聴してくださる方々の前であれば、もう、息を吸うように自分で三脚を立ててスマホの前に立ち、思うように話すことができます。これも「鍛錬」の賜物でしょうか。

動画の時代ですから、動画を使えるならばどんどん活用すると良いでしょう。動画が面倒だと思うならば、文章でも良いです。最近は音声メディアも見直されているので、誰でもラジオパーソナリティのようにおしゃべりを発信できる媒体も増えました。

会社や商品・サービスのPRにも、「声」をちゃんと使えているか。検証すべき時だと思います。

ただ、ここで私が大切だと思うのは、武蔵が「自分を鼓舞する」ための声の使い方にこだわっていたということです。

自分の発する声というのは、自分が一番良く聴いています。自分がどんな言葉を、どんな大きさで発するかということに一番影響を受けるのは、自分なのです。

ですから、経営者はまず、誰のためでもなく、自分を励ますために発信していくことから始めると良いと思うのです。それが習慣になって、何の苦もなく発信できるぐらいになったら、楽しみにしてくださるファンも増えていくでしょう。

そうすれば、その方々に少しでもためになるお話ができるよう、内容をブラッシュアップしていくことも容易になります。

代表としてどんな発信をすべきか、などと考えるよりもまず**「声を出して、自分を鼓舞する」**ことで、自分の心を励ましてみましょう。

あなたがあなたを一番元気にできるんです。

武蔵の言葉

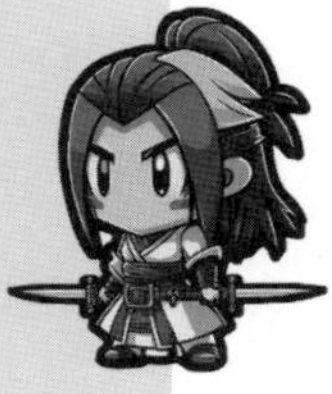

『五輪書ー火の巻』より

「まぎるる」と云は、大分の戦にしては人数を互にたて、合敵の強き時「まぎるる」と云て敵の一方へかかり、敵くづるるを見ばすてて又強き方へかかる大形つづらをりにかかる心也。一分の兵法にして敵を大勢よするも此心専也。方々へかからず方々にげば、又強き方へかかり、敵の拍子を得てよき拍子に 左 右 とつづらをりの心におもひて敵の色を見合てかかるもの也。

其敵の位を得打とほるに於ては少も引心なく強くかつ利也。一分入身の時も敵の強きには其心あり。「まぎるる」と云事 一足も引事をしらずまぎれゆくと云心、能々分別すべし。

目標・目的をはっきりさせて、それにのみ向かう

武蔵が言っている「まぎれる」とは、多人数の戦いの時に、まず相手の強いところへ打ち込み、崩れたところをさらに攻めるのではなく、また強いところを崩していくというような「つづら折り」のように戦っていくさまです。「つづら折り」とは、曲がりくねった坂道のことをいいます。

一人対多人数の試合の時も、この方法で、相手の強いところを切り崩していきます。一対一の試合でも、相手が強ければ同じ心構えが必要です。大事なのは**一歩も引かない強い気持ちで攻め続けること**です。

この言葉は、私たちに、目標・目的をはっきりさせているかということと、それを達成するためにまっすぐ向かっているかということを、問いかけてくれます。

目標・目的の前には、強敵もいれば、曲がりくねった坂道もあります。その中でついつい、

やりやすいことだけ取り組んでみたり、困難なことを避けて通ったりしていないでしょうか。

たとえ、一見「つづら折り」のように思える道のりだったとしても、一歩も引かない気持ちを持って、いつも相手の角を切り落としていくように、目標・目的に向かう生き方を、武蔵は教えてくれています。

それほどの意気込みで突き進む人に、強運の女神は微笑むのです。

武蔵の言葉

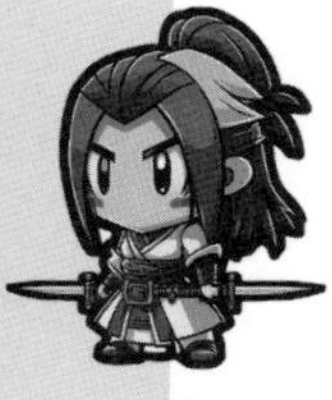

『五輪書―火の巻』より

「ひしぐ」と云は、縦ば敵をよわく見なして我つよめになつてひしぐと云ふ心専也。

大分の兵法にしても、敵に人数のくらゐを見こなし、又は大勢なり共敵うろめきて、よわみつく所なれば「ひしぐ」と云て、かしらよりかさをかけておつぴしぐ心なり。ひしぐ事よわければもてかへす事有。手の内ににぎつてひしぐ心能々分別すべし。

又一分の兵法の時も、我手にふそくのもの又は敵の拍子ちがひすさりめになる時、少しもいきをくれず目を見合ざる様になし。真直にひしぎつくる事肝要也。少しもおきたてさせぬ所第一也。能々吟味有べし。

成功すると信じこむ

「ひしぐ」とは、敵を弱いと思い、自分が強いと思ったら、敵を一気につぶすことだと言っています。

武蔵が言っているのは、大人数との戦いであっても、一人との戦いであっても、相手の弱いところを見つけたら真っ先にそこを叩きつぶせということです。

しかし、私はこの文を

私は絶対に負けない、絶対に勝つと思うことの強さ

成功を信じる力の強さ

だと読みかえます。

もちろん、これまで読み解いてきたように、相手の力をよく知り、分析し、心を読んで、些細な動きをとらえ、勝機に変えていく、不断の努力はあたりまえだとしても。

何を置いても自分は絶対に成功するんだと、心の底から信じきれる時のパワーは、まさに相手を一気に「叩きつぶす＝ひしぐ」のです。

もし、実力がまったく互角であったとしたら、自分の成功を信じて疑わないほうが勝つでしょう。その信じる力の強さに押され、相手に一瞬の弱さが出るからです。そしてそれをすかさず見極め、叩きつぶす準備があるからです。そもそも勝つことしか信じていないのですから、そのスピードは他者を圧倒します。

スポーツの世界においても、劣勢だと言われている試合に勝つときは、いつも選手たちひとりひとりに「絶対に勝つと信じる力」が宿っているのを感じませんか。

だから、成功すると信じ込みましょう。本当に、本気で、思い込むんです。

思い込みの力を甘くみてはいけません。

信じて、信じて、信じ込む人は、必ず成功するんですから。本当です。

武蔵の言葉

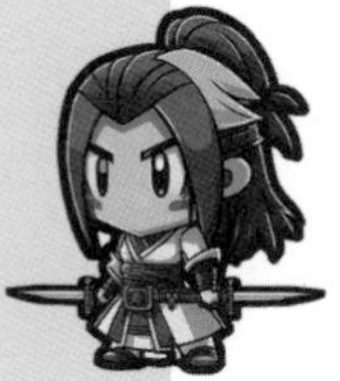

『五輪書－火の巻』より

「山海のかはり」と云は、敵我戦の内に同じ事を度々する事悪き所也。同じ事二度は是非に及ばず三度するに非ず。敵にわざをしかくるに、一度にて用ひずば、今一ツもせきかけて其利におよばず。各別替りたる事をふつとしかけ、それにもはかゆかずば又各別の事をしかくべし。然るによつて、敵、山と思はば海としかけ、海と思はば山としかくる心兵法の道なり。能々吟味有べき事也。

同じあやまちは二度までにする

私は『五輪書』を読んでいて、時々

「武蔵って、ほんといいヤツだなあ」

と思うことがあります。

それは前ページのように

同じ失敗は二度くりかえすぐらいならやむを得ないけど、三度やったらダメだぞ!

というようなところ。

一瞬のスキも許さないような厳しさのある武蔵だったら、同じあやまちをくりかえすなんて言語道断!と切り捨てられそうな気がするところを「二度までは、まあ、いいぞ」と言ってくれているのです。優しくないですか?

ただし、三度はさすがにまずいぞと。そして、それは、やり方がまずいのだと言っています。一度しかけてダメなことだったなら、もう一度同じことをしてもうまくいくはずがない。二度目は、相手がまさかと思うやり方でしかけてみて、それでもダメならまた別の方法を試してみろ、と具体的に教えてくれています。

「山海の心」というのも面白いですね。

敵が「山」と思っているものを「ええ?!海ですか?」というぐらい、意外性のある方法を考えろ、と。

あなたは、相手が「海」だと思い込んでいるところを「はい!正解は、山でした!」と切り崩しに行ける方法を、思いつきますか?

一度、うまくいかなかったら「山海」を思い出してください。

二度目までは、大丈夫。武蔵が大目に見てくれています。次に必勝をかけましょう。

武蔵の言葉　『五輪書―火の巻』より

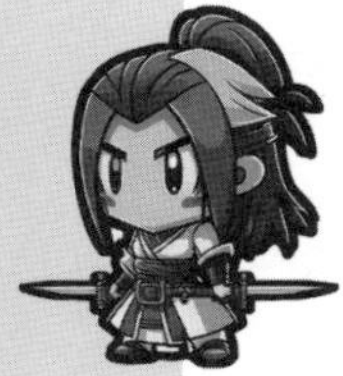

「底を抜く」と云は、敵と戦ふに其道の利を以て、上は勝と見ゆれ共、心をたやさざるによつて、上にてはまけ、下の心はまけぬ事有。其儀に於ては、我俄に替りたる心になつて、敵の心をたやし、底よりまくる心に敵のなる所を見る事専也。此底を抜く事、太刀にても抜、又身にてもぬき、心にてもぬく所有。一道には弁ふべからず、底より崩れたるは我心残すに及ばず。さなき時は残す心也。残す心あれば敵くづれがたき事也。大分小分の兵法にしても底をぬく所能々鍛錬有べし。

有利でも気を抜かない

表面上はこちらが勝ったように見えていても、相手の心にまだ闘志が消えていないことがあります。これを見極めることを、武蔵は「底を抜く」という言葉で表現しています。

相手の心の底にまだ少しでも闘う心があるならば、すぐに気持ちを切りかえ、それを完全に抜くまで打ちのめさねばならないと言っています。刀で抜くのか、身体で抜くのか、心で抜くのか、それは一概にはいえないが、最後まで警戒心を解いてはならないと。

人は、自分に有利に事が運んでいるときに、どうしても油断してしまう性質があります。しかし、戦いの終わりは、相手が完全に戦意を消失するのを見届けた時です。それを肝に命じて、最後まで気を抜かずに戦い抜くことを、自分に何度も言い聞かせていきたいものです。

武蔵の言葉

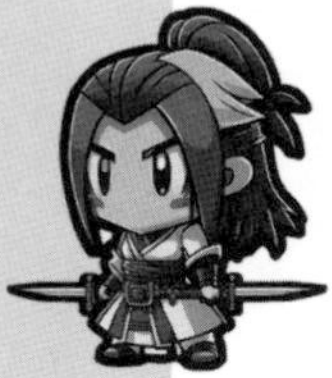

『五輪書―火の巻』より

「新たになる」とは、敵我戦ふ時もつるる心になつてはかゆかざる時、我気を振捨て物毎をあたらしくはじむる心に思ひて其拍子を受て勝を弁ふる所なり。

新になる事は何時も「敵と我きしむ心になる」と思はば、其儘心を替て、各別の利を以て勝べき也。大分の兵法に於ても新たになると云所弁ふる事肝要也。兵法の智力にては忽ち見ゆる所也。能々吟味有べし。

心機一転

戦いの中でも「心機一転」の時があります。

敵と自分が戦う時、もつれるようになって立ち行かなくなってしまったら、それまでの自分の思惑をスパッと捨てて、新しいことを始める気持ちになって、改めて拍子をつかんで、勝つ道を知ることだ、と武蔵は言っています。

「新たになる」時というのは、いつでも、相手と自分が軋む（きしむ）ようだといいます。その時は、そのまま自分の情態をすばやく変えて、まったく別の利を取ることで勝ちを得るのです。

経営においても、人生のさまざまな局面においても、「心機一転」が現状を打開する最善の道だと気づくことがあるものです。

「敵＝何か」ともつれあい、軋むような状況が続いているのならば、思いきった心機一転も、選択肢のひとつなのです。それは、逃げでもなんでもなく、最終的に勝つための手段と考えれば、切り替えは早いでしょう。

そしてそれも戦いですから、決断と実行はすばやくなければなりません。それまでの自分のこだわりや思惑を瞬時に捨てて、自分の体制をスッと変えることができるか。そのスピードに勝敗がかかっているともいえるでしょう。

軽やかに「心機一転」も決断できる心で、常にありたいものです。

武蔵の言葉

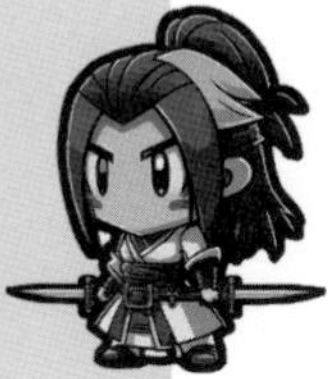

『五輪書―火の巻』より

「鼠頭午首」と云ふは、敵と戦のうちに互にこまかなる所を思ひ合てもつるる心になる時兵法の道を常に「鼠頭午首、鼠頭午首」と思ひて、いかにもこまかなる内に、俄に大きなる心にして大小にかはる事、兵法一ツの心だて也。平生、人の心も鼠頭午首、と思ふべき所武士の肝心也。兵法大分小分にしても此心をはなるべからず。此事能々吟味有るべきもの也。

心を大きく持ち、顧客を包み込む

「鼠頭午首（そとうごしゅ）」というのは、どうやら武蔵が造った単語のようです。鼠の頭のように小さな些細なことと、馬の首（「午」は牛ではないかという説もあるようですが、ここでは午の文字をそのまま、馬であると解釈します）のように大きなもの、という意味でしょう。

お互いに細かいところばかり攻め合って、にっちもさっちもいかないという時は、心に「鼠頭午首（そとうごしゅ）、鼠頭午首（そとうごしゅ）」と唱えながら、大きな心を持って相手との関係の転換を図るべきだ、これは兵法の心得の一つだと言っています。

私たちも、ビジネスの現場で、細かい部分に多くのエネルギーを使っているわりには、さほど成果も上がらずにいるという状況が時折あるのではないでしょうか。

そんな時は、この武蔵が造った

そとうごしゅ、そとうごしゅ、

と唱えて、顧客との関係性のあり方を考えてみませんか。
広い心を持って、全体を包み込むようなイメージを持ってみてください。

『五輪書』は、究極の「自己啓発本」

「自分の心を使う」とは、いつの時も、自分を奮い立たせ、自分を律し、自分の決断実行してきた道を検証しながら、時には軽やかにその方針を転換していく「自由さ」を常に心に持つことではないかと思います。

武蔵の言葉は、実践に裏打ちされた戦い方を、その心のまま書きつけているからこそ、どんな時にも「使える」ものとして、心に深く入ってきます。

こうして書きあらわしてみると、武蔵お得意のユニークな言い回しは散りばめられているものの、内容はまさに「王道」「ド定番」の連続です。

簡単なことを難しく長く説明する経営コンサルタントの話も、より良い人生を送るための自己啓発本の大ベストセラーも、まあまあ同じような内容があります。どちらが先に書かれたのかといえば、当然、宮本武蔵です。あの作家もこのコンサルタントも、実はみんな『五輪書』を読んでるんじゃないかな、と私はひそかに思ったりしています。

だからといって、この本にあることはもうとっくに知っていたよ、などと思うのは絶対に早計です。宮本武蔵は自分自身が戦い続け、一度も負けたことがない強運の持ち主であり、自分が実践し続けた方法を記しているのですから。

しかも、これほど端的に、短い言葉で説明できている人がいるでしょうか。

そして、その言葉ひとつひとつが、とても洗練された、経営の教科書なのです。

私たちは、折にふれて、彼の言葉に戻ってみることにより、いつでもすぐに、自社のビジネスや経営者としての自分を検証することができます。そして、短い言葉をヒントに、すぐ行動を変えてみることができるのです。

第6章

風の巻『強運経営道』
他社を研究し、自社を磨く

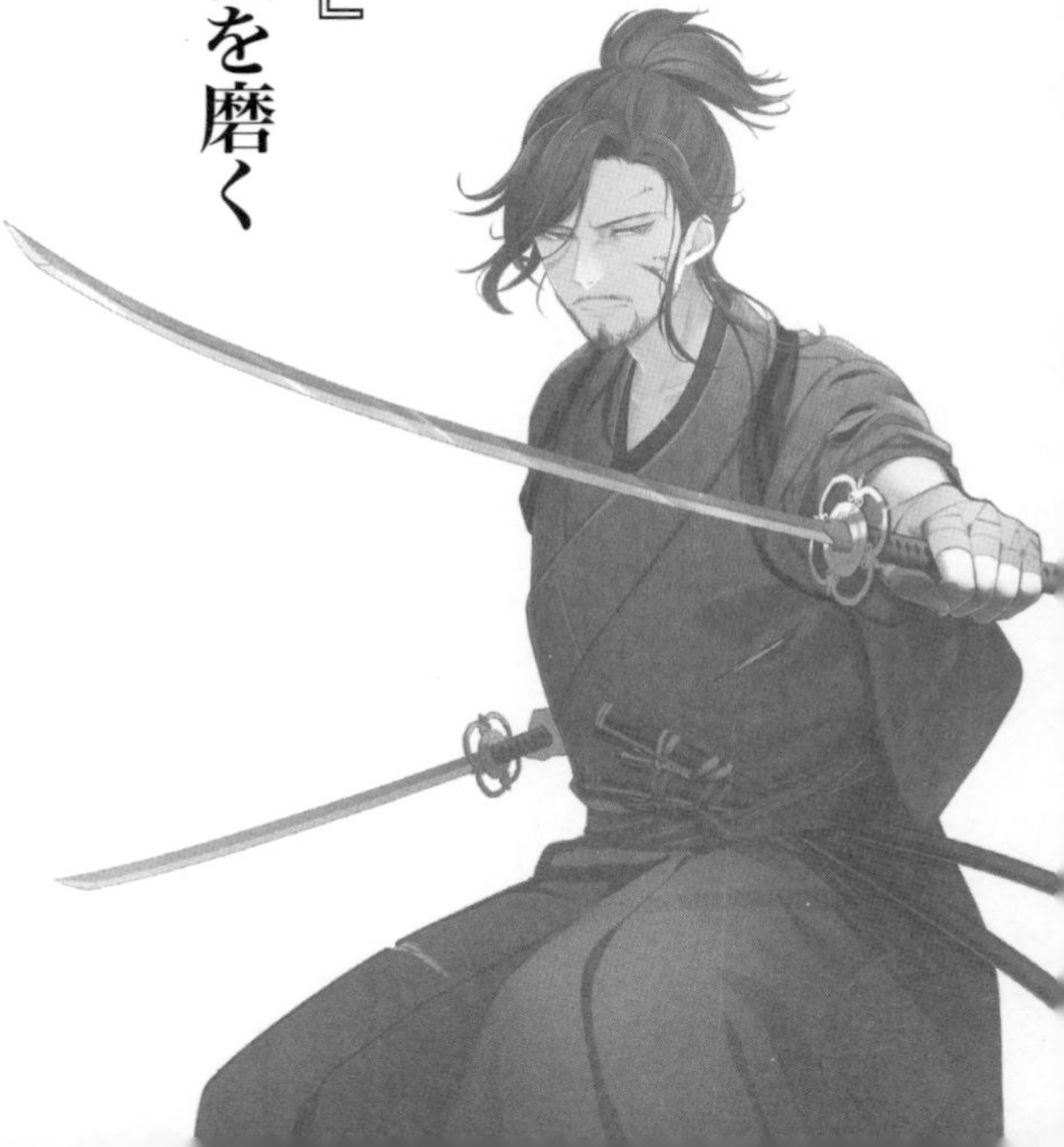

武蔵の言葉

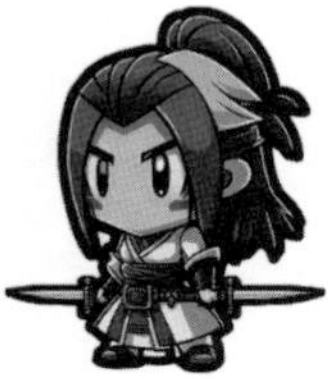

『五輪書ー地の巻』より

第四「風の巻」此巻を風の巻としるす事、我一流の事にはあらず、世の中の兵法其流々の事を書載する所也。「風」と云に於ては「昔の風」「今の風」「其家々の風」などとあれば、世間の兵法其流々のしわざをさだかに書顕す是風也。他の事を能知らずしては自のわきまへ成がたし。

「風の巻」から読み解くこと

『五輪書』第4巻にあたる「風の巻」は、武蔵が地の巻であらかじめ宣言していたとおり（前ページ参照）、他の流派との違いについて書かれています。

「五輪の塔」のように、下から「地」「水」「火」と積み上げていっての「風」です。第2章でご紹介したように、仏教における「五大」の本来の意味でいうと、風は「成長・拡大・自由」を表すとされています。

それとはちょっと違う内容であることを、武蔵自身もわかっていたようです。そのためこの「風の巻」の風とは、今風とか昔風とか家風とか、そんな感じに使う意味の「風（ふう）」であると前置きしています。ちょっとした言葉遊び？の好きな、武蔵らしい表現です。

この「風の巻」に書かれていることは、ズバリ「他流批判」です。しかし

「オレ様だけが本物だぜ！」

と、鼻息荒く威張っている感じではありません。あくまで「○○風」と例をあげて、特定の流派の名前を挙げることは一切せず（まあ「読む人が読めばわかる」というものではないかと思われますが）、ひたすら具体的に事例をあげながら、この「二天一流」だけがいかに優れているかということを、述べています。

たとえばこのようなことです。

・大きな太刀を持つことを良しとする流派は違う
・大きな太刀こそ強いという流派は違う
・短い太刀ばかりで勝とうとするのも違う
・太刀をたくさん持っていれば良いというものではない
・構えを一つに決めるなんてあり得ない
・目の付け方を教えている流派があるが、そんなものは実戦で役に立たない
・足さばきの速さ遅さを教わるなんて意味がない

・早く動くことを勧める兵法は間違っている
・兵法に、奥義や秘伝などない。敵と斬り合う場においては、入口も出口もない

ここまで武蔵の言葉を読み解いてきた私たちにとっては、武蔵が何を言わんとしているのか、わかる気がしますね。

形だけを見せて弟子を集め教えていたり、太刀を何本も買わせようとしたり、奥義をもったいぶって見せないようにしたり、武蔵はそのような他流を見るにつけ、不満だったのでしょう。不満というより、将来の武士道がどのように変わっていってしまうのか、大きな危機感をもっていたのかもしれません。

実戦で勝てる兵法は、わが二天一流をおいて他にないのだということを、自身の感情からではなく、理論的に解説しようというところに、武蔵が冷静に現状と将来を分析していたことを感じます。

この章では、これらの他流批判を、個別に引用する必要はないので、あえて紹介するこ

とはしません。

ですが、『強運経営道』として「風の巻」から読み取りたいことは

他社を研究する

ことの大切さです。そして、それによって

自社を磨く

ヒントにしていくことです。

同業他社のどこを研究する？

ライバルの同業他社を研究するということは、多くの会社が取り組んでいることと思います。しかし、どこまで徹底しているでしょうか？

同業他社に学ぶ点はさまざまにあります。たとえば、他の地域で大きなシェアをとっている同業他社は、どんな戦略をとって拡大しているのか？　人材はどう採用しているのか？

どうやって教育しているのか？　商品やサービスに対して顧客はどのような感想をもっているのか？　喜ばれているのか？　それはどんな点なのか。

緻密に調査しているかというと、まだまだ甘い部分が見つかることも多いのではないでしょうか。また

「ああ、あそこはこういう特異な環境があるからね」

と、自社とは違う環境であることを理由に、参考にならないと決めつけて終わってしまっていることも、よくあることです。

そんな時は、武蔵の緻密さに学んで、他社のこういうところが良い悪いと、具体的に指摘できるぐらいになるまで研究してみることです。

必ず、大きな発見があります。

異業種他社にも学ぶ

業種が違うから。規模が違うから。環境が違うから。そういうことは関係ないのが「原理」と「原則」でしたね。

異業種の他社からも、学ぶことはたくさんあります。

もちろん、さまざまな情報を取って、他社の事例に触れ、よく研究されている経営者はたくさんいらっしゃいます。ですから、今さら私が言うこともないのですが、強いていうならば、宮本武蔵のように緻密に、理論的に、自社と比較して自社のどこが優れているのか、あるいは他社のどこにどんなことを学べるのか、ということまで考え抜くことが大事だと思います。

経営者がたくさん勉強して、良い話を聞いて、参考になった、ためになったと言っても、その学びや気づきをどう現場に活かしていくかというところまで落とし込まなければ、研究の成果が出たとはいえません。

セミナーや勉強会は、その「後」が大事ですね。

自社を磨ける自分でいる

自社のことに集中するあまり、視野が狭くなったり、バランスを欠いたりしてしまうことに、気をつけたいものです。

また、成果を急ぎ過ぎて失敗することもあります。そんな時こそ、他社を研究し、自社の戦略に活かせるヒントを得て、自社を強くする努力を続けたいですね。

そんな時に、大事なのは、自分がいつも自然体であることだと思います。

他社に学ぶというのは、謙虚な姿勢がなくてはできないことです。いつでも、えらぶったりせずに、自然体で、しなやかな自分を保つことで、自社を磨き続けることができるでしょう。

心を大きく解き放ち、広く世の中を見つめ、常にまっすぐ経営に取り組む。

常にそうありたい、と思い続ける。そういうことではないかと思います。

第7章

空の巻『強運経営道』
目に見えぬものを信じる

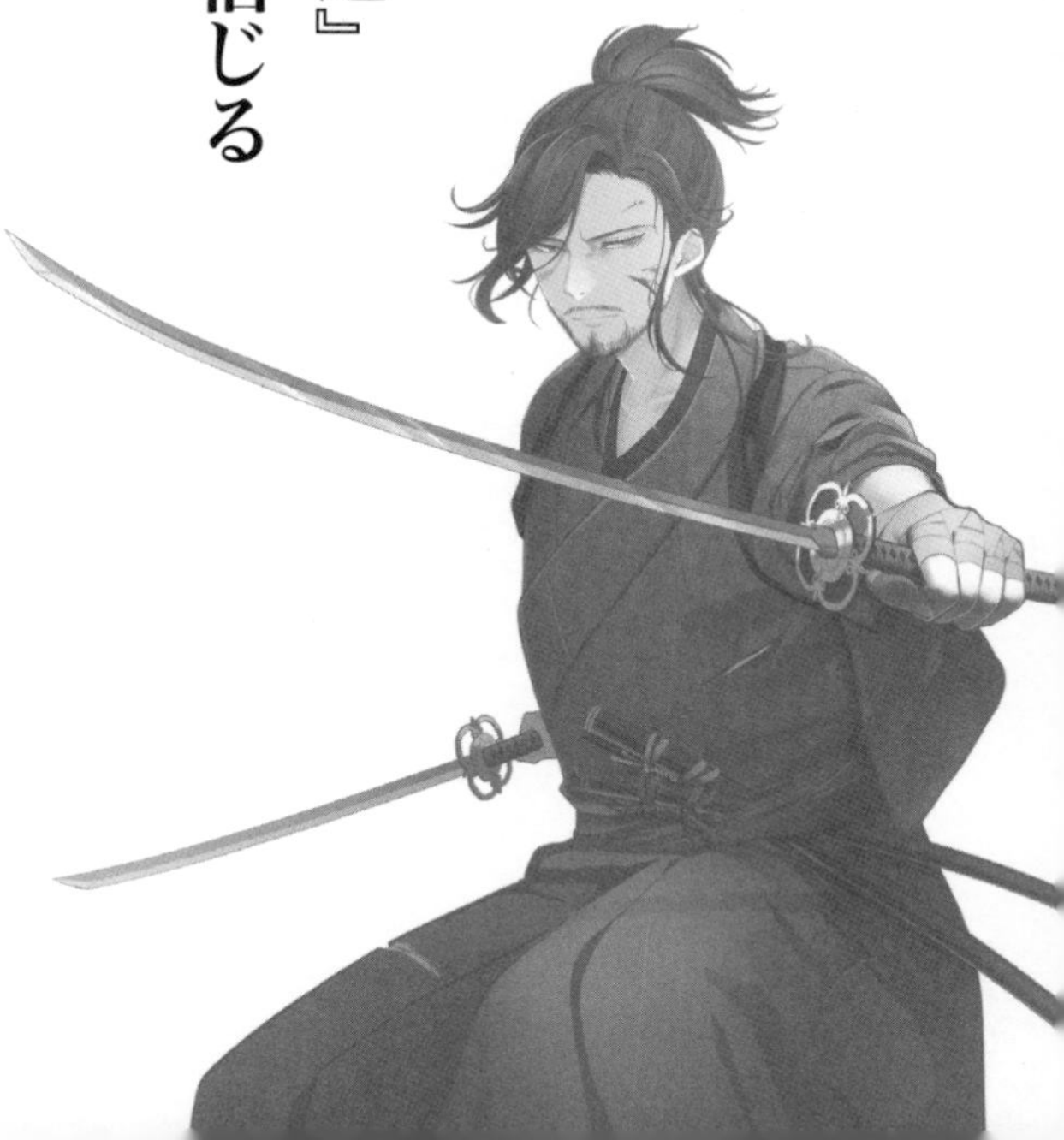

武蔵の言葉

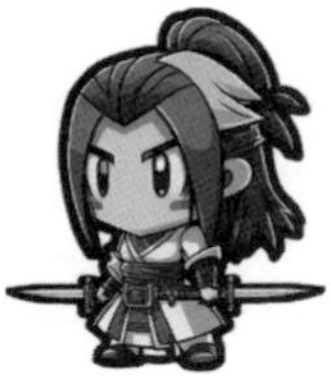

『五輪書ー地の巻』より

二刀一流の兵法の道、「空の巻」として書顕はす事。

「空」と云心は物毎のなき所しれざる事を「空」と見たつる也。勿論「空」は「なき」也。有所を知りて無所を知る是則空也。

世の中に於てあしく見れば、物をわきまへざる所を空と見る所、実の空には非ず。皆迷ふ心也。此兵法の道に於ても、武士として道を行ふに、士の法を知らざる所空には非ずして、色々迷有りてせんかたなき所を「空」と云なれ共、是実の空にはあらざる也。

武士は兵法の道を慥に覚え、其外武芸を能つとめ、武士の行ふ道少しもくらからず心の迷ふ所なく、朝々時々におこたらず、心意二ツの心をみがき観見二ツの眼をとぎ、少もくもりなく迷ひの雲の晴たる所こそ、実の空と知るべき也。

実の道を知らざる間は仏法によらず世法によらずおのれおのれは「慥なる道」と思ひ、よき事と思へ共、心の直道よりして世の大かねにあはせて見る時は、其身其身の心のひいき其目其目のひずみによつて、実の道にはそむくもの也。其心をしつて直なる所を本とし、実の心を道として兵法を広く行ひ、正しく明らかに大きなる所を思ひとつて空を道とし道を空と見るべき也。

空有レ善無レ悪、智は有也。
利は有也、道は有也、心は空也。

正保二年五月十二日　　新免武蔵

武蔵がとらえた「空」

『五輪書』最後の巻「空（くう）の巻」は、この短い文章だけが書かれ、これによって『五輪書』は完結しています。

ここは、まず、武蔵の言葉を現代文に訳してみたいと思います。ところどころは「意訳」していますので、ご了承ください。武蔵の心を感じてください。

二刀一流（二天一流）兵法の道を、「空の巻」として書き表すことにする。

「空（くう）」という心は、ものごとの無いことやよくわからぬさまを「空」と見立てるのである。もちろん「空」は「無い」であるが、「有る」ところを知るから「無い」のがわかる。これが「空」である。

しかし、世の中において、浅はかな人々は、ものごとがわからないことを空という傾向がある。これは本当の空ではなく、単なる「迷う心」だ。

兵法の道においても、武士の法を知らずに迷ってばかりいるものが「ああ、空だ」などと言っているが、これは本当の「空」ではないのである。武士は兵法の道を確実に覚えて、その他の武芸もよく勤めれば、その道は少しも暗くはない。心に迷いもなく、朝々時々に鍛錬を怠らず、「心・意」二つの心を磨いて「観・見」二つの眼を研げば、少しも曇りはない。迷いの雲が晴れたところこそ、本当の空があると知るべきだ。

本当の道を知らぬ間は、仏の道でも世間の道理であっても、自分ではそれが「確かな道」「よい道」だと思い込んでいる。しかし、心の直道から見れば、その人の偏った心やものの見方のために、正しい道には背いていることが多い。それをよくわきまえて、真っ直ぐなところを本とし、実の心を道として兵法を世に広め、正しく明らかに大きく世の中をとらえてほしい。それは「空」を道とし、道を「空」と見ることでもある。

空には善有りて悪無し 知は有なり 利は有なり 道は有なり 心は空なり

武蔵が五輪書の最後に書いているこの一文は、武蔵が最期に到達した心境を表現したものです。ただひたすら兵法の道を求めた末、彼は一点の曇りもない「空」という心境の中に己を見つけたのでしょう。

また、「空」はよく迷いと混同されると武蔵は言います。

心・意の二つ、つまり「感じる心」と「考える知力」を磨き、観・見二つの眼をとぐ鍛錬の末に、迷いの雲の晴れた心境になることが「実の空」だと武蔵は言っています。

独りよがりになってはいけない。
そんな時は、目が歪んでいるから、「実」からほど遠くなってしまう。
素直な心で、事業を実践し、「空」に近づく努力をしていくのだ。

そんなことを私たちに説いてくれているような気がします。

また、私自身は、目に見えないものの力を使うことにかけては、ちょっとやそっとの強運ではないと、自負しています。その実践法を多くの人に伝えるため、自分の脳を最大限に活用して「じぶんを発見する」という講座を開催しています。

それは、本来の自分という素晴らしい存在を知ることが、幸せへの近道だと知ったからです。そして、本来の自分が在る世界こそ、武蔵が到達した「空」の世界なのだと思っています。

また、宇宙の本質が「空」であるならば。

宮本武蔵は60年余の人生で、ひたすら道を実践し鍛錬することによって、生きて「空」に辿り着くことができた、稀有な人物だったといえるでしょう。

「空とは善であり、悪ではない。知識とは実存、利益も実存、方法論も実存である。だからこそ、心は「空」でありたい」

『五輪書』をこの言葉で結んだ武蔵の心に、清々しさが広がっているように、感じられます。やりきった、到達した、と思う人の心はいつでも清々しく、周りのすべてを慈しむような大きな愛が広がるものです。

私たちは、この混沌に満ちた世界で勝ち続けるために『強運経営道』を進み、鍛錬を続けていきましょう。強運に選ばれる人になるとは、起こったすべての出来事を強運に変えてみせる人です。すべてをよきことに変え、人生の続く限り、思いっきり実存を生きて。

そしていつの日か、武蔵のみた「空」、武蔵のいる「空」に、たどり着くことができますように。

あとがき

この本を書き終えて、私は父・大浦辰男と、母・博子という両親の元に生まれたのは、運命だったのだと思えました。まるでスター俳優かと思われるほど端麗な容姿に豪胆な心を持った父は、自分の美学を貫いて生きました。それを支えたのは、鹿児島県の旧家の生まれであった母でした。彼女でなければ、父を支えることは出来なかったでしょう。

私が子どもだったころ、大浦の家はまるで江戸か明治の時代ですか？　というほどの「男尊女卑」を通りこした家庭でした。それは私を傷つけ、長く私は苦しみましたが、この本を上梓できたことで人生の全ての謎が解けた気がします。両親が作った世界で育つことが、私の使命を果たすために必要だったのです。

二天一流にはいくつかの流派があり、今も活動されています。それを見るに、私が知っている父の行っていた演舞とはまるで違うものだなと感じるのです。

父が行っていた演舞は、動き静かに、刀すじを決める瞬間、大きな声と共に「決まった」

と感じさせるものでした。それは、無くなりそうになっていた野田派二天一流を存続させるため、時間もお金も使って父が再生した武蔵の最期の心境「空」であったのだと、今の私には思えます。

その姿は、まるで「能」の動きのように無駄がなく、静謐でありました。

あれが「空」。

宮本武蔵が最期に達した心境。

私は今、あの「空」を体現していた父を心から尊敬し、その血を引き継いだことを心から感謝することができています。

「はじめに」にも書きましたが、この本は、西田文郎先生の強い後押しがなければ、書かなかったと思います。先生との出会い、ご指導に感謝の言葉が見つかりません。このご縁を大切にしたいと思います。また、この本は「海辺の出版社」を運営するまきりかさんの全面的協力で出来上がりました。感謝でいっぱいです。

この本は、宮本武蔵の兵法をビジネスになぞらえて書いたビジネス必勝の書であり、大きな会社でも小さな会社でも一人起業家でも役に立つ普遍の法則です。これを読んでくださったあなたの人生がさらに発展され、幸せになられることを心から祈っています。

二〇二三年二月　フィレンツェ中心部のホテル

Palazzo Montebello にて

大浦　敬子

大浦敬子（おおうら・けいこ）

1962年熊本市生まれ。久留米大学医学部卒、熊本大学大学院医学研究科博士課程修了。2000年医療法人社団大浦会および社会福祉法人照敬会の理事長に就任。2011年、介護の現場に学校方式を導入することによって利用者の症状改善と経営改善を同時に図るシステム『おとなの学校』を創業。2013年経済産業省主催「おもてなし経営企業選」に選出される。『おとなの学校』から生まれた『おとなの教科書』は全国で約600施設が導入している（2023年3月現在）。

また2011年からは『一般社団法人大浦けいこのじぶん発見ラボ』を創業。「すべての人が自分本来の人生を生きることができる社会を目指す」をモットーに、セミナー事業をライフワークとして展開中。

医療法人経営では、2017年に医療法人社団大浦会理事長退任後、2022年、新たに宮城県の医療法人財団姉歯松風会の理事長に就任し、日々医師として経営者として邁進している。

座右の銘は「精神一到何事にか成らざらん」。

大浦けいこの自分発見ラボ
https://jibun-hakken.net/

構成・編集　まきりか

超訳『五輪書』
「強運に選ばれる人になる」

2023年5月1日　第1刷発行

著　者　大浦敬子

発行者　石川真紀子
発行所　海辺の出版社
〒253-0056
神奈川県茅ヶ崎市共恵1-1-5-3F
コープレイス茅ヶ崎
電　話　0467-67-6508
info@umibe.fun

印刷・製本　宮崎印刷所

ISBN978-4-9911960-2-7
定価はカバーに表示してあります。